# 医案医话膏方

## ——袁兴石 50 年临床经验

袁兴石　著

全国百佳图书出版单位
中国中医药出版社
·北 京·

**图书在版编目（CIP）数据**

医案医话膏方：袁兴石 50 年临床经验 ／ 袁兴石著 . —北京：
中国中医药出版社，2021.6
ISBN 978-7-5132-7002-1

Ⅰ.①医…　Ⅱ.①袁…　Ⅲ.①中医临床—经验—中国—
现代　Ⅳ.①R249.7

中国版本图书馆 CIP 数据核字（2021）第 098335 号

**中国中医药出版社出版**

北京经济技术开发区科创十三街 31 号院二区 8 号楼
邮政编码　100176
传真　010-64405721
河北纪元数字印刷有限公司印刷
各地新华书店经销

开本 710×1000　1/16　印张 26.5　字数 436 千字
2021 年 6 月第 1 版　2021 年 6 月第 1 次印刷
书号　ISBN 978-7-5132-7002-1

定价　88.00 元
网址　www.cptcm.com

**服务热线　010-64405720**
**购书热线　010-89535836**
**维权打假　010-64405753**

**微信服务号　zgzyycbs**
**微商城网址　https：//kdt.im/LIdUGr**
**官方微博　http：//e.weibo.com/cptcm**
**天猫旗舰店网址　https：//zgzyycbs.tmall.com**

如有印装质量问题请与本社出版部调换（010-64405510）

# 前　言

由于自然气候与社会环境的变化，现今人们的生活方式发生了很大改变，许多病证也出现了变化。笔者在 50 余年的临证中对此感受颇深，故挖掘经典，创新思维，总结医案，著成本书。本书由四部分组成：第一部分为临证医案 380 例，第二部分为随师医案 294 例，第三部分为医话 25 则，第四部分为膏方医案 52 例。书中理论创新之点有肝气下陷说、气化之新说等。气化有狭义和广义之分。狭义的气化乃指膀胱之气化。广义的气化是指气化有化合和化解两方面作用，即体内物质在气化作用下，气态化合成液态，液态化合成固态，如粥样硬化的出现、结石的形成；又可在气化作用下，固态化解成液态，液态化解成气态，如肝纤维化、肝硬化、肝脏结节、肿块等，可用破气方法促其化解逆转。书中临证经验独到之处如以瓜蒌 120g，薤白 80g 超剂量治胸痹；化痰通阳消除颈动脉斑块；破气化痰消散瘿瘤、治疗顽固性痛经；以大黄 80g 超剂量治疗癫狂；以黄芪 120g 超剂量治疗消渴；补气升陷运用于慢性肝胆疾病；平肝潜阳、疏肝理气治阳痿；补肾涩精固髓治脑漏；养心主血、疏肝藏血、健脾统血三法合用治月经失调、月经量多、崩漏等。

书中随师医案，介绍了近代沪上妇科名家陈氏流派的部分医案。笔者有幸师从沪上中医妇科名家陈筱宝嫡长孙陈惠林教授。陈惠林教授曾祖父陈耀宗为清朝宫廷御医。其祖父陈筱宝为海派中医女科圣手，所创陈氏妇科流派是四大海派妇科之一。其父亲陈般根、叔父陈大年继承祖业，声名卓著，时称陈氏妇科一门三杰。其本人，幼承庭训，1944 年毕业于上海中国医学院，又从学秦伯未，1949 年起任上海第二医学院教授及瑞金医院中医妇科主任医师。兹将 1975 年夏季侍诊病案辑录于此，药物剂量为十六两制。以便读者研习其医理论述的精妙之处及组方遣药的特点，进而领略陈氏妇科流派的精髓。

袁兴石

2021 年孟春

# 作者简介

　　袁兴石，男，1953 年 6 月 5 日出生于江苏盐城大丰，江苏省名中医。毕业于南京中医学院（今南京中医药大学），具有扎实的中医理论基础、丰富的中医内科和妇科临床经验、深厚的中药加工技术功底。

　　作者躬耕于中医临床一线 50 余年，长期从事南京中医药大学等高校的临床带教和教学工作，对内科病、男科病、妇科病有独到的实践经验。其在临床实践中总结出宣化湿邪治慢性肝病、破气化痰治肝硬化、强心补气治脾胃病、平肝潜阳疏肝理气治阳痿、理气活血安胎保胎、妇科化痰十法等创新理论。其先后发表学术论文 40 余篇，获国家级、市级、区级科技进步奖 4 项，著有《中医学基础问答》《临证拾萃》《膏方集》。

# 目 录

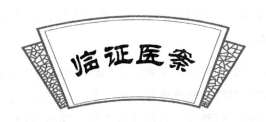

## 一、感冒

**医案1** 陈某，女，73岁。退休，2019年1月11日初诊。

**主诉：**恶寒身痛，咽喉干燥4天。

**现病史：**恶寒身痛，咽喉干燥4天。测体温38.5℃。自服蒲地蓝口服液、头孢克肟分散片，症状减轻。仍感咽喉干燥，语声略哑，有汗，面色无华，微咳，口干欲饮，舌质暗红，舌苔薄白，脉浮数。

**中医诊断：**感冒（风寒化热）。

**西医诊断：**上呼吸道感染。

**治法：**疏散风热，轻祛风寒，佐以扶正。

**处方：**银翘散合补中益气汤加减。

金银花30g，连翘20g，淡竹叶15g，荆芥穗10g，炒牛蒡子15g，薄荷10g（后下），炒枳壳10g，桔梗10g，茯苓10g，柴胡10g，炙甘草10g，黄芪10g，党参10g，陈皮10g，防风10g。配7剂，每剂两煎，每煎取药液200mL，每8小时服200mL。

2019年1月15日二诊：服上药后症状减轻，测体温37.4℃，微咳痰少，音哑未见，手足欠温，舌质暗红，舌苔薄白，脉浮偏数。再从前意加味治之。上方加炒黄芩15g，当归10g，煎服法同上。

2019年1月19日三诊：服上药后低热退，诸症缓解，停药静养。

**按语：**老妇年逾古稀，体质已弱，气血两虚，风寒外犯，化为风热，风热熏肺，肺失宣肃，则咽喉干燥且痛，热则玄府开而有汗，热伤津则口干，肺气不宣则微咳、音哑，脉浮数为风热之象。故以祛邪扶正治之，祛邪选银翘散，扶正用补中益气汤，两方加减。二诊时热退未净，尚有微热，故加黄苓以强清肺热之力，又以当归养血润肺，服药后诸症缓解。年老、体质素虚、大病后正气未复大都抵抗力薄弱，卫外不固，易患感冒。由于阳气虚弱，不能祛邪外出或阴虚血少，汗源不充，不能作汗达邪，故缠绵难愈。治疗当扶正祛邪，标本兼顾。

**医案2** 刘某，女，66岁。企业老总，2019年1月8日初诊。

**主诉：** 流清水样鼻涕，咳嗽半月。

**现病史：** 半月来，打喷嚏，流清水样鼻涕，咳嗽痰白。在当地输液用药（药名不详），症状未缓解。流清水样鼻涕，咳嗽微喘，痰稀白，全身乏力酸楚，舌质淡红，舌苔薄白，脉缓。

**中医诊断：** 虚体感冒（气虚风寒）。

**西医诊断：** 上呼吸道感染。

**治法：** 补气扶正，疏风散寒，宣肺止咳平喘。

**处方：** 补中益气汤合小青龙汤加减。

黄芪20g，党参10g，焦白术10g，陈皮10g，升麻5g，柴胡10g，炙甘草10g，当归10g，炙麻黄10g，桂枝10g，细辛5g，干姜10g，炒白芍10g，姜半夏10g，五味子10g，款冬花10g。配5剂，每剂两煎，每煎取药液200mL，每8小服药液200mL。治疗3天，病情十去六七，继以上方5剂善后。

**按语：** 感冒主要为感受风邪所致，多发于气候突变、寒暖失常。风邪虽为六淫之首，但在不同的季节往往随时气而侵入，如冬季多属风寒，春季多属风热，秋季多兼燥气，梅雨季节多夹湿邪。本案病在冬季，患者感冒风寒，证属虚体感冒。患者年老体弱，肺卫气虚，不能抵御外邪，风寒袭肺，肺失宣降则打喷嚏流清涕，咳嗽稀白痰；全身乏力乃气虚之征，酸楚为风寒束表。补中益气汤补气升清，清阳升于上窍，气化温散则清涕浊邪无由生也。肺为水之上源，形寒饮冷则伤肺，寒凝水聚则生寒饮，寒饮在肺则咳痰稀白或喘，故以小青龙汤温肺散寒化饮，本法补中有散，散中有收，相反相成，药到病除。

**医案3** 周某，女，54岁。工人，2019年7月1日初诊。

**主诉：** 打喷嚏，恶心不欲食5天。

**现病史：** 5天前起打喷嚏，流清水样鼻涕，微咳。自服头孢及感冒止咳药（药名不详），继则不欲食，恶心，便溏，舌质淡红，舌苔薄白，脉濡。

**中医诊断：** 感冒（体虚风寒）。

**西医诊断：**胃肠型感冒。

**治法：**补气扶正，外散风寒，内化湿滞。

**处方：**补中益气汤合藿香正气散加减。

黄芪 20g，党参 10g，焦白术 10g，陈皮 10g，柴胡 10g，当归 10g，藿香 10g，大腹皮 20g，紫苏叶 10g，白茯苓 10g，制半夏 10g，神曲 10g，姜厚朴 10g，白芷 10g，鲜生姜 5g，大枣 15g。配 5 剂，每剂两煎，每煎取药液 300mL，早中晚各服 200mL。

**按语：**舌淡为正气不足，邪之所凑，其气必虚，肺卫气虚，不能抵御外邪，风寒袭表，径入手太阴肺，肺卫失宣，则打喷嚏、流清水样鼻涕、咳嗽。补气升清扶正，肺气足则肺气宣，则打喷嚏、流涕、咳嗽症状除。寒邪直犯足太阴脾、足阳明胃，胃气上逆则恶心，胃气不和则不欲饮食；寒湿凝滞，脾运失司，则便溏；时值长夏，太阴湿土主令，湿盛则脉濡。藿香正气散主治外感风寒，内伤湿滞，于上证甚合，故投之效如桴鼓。

**医案 4**　姜某，女，69 岁。退休，2019 年 7 月 4 日初诊。

**主诉：**呕恶腹泻、腹胀腰酸半月。

**现病史：**腹胀腰酸半月，始则头晕目眩，呕恶腹泻，舌质淡红，舌苔薄白腻，苔中有纵纹，脉濡。

**中医诊断：**呕吐（湿困中焦）。

**西医诊断：**胃肠型感冒。

**治法：**化湿运脾，升清降浊。

**处方：**胃苓汤加减。

炒苍术 10g，陈皮 10g，姜厚朴 10g，白茯苓 10g，猪苓 10g，炙甘草 10g，紫苏叶 10g，藿香 10g，木香 10g，白芷 10g，大腹皮 20g，鲜生姜 5g，砂仁 10g（后下），白豆蔻 10g（后下），大枣 30g。配 7 剂，每剂两煎，每煎取药液 300mL，早中晚各服 200mL。

**按语：**时过夏至，先夏至日为病温，后夏至日为病暑。暑证又有阳暑、阴暑之分。本患者为阴暑证。阴暑又分在表、在里。在表可用三物香薷饮，在里可选胃苓汤。此人阴暑寒湿犯中，中焦运化失司。湿滞则腹胀，湿困肾络则腰酸，湿困清窍则头晕目眩，湿困升降失司则呕泻并作，湿困则脉濡。胃苓汤主治夏秋之间，脾胃伤冷而泄泻等疾病，与姜枣合煎又祛湿和胃。

## 二、咳、喘、哮

**医案 5** 王某，女，49 岁。农民，2003 年 10 月 22 日初诊。

**主诉**：干咳间歇发作 3 年，加重两周。

**现病史**：3 年来干咳间歇发作，近来咳嗽频作，痰少稀白，不易咳出，感寒后咳嗽加剧，头昏乏力，纳可，二便调，舌质暗红，舌苔薄白，脉沉缓无力。

**中医诊断**：咳嗽（风犯络瘀）。

**西医诊断**：慢性支气管炎。

**治法**：宣肺疏风止咳，补肺扶正和络。

**处方**：止嗽散加减。

桔梗 10g，炙甘草 5g，白前 10g，炙紫菀 10g，荆芥穗 10g，陈皮 10g，炙百部 10g，黄芪 10g，焦白术 10g，防风 10g，蜈蚣粉 2g（冲服）。配 3 剂煎服。服药后咳嗽好转，蜈蚣粉加至 3g 冲服。前后服药 8 剂，3 年之苦顿失。

**按语**：咳嗽 3 年则为久咳，久病入络，久病必瘀，血瘀肺系，血不润肺，故咳嗽 3 年不已。近期咳嗽加重，缘于时令，肺在五行属金，时值金秋，秋燥犯肺，肺燥肺失宣肃，又秋风犯肺，则咳嗽剧烈。以止嗽散润肺祛风止咳，咳久则肺虚卫弱，以玉屏风散补肺固表，蜈蚣祛风镇痉止咳。蜈蚣入煎则影响药效，故以粉冲服。

**医案 6** 卫某，女，65 岁。退休，2018 年 10 月 18 日初诊。

**主诉**：咳嗽 1 周。

**现病史**：1 周来喉痒咳嗽，痰少白黏，舌质淡红，舌苔薄白，脉浮。

**中医诊断**：咳嗽（凉燥）。

**西医诊断**：支气管炎。

**治法**：疏风散寒，润肺止咳。

**处方**：杏苏散加减。

杏仁 10g，紫苏叶 10g，陈皮 10g，荆芥穗 10g，炙紫菀 10g，炙百部 10g，桔梗 10g，炙甘草 10g，白前 10g，当归 10g，麻黄 10g，桂枝 10g，款冬花 10g，鲜生姜 5g，黄芪 30g，防风 10g，炒白术 10g。配 5 剂，每剂两煎，每煎取药液 200mL，每 8 小时服 200mL，加冰糖化服。

2018 年 10 月 22 日二诊：咳嗽略减，喉痒即咳，舌质淡红，舌苔薄白，脉浮。再从前意加减，上方去款冬花、防风、白术，加炒牛蒡子 10g，南沙参10g，北沙参 10g。配 7 剂，煎服法同上。

2018 年 10 月 29 日三诊：咳嗽继减，舌质暗红，舌苔薄白，脉浮。上方加丹参 15g。配 7 剂，煎服法同上。

**按语：**秋燥犯肺，当有温燥凉燥之别，温燥近于夏，凉燥近于冬，患者近冬发病，痰白为凉，痰黏属燥，喉痒有风，无疑凉燥是也。凉燥则以疏风散寒，润肺止咳为治，方用杏苏散加减。二诊时咳嗽略减，其效不显，究之为滋润不够，故去温性之款冬花、防风、白术，而加南北沙参增润养之效。三诊咳嗽继减未已，肺主气，气行血，血活则肺络畅、宣降利，故在原方中加丹参。

**医案 7**　卞某，男，75 岁。退休，2019 年 3 月 14 日初诊。

**主诉：**咳嗽 1 个月。

**现病史：**感冒起病，始则发热咳嗽，在某三甲医院住院及社区诊治，诊断为急性支气管炎，输液用药（药名不详）后热退，咳嗽未已。咳痰色白为沫微黏，夜间咳甚难眠，面色无华，气短，舌质红，舌有裂纹，舌苔白微腻，脉滑。

**中医诊断：**咳嗽（肺虚肺燥）。

**西医诊断：**支气管炎。

**治法：**扶正补肺，润燥止咳。

**处方：**玉屏风散合止嗽散加减。

黄芪 30g，焦白术 15g，防风 15g，党参 10g，前胡 10g，炙百部 10g，桔梗 10g，陈皮 10g，炙紫菀 10g，荆芥穗 10g，款冬花 10g，麻黄 5g，当归 10g，土贝母 10g，南沙参 10g，北沙参 10g，炙甘草 10g。配 5 剂，每剂两煎，每煎取药液 300mL，加冰糖化服。早中晚各服 1 煎。

2019 年 3 月 18 日二诊：夜间咳嗽减轻，痰少白黏，仍然白天咳嗽，口干，舌质略紫，舌苔薄腻微黄，脉滑。

**治法：**扶正补肺，润燥化痰。

**处方：**黄芪 30g，焦白术 15g，防风 15g，党参 10g，前胡 10g，炙百部10g，桔梗 10g，陈皮 10g，炙紫菀 10g，荆芥穗 10g，款冬花 10g，麻黄 5g，当归 10g，土贝母 10g，南沙参 10g，北沙参 10g，炙甘草 10g，天冬 5g，麦冬5g，石斛 10g，炒黄芩 10g。配 5 剂，每剂两煎，每煎取药液 300mL，加冰糖化服。早中晚各服1煎。

**按语：** 年逾古稀，正气不足，不能抵御风寒，风寒犯肺，肺气失宣，热郁于肺，故发热咳嗽。经西药治疗，虽热退，但肺虚肺燥仍在，故咳嗽痰少色白微黏，舌红有裂纹，是以方中加天冬、麦冬、石斛、南沙参、北沙参等以养阴生津润燥。肺虚气弱则语声低，气不足则短气，以黄芪、白术、防风补肺卫之气。痰微黏，脉滑，肺燥痰结也，以款冬花、炙紫菀、土贝母配合养阴之品，润而化之。

**医案8** 蔡某，女，36岁。教师，2019年3月19日初诊。

**主诉：** 咳嗽3天。

**现病史：** 不慎感寒，鼻流清涕，咽干咳嗽，咳痰或白或黄、微黏，白天咳甚，舌质淡红，舌苔薄白，脉滑。

**中医诊断：** 咳嗽（风寒犯肺）。

**西医诊断：** 支气管炎。

**治法：** 疏风散寒，宣肺止咳。

**处方：** 杏苏散加减。

紫苏叶10g，杏仁10g，姜半夏10g，陈皮10g，白茯苓10g，炙甘草10g，桔梗10g，柴胡10g，炒枳壳10g，当归10g，干姜10g，太子参10g，麻黄10g。配5剂，每剂两煎，每煎取药液300mL，加冰糖化服。早中晚各服1煎。

2019年3月22日二诊：咳嗽好转，痰白微黏，鼻涕色白，舌质淡红，舌有裂纹，舌苔薄白，脉缓。效不更方，继配5剂，煎服法同前。

**按语：** 咳嗽有外感和内伤之分。新感咳嗽多为外感所致。外感又有风寒、风热、风燥之别。病者，鼻流清涕，咽干咳嗽，痰白或黄，风寒之象明朗，以杏苏散加减治之而咳止。方中紫苏叶、干姜、柴胡、麻黄疏散风寒，杏仁、桔梗、甘草宣肺化痰止咳，陈皮、枳壳、半夏、白茯苓理气燥湿化痰，太子参扶助正气。

**医案9** 张某，女，57岁。退休，2019年5月6日初诊。

**主诉：** 咳嗽断续3个月。

**现病史：** 咳嗽断续3个月，喉痒，咳嗽有痰，痰多色白，便溏，神困倦怠，舌质淡红略紫，舌苔薄白腻，脉濡。

**中医诊断：** 咳嗽（脾肺两虚）。

**西医诊断：** 支气管炎。

**治法：**培土生金，宣肺止咳。

**处方：**参苓白术散加减。

党参 10g，白茯苓 10g，焦白术 10g，炒扁豆 10g，陈皮 10g，山药 10g，炙甘草 10g，桔梗 10g，砂仁 10g（后下），莲子肉 10g，炒薏苡仁 20g，大枣 30g，鲜生姜 5g，麻黄 10g，炙紫菀 10g，荆芥穗 10g。配 7 剂，每剂两煎，每煎取药液 200mL，早晚各服 1 煎。

**按语：**咳无表证，此咳应属内伤之咳。咳为肺病症状，然五脏六腑皆令人咳，非独肺也。脾为生痰之源，肺为贮痰之器。本案脾肺两虚，脾虚运化失司则便溏，以参苓白术散健脾燥湿，以化痰源。土不生金，肺卫虚弱，易犯风寒，肺失宣降，则喉痒咳嗽，故以麻黄、荆芥等祛风宣肺透表。痰湿困遏，气机不畅，神机被蒙，则神困倦怠。脾运湿化则气机舒展，气机畅则神机活，神机活则神困倦怠散矣。

**医案 10** 孙某，女，75 岁。演员，2019 年 3 月 20 日初诊。

**主诉：**气喘时轻时重 30 余年。

**现病史：**自壮年雪天起病，咳喘 30 余年，平素受凉、吃咸易作，痰白微黏，纳可，大便调，舌质红略紫，舌苔薄白腻，脉沉滑。

**中医诊断：**喘证（寒痰伏肺，血瘀肺络）。

**西医诊断：**支气管炎。

**治法：**散寒化痰，活血化瘀，扶正平喘。

**处方：**小青龙汤加减。

麻黄 10g，桂枝 10g，炒白芍 10g，细辛 5g，炙甘草 10g，姜半夏 10g，五味子 5g，干姜 10g，丹参 20g，当归 10g，南沙参 10g，北沙参 10g，炙桑白皮 15g，款冬花 10g。配 7 剂，每剂两煎，每煎取药液 200mL，早晚各服 1 煎。

2019 年 3 月 28 日二诊：服上药后，咳喘有轻，胸闷亦畅，舌质红略紫，舌苔薄黄，脉滑。

再从前意增化痰化瘀，宣肺平喘之力。

**处方：**麻黄 10g，桂枝 10g，炒白芍 10g，炙甘草 10g，细辛 5g，姜半夏 10g，五味子 5g，干姜 10g，丹参 30g，当归 10g，南沙参 20g，北沙参 20g，炙桑白皮 15g，款冬花 10g。配 7 剂，每剂两煎，每煎取药液 200mL，早晚各 1 煎。

**按语：**肺主皮毛，肾主水，咸属水。平素受凉、吃咸则发病，水饮蓄积于心下，上犯迫肺，肺气宣降失司而咳喘，故以小青龙汤以解表蠲饮，止咳平喘。病已 30 余载，久病生瘀，血不载气，气少则喘；痰伏肺经，故咳喘久作；苔腻脉滑为痰征，舌质红略紫为血瘀，肺络瘀滞则久咳久喘。故活血化瘀通络以宣降肺气。活血化瘀之品很多，经笔者多年反复实践，当归、丹参化肺络之瘀，效果最著。

**医案 11** 朱某，男，6 岁。学生，2018 年 9 月 28 日初诊。

**主诉：**咳嗽 1 个月。

**现病史：**咳嗽断续，咳甚则微喘哮，舌质偏红，舌苔薄白。

**中医诊断：**咳嗽（温燥犯肺）。

**西医诊断：**支气管炎。

**治法：**清热润肺，宣肺止咳。

**处方：**桑杏汤加减。

桑叶 10g，杏仁 5g，土贝母 5g，南沙参 5g，北沙参 5g，炒黄芩 5g，麻黄 5g，陈皮 5g，桔梗 5g，炙甘草 3g，炙桑白皮 5g，款冬花 5g，炙紫菀 5g。配 5 剂，每日 1 剂，煎取药液 150mL，冰糖适量化服，每顿服 30～40mL，1 日 4 次。5 剂药服完咳嗽止。

**按语：**时值金秋，燥邪犯肺，肺失清肃，宣降失司，则咳喘。舌红属热，故以清热润肺，宣肺止咳为法，取桑杏汤加减。方中桑叶轻清燥热，杏仁、炙紫菀、款冬花、炙桑白皮、陈皮、土贝母、桔梗、甘草润肺止咳化痰，南沙参、北沙参、黄芩生津润燥清热。另以麻黄 5g，在大队寒凉药中其温性被制约，而存辛散宣降之性。儿童服药，新病服药，一昼夜 3～4 次为佳。咳嗽汤药，尤其是温性咳嗽，药汤内化以冰糖，既口感好，又有凉润化痰止咳的作用，更适宜儿童咳嗽。

**医案 12** 何某，男，8 岁。学生，2018 年 9 月 10 日初诊。

**主诉：**咳嗽 1 个月。

**现病史：**咳嗽痰多，夜间咳甚，纳可，二便调。平素鼻痒，易鼻衄，入夏以后常吹空调。

**中医诊断：**咳嗽（风寒夹暑）。

**西医诊断：**支气管炎。

**处方：**三拗汤合香薷饮加减。

**治法：**宣肺散寒，化痰祛暑，佐以养血祛风。

炙麻黄 5g，化橘红 5g，桔梗 6g，杏仁 6g，香薷 6g，姜厚朴 5g，当归 3g。配 5 剂，1 日 1 剂，每剂两煎，每煎取药液 100mL，合为 200mL，加冰糖适量化服，每 6 小时服 50mL。

**按语：**肺开窍于鼻，风胜则痒，风邪犯肺故鼻痒；风为阳邪，阳邪灼络则时现鼻衄；空调寒风袭犯肺卫，又夹暑湿袭肺，湿聚成痰则咳嗽痰多；旧病肺虚有风，其象为平素鼻痒鼻衄；新病风寒湿蕴于肺经，宣降失权则咳嗽痰多。空调冷风，属风寒之类，又不同于风寒，因其夹有暑湿与空调风中散发的化学物质，其发病有别于自然界风寒之气，故治疗以麻黄、香薷为主，既宣肺散寒，又解暑化湿，且香薷芳香辟秽能解空调风中化学物质之邪；冰糖在大队温性药中起凉润化痰之效；少量当归，对于肺系疾病，无论实证还是虚证都有治疗作用。

**医案 13** 张某，女，64 岁。退休，2018 年 9 月 14 日初诊。

**主诉：**咳嗽旬日。

**现病史：**平素痰多，旬日来咳嗽，夜咳为主，痰黄黏稠。不寐，早醒，易惊悸。两腿酸软，舌质淡红，舌有裂纹，舌苔薄白，脉弦。

**中医诊断：**咳嗽（风热）。

**西医诊断：**肺炎；右上肺小结节。

**治法：**疏风清热，宣降肺气，化痰止咳。

**处方：**银翘散合沙参麦冬汤加减。

金银花 20g，连翘 15g，淡竹叶 10g，荆芥穗 10g，炒牛蒡子 10g，薄荷 10g（后下），芦根 100g，南沙参 10g，北沙参 10g，麦冬 10g，玉竹 10g，天花粉 10g，桑叶 10g。配 5 剂，每剂两煎，每煎取药液 300mL，每顿服 200mL，每 8 小时服 1 次。

2018 年 9 月 19 日二诊：服上药后咳嗽近愈。肺有小结节，舌质淡红，舌有裂纹，舌苔薄白，脉弦。再从前意清除余邪，加以散结之品，上方加三棱 10g，莪术 10g。配 10 剂。

**按语：**宿有脾肺两虚，脾为生痰之源，肺为贮痰之器，故平日痰多；又血瘀肺络及阴虚生热，虚热灼津为痰，痰聚日久，则右上肺见小结节；新病风热犯肺，肺失清肃则咳嗽痰黄黏稠旬日不已；气血不足，心神失养则少寐、早醒、惊悸；舌有裂纹为阴津亏少，舌淡红是气血不足。新病为标，旧病为本，急则治标则以银翘散疏风清热，宣降肺气，煎服 5 剂而咳嗽止。二诊时加三棱、莪术破血祛瘀消积，以化肺之小结节。

**医案 14** 沈某，女，60 岁。职员，2016 年 10 月 4 日初诊。

**主诉：**咳嗽 1 个月。

**现病史：**咳嗽痰少，口干欲饮，胸闷不畅，舌质暗红，舌苔薄白腻，左脉细，右脉滑。

**中医诊断：**咳嗽（燥气犯肺）。

**西医诊断：**支气管炎。

**治法：**润燥补肺，活血通络，宣肺止咳。

**处方：**桑杏汤加减。

桑叶 15g，杏仁 10g，南沙参 10g，北沙参 10g，浙贝母 10g，淡豆豉 10g，栀子 5g，梨皮 30g，当归 10g，桃仁 10g，丹参 10g，款冬花 10g，炙紫菀 10g，桔梗 10g，炙甘草 10g。配 10 剂，每剂两煎，每煎取药液 200mL，早晚各服 200mL。

**按语：**本案为肺燥痰黏，血瘀肺络。肺主气，肺气宣降则呼吸有序，时值中秋，金秋燥气犯肺，花甲之年，肺气已虚，气虚不能行血，血瘀肺络则宣降失司，是以咳嗽痰少、舌质暗红。故以桑杏汤润燥补肺，以当归、桃仁、丹参活血通肺络。

**医案 15** 夏某，男，44 岁。工人，2018 年 9 月 23 日初诊。

**主诉：**气喘间歇发作 40 余年。

**现病史：**患者自幼起病气喘，40 余年来间歇发作。每于劳累后或感冒咳嗽时发作，且于暮分多作，口干，舌质红，舌有瘀点，舌苔薄白，脉细。

**中医诊断：**喘证（肺肾两虚）。

**西医诊断：**支气管炎。

**治法：**补肾益肺，扶正平喘。

**处方：**麦味地黄丸加减。

熟地黄 10g，生地黄 10g，山茱萸 10g，山药 10g，茯苓 10g，牡丹皮 10g，泽泻 10g，五味子 10g，麦冬 10g，百合 20g，丹参 10g，当归 10g，炙桑白皮 20g，黄芪 20g，麻黄 10g。配 10 剂，每剂两煎，每煎取 200mL 药液，早晚各服 1 煎。

2018 年 10 月 10 日二诊：服药后，气喘好转，口干，胃中有泛酸感，舌质暗红，舌微有齿痕，舌苔薄白，脉沉细。

再从补肾益肺，扶正平喘，佐和胃气。

**处方**：熟地黄10g，生地黄10g，山茱萸10g，山药10g，茯苓10g，牡丹皮15g，泽泻10g，五味子10g，麦冬15g，百合20g，丹参15g，当归10g，炙桑白皮20g，黄芪20g，麻黄10g，党参10g。配10剂，巩固之，煎服法同上。

**按语**：患者为肺肾两虚。肺主气司呼吸，肾为气之本，元气之根。肾属水，肺属金，金水相生。幼时肾元不足，肺失所养则气喘；40年来，肺肾长期虚损，劳累后气虚加重故多喘；阳气者，平旦阳气生，日中阳气隆，日暮阳气衰，则暮分易喘。首诊君以麦味地黄丸补肾，养元气之根；臣以百合、黄芪、麻黄等补肺平喘；佐以丹参、当归活血化瘀通肺络，肺络通则肺气恢复宣降而定喘；使以炙桑白皮，蜜炙可调和药味而润肺止咳喘，桑白皮平喘且引药入肺经。君、臣、佐、使配伍得当，故服药10剂，气喘十去八九。二诊时，诉有泛酸感，此胃不和使然，原方加党参10g，党参既补气养血又兼有制酸作用。

**医案16** 顾某，女，53岁。农民，2018年9月21日初诊。

**主诉**：胸闷气短5年。

**现病史**：5年来胸闷气短，在当地及外地检查，诊断为肺气肿。平卧时胸部有压迫感，劳累后胸闷气短加重，纳可，大便时干结，舌质暗红，舌苔薄黄腻，脉滑。

**中医诊断**：喘证（痰热夹瘀）；胸痹（痰瘀交阻）。

**西医诊断**：肺气肿；冠心病。

**治法**：化痰热，祛瘀血，补肺气，通血脉。

**处方**：定喘汤合丹参饮加减。

白果10g，炙麻黄10g，款冬花10g，法半夏10g，炙桑白皮10g，紫苏子10g，杏仁10g，炒黄芩10g，黄芪30g，炙甘草10g，丹参20g，檀香粉10g（冲服），砂仁10g（后下）。配10剂，每剂两煎，各取药液200mL，早晚各服1煎。药后病情缓解，继以上方20剂调理之。

**按语**：肺为相傅之官，心为君主之官。心主血，肺主气。气能行血，血能载气。肺气失宣则心血瘀滞，心血瘀阻则肺失宣降。君臣相治则心脉畅、肺宣降。君病及臣，臣病累君，故胸闷气短；痰热夹瘀，阻于肺络，肺络不畅，宣降失司则胸闷气短，又痰瘀阻于心脉，心气凝滞则平卧时胸部有压迫感；劳则气耗，故劳累后病剧；舌质暗红为血瘀，舌苔黄腻、脉滑为痰热。

故以定喘汤化痰热定气喘，以丹参饮活血宽胸。两方合用，胸闷气短缓解。

**医案 17** 刘某，女，40 岁。会计，2018 年 9 月 21 日初诊。

**主诉：**哮喘时轻时重 15 年。

**现病史：**哮喘时轻时重，作时不发热。每发作则以沙美特罗替卡松粉吸入剂缓解。喉痒即咳，咳白沫痰，受凉后易作，平素喉中有痰黏感。月经略提前。舌质红，舌有裂纹，舌苔薄白，脉滑。

**中医诊断：**哮病（痰饮伏肺）。

**西医诊断：**支气管哮喘。

**治法：**散寒化饮，宣肺平喘，佐以健脾补肾。

**处方：**小青龙汤加减。

麻黄 10g，干姜 10g，炒白芍 10g，炙甘草 10g，细辛 5g，姜半夏 10g，五味子 10g，桂枝 10g，丹参 10g，当归 10g，炙桑白皮 10g，款冬花 10g，山药 10g。配 7 剂，每剂两煎，每煎取药液 200mL，早晚各服 1 煎。

2018 年 9 月 28 日二诊：药后病轻，昨上午喘甚，余时小咳，月经来潮，舌质红，舌苔薄白，脉滑。经期正气不足，致昨日偶然喘甚。再从前意化饮化瘀，扶正补肺脾肾，养血调经为治，上方加百合 20g，丹参加至 20g。配 10 剂。煎服法同前。

2018 年 10 月 9 日三诊：近来小咳偶喘，大便软而欠畅，舌质暗红，舌苔薄白，脉滑。

再从宣肺化饮，活血化瘀，降气扶正为治。

**处方：**麻黄 10g，桂枝 10g，干姜 10g，五味子 10g，炒白芍 10g，姜半夏 10g，细辛 5g，炙甘草 10g，当归 15g，丹参 20g，款冬花 10g，桃仁 10g，炙桑白皮 20g，杏仁 10g，黄芪 30g，百合 20g。配 10 剂，煎服法同前。

2018 年 10 月 19 日四诊：目前不喘，时咳，晨起咳嗽痰少色黄，舌质暗红，舌苔薄白，脉沉滑。再从前意治之，上方加炙紫菀 10g。配 10 剂，煎服法同前。

2018 年 10 月 30 日五诊：近来不咳不喘，纳可，二便调，夜寐安然，舌质暗红，舌苔薄白，脉弦。再从前方守治，继配 10 剂，煎服法同上。

**按语：**患者痰饮伏肺，宿根久缠，宣降失司，故哮喘；肺主皮毛，久喘肺虚，肺卫不固，气失防御之职，故受凉则咳喘易作、咳白沫痰；舌质红、舌有裂纹为阴虚血瘀，脉滑为痰。脾属土，肺属金，肾属水，土生金，金生水。虚则补其母，故肺虚治肺之时当补其母，即健脾是也。又滋其肾水，水足则增金生水之力而益肺。肺主气，肾为气之根。故在小青龙汤方中加山药，山药平补肺脾肾而有培土生金、金水相生之功。方中入当归、丹参化瘀活血，血活则血能载气，肺气足而宣降利，故首诊药后病轻。二诊时，喘又甚，此系适逢月经来潮，经期正气不足，肺之宣降不利，故加黄芪、百合补气扶正，丹参加至 20g 以调经。调整方药后，喘哮又平。前后五诊，停药观察，随访 1 年，无大发病。

**医案 18** 徐某，男，81 岁。退休，2019 年 2 月 26 日初诊。

**主诉：** 咳嗽鼻塞断续 1 个月。

**现病史：** 鼻塞流稠涕 1 个月，咳嗽痰白微黏，夜间起床时咳甚，喉中有哮鸣声，口略干，舌质暗红，舌苔腻微黄（吸烟），脉滑。

**中医诊断：** 咳嗽（肺虚痰恋）。

**西医诊断：** 支气管炎。

**治法：** 补肺固表，化痰止咳。

**处方：** 玉屏风散合沙参麦冬汤加减。

黄芪 30g，防风 20g，焦白术 20g，南沙参 10g，北沙参 10g，炒黄芩 20g，姜半夏 10g，麻黄 10g，款冬花 10g，炙桑白皮 10g，杏仁 10g，桔梗 10g，炙甘草 10g。配 5 剂，每剂两煎，每煎取药液 300mL，每 8 小时服 1 煎。

**按语：** 年已耄耋，脏腑俱弱，肺卫气虚，宣降不利，则鼻塞、咳嗽；痰甚于热，故痰黏白；痰阻气道，气机出入不畅则喉中有哮鸣音；起床时卫气未足以达表，表虚卫不固，风邪袭之，则起床咳甚；苔腻脉滑乃痰湿之象。方以玉屏风散补肺固表，沙参麦冬汤养阴化痰止咳。

**医案 19** 朱某，女，7 岁。学生，2019 年 5 月 25 日初诊。

**主诉：** 咳嗽半月。

**现病史：** 始则发热，前医以输液（药名不详）治疗，热退，继而咳嗽，无痰，舌质淡红，舌苔薄白。

**中医诊断：** 咳嗽（风寒犯肺）。

**西医诊断：** 支气管炎。

**治法：** 宣肺散寒，化湿止咳。

**处方：** 三拗汤合桔梗汤加减。

麻黄 6g，杏仁 5g，陈皮 5g，桔梗 5g，炙甘草 5g，香薷 5g，姜厚朴 5g。

配5剂,每剂两煎,每煎取药液100mL,以冰糖化服,每6小时服50mL。

**按语:** 风寒夹湿犯肺,肺气宣降失司。三拗汤具发汗解表、宣肺止咳的作用。桔梗汤源于张仲景的《伤寒论》,原方用于治疗肺痈、咽痛。笔者常以之治感冒早期见咽喉痒、干咳者,以桔梗10g,甘草5g泡茶频饮两小时,能控制感冒的发展。儿童感冒咳嗽,常少量配用,效果显著。方中香薷、厚朴化湿止咳。

**医案20** 张某,女,74岁。退休,2019年5月15日初诊。

**主诉:** 咳嗽半年余。

**现病史:** 半年来,咳嗽无痰,昼夜皆咳,口干,手心灼热,大便时干结,腰酸,视物模糊,舌质红,舌尖尤红,舌苔薄白,脉细。

**中医诊断:** 咳嗽(肺肾阴虚)。

**西医诊断:** 支气管炎。

**治法:** 滋养肺肾,润金止咳。

**处方:** 百合固金汤加减。

生地黄10g,熟地黄10g,百合10g,玄参20g,浙贝母10g,桔梗10g,天冬10g,麦冬10g,白芍15g,当归10g,南沙参10g,北沙参10g,玉竹10g,石斛10g,丹参15g,炙甘草5g。配10剂,每天1剂,每剂两煎,每煎取药液200mL,早晚各服1煎。

**按语:** 肺肾阴虚,则金水不相生,肾虚则腰酸;肾为水脏,肺为水之上源,肾水不足,不能上养肺阴,上源水亏,肺失濡润,则咳嗽无痰;舌尖主心肺,肺阴虚则舌尖红而口干;脉细,阴虚之象。故以百合固金汤加味,滋养肺肾,润金止咳。方中以生地黄、熟地黄为君,滋阴补肾;以麦冬、天冬、石斛、百合、贝母为臣,润肺养阴,且能化痰止咳;佐以玄参滋阴凉血清虚火,当归养阴润燥;白芍养血益阴,丹参凉血活血通肺络,桔梗宣利肺气而止咳化痰;使以甘草调和诸药,与桔梗合用,更利咽喉。合而用之,可使阴液渐充,虚火自平,肺肾得养,诸症自愈。

## 三、鼻渊

**医案21** 倪某,男,16岁。学生,2019年1月29日初诊。

**主诉:** 流涕时轻时重8年。

**现病史:** 2011年10月行鼻腺肥大手术,术后8年期间,时流涕,或清或浊，夏秋多发，舌质红，舌苔薄微黄，脉细。

**中医诊断：**鼻渊（阴虚）。

**西医诊断：**鼻炎。

**治法：**滋阴养肺，清热通窍。

**处方：**沙参麦冬汤加减。

南沙参10g，北沙参10g，麦冬10g，炒扁豆10g，桑叶20g，玉竹10g，炙甘草10g，天花粉10g，辛夷10g，白芷10g，金银花10g，防风10g，焦白术10g，黄芪10g，炒黄芩10g。配15剂，每剂两煎，每煎取药液200mL，早晚各服1煎。

二诊2019年2月15日，服药后，流涕十去八九。再从扶正益气，补肺护卫巩固之，补中益气丸1次8粒，1天3次，服1个月；玉屏风散1次冲服5g，1天3次，服1个月。

**按语：**肺开窍于鼻，鼻渊方有苍耳散、辛夷散等，但亦需辨证施治。本案舌红系肺阴不足，肺少阴润而失清肃，则鼻涕时清时浊；夏属火，秋属金，肺属金，火克金，秋气燥，故夏秋易发。故以滋阴养肺的沙参麦冬汤为治，佐以清热通窍之黄芩、金银花。药已切中病机，故药后病去八九。二诊，主以固肺卫，选补中益气丸、玉屏风散。

**医案22** 倪某，男，34岁。职员，2019年2月15日初诊。

**主诉：**鼻塞流涕间歇发作10年。

**现病史：**10年来间歇发作鼻塞流涕，或稀或稠，冬季多发。自幼咳嗽，不喘。纳可，二便调。平素畏寒，腰膝酸软，舌质暗红，舌苔薄白，脉滑。

**中医诊断：**鼻渊（肾虚）；咳嗽（肺虚）。

**西医诊断：**鼻炎；支气管炎。

**治法：**补肾养元，益肺固卫，宣肃气机。

**处方：**右归丸加减。

制附子5g，肉桂10g，山茱萸10g，盐杜仲10g，熟地黄10g，山药10g，枸杞子10g，防风20g，焦白术20g，黄芪30g，干姜10g，辛夷10g，藁本10g，川芎10g，当归10g，丹参10g，远志10g，鲜生姜5g，大枣30g，绿茶1撮，青葱3根。配15剂，每剂两煎，各取药液200mL，早晚各服1煎。

**按语：**肾为元气之本，肾虚则腰膝酸软；元阳不足，躯体失于温煦，则平素畏寒怕冷；肾为气之根，肺为气之主，元气不足难以上养肺卫，肺虚卫空则易为外邪所犯，外邪犯肺，肺失宣肃而鼻塞时流稠涕；舌暗为有血瘀，脉滑为有痰。久病必有瘀，百病都由痰作祟，此之谓也。故以右归丸温肾养元，肾元气足，肺气充实，宣降有力，鼻渊可愈。方中青葱、绿茶，前者升清，后者降浊，浊降清升，鼻涕不生。

## 四、脑漏

**医案 23** 吴某，女，28岁。公务员，2018年8月4日初诊。

**主诉：**鼻痒、打喷嚏、流清水样鼻涕频作5年。

**现病史：**患者5年来鼻痒、打喷嚏、流清水样鼻涕频作，不咳嗽，面色萎黄，月经正常，舌质淡红，舌苔薄白，脉细。

**中医诊断：**脑漏（肾虚）。

**西医诊断：**过敏性鼻炎。

**治法：**补肾固髓，补肺固表。

**处方：**自拟方。

覆盆子10g，黄精10g，枸杞子10g，菟丝子10g，沙苑子10g，续断10g，盐杜仲10g，桑寄生10g，黄芪30g，防风20g，焦白术20g，党参20g，白茯苓10g，炙甘草10g，陈皮10g，当归10g，升麻5g，柴胡10g，大枣30g，鲜生姜5g。配60剂，每剂两煎，每煎取药液200mL，早晚各服1煎。连服两个月，鼻痒、打喷嚏、流清水样涕渐渐好转，于8月21日复诊时，症状消失。继上方巩固调理1个月余。

**按语：**鼻窍有恙，责之于肺，肺开窍于鼻也。然《内经》有金水相生、卫出于肾之说，即肺卫之强弱，根本在于肾。肾为元气之所在，元气足则一身之气实，元气弱则一身之气虚。故肾虚则肺弱，卫表不固，风邪易犯，而鼻痒、打喷嚏、流清水样鼻涕。肾气虚，气失固摄之权，脑髓不时泄漏，则为脑漏，鼻流清水样涕，即其兆也。治需补肾固精，补肺固表，用药数月，流清水样鼻涕渐少近止，诸症缓解。方中覆盆子、黄精、枸杞子、菟丝子、沙苑子、续断、盐杜仲、桑寄生补肾固髓，且覆盆子、菟丝子、沙苑子固涩精髓而止脑漏；以黄芪、防风、焦白术补肺固卫；以党参、白茯苓、炙甘草、陈皮、当归、升麻、柴胡、大枣、鲜生姜补气升清，防治气陷髓漏。

**医案 24** 沈某，女，55 岁。2004 年 9 月 9 日初诊。

**主诉：** 鼻流清涕伴自汗 20 余年。

**中医诊断：** 脑漏。

**西医诊断：** 鼻炎。

**治法：** 补肺固表，涩精固漏，通窍祛浊。

**处方：** 玉屏风散加减。

黄芪 30g，焦白术 15g，防风 10g，益智仁 10g，辛夷 10g，制半夏 10g，陈皮 10g，茯苓 10g，白芷 10g，桔梗 10g，炙甘草 5g，生姜 6g，大枣 15g。前后服 10 剂病已。

**按语：** 脑漏者，肺肾同治，玉屏风散补肺固表，益智仁暖肾固精，则肾精髓海不漏也。

## 五、汗证、潮热

**医案 25** 苏某，男，40 岁。企业老总，2018 年 9 月 11 日初诊。

**主诉：** 汗出 1 年。

**现病史：** 汗出 1 年，昼夜皆然。臀部疹痒，形体肥胖，倦怠神困，面黄油腻，B 超示脂肪肝。舌质淡红，舌苔黄腻，脉滑。酗酒吸烟，应酬较多。

**中医诊断：** 汗证（湿热）。

**西医诊断：** 多汗症。

**治法：** 化湿燥湿利湿，清热行气祛浊。

**处方：** 自拟方。

砂仁 10g（后下），白豆蔻 10g（后下），炒青皮 10g，陈皮 10g，炒枳壳 10g，葛根 10g，猪苓 10g，茯苓 10g，泽泻 10g，炒苍术 10g，焦白术 10g，姜半夏 10g，木香 10g，姜厚朴 10g，黄连 10g，炒黄芩 10g，炒黄柏 10g，郁金 10g，桑寄生 10g，续断 10g，盐杜仲 10g。配 30 剂，每剂两煎，每煎取药液 200mL，早晚各服 1 煎。

2018 年 10 月 9 日二诊：药后汗止，神清气爽，臀部湿疹减轻。

湿热痰浊见化，气机亦畅，再从前意加减治之。

**处方：** 砂仁 10g（后下），白豆蔻 10g（后下），炒青皮 10g，陈皮 10g，炒枳壳 10g，葛根 10g，茯苓 10g，猪苓 10g，泽泻 10g，炒苍术 10g，焦白术 10g，姜半夏 10g，木香 10g，炒薏苡仁 20g，姜厚朴 10g，高良姜 10g，黄连

20g，炒黄芩 10g，炒黄柏 10g，郁金 10g，续断 10g，盐杜仲 10g。配 30 剂，继续调理，煎服法同前。

**按语：** 酒乃助湿生热之物，多饮之则湿热内生，湿热壅盛三焦，迫津外泄则汗多；多食膏粱厚味，痰湿内生，运化不利则形体肥胖，患脂肪肝；湿热趋下，见于臀部，而为臀部湿疹；湿热痰浊，阻遏气机则倦怠神困；舌苔黄腻、脉滑均为痰热湿浊之象。治以化湿、燥湿、利湿、清热、行气、祛浊。化湿选砂仁、白豆蔻等，燥湿取苍术、白术、陈皮等，利湿遣茯苓、猪苓、泽泻等，清热以黄芩、黄连、黄柏等，行气用木香、厚朴、青皮等，祛浊择半夏等。方中高良姜、砂仁、白豆蔻、陈皮、木香能解酒毒，酒毒解则湿热去，湿热蒸腾之势退，汗液自然减少。汗证，亦有虚实之分。虚则补之，实则泻之。本汗家乃酒湿厚味所致，故祛邪治之。

**医案 26** 杨某，1 岁。2018 年 10 月 12 日初诊。

**主诉：** 汗多 5 个月。

**现病史：** 5 个月来多汗，夜间为剧，二便调，舌质淡红，指纹淡。

**中医诊断：** 汗证（阴虚）。

**西医诊断：** 多汗症。

**治法：** 滋阴降火。

**处方：** 六味地黄丸。

六味地黄丸 3 粒，碾碎以适量冰糖水调服，1 日 3 次。连服 60 天。

**按语：** 稚阴稚阳之体，水不足而虚火旺，火迫津泄而汗多，且夜间为剧。口干欲饮，引水自救。六味地黄丸滋肾水，水足则阴阳平衡，阴平阳秘，津液内存不外泄，汗自止。今人皆以六味地黄丸为成人之药，见以治儿童之恙常常惊愕，岂知六味地黄丸乃宋代儿科专家钱乙所创，专为儿童所设。

**医案 26** 孙某，女，37 岁。无业，2018 年 11 月 20 日。

**主诉：** 夜寐汗多 1 个月。

**现病史：** 夜眠汗多如淋。月经后期，血压高，舌质淡红，舌苔薄白，左脉滑，右脉细。

**中医诊断：** 盗汗（心肾阴虚）。

**西医诊断：** 多汗症。

**治法：** 滋肾养心，益气摄津，平肝潜阳。

**处方：** 六味地黄丸合归脾汤加减。

熟地黄 10g，山茱萸 10g，山药 10g，牡丹皮 10g，泽泻 10g，茯苓 10g，黄芪 30g，党参 10g，焦白术 20g，酸枣仁 10g，当归 10g，龙眼肉 10g，大枣 30g，牡蛎 30g（先煎），白芍 30g，防风 20g，浮小麦 50g。配 7 剂，每剂两煎，每煎取药液 200mL，早晚各服 1 煎。

**按语：**心肾不足，肝阳上扰。肾阴不足则夜眠盗汗，则以六味地黄丸滋阴敛汗；汗为心之液，心气不足，不能摄津则津外泄而为汗，故以归脾汤益气养心，存液止汗；肝阳上扰则血压高，以牡蛎平肝潜阳降血压，且牡蛎又能敛汗；白芍酸甘养阴，降血压又敛汗。

**医案27** 张某，女，68岁。退休，2018 年 1 月 4 日初诊。

**主诉：**夜寐出汗、口干 1 个月余。

**现病史：**夜眠汗多，晨起口干欲饮，腿酸，舌质暗红，舌苔薄黄，脉细。外院查血糖正常。

**中医诊断：**盗汗（心肾阴虚）。

**西医诊断：**多汗症。

**治法：**滋肾降火敛汗，活血补气布津。

**处方：**知柏地黄丸合补中益气汤加减。

知母 10g，炒黄柏 10g，生地黄 10g，熟地黄 10g，山茱萸 10g，山药 10g，牡丹皮 10g，泽泻 10g，茯苓 10g，黄芪 30g，党参 10g，当归 10g，升麻 10g，柴胡 5g，天花粉 10g，麦冬 10g。配 5 剂，每剂两煎，每煎取药液 200mL，早晚各服 1 煎。

2018 年 4 月 18 日二诊：服上药 5 剂，汗出、口干、腰酸均止。近 3 天又夜寐汗出，夜卧耳鸣，口干，头枕部痛，腿酸，心悸，舌质红，舌苔薄黄，脉沉细。

治以滋阴生津，补气升清，养心健肾，上方加炒白芍、炙甘草、葛根。

**处方：**知母 10g，炒黄柏 10g，生地黄 10g，熟地黄 10g，山茱萸 10g，山药 10g，牡丹皮 10g，泽泻 10g，茯苓 10g，黄芪 30g，党参 10g，当归 10g，升麻 10g，柴胡 5g，天花粉 10g，麦冬 10g，炒白芍 15g，炙甘草 5g，葛根 10g。配 5 剂，煎服法同前。

药后诸症缓解。

**按语：**肾阴亏虚，阴虚火旺，火迫津泄，则盗汗；阴津亏少，九窍失润，则口干；年近古稀，正气已虚，晨起阳气初升，气虚之人，阳气升之无力，气不布津，则晨起口干。故首诊以知柏地黄丸滋阴降火，生津润窍；以补中益气汤加减，补气升清布津，药到病除。时隔两个月，盗汗、口干又现，且多腿酸、心悸，病机仍是阴虚火旺，气不布津，只是肾阴不足而腰腿失养，虚火扰心而心神不宁。故治疗仍守前法，滋阴降火生津，补气升清布津，加白芍生津养阴，葛根升清布津，增强治盗汗、口干之力，炙甘草调和药味。

**医案28** 朱某，女，78岁。退休，2017年12月27日初诊。

**主诉：**汗多4个月。

**现病史：**患者4个月来汗多，心悸，舌质红，舌苔薄黄，脉时结时代。

**中医诊断：**自汗（心气虚）。

**西医诊断：**多汗症。

**治法：**养心健脾，固表止汗。

**处方：**归脾汤加减。

黄芪50g，党参30g，焦白术20g，当归10g，炙甘草10g，茯神10g，远志10g，酸枣仁10g，防风20g，牡蛎30g（先煎），山茱萸10g，火麻仁20g，鲜生姜5g，大枣20g，龙眼肉10g。配7剂，每剂两煎，每煎取药液200mL，早晚各服1煎。

2018年11月6日二诊：去年上方连服两剂即汗止。近来又多汗，心悸，大便干燥，舌质暗红，舌苔薄白，脉细。

仍从补气养心，固表止汗，润肠通便治之。上方牡蛎（先煎）加至50g。配10剂，煎服法同前。

**按语：**证系心气不足。汗为心之液，心气虚，气虚无力统摄则汗多；脉时结时代乃气衰气少之征。经曰：夫脉者血之府也，长则气治，短则气病……代则气衰，细则气少，涩则心痛。以归脾汤益气养心敛汗，药证合拍，服药两剂汗止，结代脉亦减。时隔1年，汗证又现，且心悸，大便干燥，再从归脾汤加减图之。方中党参、黄芪、白术、甘草、生姜、大枣能补益脾气；当归甘辛温养肝而生心血，茯神、枣仁、龙眼肉味甘能养心安神；远志交通心肾而定志宁心；木香理气醒脾，以防益气补血药滋腻滞气，有碍脾胃运化功能。脾气足，则能摄津止汗，心血足，则能敛阴止汗。山茱萸补益肝肾，收敛固涩，以助止汗。

**医案29** 冉某，女，28岁。家庭主妇，2019年1月21日初诊。

**主诉：**腋下多汗5年。

**现病史**：腋下汗多 5 年，两年来腋下汗多明显，不寐，心悸胆怯，急躁易怒，连续哺乳 18 个月，月经时行，大便干结，矢气奇臭，口干、口苦、口臭，时有耳鸣似轰，舌质淡红，舌有裂纹，舌苔薄白，脉微弦。

**中医诊断**：汗证（肝火旺盛）。

**西医诊断**：多汗症。

**治法**：疏肝清热，滋水涵木。

**处方**：丹栀逍遥散合天麻钩藤饮加减。

牡丹皮 10g，栀子 10g，当归 10g，炒白芍 10g，柴胡 10g，薄荷 10g（后下），炙甘草 10g，茯苓 10g，焦白术 10g，天麻 10g，钩藤 10g，石决明 20g（先煎），牡蛎 50g（先煎），炒黄芩 10g，牛膝 10g，夜交藤 20g，茯神 10g，盐杜仲 10g，生姜 3g。配 7 剂，每剂两煎，每煎取药液 200mL，早晚各服 1 煎。

**按语**：患者出生云贵高地，久居滇黔之乡，嗜食椒蓼辛辣，又肝火偏旺，肝火亢燃心火，火迫津泄，则腋下汗多；肝主疏泄，肝旺疏泄失常则不寐、心悸、胆怯、急躁易怒；肝脾失调，火灼肠津，肠腑失润，则大便干结、矢气奇臭；肝火上炎则口干、口苦、口臭、耳鸣。故以丹栀逍遥散疏肝清热，天麻钩藤饮滋水平肝，肝火降，心火减，汗可止。

**医案30**　高某，女，46 岁。会计，2019 年 3 月 29 日初诊。

**主诉**：股内侧夜半出汗近 1 年。

**现病史**：股内侧夜半后出汗，时多时少近 1 年。腰酸，睡寐时差，胃脘时有烧灼感，夜尿多，舌质略紫，舌苔薄白腻，脉滑。

**中医诊断**：汗证（阴阳失衡，痰热内蕴）。

**西医诊断**：多汗症。

**治法**：平衡阴阳，清热化痰。

**处方**：二仙汤合温胆汤加减。

淫羊藿 10g，仙茅 10g，巴戟天 10g，知母 10g，炒黄柏 10g，当归 10g，酸枣仁 10g，黄连 10g，郁金 10g，制半夏 10g，姜竹茹 20g，炒青皮 10g，陈皮 10g。配 7 剂，每剂两煎，每煎取药液 200mL，早晚各服 1 煎。

**配服**：知柏地黄丸，1 次 8 粒，1 天 3 次口服，连服 10 天。

**按语**：肾虚则腰酸；痰热犯胃，则胃有烧灼感；痰热扰神，则寐差；子宫切除术后，伤及阴阳，阴阳失衡，阳不秘，阴不敛，则夜半股内汗出。以二仙汤平衡阴阳，则汗止。夜半乃至阴之时，亦是一阳升发之机，宿有痰热，痰热乘阳升之时，循足厥阴经外蒸，故夜半股内多汗，以温胆汤化痰清热，和解枢机，热不蒸，汗不出。配服知柏地黄丸，加强滋阴降火之力。

**医案31** 曹某，女，70岁。退休，2019年1月17日初诊。

**主诉：**颈项胸多汗半月。

**现病史：**半月来，夜寐醒后，发现颈项胸汗多，右腿足有冷意和麻木感。舌质暗红，舌苔薄白，脉细。

**中医诊断：**盗汗（心脾两虚）；痹证（肝肾不足）。

**西医诊断：**多汗症；右下肢血管神经功能异常。

**治法：**健脾养心敛汗，补肾养肝通络。

**处方：**归脾丸、还少胶囊。

归脾丸，1次服8粒，1天服3次，连续服15天。还少胶囊，1次服5粒，1天3次，连续服15天。

**按语：**汗为心之液，脾气有统摄之能。心脾两虚，统摄无力，心液外泄则夜寐颈项前胸汗出，以归脾丸益气养心敛汗。肾主骨，肝主筋。肝肾不足筋骨失养则右腿或凉或麻，以还少胶囊补肝肾、强筋骨、温络脉。

**医案32** 施某，女，60岁。退休，2018年12月5日初诊。

**主诉：**多汗、畏寒5年。

**现病史：**多汗，畏寒，口干，舌质红，舌有裂纹，舌苔薄白，脉细。

**中医诊断：**汗证（阴阳失衡）。

**西医诊断：**多汗症。

**治法：**平衡阴阳，润燥敛汗，补气清热。

**处方：**二仙汤、甘麦大枣汤、当归六黄汤加减。

淫羊藿20g，仙茅10g，巴戟天10g，知母10g，炒黄柏10g，当归10g，酸枣仁10g，炙甘草10g，浮小麦60g，黄芪50g，生地黄10g，龟甲20g（先煎），熟地黄10g，炒黄芩10g，黄连5g，牡蛎50g（先煎），大枣30g。配7剂，每剂两煎，每煎取药液200mL，早晚各服1煎。

2019年1月18日二诊：药后病轻，继服上方，再配15剂，煎服法同前。

**按语：**阳虚温煦无力则畏寒，阳气卫外虚弱而表不固，阴虚火旺而迫津外泄，故多汗、舌红。以二仙汤平衡阴阳，甘麦大枣汤润燥敛汗，当归六黄汤补气清热。方中龟甲滋阴潜阳，益肾健骨，可用于肾阴不足之骨蒸劳热、潮热盗汗。

**医案 33** 茆某，女，28 岁。职员，2018 年 9 月 19 日初诊。

**主诉：**昼夜汗多半年余。

**现病史：**半年来夜寐汗多，白昼汗亦多，畏寒怕冷，大便排泄不爽，多梦，腰酸，头昏间歇发作，工作烦劳，经前乳房胀痛，形体肥胖，舌质淡红，舌苔薄白，左脉细，右脉滑。

**中医诊断：**汗证（心脾两虚）。

**西医诊断：**多汗症。

**治法：**补脾气，养心血，敛汗液。

**处方：**归脾汤加减。

焦白术 10g，黄芪 20g，党参 10g，当归 10g，茯神 10g，远志 10g，酸枣仁 10g，木香 5g，炙甘草 10g，龙眼肉 10g，大枣 20g，生姜 6g，山茱萸 10g。配 10 剂，每剂两煎，每煎取药液 200mL，早晚各服 1 煎。

**按语：**思虑过度，劳伤心脾，气血暗耗，心脾两虚。汗为心之液，心虚汗液外泄，脾虚统摄无力则夜寐盗汗、白昼自汗；脾虚痰湿内生，中焦运化失司则大便排泄不爽、形体肥胖；湿胜则阳微故畏寒怕冷；舌质淡暗为气血不足且血瘀之象。故以归脾汤健脾运化水湿。水湿化则大便不黏，阳气舒展，肢体得温，痰湿去则形不肥。脾为气血生化之源，脾健则气血源泉充足，心之气血亦盛，汗液自然内敛。方中山茱萸酸、涩，微温，可补益肝肾，涩精，敛汗。

**医案 34** 吴某，男，77 岁。无业，2019 年 5 月 7 日初诊。

**主诉：**潮热颧红汗多 1 个月。

**现病史：**午后潮热颧红、汗多，或自汗或盗汗，舌质红，舌有裂纹，舌苔薄白，脉弦滑。

**中医诊断：**潮热（水亏木旺）。

**西医诊断：**自主神经功能紊乱。

**治法：**滋水平肝，滋阴降火。

**处方：**天麻钩藤饮合知柏地黄丸加减。

天麻 10g，钩藤 10g，石决明 20g（先煎），炒黄芩 10g，栀子 10g，怀牛膝 10g，盐杜仲 10g，知母 10g，炒黄柏 10g，生地黄 10g，牡丹皮 10g，地骨皮 10g，山茱萸 10g，泽泻 10g。配 10 剂，每剂两煎，每煎取药液 200mL，早晚各服 1 煎。

**按语**：潮热可有多种原因，如实证潮热有六淫入里化热、五志过极化火等，虚证潮热有阴虚潮热、女性更年期潮热等。本患者为水亏木旺潮热。水亏木旺，肝阳上亢，则潮热颧红，故以天麻钩藤饮滋水涵木。肝肾阴虚，阴虚火旺，迫津外泄则汗多，则以知柏地黄丸滋阴降火。火降液宁汗止。舌红有裂纹，系阴液不足。脉弦滑，乃肝阳上亢夹痰。方中地骨皮甘、淡，寒，入肺、肾经，功效清热凉血，退虚热，治虚劳骨蒸潮热多选之。

**医案 35**　傅某，女，72 岁。无业，2019 年 5 月 7 日初诊。

**主诉**：烘热汗出两个月。

**现病史**：烘热汗出两个月，心悸气短，舌质红，舌苔薄黄，脉细。

**中医诊断**：汗证（阴阳失衡）。

**西医诊断**：自主神经功能紊乱。

**治法**：平衡阴阳，清火补气。

**处方**：二仙汤合当归六黄汤加减。

淫羊藿 20g，仙茅 10g，巴戟天 10g，知母 10g，炒黄柏 10g，当归 10g，酸枣仁 10g，炙甘草 10g，浮小麦 60g，大枣 30g，黄芪 30g，生地黄 10g，熟地黄 10g，炒黄芩 10g。配 10 剂，每剂两煎，每煎取药液 200mL，早晚各服 1 煎。

**按语**：此系阴阳失衡，阴虚火旺使然。阳在外，阴之使也；阴在内，阳之守也。阴虚于内，阳亢于外，则烘热；阳热于外，气躁不密，阴不能守于内，阴随阳外泄，则汗出。以二仙汤平衡阴阳。少火生气，壮火食气，火旺气衰，心气虚，心神不安，则心悸气短。舌红、苔黄、脉细，阴虚火旺之征。以当归六黄汤清火补气，火降气自生。

**医案 36**　王某，男，63 岁。退休，2019 年 5 月 13 日初诊。

**主诉**：夜寐汗出半月。

**现病史**：夜寐汗出半月，汗出位于腰半以上，以颈胸为主，晨起口干，舌质红略紫，舌苔白腻，脉滑。

**中医诊断**：盗汗（痰热）。

**西医诊断**：多汗症。

**治法**：化痰清热，滋阴降火。

**处方**：黄连温胆汤加减。

黄连 10g，制半夏 10g，炒青皮 10g，陈皮 10g，郁金 10g，炒枳壳 10g，姜竹茹 20g，生地黄 10g，山药 10g，山茱萸 10g，知母 10g，炒黄柏 10g，泽泻 10g，白茯苓 10g，炒黄芩 10g。配 5 剂，每天 1 剂，每剂两煎，每煎取药液 200mL，早晚各服 1 煎。

**按语**：痰热内蕴，水亏木旺。痰热内蕴，蒸腾于上，则腰半以上颈胸盗汗，口干口黏；苔腻、脉滑，痰热之征。黄连温胆汤清热化痰，投之辄效，痰热不蒸，焉有多汗。又水亏木旺，阴不敛，阳不密，亦盗汗。则以知柏地黄汤滋水涵木，降火敛汗。汗从皮毛而出，肺主皮毛，肺热迫津外泄则亦多汗，以黄芩清上焦肺热，令热降则不迫津外泄。

**医案 37** 刘某，女，33 岁。职工，2019 年 5 月 15 日初诊。

**主诉**：经期盗汗 3 个月。

**现病史**：平时口服优思明，3 个月来，每次月经来潮（经前、行经期、经净后）前后 10 天左右出现夜间盗汗。现行经第 2 天，夜间盗汗，间或不寐，腰酸，舌质略紫，舌苔薄腻，脉滑。

**中医诊断**：经期盗汗（肾阴虚）。

**西医诊断**：多汗症。

**治法**：滋阴降火，调经敛汗。

**处方**：知柏地黄汤合四物汤加减。

知母 10g，炒黄柏 10g，生地黄 10g，熟地黄 10g，山茱萸 10g，牡丹皮 10g，山药 10g，泽泻 10g，白茯苓 10g，当归 10g，川芎 10g，白芍 10g。配 5 剂，每天 1 剂，每剂两煎，每煎取药液 200mL，早晚各服 1 煎。

**按语**：经期盗汗，经前实火、虚火并存，行经时实火少而虚火多，经后虚火为多。又月经以血为本，经前血盛，经后血虚。故经期盗汗，阴分、血分都得考虑。肾虚阴不足，阴虚则火旺，经期火更旺，火热迫津外泄，故多汗、盗汗。故以知柏地黄汤滋肾阴降虚火，汗自止。又以四物汤养血活血，以滋肾阴，且调月经。

**医案 38** 陈某，女，39 岁。无业，2019 年 5 月 16 日初诊。

**主诉**：汗多 1 年。

**现病史**：汗多 1 年，现哺乳 5 个月，汗多，一动辄汗，夜间亦然，上半身为剧，多梦，舌质紫，舌苔薄白腻。

**中医诊断**：汗证（痰热）。

**西医诊断**：多汗症。

**治法**：清热化痰敛汗。

**处方**：自拟方。

姜竹茹 20g，郁金 10g，黄芪 30g，防风 15g，焦白术 15g，酸枣仁 10g，白芍 20g，路路通 10g。每天 1 剂，每剂两煎，每煎取药液 200mL，早晚各服 1 煎。

**按语**：汗为心之液。痰热扰心，心液外泄，则汗多；痰热扰神，心神不安，则多梦；脉滑，痰热之象；痰热上蒸，则腰以上汗多。以竹茹、郁金化痰清热，酸枣仁、白芍养心阴敛汗，玉屏风散补肺固表，路路通通乳下奶。

**医案 39** 唐某，女，43 岁。职工，2019 年 5 月 24 日初诊。

**主诉**：潮热 4 天。

**现病史**：潮热 4 天，测体温不高，汗出不畅，舌质淡红，舌苔薄白，脉濡。有甲亢史。

**中医诊断**：潮热（气虚热郁湿困）。

**西医诊断**：自主神经功能紊乱。

**治法**：补气清热，疏畅气机。

**处方**：清暑益气汤加减。

太子参 10g，通草 10g，黄芪 10g，甘草 10g，当归 10g，麦冬 10g，五味子 2g，炒青皮 10g，陈皮 10g，焦神曲 10g，葛根 10g，炒黄柏 10g，炒苍术 10g，焦白术 10g，升麻 10g，泽泻 10g，地骨皮 20g。配 5 剂，每天 1 剂，每剂两煎，每煎取药液 200mL，早晚各服 1 煎。

2019 年 6 月 6 日二诊：药后潮热减。中午气温高时潮热面红，手足心热且有肿胀感，小便色略黄，舌质淡红，舌苔白腻，脉濡。

**处方**：太子参 10g，黄芪 10g，甘草 10g，当归 10g，麦冬 10g，五味子 2g，炒青皮 10g，陈皮 10g，焦神曲 10g，葛根 10g，炒黄柏 10g，炒苍术 10g，焦白术 10g，升麻 10g，泽泻 10g，地骨皮 20g，香薷 10g，姜厚朴 10g，炒扁豆 10g，黄连 10g，炒黄芩 10g。配 5 剂，煎服法同前。

**按语**：夏初时令，虽未入暑，甲亢之体，壮火食气，火旺气虚，体质使然。甲亢之体，肝旺热郁，木旺乘土，则手足心热且有肿胀感；热郁于里，热难达表，则汗出不畅；湿困则脉濡苔白腻。以太子参、黄芪、黄柏等补气清热，以通草、青皮、陈皮等疏畅气机。二诊加香薷、厚朴、扁豆等祛湿气。

正气扶，气机畅，湿困解，潮热退。

## 六、胃痛、痞证、嘈杂、泛酸、噎膈

**医案 40**　王某，男，56 岁。个体工商，2014 年 3 月 24 日初诊。

**主诉**：脘疼 3 个月。

**现病史**：脘疼 3 个月，嗳气，不泛酸，乏力，腿酸。舌质淡红，舌苔薄白，脉沉滑。

**中医诊断**：胃痛（虚实夹杂）。

**西医诊断**：食道炎，胃炎。

**治法**：化痰清热，健胃降逆。

**处方**：半夏泻心汤加减。

姜半夏 10g，黄连 10g，炒黄芩 10g，干姜 10g，炙甘草 10g，蒲公英 30g。配 5 剂，每天 1 剂，每剂两煎，每煎取药液 200mL，早晚各服 1 煎。

2014 年 3 月 31 日二诊：药后痛缓，上方加焦白术 10g。配 5 剂，煎服法同前。

**按语**：证系痰热凝滞，胃虚气逆使然。以化痰清热，健胃降逆，选半夏泻心汤加减。半夏泻心汤是医圣张仲景《伤寒论》中治疗心下痞的方剂。心下痞即胃部痞塞不通，痞证的特点是中焦脾胃痞塞不通，出现腹胀、食欲不振、腹部憋闷，同时还有上热下寒的特点。笔者以为痰热凝滞，亦寒热夹杂，痰本性寒，热者热也，从寒热言，寒热并存，上热下寒，亦寒热并存，只是部位有异，故以半夏泻心汤治本患者脘痛奏效。方中蒲公英苦、甘、寒，入肝、胃经，功能清热解毒，协同黄连清胃热，因其味甘而不伤胃。

**医案 41**　骆某，男，60 岁。农民，2018 年 9 月 16 日初诊。

**主诉**：胃脘疼痛 20 余天。

**现病史**：胃脘疼痛 20 余天，平素酗酒吸烟。舌质暗红，舌苔薄黄，脉弦。

**中医诊断**：胃痛（络瘀痰热）。

**西医诊断**：胃复合性溃疡。

**治法**：化瘀和络，化痰和胃，生肌敛疮。

**处方**：乌贝散加减。

三七粉 150g，海螵蛸粉 100g，土贝母粉 100g，白及粉 50g，黄芪粉 100g，姜半夏粉50g，黄连粉50g，炙甘草粉50g。以上药粉调匀，每次服10g，1日3次，以洋槐蜜调后，空腹服下。

上药服完复诊，胃脘痛缓，继以上方，服法同前。

**按语：**证系络伤血瘀，不通则痛，且饥饱皆然，舌质暗红为血瘀，脉弦为气滞。络脉伤损，而现溃疡。法以化瘀和络，化痰和胃，生肌敛疮。以药粉用蜂蜜调服，药粉能敷涂于胃膜表面，以利局部治疗，又含内病外治之意。方中三七甘、微苦，温，入肝、胃经，功效祛瘀止血，活血止痛。是瘀滞疼痛的常用药，能祛瘀、能止血，对于溃疡瘀滞尤为适合。方中黄芪有托疮生肌之效，于胃复合性溃疡疗效确切。方中甘草，可用于脾胃虚弱、疮疡肿毒，对胃溃疡有很好的疗效。

**医案42** 吉某，女，66岁。职工，2016年9月30日初诊。

**主诉：**脘腹作胀时轻时重半年。

**现病史：**半年来脘胀嗳气，口干不欲饮。腹胀时轻时重，得矢气为快，大便软细，舌质暗红，舌苔薄微黄，脉沉滑。

**中医诊断：**痞证（脾阴虚）。

**西医诊断：**慢性胃肠炎。

**治法：**养阴补气，健胃养脾，化痰活血，理气消胀。

**处方：**麦门冬汤合香砂六君子汤加减。

麦冬10g，制半夏10g，石斛10g，南沙参10g，北沙参10g，焦白术10g，白茯苓10g，木香10g，砂仁5g（后下），炒青皮10g，陈皮10g，厚朴10g，炒枳壳10g，三棱10g，莪术10g，炙甘草5g。配10剂，每剂两煎，每剂取药液200mL，早晚各服1煎。

**按语：**此系脾胃气虚，痰凝气滞，血瘀脾阴不足。阴虚津少则口干，虚火迫津自润则口干不欲饮；血中阴液少则血涩，血涩而血瘀故舌质暗红；脾阴亏少，脾胃之气失其滋养则脾胃之气虚弱，气虚推动无力，因虚致滞故脘胀腹胀；脾虚运化失司则大便软细；苔薄微黄系气虚微热之象；脉沉病在内，脉滑脾虚生湿痰。故以麦门冬汤养脾胃之阴，香砂六君子汤理脾胃之气。阴液足，气机畅，痞证解。方中三棱、莪术活血消积，对于脘腹胀痛及痞证疗效显著。

**医案43** 王某，男，60岁。工人，2018年4月25日初诊。

**主诉：**脘腹作胀旬日。

**现病史**：旬日来脘腹作胀，肠鸣便溏，舌质淡红，舌苔薄腻，脉滑。

**中医诊断**：痞证（湿困气滞）。

**西医诊断**：胃肠炎。

**治法**：化湿健脾，和胃消胀。

**处方**：平陈汤加减。

炒苍术 10g，姜厚朴 10g，陈皮 10g，姜半夏 10g，白茯苓 10g，炙甘草 5g，大腹皮 10g，紫苏叶 10g，藿香梗 10g。配 3 剂，每天 1 剂，每剂两煎，每煎取药液 200mL，早晚各 1 煎。

2018 年 4 月 28 日二诊：服药后，脘腹作胀减轻，舌质淡红，舌苔薄腻，脉滑。

此证痰湿食滞夹杂，气虚气滞并存，故在化痰湿药中加消食、扶正气之品。

**处方**：炒苍术 10g，姜厚朴 10g，陈皮 10g，姜半夏 10g，白茯苓 10g，炙甘草 5g，大腹皮 10g，紫苏叶 10g，藿香梗 10g，焦神曲 10g，焦山楂 10g，莱菔子 10g，鲜生姜 5g，大枣 10g，防风 10g，黄芪 10g。配 3 剂，煎服法同前。

**按语**：脘腹作胀之痞证，有虚实之分，虚者因虚而致，有气虚气滞、阳虚气滞、阴虚气滞、血虚气滞等。实者有寒凝气滞、湿凝气滞、痰阻气滞、食积气滞、血瘀气滞、肝郁气滞等。此患者首诊示湿困气滞，脾胃不和之象，药后疗效不显。二诊时，发现其尚有食积和气虚症状，即虚实夹杂。故加用消食消积之山楂、神曲、莱菔子和补气之黄芪，药后脘腹痞胀随之而消。

**医案 44** 王某，女，63 岁。退休，2019 年 4 月 8 日初诊。

**主诉**：胃胀 3 个月。

**现病史**：胃胀 3 个月，嗳气，晚饭后病剧，食冷后易作，面色萎黄，舌质嫩红有瘀点裂纹，舌苔薄白，左脉细，右脉滑。

**中医诊断**：痞证（胃虚气滞）。

**西医诊断**：胃炎。

**治法**：健胃理气，化痰化瘀，疏肝和胃。

**处方**：香砂六君子汤加减。

木香 10g，砂仁 10g（后下），陈皮 10g，炒青皮 10g，制半夏 10g，党参 10g，焦白术 10g，白茯苓 10g，炙甘草 10g，三棱 10g，莪术 10g，紫苏梗 10g，炒枳壳 10g，鲜生姜 5g，大枣 30g。配 5 剂，每剂两煎，每剂取药液 200mL，早晚各服 1 煎。

**按语**：患者胃虚气滞，胃胀且食后胀剧；痰凝血瘀，则舌有瘀点，右脉滑；肝胃不和，肝脾失调，则面色萎黄；左脉细，细则气少。证系虚实夹杂。故以香砂六君子汤健脾理气，虚实并治。方中党参、白术、茯苓、甘草健脾益胃，陈皮、半夏燥湿化痰，木香、砂仁理气消胀，三棱、莪术活血消积消胀，青皮、枳壳破气消胀，紫苏梗理气消胀。

**医案 45** 蔡某，男，55 岁。农民，2019 年 3 月 15 日初诊。

**主诉**：脘胀 3 年。

**现病史**：3 年来胃脘作胀，食后胀甚，在上海某三甲医院诊断为萎缩性胃炎。大便不实，矢气频频，脘腹喜温，舌质偏红略紫，舌苔薄白，脉滑。

**中医诊断**：痞证（虚滞痰瘀）。

**西医诊断**：萎缩性胃炎。

**治法**：健胃化痰，化瘀活络，散痞消胀。

**处方**：香砂六君子汤加减。

木香 10g，砂仁 10g（后下），姜半夏 10g，陈皮 10g，炒青皮 10g，党参 10g，焦白术 10g，白茯苓 10g，炙甘草 10g，三棱 10g，莪术 10g，川芎 10g，当归 10g，炒枳壳 10g，鲜生姜 30g，大枣 30g。配 15 剂，每剂两煎，每剂取药液 200mL，早晚各服 1 煎。

2019 年 4 月 4 日二诊：服药后，胃脘不胀，大便不实，矢气频频，舌质淡红，舌有瘀点，舌苔薄白，右脉缓，左脉弦。

**处方**：木香 10g，砂仁 10g（后下），姜半夏 10g，陈皮 10g，炒青皮 10g，党参 10g，焦白术 10g，白茯苓 10g，炙甘草 10g，三棱 10g，莪术 10g，川芎 10g，当归 10g，炒枳壳 10g，鲜生姜 30g，大枣 30g。配 15 剂，每剂两煎，每剂取药液 200mL，早晚各服 1 煎。

**按语**：脉滑有痰，舌红略紫乃血瘀；痰瘀交阻胃络，胃气阻滞故胃胀；久病必虚，中阳不足，故喜温；脾虚运化失司则大便不实；脾运不畅，气壅于腹则腹胀，腹胀脾欲运之，故矢气频频。以香砂六君子汤加味治之。首诊药后胀轻，二诊效不更方。方中三棱、莪术、当归、川芎破血活血，消积消胀，枳壳、青皮破气消胀。

**医案 46** 陈某，男，38 岁。工人，2019 年 4 月 29 日初诊。

**主诉**：腹胀间歇发作半年，加重半月。

**现病史：**腹胀间歇发作半年，半月来腹胀加重，大便细软，舌淡苔白，脉缓。

**中医诊断：**痞证（寒湿凝滞）。

**西医诊断：**肠炎。

**治法：**化湿散寒，运脾消胀。

**处方：**藿香正气散加减。

藿香10g，大腹皮20g，紫苏叶10g，炙甘草5g，桔梗10g，陈皮10g，白茯苓10g，焦白术10g，姜厚朴10g，姜半夏20g，肉桂10g，干姜10g，木香10g，炒枳壳10g，鲜生姜20g。配7剂，每天1剂，每剂两煎，每剂取药液200mL，早晚各服1煎。

**按语：**寒湿凝滞，脾运失司。寒为阴邪，寒主收引，收引则气阻，气阻则痞胀。湿为阴邪，湿性黏滞缠绵，湿盛伤阳损气，阳虚又致寒凝，此黏滞、阳虚、寒凝合致气机困阻，不通则胀。《太平惠民和剂局方》之藿香正气散能解表化湿，理气和中，主治外感风寒，内伤湿滞。湿阻气滞则脘腹胀满，本案患者有寒有湿有滞，而致腹胀，故以之煎服奏效。

**医案47**　施某，女，70岁。退休人员，2019年2月15日初诊。

**主诉：**胃脘疼痛1个月余。

**现病史：**胃脘疼痛，服西药（药名不详），疼痛减轻但未已。目前胃脘时有刺痛、烧灼感或有嘈杂嗳气，平素大便不调，近来大便1日3次，大便夹有黏冻，舌质淡红，舌苔薄白，脉滑。

**中医诊断：**胃痛（气虚血瘀痰凝）；泄泻（运化失司）。

**西医诊断：**糜烂性胃炎。

**治法：**健胃化瘀，理气化痰，运化中州。

**处方：**香砂六君子汤合失笑散加减。

党参10g，焦白术10g，茯苓10g，炙甘草10g，失笑散10g（包煎），川芎10g，制香附10g，姜半夏10g，陈皮10g，姜厚朴10g，砂仁10g（后下），生姜6g，大枣15g。配15剂，每剂两煎，每煎取药液200mL，早晚各服1煎。

**按语：**胀痛以气郁论之，刺痛是血瘀症状。患者脘痛似刺，系胃虚络瘀，痰浊蕴中则嘈杂易饥；胃气上逆而现嗳气；脾运失司，痰湿内生，故大便次多夹有黏冻；脉滑，痰邪之象。香砂六君子汤健胃理气，和胃止嘈。其中四君子又健运中州。胃脘时有刺痛，此胃络瘀滞之征，以失笑散活血化瘀通络，瘀血化则痛失而笑来。

**医案 48** 王某，女，63 岁。退休，2018 年 10 月 31 日初诊。

**主诉**：胃痛吐酸 3 个月。

**现病史**：胃痛吐酸 3 个月，酸水中夹有血丝，失眠，左耳失聪，舌质暗红，舌有瘀点，舌苔薄白，脉滑。

**中医诊断**：胃痛（瘀阻胃络）。

**西医诊断**：胃溃疡。

**治法**：化瘀和络，疏肝和胃，养心安神。

**处方**：失笑散加减。

失笑散 10g（包煎），制香附 10g，海螵蛸 10g，土贝母 10g，白及 5g，黄连 6g，吴茱萸 1g，瓦楞子 20g，焦白术 10g，黄芪 10g，党参 10g，远志 10g，酸枣仁 10g，茯神 10g，木香 10g，龙眼肉 10g，大枣 30g，生姜 6g。配 10 剂，每剂两煎，每煎取药液 200mL，早晚各服 1 煎。

**按语**：血瘀络伤，肝胃不和。瘀血阻络则舌有瘀点；瘀血伤络，络伤则胃溃疡而吐血丝；血瘀气滞，不通则痛，故胃脘疼痛；肝木乘土，胃土不和，肝气上逆故吐酸；胃为水谷之海，足阳明胃经乃多气多血之经，胃痛有溃疡，气血伤损而不足，又胃络瘀阻，瘀血不去，新血不生而血虚，血不足又血虚，血虚神失所养则不寐；瘀阻耳络则左耳失聪。主方以失笑散活血化瘀止痛。以海螵蛸、土贝母、瓦楞子制酸，以土贝母、白及、黄芪相伍敛疮生肌，以制香附疏肝和胃。方中含归脾汤意，可益气血，养心脾，安心神。

**医案 49** 冯某，女，28 岁。工人，2019 年 2 月 2 日初诊。

**主诉**：胃脘胀痛间歇发作 7 年。

**现病史**：患者 7 年来胃脘胀痛间歇发作，得食可减，嗳气不泛酸，大便调，多梦。月经量少，周期正常。工作压力大，形体偏瘦，舌质暗红，舌体偏大，舌苔薄白，脉弦略滑。

**中医诊断**：胃痛（肝胃不和）。

**西医诊断**：慢性胃炎。

**治法**：疏肝解郁，理气健胃，活血宽心。

**处方**：香砂六君子汤合丹参饮加减。

木香 10g，砂仁 10g（后下），制半夏 10g，陈皮 10g，党参 10g，焦白术 10g，白茯苓 10g，炙甘草 10g，生姜 10g，大枣 30g，丹参 20g，檀香粉 10g

（冲服）。配20剂，每剂两煎，每煎取药液200mL，早晚各服1煎。

按语：纳化失司则胃脘胀痛，得食则轻为虚也，虚则补之，故得食可缓；胃气上逆则嗳气；肝郁气滞，血行不畅则舌质暗红；脾胃为气血生化之源，脾主肌肉，脾胃失健，气血乏源，机体失养故形体偏瘦；肝藏魂，肝失疏泄，血不养魂则多梦。方中木香、陈皮、檀香理气疏肝解郁，党参、白术、茯苓、甘草理气健胃。丹参、檀香、砂仁相配为丹参饮，可治心胃诸痛。同时嘱其减轻工作压力，放松心情，令气机畅达，脏腑和谐。恬淡虚无，真气从之，精神内守，病安从来。

**医案50** 杨某，男，30岁。工人，2019年1月22日初诊。

**主诉：**胃胀半月。

**现病史：**半月来胃胀，饮凉白开水或牛奶后症状加重，大便调，矢气频频，舌质淡红，舌苔薄白，脉缓。

**中医诊断：**痞证（寒湿）。

**西医诊断：**胃炎。

**治法：**散寒化湿，理气消胀。

**处方：**藿香正气散加减。

藿香10g，大腹皮20g，紫苏叶10g，桔梗10g，陈皮10g，白茯苓10g，焦白术10g，姜厚朴10g，制半夏10g，炙甘草5g，白芷10g，生姜10g，大枣15g，砂仁10g（后下），肉桂10g，木香10g。配5剂，每剂两煎，煎开后中火再煎5分钟，每煎取药液300mL，早中晚各服200mL。

按语：此系寒凝湿黏气滞，胃失和降。寒为阴邪，易伤阳气，寒主收引。湿为阴邪，易伤阳气，湿性黏滞。如此，中阳不振，胃气阻滞，则胃胀也，饮凉开水或牛奶更损中阳，故胃胀加重。治以散寒化湿理气，藿香正气散加减。藿香正气散芳香之品为多，芳香药物不宜久煎，故嘱其煎开后，再煎5分钟即可。

**医案51** 侍某，女，51岁。工人，2019年4月29日初诊。

**主诉：**咽食不畅两个月。

**现病史：**两个月来饮食下咽迟缓不畅，嗳气或嗳之不畅，口干口苦，汗多，或自汗或盗汗，舌质红略紫，舌苔薄白腻，脉滑。

**中医诊断：**噎膈（痰热气阻）。

**西医诊断：**贲门失弛缓症。

治法：化痰清热，理气降逆。

处方：半夏泻心汤合枳术汤加减。

姜半夏10g，黄连10g，炒黄芩10g，干姜10g，炙甘草10g，太子参10g，大枣10g，炒枳壳20g，焦白术10g，炒青皮10g，陈皮10g，砂仁5g（后下），姜竹茹10g。配7剂，每剂两煎，每煎取药液200mL，早晚各服200mL。

按语：痰热凝滞，胃气上逆，气降不利，则饮食下咽不畅；痰热上熏则口干口苦；气逆则嗳气；年逾五旬，阴阳失衡，则多汗；苔腻、脉滑，痰热之征。以半夏泻心汤和胃降逆，方中半夏、黄连化痰清热，辛开苦降。用枳壳与白术配伍，治食道、胃肠道蠕动迟缓效佳。

**医案52** 朱某，女，25岁。教师，2019年1月24日初诊。

主诉：腹胀1个月。

现病史：平素便秘，腹胀，午后为剧，得矢气为快，从事语文教学，工作压力较大，夜寐因腹胀而早醒，月经正常，舌质淡红，舌苔薄白，脉细。

中医诊断：痞证（劳伤心脾）。

西医诊断：肠功能紊乱。

治法：健脾养心，理气消胀，通腑散痞。

处方：归脾丸、健胃消食口服液。

归脾丸，1次服8粒，1日服3次，连服20天。健胃消食口服液，1次服10mL，1日服3次，连服20天。

按语：思虑过度，劳伤心脾，思则气结，结则气阻。脾主运化，运化失司则气虚气滞，而腹胀便秘；气有推动作用，午后气虚，推动无力，腹胀为剧；心脾两伤，气血乏源，心血不足，血不养神则睡眠早醒。故以归脾丸健脾养心治本，健胃消食口服液消胀治标。

**医案53** 陈某，女，71岁。农民，2018年11月16日初诊。

主诉：腹胀便秘6个月。

现病史：6个月来腹胀便秘，下午胀甚，自服肠清茶，得便胀轻，舌质暗红，舌苔薄白，脉细。

中医诊断：痞证（气虚）。

西医诊断：胃肠功能紊乱。

治法：补气行气，通便消胀。

处方：黄芪汤加减。

黄芪 60g，当归 10g，姜厚朴 10g，炒枳壳 15g，炒青皮 10g，陈皮 10g，槟榔 10g，大腹皮 20g，木香 10g，党参 20g，焦白术 10g，肉苁蓉 10g，肉桂 5g。配 7 剂，每剂两煎，每煎取药液 200mL，早晚各服 1 煎。

**按语：**老年人正气衰弱，推动无力，因虚致实，故腹胀便秘，午后阳气又衰，故胀甚。方中黄芪、党参补气，气足则推动有力而气行，气行则腹胀消，大便解；枳壳、白术、槟榔破气下气促进肠蠕动；肉桂、肉苁蓉温肾润肠，肉桂具有排除消化道积气的作用。

**医案 54** 严某，女，35 岁。农民，2019 年 2 月 1 日初诊。

**主诉：**胃脘烧灼感半年。

**现病史：**半年来胃脘烧灼感，嗳气泛酸，舌质淡红，舌苔薄白，脉滑。

**中医诊断：**嘈杂（肝胃不和）。

**西医诊断：**慢性胃炎。

**治法：**理气疏肝，和胃制酸，佐化络瘀。

**处方：**香砂六君子汤加减。

制香附 10g，砂仁 10g（后下），姜半夏 10g，陈皮 10g，党参 10g，焦白术 10g，白茯苓 10g，炙甘草 10g，瓦楞子 20g，海螵蛸 10g，牡丹皮 10g。配 10 剂，每剂两煎，每煎取药液 200mL，早晚各服 1 煎。

**按语：**此系肝胃不和，胃失和降。肝属木，酸入肝，肝气主升，胃属土，性喜润，胃气主降。木克土，以维系肝胃之间正常的疏泄纳化职能。肝失疏泄，酸难入肝，肝木乘土，肝气犯胃，酸气渍胃，胃有烧灼感，胃气上逆则嗳气，酸液上逆则泛酸。舌有瘀点示胃络瘀滞。疏其肝，则胃气和，而嘈杂释。香砂六君子汤能胜此任。方中瓦楞子、海螵蛸制酸而治烧灼感。牡丹皮活血散瘀，去胃络瘀滞，且具有抗溃疡及抑制胃液分泌的作用。

**医案 55** 陈某，男，28 岁。工人，2019 年 3 月 20 日初诊。

**主诉：**胃脘烧灼感半月。

**现病史：**胃脘烧灼感半月，口臭，矢气频，舌质红，舌苔薄白，脉弦。

**中医诊断：**嘈杂（肝胃不和）。

**西医诊断：**胃炎。

**治法：**疏肝解郁，清热和胃。

**处方：**逍遥散合半夏泻心汤加减。

柴胡 10g，薄荷 10g（后下），焦白术 10g，白茯苓 10g，炒白芍 10g，当归 10g，炙甘草 10g，姜半夏 10g，黄连 10g，炒黄芩 10g，干姜 5g，太子参 10g，郁金 10g，瓦楞子 20g。配 10 剂，每剂两煎，每煎取药液 200mL，早晚各服 1 煎。

**按语：** 肝胃不和，胃火内扰，则有烧灼感；胃火上炎则口臭；疏泄失司，气滞则矢气频；肝郁则脉弦，舌红，胃火也。此案嘈杂，肝胃郁热使然。以逍遥散疏肝解郁，郁解则热去。半夏泻心汤化痰清热，和胃降逆。热清胃和，胃脘烧灼感、口臭则消失。腑气顺畅，矢气不频。方中薄荷疏散风热，疏肝解郁，助柴胡散肝郁解郁热；郁金活血行气止痛，解郁清心；瓦楞子对于肝胃不和，胃痛吐酸者有制酸止痛作用。热清酸止，则胃脘灼烧感消失。

**医案 56** 吴某，女，36 岁。无业，2019 年 5 月 6 日初诊。

**主诉：** 泛酸 1 年。

**现病史：** 泛酸 1 年，嗳气，难入眠，舌质色淡，舌有齿痕，舌苔白腻，脉细。

**中医诊断：** 泛酸（肝胃不和）。

**西医诊断：** 胃炎。

**治法：** 理气疏肝，和胃制酸，通乳消胀。

**处方：** 香砂六君子汤加减。

制香附 10g，砂仁 10g（后下），制半夏 10g，陈皮 10g，党参 10g，焦白术 10g，白茯苓 10g，炙甘草 10g，海螵蛸 10g，浙贝母 10g，桔梗 10g，牡丹皮 10g，青橘叶 10g，盐橘核 10g，荔枝核 10g，路路通 10g。配 10 剂，每剂两煎，每煎取药液 200mL，早晚各服 1 煎。

**按语：** 肝胃不和，肝气横逆犯胃，胃气上逆则泛酸嗳气；肝气郁于乳络，乳络疏泄不畅，则乳腺增生；舌淡、齿痕，为气血不足；血不养神，则难入眠。胃不和则卧不安，以香砂六君子汤加减理气疏肝，和胃制酸，其中党参、桔梗具有制酸作用。方中海螵蛸、土贝母制酸和胃；橘叶、橘核、荔枝核、路路通疏肝理气，通乳消胀。胃气和，睡眠安。

## 七、胁痛

**医案 57** 章某，女，26 岁。职工，2017 年 7 月 6 日初诊。

**主诉：** 脘胁疼痛 1 天半。

**现病史：** 昨天吹空调冷风而致脘胁疼痛拒按，未呕泻，在外院诊断为胆囊炎。舌质暗红，舌苔薄白腻，脉濡。

**中医诊断：**胁痛（气滞）。

**西医诊断：**胃炎；胆囊炎。

**治法：**祛风散寒化湿，疏肝利胆和胃。

**处方：**藿香正气散合柴胡疏肝饮加减。

藿香 10g，大腹皮 10g，紫苏叶 10g，炙甘草 10g，陈皮 10g，茯苓 10g，焦白术 10g，姜厚朴 10g，姜半夏 10g，神曲 10g，白芷 10g，干姜 10g，大枣 20g，柴胡 10g，炒枳壳 10g，炒白芍 15g，制香附 10g，川芎 10g。配 5 剂，每剂两煎，每煎取药液 300mL，早中晚各服 200mL。

**按语：**此系风寒湿径犯脏腑，风袭肝胆，寒湿伤胃。胃气中阻则脘痛，肝胆郁滞则胁疼。喜按属虚，拒按属实。久病属虚，新病属实。病证仅现 1 天，又疼痛拒按，当为实证。虚则补之，实则泻之，故以祛邪治之。以藿香正气散祛寒湿，畅胃气，寒去湿化气畅，胃痛释。以柴胡疏肝饮疏肝利胆，肝胆条达，胁疼则止。

**医案 58**　姚某，女，50 岁。职工，2019 年 6 月 17 日初诊。

**主诉：**脘胁胀痛 1 个月余。

**现病史：**脘胀微痛连及两胁，嗳气或嗳之不畅，纳可，颧现褐斑，舌体胖，舌有齿痕，舌质淡红，舌苔薄白腻，脉细。

**中医诊断：**胃痛（肝胃不和）；鼋黑斑（肾虚水泛）。

**西医诊断：**胃炎；胆囊炎；黄褐斑。

**治法：**疏肝解郁，理气畅中，活血化斑。

**处方：**柴胡疏肝散加减。

柴胡 10g，炒枳壳 10g，赤芍 10g，炒白芍 10g，炙甘草 10g，制香附 10g，炒青皮 10g，陈皮 10g，金橘叶 10g，盐橘核 10g，荔枝核 10g，川芎 10g，月季花 10g，玫瑰花 10g，红花 10g。配 7 剂，每天 1 剂，每剂两煎，每煎取药液 200mL，早晚各服 1 煎。

**按语：**肝胆郁滞，横逆犯土，则脘疼胁胀；胃气上逆则嗳气或嗳之不畅；年已五旬，天癸将竭，肾水亏乏，水不涵木，木旺乘土，又致肝胃不和；舌体胖、苔腻，痰湿也。柴胡疏肝散加金橘叶、橘核、荔枝核以疏肝利胆、理气降逆，则胀痛可去；肝气疏，脾气运，则痰湿去。心主血脉，其华在面，心属火，肝属木，木生火，木火乃母子关系，肝木郁结，母病及子，心脉不畅，气滞血瘀，则颧现褐斑。以月季花、玫瑰花、红花理气活血化斑。

**医案 59** 穆某，男，40 岁。教师，2019 年 2 月 1 日初诊。

**主诉**：右胁右胸时痛 3 个月。

**现病史**：近 3 个月来右胸胁疼痛两次，在当地用药输液治疗（药名不详）后缓解。痛时伴呕，舌质暗红，舌有齿痕，舌苔薄白，脉沉滑。

**中医诊断**：胁痛（肝胆气滞）；胸痛（痰凝心络）。

**西医诊断**：胆囊炎，胆结石；冠状动脉粥样硬化性心脏病。

**治法**：疏肝理气，化石利胆，化痰祛浊，通络宽胸。

**处方**：柴胡疏肝散合瓜蒌薤白半夏汤加减。

柴胡 10g，炒枳壳 10g，赤芍 10g，炒白芍 10g，炙甘草 10g，制香附 10g，川芎 20g，炒青皮 10g，陈皮 10g，金钱草 30g，海金沙 10g（包煎），炙鸡内金 10g，神曲 10g，焦山楂 10g，瓜蒌皮 30g，薤白 20g，郁金 15g，黄芪 30g。配 15 剂，每剂两煎，每煎取药液 200mL，早晚各服 1 煎。

2019 年 2 月 21 日二诊：服药后，胸胁疼痛未现，舌质暗红，舌苔薄白腻，脉沉滑，再从前意守治，上方郁金加至 20g，继配 15 剂，煎服法同前。

**按语**：胆囊结晶、结石、脂肪肝系气化不利所致。气之气化，有狭义和广义之分。狭义之气化，指肾之阳气作用于膀胱而能贮尿、排尿。广义之气化，指在气化作用下，物质的转化，其有化合和化解之不同，气化之化合则物质无形之态化合为气态，气态化合为液态，液态化合为固态；其气化之化解则固态化解为液态，液态化解为气态，气态化解为无形之态。脂肪过多系气态化合成液态之象，结晶、结石乃液态化合成固态之物。化合之物可以化解之法化解之。柴胡疏肝散加金钱草、海金沙等化解结石结晶，化解脂肪肝。瓜蒌薤白半夏汤化解动脉粥样物质。

**医案 60** 徐某，女，56 岁。工人，2019 年 5 月 23 日初诊。

**主诉**：脘胁时痛 1 年。

**现病史**：脘胁时痛 1 年，时上下左右窜痛。舌质淡红，舌苔白腻，脉沉滑。2019 年 2 月行胆结石胆囊手术。

**中医诊断**：胁痛（肝胆郁滞，肝木乘土）。

**西医诊断**：胃炎。

**治法**：疏肝利胆，理气和胃。

**处方**：柴胡疏肝散合香砂六君子汤加减。

柴胡 10g，炒枳壳 10g，炒白芍 10g，炙甘草 5g，炒青皮 10g，陈皮 10g，川芎 10g，制香附 10g，金钱草 30g，郁金 10g，制半夏 10g，党参 10g，焦白术 10g，白茯苓 10g，鲜生姜 6g，大枣 15g。配 7 剂，每天 1 剂，每剂两煎，每煎取药液 200mL，早晚各服 1 煎。

2019 年 6 月 1 日二诊：服药 7 剂，脘胁上下左右窜痛十去八九，继以上方 15 剂，巩固调理之。

**按语：** 肝胆气滞，肝胃不和，故脘胁、脘腹上下左右窜痛。疼痛分在气在血，痛在血分，痛位固定，痛在气分，痛位不定。患者脘胁、脘腹上下左右窜痛，气滞之征象也。故以柴胡疏肝散疏肝理气，利胆通络，以香砂六君子汤理气健胃降逆，药证相符，药后窜痛十去八九。

**医案 61** 孙某，女，68 岁。退休，2018 年 12 月 20 日初诊。

**主诉：** 右胁痛 10 余天。

**现病史：** 患者右胁痛旬日，痛时连及右肩，心悸，舌质红，舌有齿痕，舌苔薄白，脉数。

**中医诊断：** 胁痛（阴虚气滞）。

**西医诊断：** 胆囊炎；胆囊息肉。

**治法：** 养阴益气，疏肝利胆。

**处方：** 一贯煎合补中益气汤加减。

生地黄 10g，南沙参 10g，枸杞子 10g，麦冬 10g，当归 10g，川楝子 10g，黄芪 30g，党参 10g，柴胡 10g，升麻 10g，炙甘草 10g，炒白芍 15g，金钱草 30g，海金沙 20g（包煎），郁金 10g，神曲 10g，焦山楂 10g。配 7 剂，每剂两煎，每煎取药液 200mL，早晚各服 1 煎。

**按语：** 胁痛有气滞、血瘀、石阻、湿热、痰湿、气虚、气陷、阴虚、血虚等不同。此患者舌质红示其阴虚，舌有齿痕则为气虚。即气阴两虚，肝胆郁滞，疏泄失司，不通则痛。气虚，疏泄无力，因虚致滞则气滞。阴虚，气失濡润，则气行涩滞。滞则不通，不通则痛。阴虚则有火有热，火性主动，故脉数。以一贯煎养阴理气止痛。以补中益气汤，补正气，则肝胆疏泄有力，疏泄有力则肝胆气畅，通则不痛。

**医案 62** 史某，女，49 岁。农民，2019 年 1 月 21 日初诊。

**主诉：** 脘胁疼痛时轻时重半年。

**现病史：** 半年来脘胁疼痛时轻时重，按之痛轻，痛时连及右肩背，大便调，舌质红，舌苔薄黄，脉缓。

**中医诊断：**胁痛（肝胆郁滞）；脘痛（肝胃不和）。

**西医诊断：**胆囊炎；胃炎。

**治法：**疏肝利胆，和胃止痛。

**处方：**柴胡疏肝散加减。

柴胡 10g，炒枳壳 10g，赤芍 10g，炒白芍 10g，炙甘草 10g，川芎 10g，制香附 10g，炒青皮 10g，陈皮 10g，金钱草 30g，海金沙 20g（包煎），郁金 10g，姜半夏 10g，黄连 10g，炒麦芽 10g，炒谷芽 10g，神曲 10g，焦山楂 10g。配 10 剂，每剂两煎，每煎取药液 200mL，早晚各服 1 煎。

2019 年 2 月 1 日二诊：服药后脘胁痛减去大半。腰腿酸软，舌质暗红，舌苔薄白腻，脉滑。

再从疏肝利胆和中为治，辅以补肾壮腰强筋。原方继配 10 剂，煎服法同前。

**配服：**还少胶囊，1 次 5 粒，1 天 3 次，连服 15 天。

**按语：**此患肝胆郁滞，肝胃不和，不通则通，热伤气阴，则气阴两虚，虚则喜按，故按之痛轻；气郁化热则舌红苔黄。选柴胡疏肝散疏肝利胆治之。肝胃不和，胃脘疼痛，肝气条达，胃气和降，则脘痛去。方中增以半夏、黄连辛开苦降，以治胃气中阻。二诊见有腰腿酸软，此肝肾不足，加服补肾壮腰强筋之还少胶囊。

## 八、泄泻、便秘、肠风

**医案 63** 周某，女，53 岁。退休工人，2019 年 2 月 11 日初诊。

**主诉：**腹痛肠鸣便泄 1 天。

**现病史：**日前便溏，日数行，昨起小腹痛肠鸣，排水样便，恶心，恶寒，舌质暗红，舌苔薄白腻，脉虚。

**中医诊断：**泄泻（脾虚寒湿）。

**西医诊断：**肠炎。

**治法：**标本兼治，内温脾阳，外祛寒湿。

**处方：**桂附理中丸合藿香正气散加减。

肉桂 10g，干姜 10g，党参 10g，焦白术 10g，炙甘草 10g，木香 10g，藿香 10g，大腹皮 20g，紫苏叶 10g，陈皮 10g，白茯苓 10g，姜厚朴 10g，制半夏10g，白芷10g，神曲10g，大枣15g，生姜10g。上药配5剂，每剂两煎，每煎开后再煎10分钟，取药液200mL，早中晚各服200mL。

复诊诉，服药一半病瘥。

**按语：** 内系脾虚阳弱，外有寒湿来犯，本虚标实，虚实夹杂，运化失司。脾之清气不升，胃之浊气不降，清浊逆乱故泄泻恶心，脾虚气乱则肠鸣，脾虚寒凝湿黏气滞则腹痛，脾阳不振则恶寒。脉虚属阳气不足，苔白腻乃湿之象，舌暗红为血遇寒则凝。以桂附理中丸去附片，扶正内温中阳；以藿香正气散，祛邪外散寒湿。理、法、方、药一线贯穿，故药服两剂病瘥。

**医案64** 唐某，女，65岁。退休，2019年3月29日初诊。

**主诉：** 大便溏而排便不爽3年。

**现病史：** 大便溏而排便不爽3年，排便1天3次。夜半或有口干，夜寐欠安，平素胃有烧灼感，舌质略紫，舌有裂纹，舌苔白腻，右脉滑，左脉缓。

**中医诊断：** 泄泻（脾失运化）。

**西医诊断：** 慢性肠炎。

**治法：** 运脾化湿，活血滋阴。

**处方：** 参苓白术散加减。

党参10g，炒苍术10g，焦白术10g，陈皮10g，炒扁豆10g，山药10g，砂仁10g（后下），薏苡仁20g，桔梗10g，大腹皮20g，藿香梗10g，白茯苓10g，姜厚朴10g，炙甘草5g，鲜生姜5g，大枣15g，丹参20g，当归10g。配15剂，每剂两煎，每煎取药液200mL，早晚各服1煎。

2019年4月12日二诊：大便转实，1日4次，左少腹隐痛间歇发作，时见便后痛，动辄汗多，舌质略紫，舌有裂纹，舌苔薄白，脉滑数。

痰湿夹瘀，脾阴不足，虚热内扰，从前意去厚朴，加补脾养阴之物：党参10g，炒苍术10g，焦白术10g，陈皮10g，炒扁豆10g，山药10g，砂仁10g（后下），薏苡仁20g，桔梗10g，大腹皮20g，藿香梗10g，白茯苓10g，炙甘草5g，鲜生姜5g，大枣15g，丹参20g，当归10g，黄芪30g，石斛10g。配15剂，每剂两煎，每煎取药液200mL，早晚各服1煎。

**按语：** 患者症状颇多，虚实夹杂，脾胃同病。脾湿内生，运化失司，血瘀阴虚。运化失司，湿邪内生，便溏而黏；血瘀则舌略紫，阴虚则舌有裂纹；脉缓、脉滑皆湿凝之象。治以参苓白术散健脾化湿，加当归、丹参活血滋阴。药进半月，大便转实。二诊时见动辄汗出，舌质仍是紫而有裂纹，脉有数象，辨为痰湿夹瘀，脾阴不足，虚热内扰，从前方去厚朴，加补脾养阴之物，如黄芪、石斛等。

**医案65** 蔡某，女，32岁。工人，2016年10月23日初诊。

**主诉**：腹痛泄泻5天，月经量少3年。

**现病史**：患者5天来腹痛泄泻。3年来月经量少，月经周期正常。末次月经9月25日来潮。舌质淡红，舌有瘀点，舌苔薄白，脉细。

**中医诊断**：泄泻（寒湿）；月经量少（虚瘀夹杂）。

**西医诊断**：肠炎；月经失调。

**治法**：散寒化湿，健运中焦。

**处方**：藿香正气散加减。

藿香10g，大腹皮20g，炙甘草5g，陈皮10g，茯苓10g，焦白术10g，姜厚朴10g，姜半夏10g，白芷10g，干姜10g，紫苏叶10g，神曲10g，大枣20g。配3剂，每剂两煎，每煎取药液200mL，早中晚各服200mL。

**按语**：此系寒湿犯中，脾胃失健，清浊逆乱，故腹痛泄泻；气血不足，冲任失养，气血阻滞，冲任不畅，冲为血海，任主胞胎，任为阴脉之海，故月经量少；气血不足则舌淡红，气血阻滞则舌有瘀点；气郁肝胃则乳房小叶增生；气滞液聚则盆腔积液。泄泻为新病，新病属标，月经量少已久，久病属本。急则治标，缓则治本。故先以散寒化湿，健运中焦之藿香正气散加减治之，月经量少待后调理。

**医案66** 李某，女，29岁。工人，2018年9月11日初诊。

**主诉**：便溏1年余。

**现病史**：1年来便溏，1日1次。2018年4月份怀孕胚胎停育而流产，目前月经按时来潮，行经7天。夜寐欠佳，舌质暗红，舌苔薄白，脉细。

**中医诊断**：泄泻（心脾两虚）。

**西医诊断**：慢性肠炎。

**治法**：健脾养心，化瘀活血，调理冲任。

**处方**：归脾汤加减。

黄芪30g，党参20g，焦白术10g，当归10g，炙甘草10g，茯神10g，远志10g，酸枣仁10g，木香5g，龙眼肉10g，生姜5g，大枣30g，川芎10g，红花10g。配10剂，每剂两煎，每煎取药液200mL，早晚各服1煎。

**按语**：证系心脾两虚。脾虚运化失司则便溏；脾为气血生化之源，脾虚气血乏源，血不养心神则夜寐欠佳；舌质暗红为血瘀，脉细为气血不足；气血不足，血瘀胞脉，胎失所养，而致胚胎停育。治当健脾养心，益气生血，此非归脾汤莫属。因有瘀在，则方中加川芎、红花以活血祛瘀。

**医案 67** 王某，男，56 岁。职工，2019 年 7 月 4 日初诊。

**主诉：** 受凉后易腹泻 10 余年。

**现病史：** 10 余年来，受凉后易腹泻，早醒，舌质淡红，舌苔薄白腻，脉缓。

**中医诊断：** 泄泻（肺脾两虚）。

**西医诊断：** 慢性肠炎。

**治法：** 补肺固卫，温阳实土。

**处方：** 玉屏风散合附子理中丸加减。

黄芪 50g，防风 20g，焦白术 20g，党参 20g，炙甘草 10g，干姜 10g，炮姜 10g，制附子 10g。配 10 剂，每天 1 剂，每剂两煎，每煎取药液 200mL，早晚各服 1 煎。

**按语：** 患者肺脾两虚，脾阳不足。肺虚卫外无力，不能抵御外邪则易受凉；手太阴肺经之邪，易传足太阴脾经，又脾虚者，寒凉径犯直中，则腹泻作也；脾为气血生化之源，脾虚则气血乏源，血不养神而早醒；舌淡为气血不足之象，舌苔腻、脉缓为脾湿之兆。以玉屏风散补肺固卫。屏障固实，外邪难入。玉屏风散具有治脾虚泄泻的功效，其中黄芪升阳可治虚泻，白术补脾燥湿用于脾胃虚弱泄泻等，防风止泻可治腹痛泄泻。故遇脾虚湿泻，脾虚久泻，投之效佳。本案又有脾虚中阳不振，故选附子理中丸温阳祛寒，益气健脾。方中制附子用于肾阳不振、脾阳不振等证。

**医案 68** 邢某，女，71 岁。退休，2019 年 4 月 29 日初诊。

**主诉：** 便秘 20 年。

**现病史：** 大便干结 20 年，自服多种泻药，用时可解，停后如故，舌质淡，舌苔薄白，脉紧。

**中医诊断：** 便秘（气血不足）。

**西医诊断：** 功能性便秘。

**治法：** 补气助推，养血润肠。

**处方：** 黄芪汤合八珍汤加减。

黄芪 90g，党参 30g，焦白术 10g，白茯苓 10g，炙甘草 10g，熟地黄 10g，当归30g，川芎10g，白芍10g，火麻仁20g，玄参20g，杏仁10g，肉苁蓉10g，锁阳10g，炒枳壳20g。配10剂，每剂两煎，每煎取药液200mL，早晚各服1煎。

**按语：**气虚血少则舌淡；气虚推动无力，血少濡润大肠，大肠传导失司，则便秘。以黄芪汤补气以推动腑气，八珍汤补气养血助推濡润。肾主二阴，肾藏精，精化血。古稀之人，肾已虚，精血少，手阳明大肠燥也，故方中加肉苁蓉、锁阳温肾填精润肠，火麻仁润肠通便，玄参增水行舟。肺与大肠相表里，肺气肃降，则阳明腑气下行，杏仁能降肺气、润大肠，为治肠燥便秘之良品也。枳壳辛行苦降，善破气除痞，消积导滞，动物实验可使胃肠收缩节律增加，促使排便。

**医案69** 丁某，男，74岁。退休，2019年9月4日初诊。

**主诉：**肠鸣矢气，腹泻黑便两次。

**现病史：**今年6月份出现腹痛肠鸣矢气黑便，住某三甲医院，胃镜、肠镜未见异常，血止后出院。昨日夜间现肠鸣，矢气奇臭，继而腹泻黑便两次，面色无华，舌质淡红，舌苔薄白，脉细结代。

**中医诊断：**肠风。

**西医诊断：**便血。

**治法：**祛风燥湿，清热解毒，运土止血。

**处方：**槐花散加减。

炒槐花米20g，荆芥炭20g，地榆炭20g，黄连10g，炒黄柏10g，神曲10g，焦山楂10g，炒谷芽10g，炒麦芽10g。配5剂，每剂两煎，每煎取药液150mL，早中晚各服150mL。服药1剂，便血即止。

**按语：**本案风毒乘土，湿毒伤络，食滞中焦，脾运失司，血失统摄。故以槐花散加减治之，方中槐花专清大肠湿热，凉血止血，为君药；地榆炭助槐花凉血止血，荆芥炭疏风并入血分而止血，为臣药；黄连、黄柏清热燥湿解毒，神曲、焦山楂、炒谷芽、炒麦芽消食导滞为佐使药。

**医案70** 陈某，女，32岁。个体户，2019年6月4日初诊。

**主诉：**便秘口臭1年。

**现病史：**平素久坐，1年来便秘，口臭，冬天怕冷，夏天怕热，有脚湿气、小水疱，舌质红，舌苔白腻，脉缓。

**中医诊断：**便秘（湿凝气滞）。

**西医诊断**：功能性便秘。

**治法**：化湿理气通腑。

**处方**：胃苓汤加减。

炒苍术 10g，姜厚朴 10g，炒青皮 10g，陈皮 10g，炒枳壳 10g，猪苓 10g，白茯苓 10g，泽泻 10g，桂枝 10g，藿香梗 10g，槟榔 10g，炙甘草 5g。配 5 剂，每天 1 剂，每剂两煎，每煎取药液 200mL，早晚各服 1 煎。

**按语**：胃苓汤以五苓散合平胃散而成，功能祛湿和胃，主治夏秋之间脾胃伤冷而现水谷不分，泄泻不止，水肿，腹胀，小便不利者。笔者从湿性黏滞悟出，黏滞则气机不畅，腑气不畅则便秘，以之治湿凝便秘亦获佳效。湿滞气阻，腑气不畅则便秘，湿蕴生热，湿热上蒸则口臭；湿遇热则为湿热，湿热之体耐冬不耐夏，故夏天怕热；湿遇寒则为寒湿，寒湿之体耐夏不耐冬，故冬天怕冷。以胃苓汤化湿理气，湿化气机畅，则腑气通，大便解。湿化热散则口臭去。湿去热散则夏天不怕热，湿去阳复则冬天不怕冷。本方化湿利水，水湿退则脚湿气及脚上小水疱愈。方中槟榔辛、苦，温，入胃、大肠经，功效杀虫、消积、行水，可用于治疗食积气滞、脘腹胀痛、大便不爽。

## 九、脂肪肝

**医案 71**　陆某，男，39 岁。工人，2019 年 2 月 19 日初诊。

**主诉**：神困体肥胖两年。

**现病史**：神困、体肥胖、腹大渐加重，两年来症状明显。腹胀腹大，便溏，舌质略紫，舌苔白厚腻，脉滑。

**中医诊断**：痰湿证（痰热内蕴肝脾）。

**西医诊断**：脂肪肝。

**治法**：清热燥湿，芳香化湿，利水渗湿，破气化痰。

**处方**：自拟方。

黄芩 10g，黄柏 10g，黄连 10g，砂仁 10g（后下），白豆蔻 10g（后下），白茯苓 10g，大腹皮 20g，炒青皮 10g，陈皮 10g，炒枳壳 10g，郁金 10g，炒苍术 10g，姜厚朴 10g，炙甘草 5g。配 15 剂，每剂两煎，每煎取药液 200mL，早晚各服 1 煎。

2019 年 3 月 26 日二诊：服药后，腹胀消失，大便成形，肝功能正常，精神转佳，神清气爽，舌质略紫，舌苔白腻，脉略滑。

再从前方加味治之，黄芩10g，黄柏10g，黄连10g，砂仁10g（后下），白豆蔻10g（后下），白茯苓10g，大腹皮20g，炒青皮10g，陈皮10g，炒枳壳10g，郁金10g，炒苍术10g，姜厚朴10g，炙甘草5g，薏苡仁20g，焦白术10g。配15剂，每剂两煎，每煎取药液200mL，早晚各服1煎。

**按语：** 饮食不节，痰湿内生，躯脂满溢，故形体肥胖；脾为痰湿所困，运化失司，则便溏；痰湿黏滞肝体，肝失疏泄，而成脂肪肝，肝功能异常。以黄芩、黄连、黄柏清热燥湿，砂仁、白豆蔻芳香化湿，茯苓、大腹皮、薏苡仁利水渗湿，苍术、厚朴苦温燥湿，青皮、枳壳破气化痰。燥湿、化湿、渗湿、化痰，如此痰湿得以化解。服药后，二诊时，腹胀消失，大便成形，肝功正常，精神转佳，神清气爽。

## 十、不寐

**医案72** 陈某，女，56岁。工人，2018年9月16日初诊。

**主诉：** 不寐4年。

**现病史：** 绝经，4年来不寐、多梦，头昏乏力，眼眶青黑，腰酸，舌质淡，舌有瘀点、齿痕，脉沉细。

**中医诊断：** 不寐（精血不足，阴阳失衡）。

**西医诊断：** 失眠。

**治法：** 补肾益精，养血安神，平衡阴阳，化瘀通脉，交通心肾。

**处方：** 二仙汤、甘麦大枣汤、交泰丸加减。

淫羊藿20g，仙茅10g，巴戟天10g，知母10g，炒黄柏10g，当归10g，酸枣仁10g，炙甘草10g，浮小麦60g，大枣30g，丹参10g，黄芪30g，党参20g，茯神10g，远志10g，黄连5g，肉桂5g，夜交藤20g，琥珀粉10g（冲服）。配15剂，每剂两煎，每煎取药液200mL，早晚各服1煎。

**按语：** 肾藏精，精能化血，血能滋养肾精。患者绝经偏早，肾虚精血亏损已久，血不养神则不寐、多梦；腰为肾之府，肾虚腰失所养则腰酸；黑属水，青属木，肾虚水不足则目眶色黑，水不涵木则肝虚，肝木之色上现则目眶色青；舌有瘀点，此血瘀也；舌淡红，舌有齿痕，脉沉细皆气血不足之象。以二仙汤补肾益精平衡阴阳、甘麦大枣汤润养心神、交泰丸交通心肾。如此肾水上济则心火不亢，心火下温则肾水不寒，水火既济，心肾交通，则寐可。另以夜交藤养心安神、丹参化瘀通脉养心、琥珀镇惊安神。

**医案73** 周某，女，53岁。职工，2019年2月21日初诊。

**主诉**：多梦、少寐1个月。

**现病史**：近来多梦、少寐，心悸，便溏，排便1日3~5次，畏寒，口苦口干，不欲荤食，舌质淡红，舌苔薄白，脉沉细。

**中医诊断**：不寐（心脾两虚）。

**西医诊断**：失眠。

**治法**：健脾养心，交通心肾。

**处方**：归脾汤合交泰丸加减。

黄芪30g，党参20g，焦白术10g，当归10g，炙甘草10g，茯神10g，远志10g，酸枣仁10g，木香10g，龙眼肉10g，大枣30g，鲜生姜5g，黄连10g，肉桂10g。配7剂，每剂两煎，每煎取药液200mL，早晚各服1煎。

2019年3月1日二诊：药后寐可，两腿乏力，纳可，便溏，舌质红，苔薄白，脉虚。

再从前意加味山药、莲子，加强健脾补肾之力。疏以黄芪30g，党参20g，焦白术10g，当归10g，炙甘草10g，茯神10g，远志10g，酸枣仁10g，木香10g，龙眼肉10g，大枣30g，鲜生姜5g，黄连10g，肉桂10g，山药20g，莲子肉10g。配7剂，每剂两煎，每煎取药液200mL，早晚各服1煎。

**按语**：心火下达，以温肾水，使肾水不寒。肾水上升，以济心火，则心火不亢，如此水火既济，心肾相交，则安眠也。然老姬，年逾五旬，心肾不足，心肾不交，则寐差也；心脾两虚，心神失养则多梦、少寐、心悸；脾运不利，脾虚生湿，则便溏；湿盛伤阳，阳虚则畏寒，湿盛则厌油荤；脉沉细，阳虚也。治以归脾汤健脾养心，交泰丸交通心肾，药后寐可。二诊，大便仍溏，两腿乏力，加强补脾肾之品，原方加山药20g，莲子肉10g。

**医案74** 成某，女，18岁。学生，2019年3月6日初诊。

**主诉**：寐差两年。

**现病史**：高三学生，学习紧张，思虑过度，劳伤心脾，夜寐不实，手心出汗，纳可，二便调。

**中医诊断**：不寐（精血亏耗）。

**西医诊断**：失眠。

**治法**：补益精血，养心安神。

**处方：**自拟方。

紫河车粉 100g，龟甲粉 100g。上药调匀，装入胶囊，每次服胶囊 4 粒，每天服 3 次。

**按语：**肾藏精，主骨生髓通于脑，脑为髓海。思虑过度，劳伤心脾，累及肾精，精血不足，髓海空虚，心神失养，故寐差；脾有统摄之能，脾主四肢，脾虚统摄无力，则手心出汗。以补益精血，养心安神治之获效。方中紫河车甘、咸，温，归心、脾、肾经，功效补肾益精，益气养血。龟甲咸、甘，微寒，归心、肾、肝经，功能滋阴潜阳，补肾健骨，养心安神。本方治疗学习压力大、脑力劳动过分导致的失眠和精神恍惚疗效显著。

**医案 75**　左某，女，70 岁。退休，2019 年 3 月 6 日初诊。

**主诉：**不寐时轻时重 30 余年，腰腿痛半月。

**现病史：**30 余年来失眠，近来腰腿痛，口苦，全身酸痛，舌质略紫，舌体胖大，舌苔腻微黄，脉滑。有糖尿病史。

**中医诊断：**不寐（血瘀痰热）；腰腿痛（血瘀肾虚）。

**西医诊断：**失眠；坐骨神经痛。

**治法：**活血化瘀，化痰清心，补益肝肾。

**处方：**血府逐瘀汤合黄连温胆汤加减。

桃仁 10g，红花 10g，生地黄 10g，当归 10g，赤芍 10g，川芎 10g，炒枳壳 10g，柴胡 10g，炙甘草 10g，黄连 10g，姜半夏 10g，姜竹茹 20g，郁金 10g，续断 10g，盐杜仲 10g，桑寄生 10g。配 10 剂，每剂两煎，每煎取药液 200mL，早晚各服 1 煎。

**按语：**血瘀则舌略紫；瘀阻心脉，血不养神，则不寐；瘀阻十二经脉，则全身酸痛。故以血府逐瘀汤活血化瘀。口苦，舌苔腻黄，舌体大，脉滑，皆痰热之象，痰热迷神，心神不安则不寐，则以黄连温胆汤化痰清热，痰热清，心神安。肝肾不足则腰腿疼，则以续断、盐杜仲、桑寄生补肝肾强筋骨。

**医案 76**　蒋某，女，45 岁。自由职业，2019 年 3 月 18 日初诊。

**主诉：**失眠 20 余年，加重半年。

**现病史：**20 年来，夜寐不实，时轻时重。近来症状加重。耳鸣似蝉，时有燥热、汗出。面有褐斑。末次月经 2 月 1 日来潮。舌质略紫，舌苔薄白，脉细。

**中医诊断：**不寐（血虚）；耳鸣（肾虚）；脏躁（阴虚）。

**西医诊断：**失眠；神经性耳鸣；围绝经期综合征。

**治法：**养血安神，滋补肝肾，平衡阴阳。

**处方：**归脾丸，杞菊地黄丸。

归脾丸，1次8粒，1天3次口服，连服30天。杞菊地黄丸，1次8粒，1天3次口服，连服30天。

**按语：**患者病久，心血不足，肝阴亏少。心血不足，血不养神则不寐；肾开窍于耳，肝藏血，肝血亏少，不能滋养肾精，阴精亏乏，肝肾精血不能上养则耳鸣；肾虚水色上泛则面生褐斑；阴虚则火旺，火性主动，火性迫津，故燥热汗出；脉细，正气不足也。归脾丸养血安神，健脾益气；杞菊地黄丸滋补肝肾。丸者缓也，久服之，缓缓取效。

**医案 77** 李某，女，43岁。工人，2019年1月12日初诊。

**主诉：**夜寐易醒4年。

**现病史：**4年来夜寐易醒或寐而不实，多梦，烦躁易怒，大便干结，小便有沫色黄，口苦，微有口臭，饮水不解渴，近来耳鸣，舌质红，舌苔黄腻，脉略滑。

**中医诊断：**不寐（痰热）。

**西医诊断：**失眠。

**治法：**清热化痰，清心安神。

**处方：**黄连温胆汤合天麻钩藤饮加减。

黄连10g，姜半夏10g，郁金10g，炒枳壳10g，陈皮10g，姜竹茹20g，姜厚朴10g，炙甘草5g，肉桂10g，天麻10g，钩藤10g，石决明20g（先煎），炒黄芩10g，栀子10g，盐杜仲10g，怀牛膝10g，益母草20g，夜交藤20g，茯神10g，酸枣仁10g。配14剂，每剂两煎，每煎取药液200mL，早晚各服1煎。

**按语：**胆胃不和，痰热内扰，则夜寐易醒或寐而不实，多梦；痰热夹肝阳上扰则耳鸣易怒；痰热灼津，大肠失润则大便干结；热趋膀胱则小便有沫色黄；舌质红，苔黄腻，口干、口苦、口臭均为痰热。以黄连温胆汤化痰清热，痰热清，心神安，口苦、口臭自然去；以天麻钩藤饮滋水涵木，平肝潜阳，则魂有所藏，神有所舍，夜寐安，耳不鸣，怒不发。

**医案 78** 卢某，女，47岁。工人，2019年2月14日初诊。

**主诉：**夜寐易醒30余天。

**现病史**：夜寐易醒30余天，胃胀两个月，口黏腻，口臭，大便软而排便不爽，舌质淡红，舌苔薄黄腻，脉滑。

**中医诊断**：不寐（胃不和）；痞证（痰热蕴阻）。

**西医诊断**：失眠；胃炎；胆囊炎。

**治法**：化痰清热，疏肝利胆，和胃畅中。

**处方**：黄连温胆汤加减。

姜半夏10g，炒青皮10g，陈皮10g，炒枳壳10g，白茯苓10g，郁金10g，姜竹茹20g，甘草10g，黄连10g，金钱草30g，神曲10g，焦山楂10g，炒麦芽10g，炒谷芽10g，炙鸡内金10g。配10剂，每剂两煎，每煎取药液200mL，早晚各服1煎。

2019年2月25日二诊：服药后脘胀减轻，仍易醒，舌质红，舌苔薄白，脉缓。再从前意加养心安神之品。上方加远志10g，酸枣仁10g，柏子仁10g，肉桂10g。配15剂，煎服法同前。

**按语**：此系痰热内蕴，肝胆郁滞，肝胃不和，"胃不和则卧不安"故夜寐易醒；胃气阻滞则胃胀；舌苔黄腻，脉滑为痰热；大便软而排便不爽系痰热胶着。以黄连温胆汤化痰清热，痰热清则神志安、痞证消。方中青皮、陈皮与枳壳同用，能破气消痞；以青皮、陈皮、金钱草、郁金、神曲、焦山楂、炒麦芽、炒谷芽、炙鸡内金疏肝利胆消痞。二诊时脘胀减轻，易醒未缓，故加远志、酸枣仁、柏子仁养神安神，加肉桂配方中黄连成交泰丸，以交通心肾，令寐可。

**医案79** 汪某，女，32岁。文员，2018年10月15日初诊。

**主诉**：少寐、多梦伴头昏6年。

**现病史**：6年来多梦、少寐、易醒，白天头昏头痛。月经40～50天1行，经血量少，经前乳胀，性欲淡漠，舌质红，舌尖尤红，舌苔薄白、中有纵行裂纹，脉滑。

**中医诊断**：不寐（火扰心神）；性欲淡漠（心肝郁热）。

**西医诊断**：失眠；性功能障碍。

**治法**：疏肝解郁泄热，滋阴清火养心。

**处方**：丹栀逍遥丸，天王补心丸，百乐眠胶囊。

丹栀逍遥丸，每次服8粒，每天服3次，连续服15天。天王补心丸，每次服8粒，每天服3次，连续服15天。百乐眠胶囊，每次服4粒，每天服2

次，连续服 15 天。

**按语：**心阴不足，心火偏旺，心神不宁则易醒、少寐、多梦；火性炎上，上扰清空则头昏头痛；心火炎上，心气不得下达则月经不调；邪火蚀气，气少则情动无力而性欲淡漠；舌红有火，舌尖红，心火甚，苔中有纵纹为肝郁气滞；郁火内燃可见脉滑之象；肝郁疏泄失司则不寐。足厥阴肝经绕阴器而过，肝郁气滞，阴器不振，郁热内燃，热邪耗气，性欲不起，以丹栀逍遥丸疏肝解郁泄热，肝疏郁解热泄则肝气畅达，正气萌动，性欲起也。病发心脾，故以天王补心丸、百乐眠胶囊养心安神，激发性欲。心主血，肝藏血，心肝失调则月经量少，养心疏肝，令心主血，肝藏血，则经血正常。

**医案 80**　秦某，女，70 岁。无业，2018 年 10 月 12 日初诊。

**主诉：**不寐、精神不振 1 年。

**现病史：**不寐、精神不振渐加重，多汗，纳可，二便调，舌质暗红略紫，舌苔薄白，脉滑。

**中医诊断：**不寐（血瘀血虚）。

**西医诊断：**失眠。

**治法：**活血养血，益气养心。

**处方：**四物汤合归脾汤加减。

当归 10g，川芎 10g，赤芍 10g，炒白芍 10g，生地黄 10g，熟地黄 10g，琥珀粉 10g（冲服），黄芪 10g，党参 10g，焦白术 10g，茯神 10g，远志 10g，酸枣仁 10g，龙眼肉 10g，炙甘草 10g，木香 10g，大枣 20g，生姜 5g。配 10剂，每剂两煎，每煎取药液 200mL，早晚各服 1 煎。

2018 年 10 月 22 日二诊：药后精神较前好转，汗已少，仍少寐，舌质暗红，舌苔薄白，脉有结象，上方继配 10 剂，煎服法同前。

**按语：**舌质暗红略紫乃血瘀也，血瘀血不养神则不寐，眠少则正气难以修复故精神不振；气虚卫表不固而多汗；心虚则液泄而汗多。以四物汤活血养血，瘀血去则新血生，新血生则神有养。归脾汤益气健脾，养血安神，心气心血足则眠安汗止。方中琥珀活血化瘀，镇心安神。二诊时，精神转佳，汗亦少，仍少寐，继以前方守治旬日。

**医案 81**　梁某，女，72 岁。无业，2018 年 10 月 18 日初诊。

**主诉：**难入眠半月。

**现病史：**半月来，难入眠，舌质红，苔薄白，脉滑数。

**中医诊断：**不寐（心肝火旺）。

**西医诊断：**失眠。

**治法：**滋水平肝，滋阴降火，养心安神，佐化痰热。

**处方：**天麻钩藤饮加减。

天麻10g，钩藤10g，石决明20g（先煎），炒黄芩10g，栀子10g，怀牛膝10g，盐杜仲10g，益母草10g，夜交藤20g，茯神10g，远志10g，酸枣仁10g，桑寄生10g，郁金10g。配5剂，每剂两煎，每煎取药液200mL，早晚各服1煎。

**配服：**天王补心丸，每次8粒，每天3次口服，连服15天。百乐眠胶囊，每次4粒，每天2次口服，连服15天。

先服中药，后服丸药。

**按语：**阳入于阴则眠，心肝火旺，阳不入阴则入睡难；舌红为阴虚火旺，脉滑数系痰火之象。以天麻钩藤饮滋水涵木，平肝潜阳，阳入于阴则能眠。配以天王补心丹滋阴养血，补心安神，方中远志、桔梗可化痰热。

**医案82** 徐某，男，37岁。职工，2018年1月6日初诊。

**主诉：**不寐1年。

**现病史：**1年来不寐舌质淡红，舌苔薄白，脉滑。血压高，脂肪肝。

**中医诊断：**不寐（血虚阳亢）。

**西医诊断：**失眠。

**治法：**养血安神，滋水平肝，佐化痰湿。

**处方：**归脾汤合天麻钩藤饮加减。

黄芪30g，党参20g，焦白术10g，当归10g，炙甘草10g，茯神10g，远志10g，酸枣仁10g，木香10g，龙眼肉10g，鲜生姜6g，大枣30g，天麻10g，钩藤10g，石决明20g（先煎），炒黄芩10g，益母草20g，桑寄生10g，夜交藤20g，盐杜仲10g，姜半夏10g，炒苍术10g。配10剂，每剂两煎，每煎取药液200mL，早晚各服1煎。

**按语：**此系血虚阳亢。肝血不足，血不养神则不寐，以归脾汤益气养血安神。肾水亏少，肝血不足，肝阳上亢则血压高，以天麻钩藤饮滋水平肝降血压。肝失疏泄，脾失运化，痰湿内生，积聚肝体而为脂肪肝。归脾汤的健脾作用，使脾运湿化痰去，痰湿不生，脂肪焉来，方中又加半夏、苍术燥湿化痰，痰湿去，则脂肪肝解。

**医案 83** 丁某，男，35 岁。职工，2018 年 8 月 30 日初诊。

**主诉：**难入睡且早醒 3 天。

**现病史：**白天头有昏沉感，3 天来难入睡，早醒，头昏，面色油垢，小便黄，舌质红，舌苔腻微黄，脉滑。

**中医诊断：**不寐（痰热扰神）。

**西医诊断：**失眠。

**治法：**清热化痰，养心安神。

**处方：**黄连温胆汤加减。

黄连 10g，姜半夏 10g，郁金 10g，陈皮 10g，白茯苓 10g，茯神 10g，姜竹茹 20g，远志 10g，酸枣仁 10g，甘草 10g。配 5 剂，每剂两煎，每煎取药液 200mL，早晚各服 1 煎。

**配服：**百乐眠胶囊，每次服 4 粒，每天服 2 次，连服 7 天。

**按语：**痰热扰神，心神不宁故入睡难、早醒；痰浊蒙遏清阳则头昏沉；痰热上熏则面色油垢；小便黄，有热也；舌红，热蕴于血也；脉滑，舌苔腻微黄为痰热之象。治以清热化痰，方选黄连温胆汤。痰热去则心神宁、清阳升、油垢化。

**医案 84** 袁某，女，62 岁。技术干部，2018 年 9 月 13 日初诊。

**主诉：**少寐多梦伴五心烦热两年余。

**现病史：**两年来少寐多梦，五心烦热，口干，急躁易怒，舌质红，舌有裂纹，舌苔薄白，脉细。

**中医诊断：**不寐（阴虚火旺）。

**西医诊断：**失眠。

**治法：**滋阴降火，平肝潜阳。

**处方：**知柏地黄丸加减。

知母 10g，炒黄柏 10g，生地黄 10g，熟地黄 10g，山茱萸 10g，山药 10g，牡丹皮 10g，白茯苓 10g，泽泻 10g，天麻 10g，钩藤 10g，石决明 20g（先煎），炒黄芩 10g，栀子 5g，怀牛膝 10g，夜交藤 20g，石斛 10g。配 10 剂，每剂两煎，每煎取药液 200mL，早晚各服 1 煎。

**按语：**年逾花甲，阴虚火旺，虚火内扰则五心烦热，心火扰神则少寐多梦、阴津不足，不能上润则口干；火性主动，肝主怒，肝火亢旺故急躁易怒；

舌质红，舌有裂纹，脉细皆系阴津亏损。阳躁阴静，以知柏地黄丸滋阴降火，火降阴升，则阴静阳不躁，心神安宁。天麻钩藤饮滋水涵木，魂能藏肝，木能生火，肝血滋养心神，神宁眠安梦解怒不作。

**医案85** 刘某，男，31岁。工人，2018年9月14日初诊。

**主诉：** 入睡难两年。

**现病史：** 两年来入睡难，多梦，工作压力较大，口苦，舌质淡红，舌苔白腻，脉缓。

**中医诊断：** 不寐（痰热型）。

**西医诊断：** 失眠。

**治法：** 清热化痰，宁心安神。

**处方：** 黄连温胆汤加减。

黄连10g，姜半夏10g，姜竹茹20g，郁金10g，陈皮10g，炒青皮10g，炒枳壳10g，茯苓10g，远志10g，酸枣仁10g，炙甘草10g。配15剂，每剂两煎，每煎取药液200mL，早晚各服1煎。

**按语：** 工作压力大，致肝郁不达，郁久生热，又思虑过度，劳伤心脾，脾为生痰之源，郁热夹痰，扰乱心神，阳难入阴，则入睡难；口苦，舌苔腻为痰热之象；痰热扰心，心神不宁则乱梦纷纭。以黄连温胆汤清热化痰，痰热去，心神宁。茯苓、远志、酸枣仁养心安神。

**医案86** 朱某，女，62岁。退休，2018年3月3日初诊。

**主诉：** 不寐两年。

**现病史：** 两年来不寐，白天头昏。形体偏瘦，舌质红，舌有裂纹，舌苔薄白，脉细。

**中医诊断：** 不寐（水亏木旺，心脾两虚，心肾不交）。

**西医诊断：** 失眠。

**治法：** 滋水涵木，健脾养心，交通心肾。

**处方：** 天麻钩藤饮、归脾汤、交泰丸加减。

天麻10g，钩藤10g，石决明20g（先煎），炒黄芩10g，栀子10g，怀牛膝10g，盐杜仲10g，益母草20g，桑寄生10g，夜交藤20g，茯神10g，黄芪50g，生地黄10g，熟地黄10g，炙甘草10g，浮小麦60g，大枣30g，酸枣仁10g，琥珀粉10g（冲服），柏子仁10g，黄连6g，肉桂6g。每天1剂，每剂两煎，早晚各服1煎，连服3个月，寐可。

按语：患者年逾六旬，肾水已亏，水不涵木，木失疏泄则不寐；木旺生风，风阳上犯清空则头昏；水火不济，心肾不交，故失眠久作；舌红有裂纹系阴虚之征。以天麻钩藤饮滋水涵木平肝条肝，则神志安、睡眠佳。以归脾汤益气健脾，养心安神。脾主运化，包括运化水谷精微及运化水湿。故归脾汤，一可养血养心安神，一可健脾化痰降脂。以交泰丸交通心肾，使水火既济，神宁眠安。

## 十一、郁证、癫狂

**医案 87** 董某，男，55 岁。干部，2019 年 2 月 6 日初诊。

**主诉：**胸脘闷胀 20 余天，不寐旬余。

**现病史：**患者自幼起病，时有惊悸。平素稍有不遂，心悸易作。20 余天来，胸脘胀闷，嗳气，纳差，咽喉似塞，大便时干，小便时频。不寐，口苦，舌质淡红，舌苔薄白腻，脉滑。

**中医诊断：**郁证（痰热）。

**西医诊断：**焦虑症。

**治法：**化痰清热，疏肝解郁，和中养心。

**处方：**温胆汤合桂枝甘草龙骨牡蛎汤加减。

姜半夏 10g，郁金 10g，姜竹茹 20g，炒青皮 10g，陈皮 10g，炒枳壳 10g，姜厚朴 10g，白茯苓 10g，黄连 10g，肉桂 10g，远志 10g，炙甘草 5g，桂枝 10g，龙骨 20g（先煎），牡蛎 30g（先煎）。配 10 剂，每剂两煎，每煎取药液 200mL，早晚各服 1 煎。

2019 年 2 月 15 日二诊：药后病轻，寐可，咽喉似塞好转，大便调，食欲可，胸不闷，舌质暗红，舌苔薄白腻，脉略滑。

再从前意加减治之，上方郁金加至 15g，姜竹茹加至 30g，继配 10 剂，煎服法同前。

2019 年 2 月 22 日三诊：药后症状继轻，睡眠可，咽畅，舌质暗红，舌苔薄白，脉略滑。

再从前意守治，上方继配 15 剂，煎服法同前。

**按语：**痰热内扰，心神不宁则惊悸失眠，口苦苔腻；痰凝肝郁，肝脾失调，中焦不畅，气机失展，而胸脘胀闷；胃气上逆则嗳气；气郁痰凝于咽，则咽喉似塞；脉滑系痰热之象。以温胆汤化痰清热，痰热去心神安，气机畅，咽不塞，胸不闷。患者标为痰热，本为心虚。其自幼起病惊悸，久病必虚，心阳不足，故平时稍有不遂，心悸易作，桂枝甘草龙骨牡蛎汤可以治疗心阳不足所引起的烦躁不安，心悸失眠。与温胆汤并用，效果理想，故首诊药后，诸症皆轻。

**医案 88** 袁某，女，31 岁。工人，2019 年 2 月 9 日初诊。

**主诉：**心悸间歇发作，心情低落 7 年。

**现病史：**婚后怀孕 1 胎，发现肾炎而终止妊娠，自后郁郁寡欢，平素尿蛋白阳性，肾功能正常。月经后期，数月不行。心悸间歇发作，腰酸，舌质略紫，舌苔薄白，脉滑数。

**中医诊断：**郁证（肾亏肝郁）；月经失调（虚实夹杂）。

**西医诊断：**焦虑症；月经失调；肾炎。

**治法：**补肾疏肝，养血调经。

**处方：**知柏地黄汤、丹栀逍遥散、归脾汤加减。

山药 10g，牡丹皮 10g，泽泻 10g，白茯苓 10g，大蓟 10g，小蓟 10g，柴胡 10g，薄荷 10g（后下），炒黄柏 10g，生地黄 10g，熟地黄 10g，山茱萸 10g，焦白术 10g，当归 10g，赤芍 10g，炒白芍 10g，黄芪 50g，党参 20g，炙甘草 10g，焦栀子 5g，鲜生姜 3g，酸枣仁 10g，丹参 15g。配 30 剂，每剂两煎，每煎取药液 200mL，早晚各服 1 煎。

**按语：**此系肾亏肝郁，心神失养。肾亏气虚不能摄精故尿有蛋白，肾虚腰府失养则腰酸；肝郁则疏泄失常而郁郁寡欢，心悸胸闷；气郁血行不畅，则月经后期；郁而生热则脉滑数。以知柏地黄丸合丹栀逍遥散补肾养血疏肝泄热，大蓟、小蓟凉血止血，用于肾炎有效；以归脾汤加丹参养血活血调经。

**医案 89** 蔡某，男，30 岁。工人，2018 年 10 月 12 日初诊。

**主诉：**乱言秽语 6 年。

**现病史：**6 年来经常乱言秽语，多梦，行为异常，多思虑，口苦，便溏，舌质略紫，舌苔白腻，脉滑。

**中医诊断：**癫狂（痰热蒙神）。

**西医诊断：**精神分裂症。

**治法：**解郁清热，破气化痰，开窍醒神。

**处方：**黄连温胆汤加减。

郁金 10g，炒青皮 10g，黄连 10g，炒黄芩 10g，炒枳壳 10g，陈皮 10g，姜半夏 10g，白茯苓 10g，姜竹茹 20g，远志 10g，石菖蒲 10g，炙甘草 5g，琥珀粉 10g（冲服）。配 10 剂，每剂两煎，每煎取药液 200mL，早晚各服 1 煎。

2018 年 10 月 24 日二诊：时有错语错词，纳可，多思虑，舌质暗红，舌苔腻，脉滑。

再从清化痰热，开窍醒神为治，前方加大黄 10g，片姜黄 10g，继配 10 剂，煎服法同前。

2018 年 11 月 2 日三诊：目前仍有乱骂人现象，目睛色红有血丝，舌质暗红，舌苔薄白腻，脉滑。

再从清化痰热为治。

**处方**：郁金 10g，炒青皮 10g，黄连 10g，炒黄芩 30g，炒枳壳 10g，陈皮 10g，姜半夏 10g，白茯苓 10g，姜竹茹 20g，远志 10g，石菖蒲 10g，炙甘草 5g，琥珀粉 10g（冲服），大黄 20g，生地黄 20g，丹参 20g。配 10 剂，煎服法同前。

2018 年 11 月 28 日四诊：时有胡言乱语，颧红，舌质暗红，舌苔薄白，脉滑。

再从化痰清热，泻火清心为治。

**处方**：郁金 20g，远志 10g，石菖蒲 15g，黄连 15g，炒黄芩 30g，姜半夏 10g，白茯苓 10g，炒青皮 10g，陈皮 10g，炒枳壳 10g，姜竹茹 20g，炙甘草 5g，大黄 30g，生地黄 20g，丹参 20g。继配 10 剂，煎服法同前。

2019 年 1 月 2 日五诊：药后病轻，胡言乱语偶现，舌质暗红，舌苔薄白，脉滑。

再从前意治之，上方姜竹茹加至 50g，炒黄芩加至 50g，继配 10 剂，煎服法同前。

2019 年 6 月 21 日六诊：自去年 9 月以来，以上方加减，连续服药至今，病情明显好转，不胡言乱语，夜寐安然，正常工作，舌质偏红，舌苔薄白，脉滑。

再从化痰开窍，清心泻火巩固之。

**处方**：郁金 30g，远志 10g，石菖蒲 15g，黄连 30g，炒黄芩 50g，姜半夏 10g，白茯苓 10g，炒青皮 10g，炒枳壳 10g，姜竹茹 60g，炙甘草 5g，大黄 80g，片姜黄 20g，生地黄 20g，丹参 20g，玄参 20g。配 10 剂，煎服法同前。

**按语**：心藏神，心主神明。痰热蕴于心经，心神被蒙，神明不清则乱言秽语或骂人；热熏则口苦；便溏为脾运失司，痰湿内生；痰热郁于血脉则脉滑；舌略紫为血瘀。多次复诊，皆以黄连温胆汤为基础方加减，癫狂症状渐渐减轻，累次用药，量大味多，其中大黄用至80g，黄连用至30g，姜竹茹用至60g。

**医案90** 陈某，女，32岁。职工，2018年9月26日初诊。

**主诉：**急躁易怒加重两个月。

**现病史：**既往急躁易怒，两个月来急躁易怒明显伴左侧头角隐痛，时而起床后手臂微麻，腰酸，月经正常，舌质略紫，舌苔薄白，脉弦。

**中医诊断：**郁证（木旺水亏）。

**西医诊断：**焦虑症。

**治法：**平肝潜阳，滋水涵木。

**处方：**天麻钩藤饮加减。

天麻10g，钩藤10g，石决明20g（先煎），炒黄芩10g，栀子10g，怀牛膝10g，盐杜仲10g，益母草20g，桑寄生10g，夜交藤20g，茯神10g。配5剂，每剂两煎，每煎取药液200mL，早晚各服1煎。

**按语：**怒属肝，肝藏血，体阴而用阳，开窍于目，目受血而能视。久看手机，久视伤血，肝血耗损，肝阴不足，肝阳亢旺则急躁易怒；肝主筋，俯看手机，俯久项背筋伤，又肝血不足，血不养筋，则肩背麻木；肝阳化风，上扰清窍则头痛；肝血不足，肝气失润，疏泄失司则脉弦；肝藏血，肾藏精，血资精，精化血，精血同源，肝血不足，则肾精亏腰酸。选天麻钩藤饮滋肾水，涵肝木，平肝阳。药到病除。嘱其少看手机。

**医案91** 张某，女，55岁。工人，2019年2月17日初诊。

**主诉：**胸闷、气短、心悸3年。

**现病史：**3年来胸闷、心悸、气短，上楼梯时症状明显，抑郁，喜叹息，不寐，纳可，便溏，舌质淡红，舌体胖，舌有齿痕，舌苔薄白，脉虚。

**中医诊断：**郁证（血虚肝郁）；心悸（气血不足）。

**西医诊断：**焦虑症。

**治法：**健脾养心，疏肝解郁。

**处方：**归脾汤合逍遥散加减。

黄芪30g，党参20g，焦白术10g，茯神10g，远志10g，酸枣仁10g，木香10g，龙眼肉10g，大枣30g，鲜生姜5g，当归10g，炙甘草10g，柴胡10g，薄荷10g（后下），炒白芍10g。配15剂，每剂两煎，每煎取药液200mL，早晚各服 1 煎。

2019 年 3 月 9 日二诊：药后病轻，继以上方配 15 剂调理之，煎服法同前。

**按语**：心脾两虚，肝郁不达。心者君主之官，神明出焉，肺者相傅之官，治节出焉，心气不足则肺气亦虚故气短；血为神之舍，神赖血之养，心血不足，神失所养则不寐；上楼梯多耗气血，故心悸气短病剧；脾虚运化失司则便溏，脾气虚湿气甚则舌体胖而舌有齿痕；肝血不足，肝失疏泄，肝气郁阻，叹息使气机伸展，肝气畅达，故喜太息。以归脾汤益气健脾，养血安神，则大便实，睡眠安，心悸宁，气短释。以逍遥丸养血疏肝，则肝气条达，太息自除。

**医案 92**　施某，女，55 岁。公务员，2019 年 3 月 4 日初诊。

**主诉**：胸闷不畅 5 年。

**现病史**：胸闷不畅，似有窒塞，喜太息，夜寐不实，舌红略紫有裂纹，舌苔薄白，脉弦。已绝经。

**中医诊断**：郁证（郁热痰凝）。

**西医诊断**：焦虑症。

**治法**：疏肝解郁，养阴清热，通阳化痰，宽胸安神。

**处方**：柴胡疏肝散合一贯煎加减。

柴胡 10g，炒枳壳 10g，白芍 10g，川芎 10g，制香附 10g，陈皮 10g，炒青皮 10g，炙甘草 10g，生地黄 10g，南沙参 10g，北沙参 10g，枸杞子 10g，麦冬 10g，当归 10g，川楝子 10g，瓜蒌皮 30g，薤白 20g，丹参 20g。配 10 剂，每剂两煎，每煎取药液 200mL，早晚各服 1 煎。

2019 年 3 月 19 日二诊：服药后，胸闷减轻，夜寐较安，舌红略紫，舌有裂纹，舌苔薄微黄腻，脉滑。

再从疏肝解郁，养阴清热，通阳化痰，宽胸安神调理之，加大养阴之力。

**处方**：柴胡 10g，炒枳壳 10g，白芍 10g，川芎 10g，制香附 10g，陈皮 10g，炒青皮 10g，炙甘草 10g，生地黄 10g，南沙参 20g，北沙参 20g，枸杞子 10g，麦冬 10g，当归 10g，川楝子 10g，瓜蒌皮 30g，薤白 20g，丹参 20g。配 10 剂，每剂两煎，每煎取药液 200mL，早晚各服 1 煎。

2019 年 4 月 15 日三诊：药后病轻，胸闷隐隐，舌质略紫，舌苔薄白，脉细略滑。

继以前方加强活血理气宽胸之力。

**处方：**柴胡 10g，炒枳壳 10g，白芍 10g，川芎 20g，制香附 10g，陈皮 10g，炒青皮 10g，炙甘草 10g，生地黄 10g，南沙参 20g，北沙参 20g，枸杞子 10g，麦冬 10g，当归 10g，川楝子 10g，瓜蒌皮 30g，薤白 20g，丹参 20g。配 10 剂，每剂两煎，每煎取药液 200mL，早晚各服 1 煎．

**按语：**肝气郁结，疏泄失司，气机阻滞，故胸闷不畅、似有窒塞；太息则气机得以舒展，故喜太息；肝主疏泄则神不安宁，夜寐不实；郁久生热，郁热内灼，阴津耗伤，则舌红有裂纹。以柴胡疏肝散疏肝理气解郁，一贯煎养阴清热疏肝，瓜蒌、薤白通阳化痰，上方合用可宽胸安神。二诊，胸闷减轻，睡眠较安，舌红有裂纹，故加大养阴力度，南沙参、北沙参各加至 20g。三诊，见胸闷隐隐，加大活血理气力度，川芎加至 20g。

**医案 93** 季某，女，62 岁。退休，2019 年 1 月 12 日初诊。

**主诉：**咽喉不畅 1 个月。

**现病史：**咽喉不畅似炙脔，咽之不下，吐之不出，喜太息，食后胃脘及后背作胀，嗳气，不寐，舌质暗红，舌苔薄白腻，脉沉滑。

**中医诊断：**梅核气（痰凝气郁）。

**西医诊断：**咽喉炎；贲门炎。

**治法：**化痰降逆，疏肝解郁，散结利咽。

**处方：**半夏厚朴汤加减。

姜半夏 10g，姜厚朴 10g，白茯苓 10g，紫苏叶 10g，紫苏梗 10g，鲜生姜 10g，柴胡 10g，炒枳壳 10g，炒白芍 10g，炙甘草 10g，制香附 10g，川芎 10g，炒青皮 10g，陈皮 10g，佛手 10g，香橼 10g。配 15 剂，每剂两煎，每煎取药液 200mL，早晚各服 1 煎。

**按语：**证系肝脾失调，肝胃不和。肝郁气滞痰凝咽喉，故咽喉如有炙脔，吐之不出，咽之不下；太息则气机舒展，故喜太息；肝郁气滞，疏泄失司，则胃失和降故胃胀嗳气，不能调畅情志活动则不寐；苔腻脉滑均为痰象。以半夏厚朴汤治其梅核气。又见胃胀、失眠，故增以制香附、川芎、青皮、陈皮、香橼、佛手理气畅中之品。气机畅，肝气疏，睡眠安。

## 十二、胸痹、心悸

**医案 94** 惠某，男，74 岁。退休，2018 年 9 月 10 日初诊。

**主诉：**凌晨左胸闷窒 1 周。

**现病史：** 1 周来每于凌晨左胸闷窒，须臾即解，怀有郁怒，舌质暗红，舌苔薄白润，脉滑略弦。

**中医诊断：** 胸痹（气郁血瘀）。

**西医诊断：** 冠状动脉粥样硬化性心脏病。

**治法：** 辛香通脉，活血祛瘀。

**处方：** 复方丹参滴丸。

复方丹参滴丸，每次 10 粒，每天 3 次，以姜汤吞服，连服 15 天。

**按语：** 凌晨乃阳气至虚、阴寒至盛之分，古稀之年，阳气已虚，心阳不振，故于此时病发左胸闷窒；阳虚寒凝血瘀，故舌质暗红。方中丹参苦，微寒，入心、心包经，功效活血祛瘀，凉血，养血安神。本品治疗冠状动脉粥样硬化性心脏病，减轻心绞痛发作有一定疗效。三七甘、微苦，温，入肝、胃经，功效祛瘀止血，活血止痛，止血不留瘀。实验观察，三七有明显增加冠状动脉血流量的作用。冰片辛、苦，微寒，入心、脾、肺经，功效回苏开窍，清热止痛，其辛香走窜，能通诸窍，类似麝香，对冠心病心绞痛有很好的疗效。方中三味，两味微寒，一味温，合之则性平。

**医案 95** 陶某，女，50 岁。职工，2016 年 10 月 14 日初诊。

**主诉：** 胸闷、少寐、头痛半年。

**现病史：** 半年来入夜平卧后胸闷不畅，难眠，白天头昏头痛，嗳气，咽喉似有物阻，腰酸，纳可，大便干结，舌质淡暗，舌苔薄白腻，右脉细，左脉滑。

**中医诊断：** 胸痹（水亏木旺，痰凝血瘀）。

**西医诊断：** 冠状动脉粥样硬化性心脏病。

**治法：** 滋水平肝，化痰解郁，活血通脉，疏肝和胃。

**处方：** 天麻钩藤饮合瓜蒌薤白半夏汤加减。

天麻 10g，钩藤 10g，石决明 20g（先煎），盐杜仲 10g，瓜蒌 20g，薤白 15g，姜半夏 10g，桂枝 10g，茯神 10g，丹参 10g，郁金 10g，姜厚朴 10g，鲜生姜 5g。配 7 剂，每剂两煎，每煎取药液 200mL，早晚各服 1 煎。

**配服：** 夏枯草口服液，每次 10mL 口服，每天服 3 次，服 10 天。复方丹参滴丸，每次服 10 粒，每天服 3 次，连服 10 天。

**按语：** 女子七七，天癸竭，肾水亏，水亏木旺。肝属木，心属火，木生火，肝为心之母，心为肝之子，肝木偏旺，母病及子，则子脏受病，子脏者心也，心脉瘀滞，痰凝气阻，故胸闷不畅，心不藏神，则难眠；肝旺阳越，清空为风阳所旋，则头昏头痛；肾属水，腰为肾之府，肾虚水亏，府失所养，故腰酸；肝木横犯胃土，胃气上逆则嗳气；气逆痰凝于咽喉，故咽喉似有物阻；肾主二阴，肾水亏少，肠腑失润，则大便干结；正虚夹瘀则舌质淡暗，舌苔腻脉滑，乃痰征也。以天麻钩藤饮滋水涵木平肝，以瓜蒌薤白半夏汤化痰通阳解郁。心肝和调，则胸宽、眠安、喉畅。木不乘土，胃气则降，肾水得滋，则腰不酸、大便行。配服夏枯草口服液及复方丹参滴丸，加强平肝阳和通心脉力量。

**医案 96** 袁某，女，28 岁。职工，2019 年 2 月 9 日初诊。

**主诉：** 胸闷、心悸、气短间歇发作 10 余年。

**现病史：** 少年时代罹患病毒性心肌炎，当时治愈。自后间歇发作胸闷心悸气短，多梦，易头痛、且左右前后窜痛，腰酸，舌质偏红，舌苔薄白，脉细偏数。

**中医诊断：** 胸痹（血瘀）。

**西医诊断：** 心肌供血不足。

**治法：** 活血化瘀，通脉祛风。

**处方：** 血府逐瘀汤合川芎茶调散加减。

桃仁 10g，红花 10g，当归 10g，川芎 15g，赤芍 10g，炒白芍 10g，炒枳壳 10g，柴胡 10g，桔梗 10g，怀牛膝 10g，荆芥穗 10g，防风 10g，细辛 5g，白芷 10g，薄荷 10g（后下），羌活 10g，炙甘草 10g，藁本 10g，菊花 10g，炙僵蚕 10g，丹参 20g，生地黄 10g，葛根 10g，黄芪 50g，绿茶 5g。配 30 剂，每剂两煎，每煎取药液 200mL，早晚各服 1 煎。

**按语：** 此系阴虚血瘀气少，心脉不畅，心神少养，故胸闷心悸气短，心神不宁则多梦；肾虚则腰酸；血虚生风，虚风上犯则头痛。治以活血化瘀，通脉祛风。活血化瘀取血府逐瘀汤，通脉祛风选川芎茶调散。

**医案 97** 万某，女，68 岁。无业，2019 年 7 月 4 日初诊。

**主诉：** 全身畏寒，后背寒剧 3 年。

**现病史：** 2016 年心脏造影，发现冠状动脉粥样硬化。自后起现肢体畏寒喜温，后背尤凉，时值夏天，须穿袜睡觉，舌质红略紫，舌苔薄白，脉沉滑。

**中医诊断：** 胸痹（痰瘀阻脉）。

**西医诊断**：冠状动脉粥样硬化性心脏病。

**治法**：化痰浊，通心阳。

**处方**：瓜蒌薤白半夏汤加减。

瓜蒌30g，薤白20g，炒枳壳10g，炒青皮10g，陈皮10g，丹参20g，当归10g，黄芪30g，桂枝10g，鲜生姜5g，大枣30g。配10剂，每天1剂，每剂两煎，每煎取药液200mL，早晚各服1煎。

**按语**：痰浊夹瘀，壅滞心脉，则冠状动脉粥样硬化；舌质红略紫，血瘀痰浊舌象；心血瘀阻，心阳不振，故全身畏寒；又血瘀血不载气，机体失阳气之温煦，亦畏寒也；腹为阴，背为阳，督脉总督一身之阳且循背而过，又心居胸背之间，故心阳不振，阳虚者，背寒尤剧。方中枳壳破气化痰，桂枝温通经脉，通阳化气；黄芪，丹参补气活血，入瓜蒌薤白半夏汤内，促进化痰浊，通心阳。痰浊去，心阳通，则肢体温。主明则下安，此之谓也。

**医案98**　王某，女，31岁。工人，2018年9月1日初诊。

**主诉**：胸闷心悸两个月。

**现病史**：两个月来胸闷心悸。服炙甘草汤调治，已有好转。平素情绪急躁，经前易怒易躁，阴雨天头昏沉，腰腿酸楚，舌质淡红，舌有瘀点，舌苔薄白，脉细，偶有代脉。

**中医诊断**：心悸（气阴两虚）。

**西医诊断**：室性早搏。

**治法**：补气养阴，养心定悸。

**处方**：炙甘草汤加减。

炙甘草10g，太子参15g，干姜10g，麦冬10g，生地黄10g，火麻仁10g，阿胶10g（烊化），大枣30g，桂枝15g，丹参20g，党参20g，盐杜仲10g，续断10g。配15剂，每剂两煎，每煎取药液200mL，早晚各服1煎。

**按语**：此系气阴两虚，心失所养。心气虚而推动无力则脉代；因虚致滞，心阳失展，则胸闷心悸；心阴不足，虚火内燃，子（心火）盗母（肝木）气，肝体阴而用阳，肝阴不足，肝阳亢旺，故急躁易怒；肝藏血，女子以肝为先天，月经来前，血涌肝旺，故躁怒更剧；阴天雨天，湿气弥漫，湿盛伤阳，湿困气机，湿性重着，湿蒙清阳，故阴天雨天头晕头沉；舌有瘀点为血瘀之象，代脉、细脉均为虚也。仲景曰：心动悸，脉结代，炙甘草汤加减。故以炙甘草汤加减治之。方中加杜仲、续断补肝肾，强筋骨，辅治腰腿酸楚。

**医案 99** 严某，女，65岁。无业，2019年6月14日初诊。

**主诉：**心悸少寐间歇发作1年余。

**现病史：**心悸少寐间歇发作1年余，偶有耳鸣，腰腿酸楚，前额及颞侧头疼，易发口腔溃疡，舌质红，舌苔少，脉弦。

**中医诊断：**心悸（水亏木旺）。

**西医诊断：**心律不齐。

**治法：**滋水涵木，养心安神。

**处方：**天麻钩藤饮加减。

天麻10g，钩藤10g，石决明20g（先煎），炒黄芩10g，栀子10g，怀牛膝10g，盐杜仲10g，益母草10g，桑寄生10g，夜交藤20g，茯神10g。配10剂，每天1剂，每剂两煎，每煎取药液200mL，早晚各服1煎。

**按语：**肝肾不足，水不涵木，疏泄失司，心神不宁，则心悸不寐；肝阳亢旺则耳鸣、头痛；肾主骨，肝主筋，肝肾不足，筋骨失养则腰腿酸楚；火炎于上则口糜。治以天麻钩藤饮滋水涵木，平肝潜阳，而诸症缓解。

**医案 100** 韩某，女，75岁。无业，2019年5月7日初诊。

**主诉：**心悸胸闷两个月。

**现病史：**两个月来心悸胸闷，气短间歇发作。便秘，舌质略紫，舌苔薄白腻，脉细。

**中医诊断：**心悸（气血不足）。

**西医诊断：**高血压病；糖尿病。

**治法：**补气养血，养心定悸，润肠通便。

**处方：**归脾汤加减。

黄芪30g，党参10g，焦白术10g，白茯苓10g，炙甘草10g，熟地黄10g，当归15g，川芎10g，炒白芍10g，远志10g，酸枣仁10g，木香10g，龙眼肉10g，大枣30g，鲜生姜5g，火麻仁20g，玄参20g。配7剂，每剂两煎，每煎取药液200mL，早晚各服1煎。

**按语：**气血不足，血瘀肠燥。血不养心，心神失养，则心悸；气虚则气短，因虚致滞则胸闷；血瘀血不润肠则便秘；舌质略紫，血瘀也。以归脾汤补气养血，健脾养心。血能润燥，养血中加玄参增水行舟则能润肠通便。归脾汤益气健脾，脾健则脾能运化水谷精微，葡萄糖、蛋白质、脂肪、维生素等属于水谷精微，故脾的运化功能可以将这些物质进行转化，进而达到降糖的目的。

**医案 101** 朱某，女，62 岁。工人，2018 年 6 月 23 日初诊。

**主诉**：体检发现颈动脉斑块。

**现病史**：颈动脉斑块，不寐，舌质暗红，舌有裂纹，舌苔薄微黄，脉滑。

**中医诊断**：痰浊内蕴证。

**西医诊断**：双侧颈动脉硬化伴右侧斑块形成。

**治法**：通心阳，助气化，破浊气，化斑块。

**处方**：瓜蒌薤白汤半夏加减。

瓜蒌 50g，薤白 20g，炒枳壳 10g，炒青皮 10g，陈皮 10g，片姜黄 15g，郁金 10g，姜竹茹 20g，丹参 10g，大黄 15g，焦白术 10g，黄芪 50g，党参 10g，炙甘草 10g，茯神 10g，酸枣仁 10g，远志 10g，黄连 6g，肉桂 6g，琥珀粉 10g（冲服）。上方每天 1 剂，每剂三煎，每煎取药液 200mL，三煎药液和合调匀，分早中晚 3 次服完，连服 3 个月。

于 2018 年 9 月 29 日（某二甲人民医院）B 超复查示双侧颈动脉未见明现斑块形成。数月后，又至省城某三甲医院复查，双侧颈动脉未见斑块。

**按语**：心主血脉，心阳不振，气化不利，水谷精微之气，由气态化合为液态，聚为痰浊，积于人迎之处，液态痰浊久而化合为固态，出现颈动脉硬化伴右侧斑块形成。舌质红，舌有裂纹系阴虚有火，火灼津成痰，痰浊更剧。以瓜蒌薤白半夏汤为主通心阳，助气化，破浊气，化斑块。在气化作用下，促使固态（斑块）化解为液态（痰浊），液态（痰浊）化解为气态（无形物质），无形物质随气化排出体外。斑块之出现，慢慢化合而成。斑块之消失，亦慢慢化解，徐徐而去。方内含温胆汤意，取其化痰清热，破气化痰功能。交泰丸交通心肾，以利睡眠。琥珀活血化瘀配合祛斑块，又能镇心安神。

**医案 102** 李某，男，66 岁。退休，2019 年 5 月 16 日初诊。

**主诉**：颈动脉斑块 4 年。

**现病史**：4 年前体检发现颈动脉斑块。舌质淡红略紫，舌苔薄白腻，脉弦滑。

**中医诊断**：痰瘀证。

**西医诊断**：颈动脉斑块。

**治法**：化痰破气，通阳祛浊，化瘀通脉。

**处方：**瓜蒌薤白半夏汤加减。

瓜蒌 30g，薤白 20g，炒枳壳 10g，炒青皮 10g，陈皮 10g，制半夏 10g，桂枝 10g，郁金 10g，片姜黄 10g，炙鳖甲 30g（先煎），姜竹茹 20g，丹参 20g，川芎 10g，焦山楂 10g，大枣 15g，黄芪 30g。配 15 剂，每天 1 剂，每剂两煎，每煎取药液 200mL，早晚各服 1 煎。

2019 年 5 月 29 日二诊：服上药，无不适，舌质淡红略紫，舌苔薄白腻，脉滑。

再从化痰浊，通脉络为治，上方加牡蛎 50g（先煎），配 15 剂，煎服法同前。

2019 年 6 月 17 日三诊：近来略有倦意，舌质红略紫，舌苔薄黄，脉弦滑。

继以化痰浊，化斑块，扶正气为治，从上方加减。

**处方：**瓜蒌 30g，薤白 20g，炒枳壳 10g，炒青皮 10g，陈皮 10g，制半夏 10g，桂枝 10g，郁金 10g，片姜黄 10g，炙鳖甲 30g（先煎），姜竹茹 20g，丹参 20g，川芎 10g，焦山楂 10g，牡蛎 50g（先煎），海藻 10g，牡丹皮 20g，赤芍 20g，大枣 15g，黄芪 50g。配 15 剂，每天 1 剂，每剂两煎，每煎取药液 200mL，早晚各服 1 煎。

**按语：**证系痰浊瘀凝滞，聚于人迎脉使然。当以化痰浊，祛斑块，选瓜蒌薤白半夏汤加味通阳化浊祛斑块。方中加牡蛎、鳖甲、海藻软坚化痰祛斑块，枳壳、青皮、半夏、竹茹破气化痰祛斑块。三诊时患者有倦意，正气受损，加黄芪扶正补气。

**医案 103** 卞某，男，59 岁。商人，2019 年 6 月 13 日初诊。

**主诉：**胸闷似窒，间歇发作半月。

**现病史：**胸闷似窒，间歇发作半月，作时浑身大汗，爬楼梯易作。西医诊断为冠状动脉狭窄，建议置心脏支架，患者不从。延余诊治，要求服中药汤剂。

**中医诊断：**胸痹（痰浊）。

**西医诊断：**冠心病。

**治法：**化痰破气，通阳化浊，活血通脉。

**处方：**瓜蒌薤白半夏汤加减。

瓜蒌 100g，薤白 60g，制半夏 10g，炒枳实 30g，桂枝 20g，陈皮 20g，炒

青皮 20g，葛根 20g，丹参 20g，川芎 20g，黄芪 50g。配 10 剂，每天 1 剂，每剂三煎，每煎取药液 250mL，早中晚各服 1 煎。服完继配 20 剂。服药第 2 天胸闷窒塞缓解。

2019 年 7 月 13 日二诊：上方每日 1 剂，连续服药 30 天，目前上下楼梯时，无胸闷气短现象，但不耐劳累，过劳辄胸闷气短又现。

此痰浊胶着，宗气不足，再从化痰浊，通心阳，益宗气为治，加大瓜蒌、黄芪用量。

**处方**：瓜蒌 120g，薤白 60g，制半夏 10g，炒枳实 30g，桂枝 20g，陈皮 20g，炒青皮 20g，葛根 20g，丹参 20g，川芎 20g，黄芪 70g。配 15 剂，每天 1 剂，煎服法同前。

2019 年 7 月 30 日三诊：胸闷气喘出汗基本消失。

从前方加大扶正之力，增以补益元气之红参。

**处方**：瓜蒌 120g，薤白 60g，制半夏 10g，炒枳实 30g，桂枝 20g，陈皮 20g，炒青皮 20g，葛根 20g，丹参 20g，川芎 20g，黄芪 100g，红参 10g，每天 1 剂，煎服法同前。

2019 年 8 月 12 日四诊：连续服上方加减近两个月，目前胸不闷，气不喘，无虚汗，精神佳，活动正常。

继以上方，扶正养元之品增量施之。

**处方**：瓜蒌 120g，薤白 80g，制半夏 10g，炒枳实 30g，桂枝 30g，陈皮 20g，炒青皮 20g，葛根 20g，丹参 20g，川芎 20g，黄芪 120g，红参 20g，每天 1 剂，煎服法同前。

2019 年 9 月 11 日五诊：微信复诊。前后连续服上方 3 个月，目前冠心病临床症状均缓解，正常工作，嘱其守方继服 30 剂，以巩固疗效。

**按语**：痰浊阻心，心血瘀阻不畅，血瘀血不载气，气壅胸中，胸阳困遏，则胸闷似窒；汗为心液，心阳失展，液无统摄，则胸闷而大汗。治以化痰破气，通阳化浊，活血通脉。以瓜蒌薤白半夏汤加减。首诊每剂瓜蒌 100g，薤白 60g，枳实 30g，大大超出教科书用量，但与仲景用量相近，药后胸闷气短明显好转，无虚汗。二诊瓜蒌加至 120g。四诊时黄芪加至 120g，红参加至 20g。黄芪与丹参、川芎同用补气行血，血行则脉通。红参大补元气，元气足则心气强、心脉畅。葛根能扩张心脑血管。前后连续服汤剂百余天。身体康复，正常工作。

**医案 104**  陈某，男，84岁。退休，2019年9月7日初诊。

**主诉：**胸闷胸痛间歇发作两个月。

**现病史：**胸闷胸痛间歇发作两个月，痛时彻背，双腿酸软，步履困难，舌质淡而略紫，舌苔白腻，脉缓。

**中医诊断：**真心痛。

**西医诊断：**心绞痛。

**治法：**化痰浊，通心阳，活心血，止闷痛。

**处方：**枳实薤白桂枝汤加减。

瓜蒌皮30g，瓜蒌子30g，薤白30g，姜半夏10g，炒枳实20g，川芎15g，丹参20g，红花15g，花椒15g，延胡索15g。配7剂，每剂两煎，每煎取药液300mL，早中晚各服200mL。

2019年9月15日二诊：服药后胸闷胸痛，十去八九，继以上方7剂治之，煎服法同前。

**按语：**痰浊凝滞，困遏心阳，轻则胸闷，重则胸痛，甚则心痛彻背，舌淡略紫，痰浊夹瘀。故以化痰浊，通心阳，活心血，止闷痛为法。选枳实薤白桂枝汤为主，药进两剂，胸闷胸疼十去八九。方中花椒辛，温，善散阴冷，能温中而止痛。用于真心痛，配合化痰之品，可消散痰浊阴邪。

**医案 105**  王某，52岁。男，工人，2018年7月22日初诊。

**主诉：**体检发现血糖高、血压高、血脂高、脂肪肝。

**现病史：**平时无何不适，体检发现血糖高、血压高、血脂高、脂肪肝。素来饮酒偏多，嗜食肥甘膏脂，舌质暗红，舌有齿痕，舌苔薄白腻。

**中医诊断：**痰浊证（痰浊蕴于血脉）。

**西医诊断：**脂肪肝。

**治法：**化痰祛浊，活血通脉，扶正气，助气化，利水湿。

**处方：**平胃散、五苓散、三黄汤加减。

炒苍术10g，焦白术10g，白茯苓10g，猪苓10g，炒青皮10g，陈皮10g，炒枳壳10g，黄连15g，炒黄芩10g，炒黄柏10g，郁金10g，丹参20g，黄芪60g，当归20g，泽泻10g，砂仁10g（后下），冬瓜皮50g，桑白皮50g，桑枝50g，白豆蔻10g（后下），天花粉20g，大腹皮20g。配14剂，每剂两煎，每煎取药液200mL，早晚各服1煎。

2018年9月2日二诊：服药后复查，血糖、血脂均下降好转，再从前方加减，原方黄芪加至 90g，黄连加至 20g，郁金加至 20g，继配 14 剂，煎服法同前。

**按语：** 肥甘生痰，酒乃助火生湿之物。痰热日积月累，蕴于营血，凝阻血脉，积于肝胆，而致脂肪肝、高血脂、高血糖、高血压；肝体为脂肪所困，肝气郁而不疏，郁久生热，郁热生阳化风，郁热、郁阳、郁风夹痰，故脉弦滑；痰湿伤损阳气，气虚痰凝，则舌有齿痕，舌质暗红。故以化痰祛浊，活血通脉，扶正气，助气化，利水湿治之。以平胃散燥湿化痰；五苓散去桂枝加冬瓜皮、大腹皮、桑白皮利水化痰；枳壳、青皮破气化痰；黄芩、黄连、黄柏清热燥湿祛痰；砂仁、白豆蔻芳化湿痰；黄芪、天花粉、黄连补气降糖；桑枝降血压。全方防治结合。

## 十三、眩晕、头痛

**医案 106** 何某，21 岁。学生，2018 年 9 月 16 日初诊。

**主诉：** 头晕目眩间歇发作 4 个月余。

**现病史：** 学习紧张，压力较大，不寐，多梦，胸闷气短，头晕目眩间歇发作。月经应期来潮，量少有血块，腰酸，经前乳胀，面色少华，舌质淡红，舌尖红，舌苔薄白，脉弦滑。

**中医诊断：** 眩晕（精血亏耗）；不寐（血不养神）。

**西医诊断：** 眩晕综合征；失眠。

**治法：** 补肾益精，养血安神，佐平肝阳。

**处方：** 经验方。

龟甲粉 600g，紫河车粉 400g，天麻粉 500g，红参粉 100g，当归粉 200g，酸枣仁粉 500g，丹参粉 200g，郁金粉 200g。服法：以上药粉调匀，每次 10g，每天 3 次，蜂蜜调服。

**按语：** 思虑过度，劳伤心脾，精血暗耗，血虚血不养神则不寐多梦；精亏髓海不足，又水亏木旺，肝阳上犯，故头晕目眩作也；肾虚肝郁则腰酸乳胀，脉弦滑；心主血，其华在面，心血不足，面失所养，则面色少华；血少血不载气则气弱，气因虚致滞，又肝郁则气阻，故胸闷气短。上方紫河车、龟甲、红参养元气、生精血、填髓海；当归、酸枣仁、丹参养血安神；龟甲、天麻相配，滋水平肝，潜阳息风；郁金凉血清心，行气解郁。髓海充，心神养，肝阳平，气机畅，则眩晕释，睡眠安。

**医案 107** 王某，男，47 岁。职员，2003 年 7 月 11 日初诊。

**主诉**：头晕目眩两个月。

**现病史**：头晕目眩两个月，神疲乏力，面色少华，项背酸楚，舌质淡红，舌苔薄白，脉弦。

**中医诊断**：眩晕（寒凝络脉）。

**西医诊断**：颈椎综合征。

**治法**：解肌散寒通络，补气升清平肝。

**处方**：葛根汤加减。

葛根 15g，桂枝 10g，麻黄 10g，炒白芍 10g，炙甘草 5g，鲜生姜 6g，大枣 30g，片姜黄 15g，黄芪 20g，柴胡 10g，天麻 10g，菊花 10g，珍珠母 50g（先煎）。配 4 剂，每剂两煎，每煎取药液 200mL，早晚各服 1 煎。药到病除。

**按语**：眩晕病因多样，此病眩晕，寒凝项背，清阳困遏。腹为阴，背为阳。督脉主一身之阳，为阳脉之海。督脉行背中上下。寒湿外犯，凝滞督脉及足太阳经脉络，络脉不畅，清阳被阻，不能上达清窍，则眩晕也。葛根汤发汗解肌，升津通经，加片姜黄、天麻通经，使络脉畅、清阳升、眩晕停。片姜黄破血行气，通经止痛，治风湿痹痛；天麻以其能平肝息风，通络止痛，而治头晕目眩、头痛、臂痛、肢体麻木。方中黄芪、柴胡，补气升清；珍珠母平肝潜阳，菊花平肝阳，以治肝阳上亢引起的头晕、目眩、头胀、头痛；一升一降，清升浊降，眩晕自释。

**医案 108** 陈某，男，53 岁。教师，2003 年 7 月 7 日初诊。

**主诉**：头晕间歇发作 1 年。

**现病史**：长期伏案工作，劳累过度，头晕间歇发作，晕时耳鸣恶心，休息时缓解。舌质淡红，舌苔薄白，脉细。

**中医诊断**：眩晕（升降失司）。

**西医诊断**：眩晕综合征。

**治法**：补气升清，解肌降浊。

**处方**：补中益气汤、天麻钩藤饮、葛根汤加减。

黄芪 50g，党参 30g，陈皮 10g，升麻 10g，柴胡 10g，天麻 10g，石决明 20g（先煎），川芎 20g，葛根 15g，麻黄 10g，桂枝 10g，炒白芍 10g，炙甘草 3g，鲜生姜 6g，大枣 30g，片姜黄 10g。配 10 剂，每剂两煎，每煎取药液 200mL，早晚各服 1 煎。眩晕渐渐好转，偶尔小作。

**按语**：清阳升之不足，水亏肝阳上亢，经络凝阻不畅，三因夹杂，病发眩晕。"无虚不作眩"，此案眩晕，劳累过度，得逸则释，乃气虚下陷，清空失养，故以补中益气汤补气升清；又晕时耳鸣恶心，系水亏木旺，肝阳上亢，肝胃不和，胃气上逆，以天麻钩藤饮滋水涵木，潜阳降逆；长期伏案工作，项背络脉凝滞，经气不通，清阳受阻，以葛根汤发汗解肌，疏经通络以畅气机、升清阳。

**医案 109** 程某，女，31 岁。职工，2018 年 10 月 18 日初诊。

**主诉**：头昏间歇发作 3 个月。

**现病史**：3 个月来头昏间歇发作，昏时恶心，月经先期，20 余天 1 行，量多色红有血块，末次月经于 10 月 17 日来潮。多梦，舌质淡红，舌苔薄白，脉细。

**中医诊断**：头昏（血虚肝旺）。

**西医诊断**：眩晕综合征。

**治法**：养血补气，平肝降逆。

**处方**：归脾汤加减。

当归 10g，黄芪 50g，党参 10g，焦白术 10g，茯神 10g，远志 10g，酸枣仁 10g，木香 10g，龙眼肉 10g，大枣 30g，鲜生姜 6g，代赭石 30g（先煎），龟甲 20g（先煎），天麻 10g，钩藤 10g。配 10 剂，每剂两煎，每煎取药液 200mL，早晚各服 1 煎。

**按语**：月经量多，气血亏损，气血不能上养头脑则头昏，血虚不能养心则多梦，气虚统摄无力则月经先期量多，血瘀则经血有块；肝血不足，肝阳上亢则头昏；肝木犯胃，胃气上逆，故昏时恶心；水亏则腰酸，木旺则乳胀。归脾汤益气健脾，以助生化之源，又能补血养心。脾虚则脾不统血，而月经先期量多，本方能补气统血。以天麻、钩藤、代赭石、龟甲滋水潜阳平肝降逆。其中龟甲能滋阴潜阳，益肾健骨，固经止血，养血补心，用于本案，十分契合。

**医案 110** 孙某，女，68 岁。退休，2019 年 3 月 26 日初诊。

**主诉**：头晕间歇发作 5 年。

**现病史**：头晕间歇发作 5 年，平卧时，头左顾右盼则眩晕。口干，舌质红略紫，舌有裂纹，舌苔薄白，脉细。

**中医诊断**：眩晕（颈肌阻滞，气虚血瘀）。

**西医诊断**：眩晕综合征。

**治法**：解肌活络，补气通脉。

**处方**：葛根汤合补阳还五汤加减。

葛根10g，麻黄10g，桂枝10g，炒白芍10g，赤芍10g，炙甘草10g，鲜生姜5g，大枣30g，黄芪60g，川芎10g，怀牛膝10g，红花10g，地龙10g，丹参20g，郁金10g。配10剂，每剂两煎，每煎取药液200mL，早晚各服1煎。

**按语**：寒凝气滞，血瘀络阻，清阳被蒙，故头晕目眩；顾盼之时，牵动络脉，阳郁为剧，则易晕也；舌红略紫有裂纹，阴虚血瘀之兆。以葛根汤解肌活络，升津舒筋。气虚血瘀，血行不畅，血瘀血不载清阳之气，亦是眩晕发作病因之一。因虚致瘀，治法以补气为主，兼以活血通络，故以补阳还五汤补气活血通脉，重用黄芪取其大补脾胃元气，使气旺以促血行，祛瘀而不伤正，配以赤芍、川芎、牛膝、红花、丹参、郁金、地龙活血祛瘀，通经活络。络脉通，气血畅，清阳升，眩晕释。

**医案111** 张某，女，32岁。无业，2019年4月25日初诊。

**主诉**：头痛半月。

**现病史**：抑郁病史，感冒后头痛半月，位于前额。不寐，夜间汗多。舌质红略紫，舌苔白腻，脉滑数。

**中医诊断**：头痛（肝阳上犯）；不寐（痰热乱神）。

**西医诊断**：神经性头痛；失眠。

**治法**：平肝潜阳，化痰清热。

**处方**：天麻钩藤饮合黄连温胆汤加减。

天麻10g，钩藤10g，石决明30g（先煎），炒黄芩10g，焦栀子10g，怀牛膝10g，盐杜仲10g，益母草10g，桑寄生10g，夜交藤20g，茯神10g，黄连10g，姜半夏10g，郁金15g，姜竹茹20g，炒青皮10g，陈皮10g，炙甘草5g。配10剂，每剂两煎，每煎取药液200mL，早晚各服1煎。

**按语**：郁热化风，风犯清空，故头痛，以天麻钩藤饮平肝潜阳息风。本方重在平息肝风，对肝阳上亢，肝风内动所致的头痛眩晕疗效较好。郁热灼津为痰，痰热乱及心神则不寐；汗为心之液，心经有热，热迫心液，则夜间多汗；舌红略紫，血中郁热之象，舌苔腻、脉滑，痰热之征。以黄连温胆汤化痰清热，尽可解之。

**医案 112**　王某，女，30 岁。无业，2019 年 5 月 1 日初珍。

**主诉：** 头痛间歇发作半年。

**现病史：** 半年来头痛间歇发作，渐渐加重，痛在头左侧、前额，痛时伴呕。多梦，急躁易怒，月经来潮时小腹疼痛，经血量少色红。腰酸，迎风头痛。舌质红，舌苔黄腻，脉弦滑。

**中医诊断：** 头痛（痰热肝阳，血虚风犯）。

**西医诊断：** 神经性头痛。

**治法：** 化痰平肝潜阳，养血祛风止痛。

**处方：** 半夏白术天麻汤合川芎茶调散加减。

制半夏 10g，焦白术 10g，天麻 10g，姜竹茹 20g，钩藤 10g，石决明 20g（先煎），炒黄芩 10g，怀牛膝 10g，益母草 10g，川芎 20g，荆芥穗 10g，防风 10g，细辛 5g，白芷 10g，薄荷 10g（后下），炙僵蚕 10g，菊花 10g。配 15 剂，每剂两煎，每煎取药液 200mL，早晚各服 1 煎。

**按语：** 痰热肝阳上犯，血虚风邪外犯，故头痛间歇发作；苔黄腻、脉弦滑、舌质红乃痰热之征；急躁、易怒、多梦、脉弦，系肝阳亢旺之兆。以半夏白术天麻汤加味化痰平肝潜阳。血虚，外风乘虚而犯，故迎风头痛。以川芎茶调散加减养血祛风止痛，以川芎、荆芥穗、防风、细辛、白芷、薄荷、炙僵蚕、菊花疏风止痛，其中川芎行血中之气，祛血中之风，上行头目，为治外感头痛之要药。

## 十四、痹证、腰痛

**医案 113**　陈某，女，15 岁。学生，2019 年 1 月 12 日初诊。

**主诉：** 全身肌肉关节疼痛两年。

**现病史：** 两年前无明显诱因而出现双足第一跖趾关节疼痛伴红肿，双手遇冷后发白发紫，未予重视，在南京某三甲医院求医，诊断为混合性结缔组织病，用西药综合治疗（药名不详）。目前全身肌肉和关节疼痛，天冷及阴雨天症状加重。大便干结，月经正常，近来纳差，腰酸，眼酸。舌质红，舌苔薄白，脉细。

**中医诊断：** 痹证（虚实夹杂）。

**西医诊断：** 混合性结缔组织病。

**治法：** 补气温阳，滋肾养阴，祛湿活络。

**处方**：补中益气汤合六味地黄丸加减。

黄芪30g，党参20g，当归10g，陈皮10g，炙甘草10g，焦白术10g，升麻10g，柴胡10g，熟地黄10g，山茱萸10g，牡丹皮10g，山药10g，泽泻10g，白茯苓10g，炒枳壳10g，郁金10g，炒青皮10g，薏苡仁20g，丝瓜络10g，鲜生姜5g，大枣30g。配14剂，每剂两煎，每煎取药液200mL，早晚各服1煎。

**按语**：证系气阳不足，肾虚阴亏，络脉阻滞，不通则痛。阴雨气候及天冷之时，湿困寒凝气滞较甚，故天气变化，疼痛加重。故以补中益气汤补气温阳，以六味地黄丸滋肾养阴，方中郁金活血行气止痛；百病都因痰作祟，以枳壳、青皮破气化痰散结；以薏苡仁、丝瓜络祛湿活络。

**医案114** 倪某，女，61岁。农民，2018年11月13日初诊。

**主诉**：肩、肘、腕、指关节疼痛两年。

**现病史**：肩、肘、腕、指关节疼痛两年。关节周围肌肉窜痛，舌质淡红，舌苔薄白，脉浮。

**中医诊断**：痹证（风湿）。

**西医诊断**：关节炎。

**治法**：解肌通脉，疏风除湿。

**处方**：葛根汤加减。

葛根10g，麻黄10g，桂枝10g，炒白芍10g，鲜生姜30g，炙甘草10g，防风15g，羌活10g，独活10g，炒薏苡仁20g，丝瓜络10g，伸筋草10g，鸡血藤20g，海风藤10g，当归15g，川芎10g，红花10g，大枣15g。配14剂，每剂两煎，每煎取药液200mL，早晚各服1煎。

2018年11月27日二诊：药后，关节疼痛十去七八，效不更方，上方继配14剂，煎服法同前。

2018年12月10日三诊：目前关节不痛，精神较佳，舌质淡红，舌苔薄白，脉缓。再从前意巩固之，上方继配14剂，煎服法同前。

**按语**：风湿侵犯经脉，经络气血凝滞，不通则痛，故肩、肘、腕、指关节疼痛，风善行，故现窜痛。以葛根汤解肌通脉。以防风、羌活、独活、丝瓜络、伸筋草、海风藤疏风除湿；以鸡血藤、当归、川芎、红花活血通脉。服药旬日，关节疼痛，十去七八。二诊，效不更方，继配原方半月，煎服法同前。三诊，关节不痛，精神较佳，从前意巩固治疗两周。

**医案 115** 张某，女，60 岁。农民，2018 年 10 月 13 日初诊。

**主诉：**四肢关节疼痛 3 年。

**现病史：**3 年来四肢关节疼痛，时游走痛，舌质淡红，舌苔薄白，脉略紧。

**中医诊断：**痹证（风湿）。

**西医诊断：**关节炎。

**治法：**疏风除湿，解肌解表，活血通络。

**处方：**防风汤加减。

防风 15g，羌活 10g，独活 10g，炒薏苡仁 20g，葛根 10g，麻黄 10g，桂枝 10g，炒白芍 10g，鲜生姜 30g，炙甘草 10g，鸡血藤 20g，当归 15g，川芎 10g，红花 10g，片姜黄 10g，丝瓜络 10g，伸筋草 10g，海风藤 10g，大枣 15g。配 14 剂，每剂两煎，每煎取药液 200mL，早晚各服 1 煎。

2018 年 11 月 27 日二诊：服药后，关节疼痛明显减轻，再从前方守治，上方继配 14 剂，煎服法同前。

2018 年 12 月 10 日三诊：服上方，疼痛未作，继以上方巩固之，原方再配 14 剂，煎服法同前。

**按语：**风、寒、湿三气杂至合而为痹，其风胜者为行痹，寒胜者为痛痹，湿胜者为着痹。此患者以风湿为主，故关节疼痛，时有游走现象。以疏风除湿，解肌解表，活血通络治之，方用防风汤加减。基础方中加片姜黄，片姜黄辛、苦，温，归脾、肝经，功能破血行气，通经止痛，可用于治疗胸胁刺痛、胸痹心痛、痛经经闭、风湿臂痛、跌打损伤。二诊，关节疼痛明显减轻。三诊，关节疼痛未作。

**医案 116** 王某，男，55 岁。工人，2019 年 2 月 26 日初诊。

**主诉：**腰膝关节疼痛半年。

**现病史：**膝关节疼，活动不利，上楼梯时疼痛剧烈，夜卧至凌晨见腰酸痛，活动后可缓。夜尿 2~3 次。便溏，右手臂至手指酸痛，游走不定，口苦，舌质暗红，舌苔薄白腻，脉缓。

**中医诊断：**痹证（虚实夹杂）。

**西医诊断：**关节炎。

**治法：**补肾养肝，健脾燥湿，祛风活络。

**处方：**还少胶囊，香砂六君子丸，大活络丸。

还少胶囊，1次5粒，1天3次口服，连服30天。香砂六君子丸，1次8粒，1天3次口服，连服30天。大活络丸，1次1粒，1天1次口服，连服30天。

**按语：** 肝肾不足，脾虚失运。腰为肾之府，膝为筋之府，肝主筋，肾主骨。肝肾不足，筋骨失养，则腰疼膝痛；肾虚气化不利，则夜尿多；从事体力工作，右手劳作过度，肌腱筋骨劳损，又风寒犯络，络脉阻滞，故手臂酸痛，游走不定；脾虚失运，则便溏。以还少胶囊补肝肾，强筋骨；以香砂六君子丸健脾养胃，运化水湿；以大活络丸祛风活络。

**医案117** 严某，女，74岁。退休，2003年7月25日初诊。
**主诉：** 两膝关节红肿热痛半年。
**现病史：** 两膝关节红肿热痛半年，舌质红，舌苔少，脉细数。
**中医诊断：** 痹证（湿热阴虚）。
**西医诊断：** 关节炎。
**治法：** 清热燥湿，活血通络。
**处方：** 白虎加桂枝汤合四妙丸加减。

生石膏30g（先煎），知母10g，炒黄柏10g，炒苍术10g，桂枝10g，炒薏苡仁20g，忍冬藤20g，海风藤10g，怀牛膝20g，赤芍10g，炒白芍10g，川芎15g，当归20g，天麻10g，丝瓜络20g。每天1剂，每剂两煎，每煎取药液200mL，早晚各服1煎。

服5剂，膝关节红肿热痛，十去七八，继服5剂，红肿热痛均缓解。

**按语：** 此证为湿热蕴膝，阴虚络阻。白虎加桂枝汤清热通脉，四妙丸清热利湿，两方合用，主治湿热下注所致的痹证，疗效可靠。故服药5剂，关节红肿热痛，十去七八，继服5剂，红肿热痛尽释。白虎加桂枝汤，出自《金匮要略》，由知母、石膏、甘草、粳米、桂枝组成，能清热、通络、和营卫，可治风湿热痹。四妙丸中的苍术，与白虎汤一起，又成白虎加苍术汤，清热与燥湿并用，可治风湿热等病。四妙丸，由黄柏、薏苡仁、苍术、怀牛膝组成，能清热利湿，治湿热下注。方中忍冬藤、海风藤、天麻、丝瓜络凉通经络，怀牛膝功能活血祛瘀，引血下行，利尿通淋，补肝肾。赤芍、川芎、白芍、当归凉血养阴，活血通络。全方共奏清热燥湿利湿，通络消肿之功。

**医案 118** 王某，女，77 岁。无业，2019 年 4 月 16 日初诊。

**主诉：** 腰酸痛乏力半月。

**现病史：** 起病腹泻、恶心，不欲食，继则腰酸痛乏力，多眠，目眩，舌质淡红，舌苔白厚腻，脉缓。

**中医诊断：** 腰痛（肾虚寒湿）。

**西医诊断：** 腰肌劳损。

**治法：** 壮腰健肾，祛风散寒，补脾除湿，养血活络。

**处方：** 独活寄生汤加减。

独活 10g，桑寄生 10g，秦艽 10g，防风 10g，细辛 5g，川芎 10g，当归 10g，熟地黄 10g，炒白芍 10g，肉桂 10g，白茯苓 10g，盐杜仲 10g，怀牛膝 10g，党参 10g，炙甘草 10g。配 3 剂，每剂两煎，每煎取药液 200mL，早晚各服 1 煎。

**按语：** 久视伤血，久卧伤气，久行伤筋，久立伤骨，久坐伤肉。老太喜玩麻将，一坐半天，坐伤肌肉。肌肉者，腰肌为大，腰为肾之府，年老肾虚，正虚之处便是容邪之地，寒湿凝滞，故腰酸痛。《素问·逆调论》又说："营气虚则不仁，卫气虚则不用，营卫俱虚，则不仁且不用"。以独活寄生汤祛风湿、止痹痛、益肝肾、补气血。方中以独活为君，其可治伏风而善祛下焦与筋骨间之风寒湿邪；伍以细辛发散阴经风寒，搜剔筋骨风湿而止痛；防风祛风邪以胜湿；秦艽除风湿而舒筋；桑寄生、杜仲、牛膝祛风湿兼补肝肾；当归、川芎、地黄、白芍养血养阴又兼活血；党参、茯苓补气健脾；肉桂温通血脉；甘草调和诸药。综合全方，祛邪扶正，标本兼顾，可使血气足而风湿除，肝肾强而痹痛愈。

**医案 119** 胡某，女，61 岁。农民，2018 年 11 月 26 日初诊。

**主诉：** 脊椎外伤 5 个月。

**现病史：** 脊椎外伤骨裂 5 个月，难以坐卧，神情不宁，面容痛苦，胸闷气短，腹胀肛坠，舌质略紫，舌苔薄白，脉涩。

**中医诊断：** 椎骨外伤（血瘀气陷）。

**西医诊断：** 脊椎外伤。

**治法：** 活血化瘀，活络通脉，补气升阳。

**处方：** 自拟方。

三七粉 100g，土鳖虫粉 100g，姜黄粉 50g，红花粉 30g，降香粉 50g，自然铜粉 30g，苏木粉 50g，琥珀粉 50g，黄芪粉 150g。以上药粉调匀，早中晚各服 10g，蜂蜜调下。

2018 年 12 月 24 日二诊：服药旬日，诸症皆轻，胸闷气短已释，肛门微有坠感，精神安宁，坐卧自如，舌质淡红，舌苔薄白，脉缓。再从前意治之，上方继配，服法同上。

**按语**：外伤脊椎，骨裂肾伤，血瘀络阻，血瘀血不载气，则气虚气滞，故胸闷气短，督脉阳气受损则腹胀肛坠。治以活血化瘀，活络通脉，补气升阳。药后旬日，诸症减轻，胸闷气短未现，肛门微有坠感，精神安宁。方中三七化瘀止血，活血定痛，治跌打损伤，瘀滞疼痛，为伤科要药；土鳖虫破血逐瘀，续折疗伤；姜黄活血行气，通经止痛，用治跌打损伤；红花对属跌打损伤的疾病，能活血通经，祛瘀止痛；降香降气辟秽，散瘀止血定痛，对于损伤瘀滞疼痛、创伤出血等，内服外用，效果均佳；自然铜散瘀止痛，接骨疗伤；苏木对于跌打损伤、骨折伤筋、瘀滞肿痛均有疗效，能活血疗伤、祛瘀通经；琥珀粉活血散瘀疗其伤，镇惊安神定魂宁心。诸药均活血化瘀，治跌打损伤，唯黄芪补气升陷，疗其腹胀肛坠；黄芪补气，气能行血，配合活血化瘀药，则疗伤效佳；骨折者，筋伤肌损必然同时存在，黄芪有托疮生肌之能，肌伤则需生肌，而黄芪对于肌伤及跌打损伤有其独到的疗伤之效。

**医案 120** 许某，女，43 岁。职工，2019 年 1 月 10 日初诊。

**主诉**：手掌疼痛 3 个月。

**现病史**：患者 2018 年 9 月做人工流产后起病。手掌疼痛，触及硬物则痛作，舌质略紫，舌苔薄白腻，脉滑。

**中医诊断**：痹症（虚实夹杂）。

**西医诊断**：多发性末梢神经炎。

**治法**：补气活血，疗肌解表，通脉活络。

**处方**：补阳还五汤合葛根汤加减。

黄芪 30g，当归 10g，川芎 10g，赤芍 10g，葛根 10g，麻黄 10g，桂枝 10g，炒白芍 10g，鲜生姜 5g，大枣 30g，郁金 10g，丝瓜络 10g。配 7 剂，每剂两煎，每煎取药液 200mL，早晚各服 1 煎。

2019 年 1 月 22 日二诊：服药后，手掌触痛减轻，畏寒转温，舌质暗红，舌苔薄白，尺脉弱。再从补气活血，解肌通络治之，上方加红花 10g。配 7 剂，煎服法同上。

**按语**：人流伤正，气血阻滞，又寒湿困凝，掌络不畅，故触及硬物则痛作，此属拒按现象，拒按属实，喜按属虚。舌质略紫为血瘀脉络，舌苔薄白腻系寒湿，脉滑为痰象。概言之，虚实夹杂也。治以补气活血，疗肌解表，通脉活络。补气活血取补阳还五汤；疗肌解表选葛根汤；通脉活络遣郁金、丝瓜络。

**医案 121**　朱某，女，52 岁。职工，2019 年 1 月 4 日初诊。

**主诉**：头痛、肩臂酸痛时轻时重 4 年。

**现病史**：4 年来，头痛时重时轻，间歇发作，其痛位于后枕部。肩臂酸痛，上举、外展受限，不寐，舌质淡，舌苔薄白，脉缓。

**中医诊断**：头痛（血虚风寒）；漏肩风（血虚寒凝）；不寐（血不养神）。

**西医诊断**：颈椎综合征；肩关节周围炎；失眠。

**治法**：活血通络，祛风除湿，疗肌解表。

**处方**：川芎茶调散合葛根汤加减。

川芎 20g，荆芥穗 10g，防风 10g，细辛 5g，白芷 10g，薄荷 10g（后下），炙甘草 10g，羌活 10g，藁本 10g，葛根 10g，麻黄 10g，桂枝 10g，白芍 30g，鲜生姜 5g，大枣 30g。配 15 剂，每剂两煎，每煎取药液 200mL，早晚各服 1 煎。

**按语**：年逾五旬，气血不足，血不养经，足太阳膀胱经失润，外又风犯寒凝，故头枕痛；肩臂为手三阴经、手三阳经所过之处，其经脉内失气血濡养，外受风寒湿困阻，不通则痛；血不养神则不寐。以川芎茶调散合葛根汤活血通络，祛风除湿，疗肌解表。方中羌活、藁本祛风活络止痛效好。头枕痛，系太阳头痛，羌活治太阳头痛效优。

**医案 122**　陶某，女，49 岁。职工，2016 年 12 月 7 日初诊。

**主诉**：颈背酸痛时轻时重 5 年。

**现病史**：5 年来颈背酸痛，在当地检查发现颈椎病，舌质淡红，舌苔薄白腻，脉细。已绝经。

**中医诊断**：痹证（寒湿凝滞）。

**西医诊断**：颈椎综合征。

**治法**：解肌活络，散寒祛湿。

**处方**：葛根汤加减。

葛根 10g，麻黄 10g，桂枝 10g，炒白芍 10g，炙甘草 10g，鲜生姜 15g，大枣 30g，淫羊藿 20g，当归 10g，川芎 10g。配 10 剂，每剂两煎，每煎取药液 200mL，早晚各服 1 煎。

**配服：**复方玄驹胶囊，每次 3 粒，每天 3 次口服，连服 10 天。

**按语：**证系寒湿凝滞络脉，气血运行不畅所致。以葛根汤解肌活络，散寒祛湿。葛根汤对于颈椎综合征、肩关节周围炎有较好的疗效。方中加淫羊藿，此药功能补肾壮阳，强筋健骨，祛风除湿，适用于风湿痹痛、四肢拘挛、麻木及筋骨痿软、下肢瘫痪等证。加川芎，川芎功能止痛，活血，行气，本品祛风止痛，主要用治头痛，其次是身痛，有活血行气作用，为通经药，并可用于跌打伤，以其活血行滞与方中祛风除湿药配伍，除祛风止痛外能收活血通痹之效。加当归，本品甘、辛，温，归肝、心、脾经，功能补血调经，活血止痛，润肠通便，其活血止痛，多用于跌打损伤、痈肿血滞疼痛、产后瘀滞腹痛，风湿痹痛等证。配服复方玄驹胶囊以祛风湿，补肝肾，强筋骨。

**医案 123**　王某，男，51 岁。工人，2018 年 11 月 19 日初诊。

**主诉：**右踝及背脊疼痛 1 个月。

**现病史：**右踝及腰背疼痛 1 个月，尿酸升高，舌质暗红，舌苔薄白，脉沉细。

**中医诊断：**痹证（湿浊阻络）。

**西医诊断：**腰肌劳损；痛风。

**治法：**化浊利湿，补肾利尿，解肌活络。

**处方：**五苓散、独活寄生汤、葛根汤加减。

白茯苓 10g，焦白术 10g，猪苓 10g，桂枝 10g，泽泻 10g，续断 10g，盐杜仲 10g，桑寄生 10g，狗脊 10g，葛根 10g，麻黄 10g，白芍 15g，炙甘草 10g，羌活 10g，独活 10g，秦艽 10g，当归 10g，熟地黄 10g，川芎 10g。配 7 剂，每剂两煎，每煎取药液 200mL，早晚各服 1 煎。

2018 年 11 月 28 日二诊：服药后，背脊不痛，右侧踝部时痛，舌质嫩红，舌苔薄白，脉沉。再从前意加味施治，上方加炒黄柏 10g。配 7 剂，煎服法同前。

2018 年 12 月 8 日三诊：右侧踝部小有隐痛，再从上方加味治之，上方加淫羊藿 20g，延胡索 10g，继配 7 剂，煎服法同前。

2018 年 12 月 31 日四诊：背脊、右踝疼痛均缓解，复查，尿酸降于正常范围。再从上方守治，配 7 剂，煎服法同前。后复查两次，尿酸正常。

按语：证系湿浊内生，肾气不足，肌表络滞。肾主水，肾气虚而主水之职失能，则水湿凝聚生浊，湿浊聚结经络，不通则痛；蕴久生热，湿浊夹热留恋血分则尿酸高；脉沉细肾虚也，舌暗红湿浊也。治以化浊利湿，补肾利尿，解肌活络。选五苓散、独活寄生汤、葛根汤治之。服药 7 剂背脊不痛。二、三诊时，右侧踝小有隐疼，方中加黄柏、淫羊藿、延胡索，四诊时，背脊、右踝疼痛均缓解，尿酸降至正常。

**医案 124** 郑某，男，49 岁。职工，2019 年 8 月 13 日初诊。

**主诉：** 足部关节疼痛间歇发作 10 年。

**现病史：** 10 年来足部关节疼痛，始则右足拇趾红肿热痛，继而膝关节、踝关节红肿热痛，尿酸增高。今年 6 月 20 日左肾结石手术后，关节热痛红肿频发，小便色黄腥臊，舌质红，舌有裂纹，舌苔薄白，脉滑。

**中医诊断：** 痹证（热痹）。

**西医诊断：** 痛风。

**治法：** 清利湿热，凉血解毒。

**处方：** 五苓散加减。

茯苓 15g，焦白术 15g，猪苓 15g，泽泻 15g，桂枝 10g，知母 10g，炒黄柏 10g，粉萆薢 20g，绵萆薢 20g，生地黄 20g，赤芍 20g，牡丹皮 20g，车前子 10g（包煎），金银花 10g。配 15 剂，每天 1 剂。每剂两煎，每煎取药液 200mL，早晚各服 1 煎。

2019 年 9 月 2 日二诊：药后尿酸有所下降，足部及脚趾关节未痛，已停西药，舌质红略紫，舌苔薄白腻，脉缓，再从前方加秦皮 10g。配 15 剂，煎服法同前。

**按语：** 此系湿热内蕴，下注络脉，结于关节，故关节红肿热痛频作。以五苓散加味清利湿热，凉血解毒。服药后，二诊时，红肿热痛未作，尿酸有所下降。于方中加秦皮 10g，加强清热燥湿之效，秦皮具有降尿酸作用。药后，关节红肿热痛止，尿酸降至正常。

**医案 125** 王某，女，32 岁。职工，2018 年 9 月 17 日初诊。

**主诉：** 背脊酸胀半年。

**现病史：** 半年来，背脊第 10~12 胸椎酸胀，阴雨天病剧，神疲倦怠，头昏乏力，气短，月经后期半月，经行不畅，经血暗红有血块，经前乳胀，经期背脊酸胀明显，畏寒，舌质淡，舌苔薄白腻，脉细。

**中医诊断**：痹证（阳虚寒湿）。

**西医诊断**：胸椎脊柱炎症。

**治法**：温督除湿，益气养血，通脉活络。

**处方**：右归丸加减。

制附子5g，肉桂10g，山茱萸10g，盐杜仲10g，熟地黄10g，山药10g，枸杞子10g，续断10g，羌活10g，独活10g，黄芪20g，党参10g，焦白术10g，白茯苓10g，当归10g，川芎10g，炒白芍10g，炙甘草10g，鲜生姜5g。配7剂，每剂两煎，每煎取药液200mL，早晚各服1煎。

2018年10月19日二诊：脊背酸胀好转，但经前酸胀明显，月经不畅，现经行4天，色暗量少，舌质淡红，舌有瘀点，舌苔薄白，脉细。再从前意治之，续配7剂，煎服法同前。

**配服**：还少胶囊，每次5粒，每天3次口服，连服10天。

2018年11月7日三诊：目前，背脊有空虚感，按之小痛，夜眠不实，纳可，二便调，月经后期，舌质淡红，舌苔薄白，脉沉细。肾亏督脉空虚，因虚致瘀，故背脊有空虚感，按之小痛。肾亏精血少养冲任，则月经后期。

治以补肾温养督脉，通络活血调经，仍从右归丸加减。

**处方**：制附子5g，肉桂10g，山茱萸10g，盐杜仲10g，熟地黄10g，山药10g，枸杞子10g，菟丝子10g，沙苑子10g，淫羊藿20g，当归10g，川芎10g，续断10g，桑寄生10g，鲜生姜5g，大枣30g。配10剂，煎服法同前。

**按语**：背为阳，背脊为督脉所过所辖，督脉总督一身之阳，为阳脉之海。督脉虚弱则阳气不足，阳虚寒凝故背脊酸胀，阴雨天寒湿偏盛，寒主收引，湿性凝滞、黏腻，故阴雨天酸胀为剧；经期正气虚弱，故酸胀重坠明显；舌淡、脉细为气血不足；舌苔白腻、畏寒系寒湿伤阳。治以温督除湿，益气养血，通脉活络。方选右归丸加减。方中制附子、肉桂温补肾阳，山茱萸、盐杜仲、熟地黄、山药、枸杞子、续断滋阴益肾，羌活、独活祛风胜湿活络，黄芪、党参、焦白术、白茯苓、炙甘草、鲜生姜补脾，当归、川芎、炒白芍补血活血养肝。连续服药20余天，脊背酸胀渐渐缓解，月经亦趋正常。

**医案126** 王某，女，63岁。农民，2018年11月6日初诊。

**主诉**：左腰腿酸麻时痛1个月。

**现病史**：左腰腿酸麻疼1个月，坐时轻，走时重，纳可，二便调，舌质淡红，舌苔薄白，脉沉细。

**中医诊断**：痹证（肾虚寒湿）。

**西医诊断**：坐骨神经痛。

**治法**：补肾散寒，疏风除湿，养血活络。

**处方**：独活寄生汤加减。

桑寄生 10g，续断 10g，盐杜仲 10g，怀牛膝 10g，羌活 10g，独活 10g，秦艽 10g，防风 10g，细辛 5g，川芎 10g，当归 10g，熟地黄 10g，白芍 10g，桂枝 10g，白茯苓 10g，党参 10g，麻黄 10g，炙甘草 10g，丝瓜络 10g，鲜生姜 6g。配 10 剂，每剂两煎，每煎取药液 200mL，早晚各服 1 煎。

**配服**：还少胶囊，每次 5 粒，每日 3 次口服，连服 10 天。

2018 年 11 月 16 日二诊：服药后，腰腿痛十去其三，舌质暗红，舌苔薄白，脉细。再从前意加减，前方减党参，加葛根 10g，延胡索 10g。配 10 剂，煎服法同前。成药同上。

**按语**：腰为肾府，肾主骨髓，肾精亏虚，骨髓不充，故腰腿酸软，劳则气耗，故坐时病轻，走时病重；肾气不足，易犯寒湿，寒湿之邪，侵袭腰部，阻塞经络，加之寒主收引，湿为阴邪，其性黏滞，故腰腿麻木或疼。以独活寄生汤补肾散寒，疏风除湿，养血活络治之。以桑寄生、续断、盐杜仲、怀牛膝补肾为主；以羌活、独活、秦艽、防风、细辛、麻黄祛风散寒除湿辅之；以党参、茯苓、炙甘草、川芎、当归、熟地黄、白芍、桂枝、丝瓜络、鲜生姜补气血，通经络。药后，腰腿疼痛十去二三。二诊时，前方减党参，加葛根 10g，延胡索 10g，以增强解肌活血、行气止痛之效。

**医案 127** 徐某，男，80 岁。退休，2018 年 9 月 3 日初诊。

**主诉**：膝关节酸胀，站立时为剧两个月。

**现病史**：入夏以来两膝关节酸胀，站立时为剧，波及小腿后侧，便溏，口干，目干涩，舌苔中间黑黄，舌少津，舌质红，舌有裂纹，脉沉略滑，时有代脉。

**中医诊断**：痹证（肝肾不足）。

**西医诊断**：膝关节炎。

**治法**：滋补肝肾，濡润筋骨，健脾运中。

**处方**：六味地黄丸合参苓白术散加减。

熟地黄 20g，山茱萸 10g，山药 10g，牡丹皮 10g，白茯苓 10g，泽泻 5g，党参 10g，焦白术 10g，炒扁豆 10g，陈皮 10g，砂仁 5g（后下），炒薏苡仁

20g, 桔梗 10g, 黄精 10g, 续断 10g, 盐杜仲 10g, 桑寄生 10g。上药配 15 剂, 每日 1 剂, 每剂两煎, 每煎取药液 200mL, 早晚各服 1 煎。

**按语**: 耄耋之年, 肝肾不足。肾藏精主骨, 肝藏血主筋。肝肾阴虚, 精血不足, 筋骨失养, 则膝关节酸胀; 舌红, 舌苔黄黑少津系肾阴虚; 肝木乘土, 脾土失运则便溏; 肝开窍于目, 肝血不足, 目失所养则目涩; 脾湿生痰则脉滑; 肾亏元气不足则脉代。以六味地黄丸加黄精、续断、桑寄生、杜仲滋补肝肾, 强壮筋骨。以参苓白术散健运脾胃。肾为先天之本, 脾为后天之本。滋补先天, 调养后天, 于老人尤为重要。

**医案 128** 沈某, 女, 38 岁。工人, 2019 年 4 月 19 日初诊。

**主诉**: 左手臂指麻 1 个月。

**现病史**: 从事缝纫工作, 长期伏案少动, 手麻 1 个月, 舌质淡, 舌有齿痕, 舌苔薄白, 脉缓。

**中医诊断**: 痹证 (络瘀血虚)。

**西医诊断**: 颈椎综合征。

**治法**: 解肌活络, 养血通脉。

**处方**: 葛根汤加减。

葛根 10g, 麻黄 10g, 桂枝 10g, 炒白芍 10g, 炙甘草 10g, 鲜生姜 5g, 大枣 30g, 当归 15g, 川芎 15g, 熟地黄 10g。上药配 7 剂, 每日 1 剂, 每剂两煎, 每煎取药液 200mL, 早晚各服 1 煎。

**按语**: 长期伏案, 项背肌络劳损, 寒湿乘虚凝滞, 络脉不和, 则手麻作。舌淡、舌有齿痕, 气血不足也。以葛根汤加味当归、川芎、熟地黄解肌活络, 补血养血, 舒通经脉。脉络通, 麻木失。

**医案 129** 刘某, 女, 72 岁。退休, 2019 年 5 月 28 日初诊。

**主诉**: 两小腿酸僵活动不利 3 个月。

**现病史**: 年逾古稀, 形体肥胖, 小腿酸僵, 活动不利, 已有 3 个月, 前医以中药、中成药、西药, 均罔效。纳可, 寐可, 二便调。舌质淡红, 舌苔薄白, 脉缓。

**中医诊断**: 痹证 (虚实夹杂)。

**西医诊断**: 肌腱炎。

**治法**: 祛风除湿通痹, 养血活血疏筋, 补肝肾, 强筋骨。

**处方**: 独活寄生汤加减。

羌活 10g，独活 10g，桑寄生 10g，秦艽 10g，细辛 5g，防风 10g，伸筋草 20g，川芎 10g，当归 10g，炒白芍 30g，熟地黄 10g，桂枝 10g，续断 10g，盐杜仲 10g，怀牛膝 10g，炙甘草 10g，路路通 10g，大枣 30g。配 5 剂，每天 1 剂，每剂两煎，每煎取药液 200mL，早晚各服 1 煎。

2019 年 6 月 3 日二诊：服上药两剂小腿酸僵减半，服完 5 剂，小腿酸僵十去七八。

**处方：**羌活 10g，独活 10g，桑寄生 10g，秦艽 10g，细辛 5g，防风 10g，伸筋草 30g，川芎 10g，当归 10g，炒白芍 30g，熟地黄 10g，桂枝 10g，续断 10g，盐杜仲 10g，怀牛膝 10g，炙甘草 10g，路路通 20g，大枣 30g。配 5 剂，每天 1 剂，每剂两煎，每煎取药液 200mL，早晚各服 1 煎。

**按语：**肝肾亏损，精血衰少则筋骨失养，内生痰湿凝滞经络，故小腿酸僵。独活寄生汤祛风湿、止痹痛、益肝肾、补气血，为风寒湿痹日久而肝肾两亏、气血不足而设。与患者之证甚为契合，故投之辄效。

## 十五、消渴

**医案 130** 陈某，女，55 岁。农民，2019 年 2 月 2 日初诊。

**主诉：**口渴、神疲乏力旬日。

**现病史：**患糖尿病 10 余年，平素服二甲双胍、格列吡嗪。近日来血糖升高，口渴，头昏乏力，面肿神疲，在当地配服利尿剂（药名不详），脸肿已退，但仍口渴欲饮，小便多，善饥，大便干结，目眶色黑，寐可，舌质红，舌苔薄白，脉细数。

**中医诊断：**消渴（气阴两虚）。

**西医诊断：**糖尿病。

**治法：**补气养阴，活血升清。

**处方：**黄芪消渴方（自拟方）。

黄芪 120g，生地黄 30g，天花粉 30g，藕节 20g，黄连 30g，丹参 50g，郁金 20g，葛根 20g。配 10 剂，每剂三煎，每煎取药液 200mL，三煎药液混合调匀后，再分 3 次口服，每次服 200mL。

**按语：**证系气阴两亏。气虚则乏力神疲；积阳为天，气虚清阳升之不足，故头昏；阴虚津亏则口渴欲饮；阴虚燥热，热扰阳明，足阳明胃为热所灼，则消谷善饥；手阳明大肠为热所耗，肠腑失润则大便干结；肾虚气化无权，膀胱失约，则小便多；肾阴亏耗，水色上泛则目眶色黑；脉细数为气阴两虚，舌红为阴虚血瘀。邪火降则清气生，清气生则正气足，正气足则气化利。血得气行，血瘀得畅，而诸症减。

**医案 131** 高某，女，55 岁。职工，2018 年 11 月 14 日初诊。

**主诉**：易饥，下肢皮肤粗糙甲错 3 年。

**现病史**：易饥 3 年，血糖偏高，两下肢皮肤粗糙甲错，舌质暗红，舌苔薄白，脉沉细。

**中医诊断**：消渴（气虚血瘀燥热）。

**西医诊断**：糖尿病。

**治法**：补气活血，清热润燥。

**处方**：黄芪消渴方（自拟方）加减。

黄芪 100g，丹参 30g，天花粉 20g，黄连 20g，藕节 20g，生地黄 30g，葛根 20g。配 10 剂，每剂两煎，每煎取药液 200mL，早晚各服 1 煎。

2018 年 11 月 26 日二诊：药后饥饿感缓解，舌质暗红，舌苔薄白，脉微弦。

**处方**：黄芪 120g，丹参 50g，天花粉 20g，黄连 30g，藕节 20g，生地黄 30g，葛根 20g。配 10 剂，煎服法同前。

2018 年 12 月 10 日三诊：近日又有饥饿感，舌质暗红，舌苔薄白，脉滑。

**处方**：黄芪 120g，丹参 30g，天花粉 20g，藕节 20g，生地黄 20g，葛根 20g，郁金 20g。配 10 剂，煎服法同前。

2019 年 1 月 18 日四诊：停药 20 天，小便又现浑浊，血糖升高，舌质红，舌苔薄白，脉细。

再从补气清热，凉血和络治之。

**处方**：黄芪 120g，丹参 50g，天花粉 30g，黄连 30g，藕节 20g，生地黄 30g，郁金 20g，葛根 20g。配 10 剂，煎服法同前。

2019 年 2 月 1 日五诊：今日自测血糖略降低，饥饿感轻，皮肤粗糙及甲错变为皮肤润泽，小便浑浊亦轻，舌质暗红，舌苔薄白，脉细。从上方守治，上方继配 15 剂，煎服法同上。

2019 年 2 月 27 日六诊：今日自测空腹血糖略为降低，下肢皮肤又现鱼鳞状改变，舌质红，舌苔薄白，脉虚。

再从前意补气化瘀，清热生津守治。

**处方：** 黄芪 120g，丹参 50g，天花粉 30g，黄连 30g，藕节 20g，生地黄 30g，葛根 20g。配 30 剂，煎服法同前。

**按语：** 此系气虚血瘀。燥热犯胃则易饥。中焦受气取汁，变化而赤是谓血，水谷精微行于血脉之中，气化而成轻清之气，温养人体。气虚气化无力，血中水谷精微难以化为轻清之气而游荡于血脉之内，易为瘀血，血瘀营络故皮肤粗糙或皮肤甲错；舌质暗红血瘀之象；病在里则脉沉，正气不足则脉虚。以补气活血化瘀，清热润燥升清。以黄芪、丹参，补气活血化瘀，消渴方加葛根清热润燥升清。药后饥饿感缓解。二诊，黄芪加至 120g，丹参加至 50g，黄连加至 30g，三诊时加郁金 20g，五诊时，血糖降低，饥饿感轻，皮肤粗糙及甲错变为皮肤润泽，小便浑浊亦轻。六诊时，病情小有反复，守方治之，又有好转。方中黄芪、黄连、葛根降糖升清。

**医案 132** 达某，女，64 岁。退休，2017 年 8 月 29 年初诊。

**主诉：** 消瘦伴口渴两个月。

**现病史：** 消瘦伴口渴两个月，神疲乏力，烦躁易怒，视物微有模糊，舌质偏红，舌苔薄白，脉细数。

**中医诊断：** 消渴（气阴两虚）。

**西医诊断：** 糖尿病。

**治法：** 补气清上，养阴生津，活血明目。

**处方：** 黄芪消渴方（自拟方）加减。

黄芪 60g，黄连 10g，黄芩 10g，黄柏 10g，麦冬 10g，石斛 10g，山药 20g，葛根 10g，天花粉 20g，丹参 20g，菊花 10g。配 10 剂，每天 1 剂，每剂三煎，每煎取药液 200mL，早中晚各服 1 煎。

2017 年 9 月 6 日二诊：腹药后口渴减轻，精神转佳。

**处方：** 黄芪 80g，黄连 20g，黄芩 10g，黄柏 10g，麦冬 10g，石斛 10g，山药 20g，葛根 10g，天花粉 30g，丹参 20g，菊花 10g。配 10 剂，每天 1 剂，煎服法同前。

2017 年 9 月 18 日三诊：继服上药后，症状减轻，血糖下降。

**处方：** 黄芪 100g，黄连 20g，黄芩 10g，黄柏 10g，麦冬 10g，石斛 10g，山药 30g，葛根 10g，天花粉 50g，丹参 20g，菊花 10g。配 10 剂，每天 1 剂，煎服法同前。继服上药 30 剂，症状尽释，空腹血糖、餐后血糖均在正常范围。随访两年，血糖正常。

**按语**：证系气阴两虚，燥热扰上使然。治以补气清上，养阴生津，活血明目。自拟黄芪消渴方加减。其中黄芪100g，天花粉50g，黄连20g，用量极大；又以黄芩清上焦之热，黄连清中焦之热，黄柏清下焦之热，三焦并清，燥热则降，这是本案组方特点，故继服上药30剂，症状尽释，空腹血糖、餐后血糖均在正常范围。随访两年，血糖正常。

## 十六、虚劳

**医案133** 刘某，女，67岁。退休，2018年9月19日初诊。

**主诉**：神疲乏力1年余。

**现病史**：1年来神疲乏力。视物模糊，左眼为剧。口臭，形体偏胖，肢体红痣散布，腰酸，两腿酸胀，夜尿多，舌质略紫，舌苔薄黄，脉滑。

**中医诊断**：虚劳（肝肾阴虚）。

**西医诊断**：免疫功能低下。

**治法**：滋养肝肾，健脾疏肝，凉血化痣。

**处方**：杞菊地黄丸加减。

菊花10g，枸杞子10g，生地黄10g，熟地黄10g，白茯苓10g，山药10g，牡丹皮10g，泽泻10g，山茱萸10g，丹参20g，赤芍20g，玄参10g，郁金10g。配10剂，每剂两煎，每煎取药液200mL，早晚各服1煎。

2018年9月27日二诊：药后精神转佳。口臭，仍然腰腿酸楚，舌质暗红，舌苔薄白，脉滑。从前意加味治之，前方加怀牛膝10g，续断10g，盐杜仲10g，桑寄生10g，继配10剂，煎服法同前。

**按语**：证系肝肾不足，脾虚肝郁，血热络瘀。肝肾不足则两腿酸胀，腰酸；肝开窍于目，肝血不足，目失所养则视物模糊；脾虚运化失司则便溏；心肾气虚，气化不利，则夜尿多；血热络瘀则肢体现血痣；邪热上熏则口臭；痰热壅于躯体则形体偏胖，蕴于血脉故脉滑。治以滋养肝肾，健脾疏肝，凉血化痣。方选杞菊地黄丸加减。方中丹参、赤芍、玄参、郁金凉血化瘀消痣。

**医案134** 卞某，女，50岁。自由职业，2019年3月20日初诊。

**主诉**：小腹隐痛半年，易疲劳3个月。

**现病史**：小腹隐痛半年，检查发现卵巢巧克力囊肿，于2018年11月在某三甲医院行子宫及一侧卵巢切除术。术后小腹时有隐痛，易疲劳，胸闷，口干，腰膝酸楚，舌质红略紫，舌有裂纹，舌苔薄白，脉滑数。

**中医诊断：**虚劳（阴虚气少）。

**西医诊断：**卵巢囊肿术后。

**治法：**养阴补气，化瘀化痰。

**处方：**六味地黄丸合补中益气丸加减。

生地黄 10g，熟地黄 10g，山茱萸 10g，山药 10g，牡丹皮 10g，白茯苓 10g，泽泻 10g，石斛 10g，天冬 10g，麦冬 10g，黄芪 30g，南沙参 10g，北沙参 10g，当归 10g，川芎 10g，赤芍 10g，白芍 10g，焦白术 10g，柴胡 5g，郁金 10g。配 10 剂，每剂两煎，每煎取药液 200mL，早晚各服 1 煎。

2019 年 4 月 15 日二诊：药后精神转佳，受凉后腰酸膝疼，易急躁，舌质略紫有瘀点，舌苔薄黄，脉滑。

**处方：**生地黄 10g，熟地黄 10g，山茱萸 10g，山药 10g，牡丹皮 10g，白茯苓 10g，泽泻 10g，石斛 10g，天冬 10g，麦冬 10g，黄芪 30g，南沙参 10g，北沙参 10g，当归 10g，川芎 10g，赤芍 10g，白芍 10g，焦白术 10g，柴胡 5g，郁金 10g，续断 10g，盐杜仲 10g。配 15 剂，每剂两煎，每煎取药液 200mL，早晚各服 1 煎。

**按语：**证属阴虚气少。阴虚火旺则舌红有裂纹、口干；虚火伤气则气少，气少故易疲劳；术前术后，血络损伤，血络瘀滞，不通则痛，故小腹隐痛；肝肾不足，筋骨失养，则腰膝酸楚；气虚气滞，胸阳失展则胸闷；痰瘀热胶结则脉滑数。治以养阴补气，化瘀化痰。方选六味地黄丸合补中益气丸加减。方中郁金、赤芍、川芎、当归、南沙参、北沙参化瘀化痰。二诊时，症状减轻，但见腰酸膝痛，故加补肝肾强筋骨之品。

**医案 135** 冯某，男，51 岁。会计，2019 年 3 月 20 日初诊。

**主诉：**易疲劳 1 年。

**现病史：**近 1 年来易疲劳，视力减退，饮酒后泄泻，2005 年胆石症切除术后，便溏，舌质略紫，舌苔薄白，脉细。

**中医诊断：**虚劳（肝脾失调，肾精不足）。

**西医诊断：**胆囊切除术后综合征。

**治法：**理气疏肝，健脾补肾。

**处方：**香砂六君子丸，复方玄驹胶囊。

香砂六君子丸，1 次 12 粒，1 天 3 次口服，连服 10 天。复方玄驹胶囊，1 次 3 粒，1 天 3 次口服，连服 10 天。

2019年4月15日二诊：服药后，症状减轻，精神转佳，舌质略紫有瘀点，舌苔薄白腻，脉细。再从前药续服20天。

**按语：**精气不足，神失所养，精神不振，故易疲劳；肝胆疏泄失司，脾气运化无力，则便溏；手术损伤血脉而血瘀，故舌质略紫；肝肾不足，视力减退。治以理气疏肝，健脾补肾。方选香砂六君子丸与复方玄驹胶囊。药证相符，故服药后，症状减轻，精神转佳。临证发现，不少患者胆囊术后多有泄泻。

**医案136** 范某，女，28岁。职工，2018年9月19日初诊。

**主诉：**神疲乏力1年余。

**现病史：**1年来神疲乏力，胸闷气短，面色无华，不寐，形体偏瘦，纳可，舌质淡红，舌苔薄白，脉细数。

**中医诊断：**虚劳（精气神虚）。

**西医诊断：**劳累过度。

**治法：**补气养血，补肾益精。

**处方：**归脾丸，还少胶囊。

归脾丸，每次服8粒，每天服3次，连服20天。还少胶囊，每次服5粒，每天服3次，连服20天。

**按语：**平日带孩子，致夜寐不实，白昼又劳累家务，长此以往，气血亏耗，精、气、神三衰，故神疲乏力，面色无华；气虚推动无力故胸闷气短；躯体少气血滋养则形体消瘦；脉细脉数皆为气虚之象。治以补气养血，补肾益精。精血得养，神气旺盛。方选归脾丸、还少胶囊。并嘱其多休息，少烦劳。

**医案137** 顾某，男，47岁。职工，2019年2月9日初诊。

**主诉：**易感冒，少寐神疲8年。

**现病史：**平素易感冒，少寐神疲已8年。去年7月延余诊治，配服中药两个月，症状好转明显。春来秋往，不时感冒流涕喉痛，低热，神疲乏力，少寐，大便不实，喜叹息，舌质略紫，舌体胖，舌苔薄白腻，舌苔有纵纹，脉弦略滑。

**中医诊断：**虚劳（脾肺两虚）。

**西医诊断：**免疫功能紊乱。

**治法：**健脾养心，补气升清，扶土抑木，益肺固表。

处方：归脾汤、补中益气汤、玉屏风散加减。

黄芪 30g，党参 20g，焦白术 20g，当归 10g，炙甘草 10g，茯神 10g，远志 10g，酸枣仁 10g，木香 10g，龙眼肉 10g，大枣 30g，鲜生姜 5g，柴胡 10g，升麻 10g，陈皮 10g，防风 20g，郁金 10g，山药 10g，炒薏苡仁 20g。配 60 剂，每剂两煎，每煎取药液 200mL，早晚各服 1 煎。

按语：心脾两虚，清阳不足，肺虚卫表不固。脾虚运化失司则大便不实；土不生金，脾肺两虚，则清阳不足，肺卫不固，难以抵御外邪，故易感冒；土壅木郁，疏泄失司，则喜叹息且苔有纵纹；脾为生痰之源，肺为贮痰之器，脾虚痰浊内生，蕴于血脉故脉滑且舌体胖；脾胃为气血生化之源，虚则血少，血不养心，心神失养故少寐。治以健脾养心，补气升清，扶土抑木，益肺固表。健脾养心用归脾汤，补气升清选补中益气汤，益肺固表以玉屏风散。加郁金凉血清心、山药补脾肺肾、薏苡仁健脾祛湿。

**医案 138** 彭某，女，48 岁。职工，2019 年 2 月 2 日初诊。

**主诉：** 目酸乏力半年。

**现病史：** 半年来目酸乏力，腰酸腿软，饮咖啡后症状可轻。月经周期不规律，不寐，舌质淡红，舌苔薄白，脉细。

**中医诊断：** 虚劳（心脾两虚、肝肾不足）。

**西医诊断：** 慢性疲劳综合征。

**治法：** 健脾养心，补益肝肾。

**处方：** 归脾丸合杞菊地黄丸加减。

焦白术 10g，黄芪 10g，党参 10g，木香 10g，当归 10g，炙甘草 10g，茯神 10g，远志 10g，酸枣仁 10g，龙眼肉 10g，大枣 30g，鲜生姜 5g，菊花 10g，枸杞子 10g，熟地黄 10g，山茱萸 10g，山药 10g，牡丹皮 10g，泽泻 10g。配 10 剂，每剂两煎，每煎取药液 200mL，早晚各服 1 煎。

**配服：** 还少胶囊，每次 5 粒，每天 3 次口服，连服 10 天。

**按语：** 心脾两虚，肝肾不足。心虚则不寐；脾主眼睑，脾主升清，脾虚不能升清，眼睑失养，故目酸无力；肝开窍于目，肝虚不养目，又致目酸；肝主筋，肾主骨，肝肾不足，则腰腿酸软；女子年近七七，天癸将竭，冲任已虚，故月水偶潮。治以健脾养心，补益肝肾。方选归脾丸合杞菊地黄丸。

**医案 139** 周某，男，41 岁。职工，2019 年 1 月 29 日初诊。

**主诉：** 易疲倦 1 年余。

**现病史：** 多思善虑，夜寐易醒，昼则疲倦，腰酸，性欲淡漠。便溏，舌质嫩红，舌苔薄白，脉细。

**中医诊断：** 虚劳（脾肾两虚，水不涵木）。

**西医诊断：** 慢性疲劳综合征。

**治法：** 健脾养心，扶土抑木，滋水平肝。

**处方：** 归脾汤合天麻钩藤饮加减。

黄芪10g，党参10g，焦白术10g，当归10g，茯神10g，远志10g，酸枣仁10g，木香10g，龙眼肉10g，大枣30g，鲜生姜5g，天麻10g，炒黄芩10g，钩藤10g，石决明20g（先煎），夜交藤20g。配15剂，每剂两煎，每煎取药液200mL，早晚各服1煎。

**按语：** 脾肾两虚，肝阳上亢。脾虚运化乏力则便溏；肾虚阳弱则性欲淡漠而举不坚不久，二阳之病发心脾，故脾虚亦可致阳事痿淡；水不涵木，又土壅木郁，上则肝阳亢旺而目痛、甲亢，下则足厥阴肝经绕阴器而过，木郁不达，疏泄不利，阳事难行。治以健脾养心，扶土抑木，滋水平肝。方选归脾汤合天麻钩藤饮加减。心脾得养，水能涵木，则精神振奋，情欲萌动，阳事健壮。

**医案140** 曾某，女，23岁。助产师，2018年9月17日初诊。

**主诉：** 季节转换时咽痛咳嗽7年。

**现病史：** 每于季节转换时则咽痛咳嗽。夏季手足心热且困倦，冬季畏寒怕冷。平素腰酸，经期腰酸明显，经前乳房略胀，舌质略紫，舌苔薄白，左脉弦，右脉细。

**中医诊断：** 虚劳（阴虚火旺，肝郁气少）。

**西医诊断：** 免疫功能紊乱。

**治法：** 滋阴降火，补气疏肝，活血祛湿。

**处方：** 知柏地黄丸合补中益气汤加减。

知母10g，炒黄柏10g，生地黄10g，熟地黄10g，山茱萸10g，牡丹皮10g，白茯苓10g，泽泻10g，山药10g，黄芪10g，党参10g，焦白术10g，升麻5g，柴胡10g，丹参10g，六一散10g（包煎）。配10剂，每剂两煎，每煎取药液200mL，早晚各服1煎。

**按语：** 此系肾亏肝郁。郁久生热，热久生火，火灼咽喉则咽痛；火熏肺金，肺失清肃，肺气上逆作咳嗽；季节交换之时，主气客气运行有隙，郁火乘间上炎，此时咽痛咳嗽易作；火旺则气衰故夏天手足心热而困倦，火旺则热，气衰则倦；气虚阳不足，温煦无力则冬季畏寒怕冷；肾虚腰府失养而腰酸；肝郁乳络气壅而乳胀；郁则气不行血，血瘀而舌现紫气；肝郁左脉弦，肾虚右脉细。治以知柏地黄丸滋阴降火，补中益气汤补气疏肝，丹参、六一散活血祛湿。火降湿祛则夏季手足心不热、不困倦。火降则气生，气生则阳气足，阳气温煦机体，则冬季无畏寒怕冷。

**医案 141**　朱某，女，80 岁。退休，2019 年 1 月 8 日初诊。

**主诉：**乏力两个月。

**现病史：**心脏冠脉置支架后，近来乏力，少寐，腰酸，纳可，二便调，舌质淡红，舌苔薄白，脉虚。

**中医诊断：**虚劳（心虚肾亏）。

**西医诊断：**冠状动脉粥样硬化性心脏病。

**治法：**补气养心，壮腰健肾。

**处方：**归脾汤加减。

焦白术 10g，黄芪 20g，党参 10g，当归 10g，炙甘草 10g，茯神 10g，远志 10g，酸枣仁 10g，木香 10g，龙眼肉 10g，大枣 30g，鲜生姜 5g，续断 10g，盐杜仲 10g，桑寄生 10g，丹参 20g。配 10 剂，每剂两煎，每煎取药液 200mL，早晚各服 1 煎。

**按语：**心气虚，肾气亏。心者君主之官，神明出焉。主明则下安，主不明则十二官危。心气虚推动无力则乏力，心神失养则少寐，肾亏腰府失养则腰酸。以归脾汤加丹参补气养心，加续断、盐杜仲、桑寄生壮腰健肾。

**医案 142**　贺某，女，43 岁。无业，2019 年 4 月 25 日初诊。

**主诉：**手足心热两年。

**现病史：**手足心热两年，手麻似刺，便溏，全身游走性疼痛，血糖高，自服二甲双胍。偶有寐差，月经正常，舌质淡红略紫，舌苔薄白腻，脉缓。

**中医诊断：**虚劳（脾虚失运）。

**西医诊断：**代谢紊乱。

**治法：**运脾清热燥湿，疏风活络通脉。

**处方：**四妙散加减。

炒苍术 10g，炒黄柏 10g，怀牛膝 10g，薏苡仁 20g，秦艽 10g，白茯苓 10g，黄连 10g，炒黄芩 10g，防风 10g，羌活 10g，独活 10g，猪苓 10g，陈皮

10g，甘草 10g。配 10 剂，每剂两煎，每煎取药液 200mL，早晚各服 1 煎。

**按语：**内有脾湿，外有风湿。脾失健运，湿邪内生，便溏；外犯风湿，肢体游走性疼痛；脾统四肢，湿蕴生热，湿热循脾气达四末，蒸于手足，故手足心热；血瘀风窜络脉，则手麻。以四妙散加味治之，四妙散中黄柏苦寒，寒以清热、苦以燥湿；苍术苦温善燥湿，二药相伍，合成清热燥湿之效，使热清湿除。薏苡仁利水渗湿，其性偏凉，故能清利湿热；怀牛膝利水通淋，引火下行，分利湿热。加黄连、黄芩、猪苓、陈皮运脾清热燥湿。湿热去，手足心热退。方加防风、羌活、独活、秦艽疏风活络通脉，则全身游走性疼痛止。

**医案 143** 施某，女，30 岁。无业，2019 年 4 月 23 日初诊。

**主诉：**四肢畏寒 10 余年。

**现病史：**10 余年来肢体畏寒，天气冷时病剧，畏寒时泛酸，便秘便黏。月经后期量少，色暗红有血块。舌质略紫有瘀点，舌苔薄白腻，脉沉缓。

**中医诊断：**虚劳（阳虚）。

**西医诊断：**代谢紊乱。

**治法：**温阳散寒，化湿活血。

**处方：**右归丸加减。

制附子 5g，肉桂 10g，山茱萸 10g，盐杜仲 10g，熟地黄 10g，山药 10g，枸杞子 10g，淫羊藿 20g，锁阳 10g，姜厚朴 10g，当归 10g，川芎 10g，红花 15g，鲜生姜 5g，大枣 30g。配 7 剂，每剂两煎，每煎取药液 200mL，早晚各服 1 煎。

2019 年 4 月 29 日二诊：药后畏寒减轻，再从前意治之，前方加月季花 10g。配 7 剂，煎服法同前。

2019 年 5 月 9 日三诊：畏寒怕冷明显好转，甲半月渐生，舌质略紫，舌苔薄白腻，苔中有纵纹，脉细。既往经行腹痛，服上药后，此潮行经，未见痛经。

**处方：**制附子 5g，肉桂 10g，山茱萸 10g，盐杜仲 10g，熟地黄 10g，山药 10g，枸杞子 10g，淫羊藿 20g，锁阳 10g，姜厚朴 10g，当归 10g，川芎 10g，红花 15g，鲜生姜 5g，大枣 30g，月季花 10g。配 7 剂，每剂两煎，每煎取药液 200mL，早晚各服 1 煎。

**按语：**此系阳虚湿凝血瘀。阳虚则肢体畏寒，中阳不振，故寒时泛酸；

阳虚气少，推动无力，则便秘，湿凝则便黏；舌质略紫有瘀点，乃血瘀之兆；苔腻、脉缓，湿凝之象；又湿盛伤阳，阳虚则畏寒；血瘀血不载气，气失温煦，亦畏寒也。治以温阳散寒，化湿活血。方用右归丸。右归丸温补肾阳，填精补血，主治肾阳不足，命门火衰。但药后畏寒微轻，二诊时为调月经加月季花，药后畏寒怕冷明显好转。月季花活血调经，血活则血能载气，阳气增，畏寒减。

**医案 144** 陈某，男，72 岁。退休，2019 年 5 月 13 日初诊。

**主诉：** 冬天畏寒、夏天怕热 10 余年。

**现病史：** 10 余年来，冬天畏寒，夏日怕热。高血压，高血脂，高尿酸。平素恶寒怕冷，易汗出。素口糜，夜尿 3~5 次，工作压力很大，面色苍黄。舌质嫩红，舌苔薄白，苔有纵横纹路，脉滑。

**中医诊断：** 虚劳（阴阳两虚，枢机不利）。

**西医诊断：** 焦虑症。

**治法：** 平衡阴阳，和解枢机。

**处方：** 小柴胡汤加减。

柴胡 10g，姜半夏 10g，红参 10g，炙甘草 10g，炒黄芩 10g，鲜生姜 5g，大枣 30g。配 7 剂，每剂两煎，每煎取药液 200mL，早晚各服 1 煎。

2019 年 5 月 20 日二诊：服上药第 4 天起，恶寒发热汗出缓解，夜寐较安，仍然口糜，夜尿 3~5 次，爬楼梯时气喘，舌质略紫，舌苔薄白黄（染苔），苔中纵横纹路淡化，脉滑。枢机有和解趋势，再以小柴胡汤 7 剂，煎服法同前。

**按语：** 此系阴阳两虚，少阳枢机不利。冬天阳虚不敌寒，故冬天畏寒，夏天阴虚不济阳，则夏天怕热；平素少阳枢机不利，则恶寒怕冷汗出；脉滑痰凝也，舌嫩红阴虚也，苔中纵横裂纹系少阳枢机不利；口糜，为气不卫表。以平衡阴阳，和解枢机。方选小柴胡汤加减。服药第 4 天起，恶寒发热汗出缓解，夜寐较安，枢机有和解趋势，继以小柴胡汤调治之。

**医案 145** 王某，女，23 岁。职员，2019 年 5 月 16 日初诊。

**主诉：** 入夏后身热、手心热 10 余年。

**现病史：** 10 余年来，入夏后身热、手心热；入冬则畏寒怕冷。手足心易汗出，秋天手足心干，舌质淡红，舌苔薄白腻，脉濡。

**中医诊断：** 虚劳（内伤发热）。

**西医诊断：**代谢紊乱。

**治法：**化湿清热，补气养血。

**处方：**连朴饮合八珍汤加减。

黄连10g，姜厚朴10g，香薷10g，炒扁豆10g，金银花10g，连翘10g，炒黄芩10g，炒黄柏10g，太子参10g，焦白术10g，白茯苓10g，甘草5g，熟地黄10g，当归10g，川芎10g，炒白芍10g。配15剂，每剂两煎，每煎取药液200mL，早晚各服1煎。

**按语：**湿热内蕴，气血不足。湿热内蕴之体，遇夏日天热地蒸之时，内湿内热与外湿外热相合，则身热、手心热；气血不足，入冬不能温煦机体，则畏寒怯冷。以连朴饮化湿清热，去夏天之外热外湿；八珍汤补气养血，退内伤发热。气血足，冬天御寒力强，则入冬手足温。

**医案146** 陈某，女，30岁。无业，2019年6月4日初诊。

**主诉：**不寐伴神疲乏力，急躁易怒。

**现病史：**不寐多时，近日神疲乏力，急躁易怒，口苦，腰酸，月经后期，舌质淡红，舌边略紫，舌苔薄白，苔中有纵纹，右脉滑，左脉细。

**中医诊断：**虚劳（水亏木旺）。

**西医诊断：**焦虑症。

**治法：**滋水涵木，养心安神。

**处方：**天麻钩藤饮加减。

天麻10g，钩藤10g，石决明20g（先煎），炒黄芩10g，栀子10g，怀牛膝10g，盐杜仲10g，益母草20g，桑寄生10g，夜交藤20g，茯神10g，酸枣仁10g。配5剂，每剂两煎，每煎取药液200mL，早晚各服1煎。

**按语：**证系水亏木旺使然。水亏则腰酸，木旺则急躁易怒而少寐；长期失眠易致正虚，正虚则精神疲惫；苔中有纵纹乃肝郁之象，脉滑为肝阳亢旺；口苦有火，脉细正虚。治以滋水涵木，养心安神。方选天麻钩藤饮加减。水足则腰不酸，肝木得肾水涵养则不躁、不怒、眠安。方中加酸枣仁养心肝，安神魂。

**医案147** 钱某，男，34岁。职工，2019年6月5日初诊。

**主诉：**便溏1年，夜寐不实半年。

**现病史：**1年来便溏，半年来夜寐不实，急躁易怒，早泄，畏寒怕冷，小便色黄，舌质淡红，舌苔薄白，脉弦滑。

**中医诊断**：虚劳（心脾两虚）。

**西医诊断**：慢性肠炎。

**治法**：健脾养心，补肾平肝。

**处方**：归脾汤加减。

黄芪30g，党参20g，焦白术10g，当归10g，炙甘草10g，茯神10g，远志10g，酸枣仁10g，木香10g，龙眼肉10g，大枣30g，鲜生姜5g，沙苑子10g，菟丝子10g，芡实20g，天麻10g，石决明20g（先煎），炒黄芩10g，淫羊藿20g。配10剂，每剂两煎，每煎取药液200mL，早晚各服1煎。

**按语**：心脾两虚，肝旺肾亏。脾虚运化失司则便溏；心虚心神失养，则夜寐不实；肾亏肾气不足，封蛰失权则行房早泄；元阳不足，机体失于温煦，故畏寒怕冷；肝木亢旺，则急躁易怒、小便黄、脉弦滑。以归脾汤健脾养心，天麻、石决明、黄芩平肝，沙苑子、菟丝子、芡实补肾涩精以治早泄、便溏。补肾涩精之品对脾虚泄泻有效。

**医案148** 金某，男，47岁。外商，2019年6月5日初诊。

**主诉**：右手握笔时手抖20余年。

**现病史**：右手握笔时手抖20余年，其父亦然。平素精神不振，睡眠可，便溏，小便黄，腰酸，性欲淡漠，舌质淡红，舌苔白腻，苔中有纵纹，舌有齿痕，脉滑。平时常饮韩国烧酒，工作压力较大。

**中医诊断**：虚劳（肝脾郁结，脾肾两虚）。

**西医诊断**：焦虑症。

**治法**：疏肝运脾补肾。

**处方**：逍遥散加减。

柴胡10g，薄荷10g（后下），当归10g，炒白芍10g，白术10g，茯苓10g，砂仁10g（后下），白豆蔻10g（后下），木香10g，炙甘草5g，党参10g，黄芪30g，炒青皮10g，陈皮10g，炒枳壳10g，续断10g，盐杜仲10g，桑寄生10g，淫羊藿20g，鲜生姜3g。配10剂，每剂两煎，每煎取药液200mL，早晚各服1煎。

**按语**：工作压力较大，则肝脾郁结。脾运失司，痰湿内生，湿困气机，故精神不振、苔白腻、便溏；肝郁则苔中有纵纹；肾虚则腰酸；足厥阴肝经绕阴器而过，肝郁疏泄不畅，则性欲淡漠；湿热下趋则小便黄，湿热内攘，大筋软短，小筋弛长，则宗筋阳器不举；脾虚肝郁，虚风上扰，则手抖；舌有齿痕，气虚之象，脉滑，痰湿之征。以逍遥散养血疏肝健脾，肝疏脾调风息而止手抖。加黄芪、党参、砂仁、白豆蔻、陈皮协助逍遥散健脾运脾化痰湿。青皮、枳壳疏足厥阴肝经，令肝气畅，宗筋顺。以续断、杜仲、桑寄生、淫羊藿补肝肾强筋骨，则宗筋壮、性有欲。

## 十七、瘿病

**医案 149** 李某，女，59岁。职工，2018年4月9日初诊。

**主诉：** 颈部肿块似鸭蛋大小1年余。

**现病史：** 抑郁，喜太息，颈部肿块似鸭蛋大小，神情呆滞，胸闷不畅，夜眠不实，舌质淡红，舌苔薄白，脉弦滑。

**辅助检查：** B超示甲状腺肿大。

**中医诊断：** 瘿病（痰凝气郁）。

**西医诊断：** 甲状腺肿大。

**治法：** 软坚化痰，破气散瘿，疏肝解郁，佐以扶正。

**处方：** 自拟方。

醋鳖甲50g（先煎），片姜黄10g，牡蛎60g（先煎），夏枯草10g，姜半夏10g，海藻10g，薏苡仁20g，炒枳壳10g，炒青皮10g，陈皮10g，三棱10g，莪术10g，柴胡10g，党参10g，焦白术10g，白茯苓10g，黄芪10g。配15剂，每剂两煎，每煎取药液200mL，早晚各服1煎。嘱其调整心态，释郁宽怀。

2018年5月8日二诊：服药后，颈部肿物有缩小趋势。

**处方：** 醋鳖甲50g（先煎），片姜黄10g，牡蛎60g（先煎），夏枯草10g，薏苡仁20g，炒枳壳10g，炒青皮10g，姜半夏10g，海藻10g，三棱10g，莪术10g，柴胡10g，党参10g，焦白术10g，黄芪30g，陈皮10g。配15剂，煎服法同前。

2018年6月28日三诊：甲状腺肿大明显缩小，精神转佳，胸闷已畅，舌质淡红，舌苔薄白，脉滑。

**处方：** 醋鳖甲50g（先煎），片姜黄10g，牡蛎60g（先煎），夏枯草10g，薏苡仁20g，炒枳壳10g，炒青皮10g，陈皮10g，姜半夏10g，海藻10g，三棱10g，莪术10g，柴胡10g，黄芪30g，党参10g，焦白术10g，白茯苓10g。配15剂，煎服法同前。

2018 年 7 月 31 日四诊：甲状腺肿大继续缩小，小腿微肿，纳可，心胸宽畅，舌质淡红，舌苔薄白，脉缓。

**处方：**醋鳖甲 50g（先煎），片姜黄 10g，牡蛎 60g（先煎），夏枯草 10g，薏苡仁 20g，姜半夏 10g，海藻 10g，炒枳壳 10g，炒青皮 10g，陈皮 10g，三棱 10g，莪术 10g，柴胡 10g，党参 10g，焦白术 10g，白茯苓 10g，黄芪 50g，大腹皮 20g，益母草 15g。配 15 剂，煎服法同前。

2019 年 1 月 4 日五诊：颈部肿块消失。B 超示甲状腺有萎缩现象。后背酸楚。外有寒湿凝滞督脉之络，内有气郁痰滞督脉之经。

以软坚化痰，理气解郁，燥湿通督善后。

**处方：**醋鳖甲 50g（先煎），片姜黄 10g，牡蛎 60g（先煎），夏枯草 10g，薏苡仁 20g，党参 10g，焦白术 10g，白茯苓 10g，三棱 10g，莪术 10g，姜半夏 10g，海藻 10g，炒枳壳 10g，炒青皮 10g，陈皮 10g，柴胡 10g，黄芪 50g，大腹皮 20g，益母草 20g，姜厚朴 10g。配 15 剂，煎服法同前，以巩固疗效。

**按语：**正气存内，分阴气和阳气。阴阳两气，在对立下产生动力、在互根里彼此依存、在消长中生生不息、在转化时化解化合。如此，正气在体内，阳行督脉，阴走任脉，任督相通，阴阳相随，日夜运行，周而复始，循环无端。然而，怀有抑郁，肝失疏泄，阳气推动受阻，阴气渐行渐凝，聚于任脉所过之颈部，始则气郁在先，痰凝在后，继则气郁痰凝并存，终则痰凝为主，气郁为次。痰气壅郁而成瘿病。治以软坚化痰，破气散瘿，疏肝解郁，佐以扶正。二诊时甲状腺肿大有缩小趋势，三诊时甲状腺肿大明显缩小，四诊时甲状腺肿大缩小几无，五诊时 B 超示甲状腺有萎缩现象。方中鳖甲、片姜黄、牡蛎、半夏、海藻、夏枯草软坚散积，化痰消瘤；枳壳、青皮、陈皮破气化痰消瘤；三棱、莪术化瘀消瘤；柴胡疏肝解郁，肝气条畅，十二经脉气机皆畅，痰湿无气滞则不聚；黄芪、党参、白术、茯苓、薏苡仁健脾运化水湿，脾为生痰之源，水湿化，痰无由生。法以疏肝健脾祛痰源治其本，软坚、破气、化瘀、化痰散积治其标。

**医案 150** 吴某，男，63 岁。退休，2019 年 4 月 8 日初诊。

**主诉：**体检发现甲状腺结节，肺结节。

**现病史：**体检发现甲状腺结节，肺结节。舌质淡红，舌有瘀点，舌苔薄黄腻，脉滑。

**中医诊断：**瘿病（痰瘀）。

**西医诊断**：甲状腺结节；肺结节。

**治法**：软坚化痰，化瘀散结。

**处方**：自拟方。

鳖甲30g（先煎），片姜黄10g，牡蛎50g（先煎），姜半夏10g，土贝母10g，海藻10g，炒青皮10g，陈皮10g，炒枳壳10g，三棱10g，莪术10g，皂角刺10g，郁金15g，姜竹茹20g，黄芪30g，玄参15g，夏枯草10g，桔梗10g。配15剂，每剂两煎，每煎取药液200mL，早晚各服1煎。

**按语**：证系痰凝血瘀。治以鳖甲、片姜黄、牡蛎、姜半夏、土贝母、海藻、炒青皮、陈皮、枳壳、竹茹、桔梗、夏枯草软坚化痰；以三棱、莪术、皂角刺、郁金、玄参化瘀散结；以黄芪补气，防大队祛邪药物伤正。

**医案151** 董某，女，60岁。退休，2019年4月12日初诊。

**主诉**：体检发现甲状腺瘤。

**现病史**：体检发现甲状腺瘤。颈左侧有肿物。急躁易怒，烘热汗出，绝经。舌质略紫，舌苔白腻，脉弦滑。

**中医诊断**：瘿瘤（痰热凝聚）。

**西医诊断**：甲状腺瘤。

**治法**：软坚化痰，化瘀消瘤，滋水涵木。

**处方**：自拟方。

鳖甲30g（先煎），片姜黄10g，牡蛎50g（先煎），郁金10g，姜半夏10g，浙贝母10g，海藻10g，炒青皮10g，陈皮10g，炒枳壳10g，三棱15g，莪术15g，夏枯草10g，黄芪30g，赤芍15g，白芍15g，牡丹皮20g，龟甲20g（先煎）。配15剂，每剂两煎，每煎取药液200mL，早晚各服1煎。

**按语**：肾水亏少，肝阳亢旺。阴静阳躁，阳主动故急躁易怒；阴虚火旺，则烘热汗出；邪火灼津为痰，痰热壅阻颈侧，而现甲状腺瘤；舌紫、苔白腻，痰瘀之象，脉弦滑系肝旺痰热。治以鳖甲、片姜黄、牡蛎、姜半夏、浙贝母、海藻、炒青皮、陈皮、炒枳壳、夏枯草软坚化痰；以三棱、莪术、赤芍、牡丹皮化瘀消瘤；以白芍、龟甲滋水涵木；以黄芪补气，防攻邪之品伤正。

## 十八、水肿

**医案152** 钱某，女，81岁。退休，2018年9月26日初诊。

**主诉**：水肿气喘1年余。

**现病史：**便秘且软 1 年余，过劳后现水肿、气喘，动辄喘甚，水肿晨起略轻，午后为重，小便正常，舌质偏红略紫，舌有裂纹，舌苔薄黄腻，脉滑。

**中医诊断：**水肿（心虚血瘀水停）。

**西医诊断：**肺心病。

**治法：**补心气，行心血，利水湿。

**处方：**炙甘草汤加减。

炙甘草 10g，党参 10g，干姜 10g，麦冬 10g，生地黄 10g，火麻仁 15g，大腹皮 20g，炙桑白皮 30g，白茯苓 10g，泽泻 10g，冬瓜皮 50g。配 5 剂，每剂两煎，每煎取药液 200mL，早晚各服 1 煎。

2018 年 9 月 29 日二诊：服药后，气喘减轻，水肿见退，大便畅，舌质红，舌苔薄黄，脉滑。

再从补心气，行心血，消水肿为治。

**处方：**炙甘草 10g，党参 10g，黄芪 30g，干姜 10g，麦冬 10g，生地黄 20g，火麻仁 15g，炙桑白皮 50g，白茯苓 10g，泽泻 10g，陈皮 10g，冬瓜皮 50g，大腹皮 20g。配 7 剂，煎服法同前。

2018 年 10 月 10 日三诊：气喘时轻时重，肌肤有肿胀感，大便软，舌质暗红，舌苔薄微黄，脉滑。

再从补心之气阴，清热利水，平喘消肿为治。

**处方：**炙甘草 10g，党参 10g，鲜生姜 6g，桂枝 10g，麦冬 10g，生地黄 15g，火麻仁 15g，炒黄柏 10g，黄连 5g，炙桑白皮 50g，大腹皮 20g，茯苓 10g，泽泻 10g，麻黄 5g，丹参 20g，益母草 10g。配 5 剂，煎服法同前。

**按语：**肾主二阴，气化不利，元气不足，肠腑传导虚滞，脾肾两虚而致便软而秘；劳累过度，心气耗损，不能推动血行，现气虚血瘀之态，血不利则为水，故全身水肿；肾气虚、脾气弱而致元气亏、宗气少、肺气衰，故气喘，动辄喘甚；脉滑为水湿泛滥，舌暗红为血瘀。心为君主之官，故以补心气、行心血、利水湿定喘消水肿。故以炙甘草汤益气滋阴、补血复脉，以达气行血利水肿退之效。方中加大腹皮、桑白皮、陈皮、冬瓜皮等利水消肿。

**医案 153**　成某，男，70 岁。农民，2018 年 9 月 2 日初诊。

**主诉：**腿膝痿软 4 个月余，伴面部浮肿。

**现病史：**4 个月来腿膝痿软无力且肿，面部浮肿，饮食量少，舌质略紫，舌苔薄白，脉沉滑。

**中医诊断**：水肿（心虚血瘀水停）；痿证（肝肾不足）。

**西医诊断**：心功能减退。

**治法**：补心气，养心阴。

**处方**：炙甘草汤加减。

炙甘草10g，党参20g，鲜生姜5g，桂枝10g，生地黄20g，麦冬10g，火麻仁10g，大枣30g，黄芪50g，丹参20g，冬瓜皮50g，桑白皮50g，白茯苓10g。配10剂，每剂两煎，每煎取药液200mL，早晚各服1煎。

2018年9月15日二诊：服药后，腿膝痿软减轻，水肿消退。

再以前方施治。配10剂，煎服法同前。

**按语**：古稀之年，心气已衰，心血亦少。心气不足，不能推动血液运行，气虚血瘀，血不利则水聚，故面部两腿水肿；心血亏少，精血两虚，肾藏精主骨，肝藏血主筋，膝为筋之府，筋骨失养，故腿膝痿软无力。以补心气、养心阴为治，冀心气足、心血畅、水肿退，方用炙甘草汤加减。方中炙甘草、党参、大枣益气以补心脾；生地黄、麦冬、火麻仁养心补血；生姜、桂枝性味辛温，具有通阳复脉之力，与益气滋阴药相配，既可温而不燥，亦可使气血流动，脉道通利，水流肿消；加黄芪、丹参补气活血利水，冬瓜皮、桑白皮、白茯苓利水消肿。服药后，腿膝痿软减轻，水肿消退。

## 十九、耳鸣、耳聋、耳闭、脑鸣

**医案154** 张某，女，64岁。退休，2018年9月14日初诊。

**主诉**：耳鸣间歇发作20余年。

**现病史**：20余年来，耳鸣间歇发作。偶有微咳，痰白微黏，夜间咳甚，下肢静脉曲张，急躁易怒，舌质略紫，舌苔薄白，脉滑。

**中医诊断**：耳鸣（肝肾不足）。

**西医诊断**：听神经病。

**治法**：滋肾养窍，补肺和络。

**处方**：杞菊地黄丸合百合固金汤加减。

枸杞子10g，菊花10g，生地黄10g，熟地黄10g，山茱萸10g，牡丹皮10g，山药10g，白茯苓10g，泽泻10g，百合20g，玄参10g，土贝母10g，桔梗10g，天冬10g，麦冬10g，白芍10g，当归10g。配15剂，每剂两煎，每煎取药液 200mL，早晚各服 1 煎。

**按语**：肾开窍于耳，肾亏耳失所养则耳鸣；肺部手术，术后肺伤络瘀，肺失宣降，故咳嗽痰白而黏，夜为阴，血为阴，故夜间咳甚；金克木，肺金损伤，克木无力，肝木亢旺，则急躁易怒；舌质略紫为血瘀，脉滑为痰湿夹肝阳。以杞菊地黄丸补肝肾益髓海而养耳窍，以百合固金汤补肺和络。肺气足，金气旺，金克木，肝阳潜。

**医案 155** 张某，男，45 岁。工人，2003 年 5 月 16 日初诊。

**主诉**：左耳闭气，恶风半月。

**现病史**：左耳闭气，有压痛，喜温，恶风半月。

**中医诊断**：耳窍失聪。

**西医诊断**：听力减退。

**治法**：疏风散寒，解肌开窍，益气升阳。

**处方**：葛根汤加减。

葛根 20g，桂枝 15g，麻黄 10g，炒白芍 10g，炙甘草 6g，荆芥穗 10g，防风 10g，淫羊藿 30g，黄芪 50g，党参 30g，柴胡 10g，鲜生姜 6g，大枣 30g。配 20 剂，每剂两煎，每煎取药液 200mL，早晚各服 1 煎。

**按语**：风寒束困清窍，清阳升之不足，则耳窍失聪，听力减退。以葛根汤加荆芥穗、防风疏风散寒，发汗解肌，升清开窍。方中黄芪、党参、柴胡补气升清；淫羊藿补肾助阳祛痹，以利耳窍。

**医案 156** 徐某，女，66 岁。退休，2019 年 1 月 16 日初诊。

**主诉**：脑鸣 4 年。

**现病史**：4 年来脑中似蝉鸣，时而头胀、乳胀，大便干结，舌质暗红，舌苔薄白，脉滑有弦意。

**中医诊断**：脑鸣（水亏木旺）。

**西医诊断**：老年性脑改变。

**治法**：滋水涵木，填精养髓。

**处方**：天麻钩藤饮加减。

天麻 10g，钩藤 10g，石决明 20g（先煎），炒黄芩 10g，怀牛膝 10g，栀子 10g，盐杜仲 10g，益母草 20g，桑寄生 10g，夜交藤 20g，茯神 10g，熟地黄 20g，黄精 10g，牡蛎 50g（先煎），龟甲 20g（先煎）。配 10 剂，每剂两煎，每煎取药液 200mL，早晚各服 1 煎。

2019年1月30日二诊：脑鸣位于颠顶，服上药后，似有减轻，右腿发凉，二便调，乳房略胀，舌质暗红，舌苔薄白，脉滑。

再从前意加解肌通脉，引火下行之品。

**处方：**天麻10g，钩藤10g，石决明20g（先煎），炒黄芩10g，怀牛膝10g，栀子10g，盐杜仲10g，益母草20g，桑寄生10g，夜交藤20g，茯神10g，熟地黄20g，黄精10g，牡蛎50g（先煎），龟甲20g（先煎），葛根10g，肉桂5g。配10剂，煎服法同前。

**按语：**脑为髓海，肾藏精主骨生髓通于脑，肾亏髓海不足则脑鸣；水亏木旺，肝阳上扰则头胀；水不涵木，木失所养，疏泄失司，气郁于络则乳胀；脉滑为肝阳亢盛，脉弦为肝郁。治以滋水涵木，填精养髓。滋水涵木取天麻钩藤饮。填精益髓，加黄精、龟甲。阳亢火炎亦致头胀脑鸣，故二诊时，在平肝阳益精髓之中加肉桂引火下行。

**医案157** 杨某，女，24岁。职工，2018年9月17日初诊。

**主诉：**平素耳中如有蝉鸣，眩晕间歇发作半年。

**现病史：**半年前怀孕期间头晕目眩，目前产后11个月，已不哺乳，头晕目眩间歇发作伴呕吐，吐后病轻。平素耳中如有蝉鸣，腰酸，月经如期来潮，行经6~7天，舌红有裂纹，舌苔薄腻微黄，脉沉滑。

**中医诊断：**耳鸣（肾虚肝旺）；眩晕（痰浊蒙窍）。

**西医诊断：**眩晕综合征。

**治法：**化痰浊，升清阳，滋肾水，平肝阳。

**处方：**小半夏汤合天麻钩藤饮加减。

姜半夏10g，生姜10g，白茯苓10g，天麻10g，钩藤10g，石决明20g（先煎），炒黄芩10g，栀子10g，牛膝10g，盐杜仲10g，益母草10g，桑寄生10g，夜交藤10g，茯神10g。配10剂，每剂两煎，每煎取药液200mL，早晚各服1煎。

**按语：**证系痰浊中阻，升降失司，清阳被蒙，故头晕目眩，呕吐则浊气去而清阳升，故吐后减轻；肾亏则腰酸；肾开窍于耳，虚阳上扰则耳中如有蝉鸣；舌红有裂纹为阴虚肝阳亢之征，苔黄腻脉沉滑系痰热之象。治以化痰浊，升清阳，滋肾水，平肝阳。化痰浊以小半夏汤，滋肾平肝以天麻钩藤饮。小半夏汤由半夏、生姜组成，具有化痰散饮，和胃降逆功效。痰浊祛则清阳升，耳鸣、眩晕减。

## 二十、中风

**医案 158** 王某，女，64 岁。退休，2018 年 11 月 14 日初诊。

**主诉：** 头昏，左腿力弱两个月。

**现病史：** 头昏已久，近来加重，两个月来左下肢力弱，走路无力，纳可，舌质略紫，舌有裂纹，舌苔薄白，左脉弦，右脉滑。

**中医诊断：** 中风（中经络）。

**西医诊断：** 脑梗。

**治法：** 补气活血，化痰通络。

**处方：** 补阳还五汤加减。

黄芪 80g，当归 10g，川芎 10g，赤芍 10g，红花 10g，续断 10g，盐杜仲 10g，桑寄生 10g，怀牛膝 10g。配 5 剂，每剂两煎，每煎取药液 200mL，早晚各服 1 煎。

2018 年 11 月 26 日二诊：院外检查示大脑皮层下点样缺血灶，左侧小脑陈旧病灶。口干夜甚，舌质暗红略紫，舌苔薄白，脉弦滑。

再从补气化瘀，破气化痰，通阳去浊为治。

**处方：** 黄芪 80g，当归 10g，川芎 10g，赤芍 10g，红花 10g，怀牛膝 10g，续断 10g，盐杜仲 10g，桑寄生 10g，葛根 20g，丹参 20g，瓜蒌皮 20g，薤白 20g，炒青皮 10g，陈皮 10g，炒枳壳 10g。配 10 剂，煎服法同前。

**按语：** 证系气虚痰凝血瘀，隧道阻塞，络脉不和。治以补气活血，化痰通络。方选补阳还五汤加减。二诊，加瓜蒌皮、薤白，化痰浊、通心阳。心主血脉，主全身之血脉，心脉通，心脑血脉、全身血脉都可通。

**医案 159** 沈某，女，77 岁。无业，2018 年 9 月 2 日初诊。

**主诉：** 舌强言謇 3 年，腿软 4 年。

**现病史：** 2015 年脑梗，后则舌强言謇，腿软难立，左半身不遂，纳可，二便调，舌质略紫，舌苔薄白，脉细。有帕金森氏综合征病，在服药中（药名不详）。

**中医诊断：** 中风（中经络）。

**西医诊断：** 脑梗。

**治法：** 补气活血，化瘀化痰，通脉活络。

**处方：** 补阳还五汤加减。

黄芪 90g，当归 10g，川芎 10g，红花 10g，赤芍 10g，地龙 10g，丹参 20g，路路通 10g，炒青皮 10g，陈皮 10g，炒枳壳 10g，郁金 10g，葛根 10g，淫羊藿 20g，益母草 10g，焦山楂 10g。配 10 剂，每剂两煎，每煎取药液 200mL，早晚各服 1 煎。忌油腻食物。

**按语：**证系气虚血瘀，痰凝络阻，则腿软、左半身不遂、舌强言謇。脉虚，气虚也。故以补气活血，化瘀化痰，通脉活络治之，方用补阳还五汤。方中重用黄芪补气，气能行血，合其他各药及加味之品共奏祛风活络、活血化瘀、化痰通脉之功。加路路通祛风通络，炒青皮、陈皮、炒枳壳理气破气化痰，郁金活血行气，葛根解肌扩张冠脉血管和脑血管，淫羊藿强筋骨祛风湿并扩张外周血管，益母草活血扩张外周血管，焦山楂行气散瘀、扩张血管、降血脂。

## 二十一、遗溺、淋证

**医案 160** 唐某，女，42 岁。职工，2018 年 12 月 10 日初诊。

**主诉：**尿失禁半年。

**现病史：**尿失禁半年，腰酸间歇发作，畏寒怕冷，舌体偏大，舌有齿痕，舌质淡红，脉左尺弱，右寸关无力。

**中医诊断：**遗溺（气虚）。

**西医诊断：**膀胱括约肌松弛。

**治法：**补肾助气化，补中强固摄。

**处方：**还少胶囊，补中益气丸，姜枣饮。

还少胶囊，1 次 5 粒，1 日 3 次口服，连服 20 天。补中益气丸，1 次 8 粒，1 日 3 次口服，连服 20 天。大枣 500g，鲜生姜 250g。配 2 剂，每剂煎汤吃 10 天。做提肛肌、会阴、前阴肌缩放运动，每天 1~2 次，每次 200 个。

2019 年 1 月 10 日二诊：以上方案治疗 20 天，尿失禁基本消失，畏寒怕冷，舌质淡红，舌体偏大，舌有齿痕，舌苔薄白，脉左尺弱，右寸关无力。仍然脾肾阳气不足。再以前方案巩固治之 30 天。

2019 年 2 月 14 日三诊：经治疗，尿失禁好转，畏寒减轻，舌质淡红，舌苔薄白腻，舌有齿痕，脉沉尺弱。肾虚气不足，气化乏力，再以健肾补气升陷调理之，以上方案继行 1 个月。

**按语：**气虚，气化作用及固摄作用失职，故小便失禁；脾虚，则右关脉无力，脾虚气陷则小便有失禁之势；左尺弱为肾虚，肾虚故腰酸，肾虚气化不利故小便憋不住；舌有齿痕为阳气虚也，舌体偏大，此阳虚水凝之象，阳虚不能温煦机体，故畏寒怕冷。故以补肾助气化，补中强固摄。方以还少胶囊、补中益气丸、姜枣饮。姜枣饮中生姜助卫益气，大枣入营补血，气血足则营卫强，而机体得以温煦。

**医案 161** 范某，女，70 岁。无业，2018 年 10 月 11 日初诊。

**主诉：**尿频尿少难解 5 年。

**现病史：**尿频、尿少、尿难解，时轻时重 5 年，昼夜皆然，午后明显，腰酸，便溏，手足心热，口干欲饮，早醒，舌质暗红，舌苔薄白，脉细。

**中医诊断：**淋证（脾肾两虚，湿热内蕴）。

**西医诊断：**泌尿系炎症。

**治法：**补肾健脾，清利湿热。

**处方：**还少胶囊，归脾丸，知柏地黄丸。

还少胶囊，1 次 5 粒，1 日 3 次口服，连服 15 天。归脾丸，1 次 8 粒，1 日 3 次口服，连服 15 天。知柏地黄丸，1 次 8 粒，1 日 3 次口服，连服 15 天。

**按语：**肾虚则腰酸，肾虚气化不利则尿频、尿少、尿难解，阳气者，平旦阳气生，日中阳气隆，日暮阳气衰，故午后病剧，以还少胶囊补肾助气化；脾虚，运化失司，故便溏，以归脾丸健脾益气；手足心热，口干欲饮，阴虚火旺，湿蕴生热弥漫四肢，故手足心热，以知柏地黄丸滋阴降火清解湿热。

**医案 162** 吴某，女，48 岁。教师，2019 年 7 月 4 日初诊。

**主诉：**小便频 4 年。

**现病史：**小便频 4 年，昼夜皆然，腰际冷感，面色黑，舌质淡红，舌苔薄白腻，尺脉弱。有红斑狼疮病，在服药中（药名不详）。

**中医诊断：**淋证（肾气虚）。

**西医诊断：**泌尿系炎症。

**治法：**补肾化气，扶正祛湿。

**处方：**缩泉丸加减。

益智仁 10g，乌药 10g，续断 10g，盐杜仲 10g，桑寄生 10g，桂枝 10g，山茱萸 10g，山药 10g，焦白术 10g，猪苓 10g，白茯苓 10g，泽泻 10g。配 10 剂，每天 1 剂，每剂两煎，每煎取药液 200mL，早晚各服 1 煎。

**按语：**肾阳不足，腰府失温则腰冷；肾气不足，则膀胱虚冷，不能约束水液，故小便尿频；肾虚水色上泛则面黑，尺脉主肾，肾虚则尺脉弱。治以补肾化气，方用缩泉丸加减。方中益智仁温肾纳气，暖脾摄津，固涩缩尿，为君药；乌药温散下焦虚冷，以助膀胱气化，固涩小便，为臣药；以山药健脾补肾而涩精气，为佐使药；三药合用，温而不燥，除下元虚冷，则肾气复而膀胱约束有权。外加桂枝助气化，溺频可愈。宿有红斑狼疮，为肾虚有湿，故以续断、盐杜仲、桑寄生、山茱萸、焦白术、猪苓、白茯苓、泽泻补肾祛湿。

**医案 163** 杨某，女，58 岁。退休，2019 年 8 月 8 日初诊。

**主诉：**尿频尿痛间歇发作 1 年余。

**现病史：**遇寒则尿频尿痛，腰酸，左腰略痛，寐差，大便软而不畅，舌质红，舌有瘀点，舌苔薄白，脉细。

**中医诊断：**淋证（肾亏）。

**西医诊断：**尿道炎。

**治法：**补肾扶正，化气利尿。

**处方：**二仙汤加减。

淫羊藿 20g，仙茅 10g，巴戟天 10g，知母 10g，炒黄柏 10g，当归 15g，酸枣仁 10g，炙甘草 10g，浮小麦 60g，大枣 30g，黄芪 30g，生地黄 10g，熟地黄 10g，柴胡 10g，瞿麦 10g，萹蓄 10g。配 10 剂，每天 1 剂，每剂两煎，每煎取药液 200mL，早晚各服 1 煎。

**配服：**归脾丸，1 次 8 粒，1 天 3 次口服。补中益气丸，1 次 8 粒，1 天 3 次口服。

2019 年 8 月 19 日二诊：服药后尿频尿痛未发，但白天尿次多，舌质淡红，舌苔薄白，脉细。上方去瞿麦，加桂枝 10g，炒白芍 10g。配 10 剂，煎服法同前。

**按语：**肾气亏乏，气化不利，则腰酸腰疼，尿频尿痛，以二仙汤加味补肾扶正，化气利尿。二仙汤由仙茅、淫羊藿、当归、巴戟天、黄柏、知母组成。其中仙茅、淫羊藿、巴戟天温肾阳、补肾精；黄柏、知母泻肾火；当归调理冲任。主治肾阴阳不足而虚火上炎之证。患者年逾五旬，阴液不足，故以甘麦大枣汤加酸枣仁润养之；黄芪、生地黄、熟地黄补气阴；柴胡、瞿麦、萹蓄清湿热，全方补肾扶正，化气利尿。配服成药归脾丸、补中益气丸，以增疗效。

**医案 164** 顾某，女，73 岁。无业，2018 年 10 月 9 日初诊。

**主诉**：腰时酸 3 个月。

**现病史**：3 个月来腰酸间歇发作，当地 B 超示肾结石。服中药颗粒剂 100 天，病情未缓解，舌质暗红，舌苔薄白，脉弦滑。

**中医诊断**：石淋（气滞石阻）。

**西医诊断**：肾结石；肾积水。

**治法**：疏肝破气，化痰化瘀化石。

**处方**：柴胡疏肝散合桂枝茯苓丸加减。

柴胡 10g，炒枳壳 10g，赤芍 10g，白芍 10g，炙甘草 10g，川芎 10g，制香附 10g，炒青皮 10g，陈皮 10g，桂枝 10g，牡丹皮 10g，丹参 10g，桃仁 10g，金钱草 30g，海金沙 20g（包煎），郁金 10g，片姜黄 10g，炙鸡内金 10g，黄芪 30g。配 20 剂，每剂两煎，每煎取药液 200mL，早晚各服 1 煎。

2018 年 11 月 20 日二诊：腰酸仍然，10 月 31 日当地 B 超示双肾结石，双肾盂积液，舌质暗红，舌苔薄白，脉滑。

**处方**：柴胡 10g，炒枳壳 10g，炒白芍 30g，炙甘草 10g，川芎 10g，炒青皮 10g，桂枝 10g，白茯苓 10g，泽泻 10g，牡丹皮 10g，郁金 10g，金钱草 30g，海金沙 20g（包煎），炙鸡内金 10g，皂角刺 10g，黄芪 20g。配 20 剂，煎服法同前。

**按语**：证系气滞液凝，炼痰为石，积于肾脏而成结石和积液。机体气化呈化合状态时，气态化合成液态，液体化合成固态，产生病理产物，如气郁、痰饮、结石、肿块等。脉弦滑为气郁液聚之象，舌质暗红为痰凝血瘀。气化出现化解状态时，固态化解成液态，液态化解成气态。固以柴胡疏肝散合桂枝茯苓丸疏肝破气，化痰化瘀化石。

**医案 165** 王某，女，55 岁。职工，2019 年 3 月 15 日初诊。

**主诉**：腰部隐痛 7 年，加重 1 年。

**现病史**：7 年前起病，腰部隐痛，检查发现肾结石。在上海某三甲医院行经皮穿刺术排石。7 年来腰部隐痛，平卧时痛剧，小便正常。时泛酸水，便秘，舌质偏红略紫，舌苔薄白腻，脉沉滑。

**中医诊断**：腰痛（石阻气滞）。

**西医诊断**：左肾结石。

**治法**：温阳化气，疏肝破气，化解结石。

**处方：** 桂枝茯苓丸合柴胡疏肝散加减。

桂枝10g，白茯苓10g，丹参10g，牡丹皮10g，桃仁10g，赤芍15g，炒白芍15g，柴胡10g，炒枳壳10g，炙甘草10g，川芎10g，炒青皮10g，制香附10g，金钱草30g，鸡内金10g，郁金10g，海金沙20g（包煎），黄芪30g。配15剂，每剂两煎，每煎取药液200mL，早晚各服1煎。

**按语：** 结石为固态之物，日积月累而成。结于左肾，不通则痛，故腰痛；脉滑、苔腻为痰湿之象；痰湿久凝，灼炼而成有形之石；泛酸乃肝胃不和，木气乘土，肝气随胃气上逆使然。治以温阳化气，疏肝破气，化解结石。方选桂枝茯苓丸合柴胡疏肝散加减。桂枝茯苓丸由桂枝、茯苓、牡丹皮、桃仁、芍药组成，能活血化瘀。原治瘀血留结胞宫，笔者以为肾结石也可取其化瘀力消化之。气郁则痰凝，久则痰凝成石，疏肝解郁，破气化痰，可化痰凝之石，故取柴胡疏肝散，其中枳壳、陈皮、川芎、制香附破气行气化痰而化结石。

**医案166** 朱某，女，66岁。无业，2018年9月3日初诊。

**主诉：** 带下不适伴小腹痛、尿频尿痛半年。

**现病史：** 半年来小腹痛，大便日行2~3次而便质正常，便时腹痛，小便频而尿道痛，带下水样有黏性，劳累后腰酸、腹坠、肛门坠，舌质淡红，舌苔薄白，脉沉细。

**中医诊断：** 淋证（肾虚气陷）；带下病（肾虚湿热）。

**西医诊断：** 老年性尿道炎；老年性阴道炎。

**治法：** 补肾益精，滋养前阴，补气升陷，调理冲任，佐清湿热。

**处方：** 河车升陷汤（自拟方）。

紫河车10g，黄精10g，黄芪50g，党参30g，焦白术10g，当归20g，炙甘草10g，陈皮10g，升麻10g，柴胡10g，白芍30g，川芎10g，大枣30g，泽泻10g，炒黄柏15g。配5剂，每日1剂，每剂两煎，每煎取药液200mL，早晚各服1煎。

**按语：** 此系肾亏精气不足。肾主二阴，精不足以养前阴，气化失司，则尿频尿痛；精不足以滋润阴道，带脉失约故带下多；劳则气耗，劳累后气虚下陷故腹坠、肛门亦坠；舌淡红，脉沉细，皆系正气不足。此证是老年女性常见病证，即老年性阴道炎、尿道炎。以补肾填精治之，精能化血，精血润养阴道、尿道。药遣紫河车、当归、黄精补肾填精；又配伍黄芪、党参、升麻、柴胡补气升陷；泽泻、黄柏清热燥湿，扶正为主，祛邪次之，疗效更佳。全方组成：紫河车10g，当归20g，黄精10g，黄芪50g，党参30g，焦白术10g，炙甘草10g，陈皮10g，升麻10g，柴胡10g，白芍30g，川芎10g，大枣30g，泽泻10g，炒黄柏15g，暂命名"河车升陷汤"。功能：补肾益精，滋养前阴，补气升陷，调理冲任，佐清湿热。主治老年性阴道炎，老年性尿道炎而见老妇带下异常、阴痛、尿频、尿痛等症。

## 二十二、阳痿、早泄、不育

**医案 167** 夏某，男，31岁。工人，2003年5月6日初诊。

**主诉：**早泄3年。

**现病史：**早泄3年，腰酸，小便黄，舌质红，苔薄黄，脉虚。

**中医诊断：**早泄（精关不固）。

**西医诊断：**性功能障碍。

**治法：**补肾固元，镇守精关。

**处方：**金锁固精丸合桑螵蛸散加减。

芡实30g，莲须20g，龙骨20g（先煎），沙苑子20g，牡蛎100g（先煎），桑螵蛸10g，龟甲10g（先煎），石菖蒲10g，党参20g，远志10g，葛根15g，淫羊藿20g，代赭石50g（先煎），白茯苓10g，黄连3g。配6剂，每日1剂，每剂两煎，每煎取药液200mL，早晚各服1煎。

服药后，病情明显好转，继前方巩固之。

**按语：**证系肾虚精关不固使然。以补肾固元，镇守精关。方选金锁固精丸合桑螵蛸散加减。金锁固精丸主治肾虚精亏，遗精滑泄等。桑螵蛸散功能调补心肾，涩精止遗。方中加代赭石、黄连以去邪热。

**医案 168** 刘某，男，42岁。农民，2003年9月3日初诊。

**主诉：**阳痿1个月。

**现病史：**1个月前阳事已有衰减现象。不慎淋雨感寒后阳痿，少腹疼痛，大便干结，腰酸腰疼，舌质暗红，苔薄黄腻，脉滑。

**中医诊断：**阳痿（肾虚湿热）。

**西医诊断：**性功能障碍。

**治法：**标本兼治，补肾益气，清利湿热。

**处方：**右归丸合四妙丸加减。

制附子5g，桂枝5g（后下），山茱萸10g，熟地黄10g，山药10g，枸杞子10g，淫羊藿20g，葛根10g，炒青皮10g，炒苍术10g，炒黄柏10g，怀牛膝10g，川牛膝10g，炒薏苡仁20g，败酱草20g，红花10g，熟大黄10g。配7剂，每剂两煎，每煎取药液200mL，早晚各服1煎。

**配服：** 活血通脉片，1次5片，1天3次口服。

服药1周，病情好转，继服药3周，阳事正常。

**按语：** 此系肾气亏损在先，复感寒湿化热在后，湿热内攘，大筋软短，小筋弛长，宗筋不利。肾虚为本，湿热为标。故以标本兼治，补肾益气，清利湿热。方选右归丸合四妙丸加减。右归丸温补肾阳，填精补血。主治阳痿遗精，阳衰无子。四妙丸由黄柏、薏苡仁、苍术、怀牛膝组成。功能清热利湿，主治湿热下注。治宗筋为湿热所犯之阳痿有效。

**医案169** 徐某，男，39岁。职工，2016年10月6日初诊。

**主诉：** 举阳短暂两年。

**现病史：** 两年前起病，搬运重物，用力过猛，随之起病，举阳短暂，软而不坚，腰酸，形体肥胖，舌质偏红，舌苔薄白腻，苔中有纵纹，脉滑。

**中医诊断：** 阳痿（肾亏肝郁痰壅）。

**西医诊断：** 性功能障碍。

**治法：** 补肾、疏肝、化痰、强筋。

**处方：** 自拟方。

续断10g，盐杜仲10g，桑寄生10g，淫羊藿20g，锁阳10g，柴胡10g，炒枳壳10g，炒白芍10g，炙甘草5g，炒青皮10g，陈皮10g，制香附10g，炒苍术10g，姜厚朴10g，姜半夏10g，白茯苓10g，生地黄10g，熟地黄10g。配15剂，每剂两煎，每煎取药液200mL，早晚各服1煎。

**另配：** 还少胶囊，1次5粒，1天3次口服，连服15天。逍遥丸，1次8粒，1天3次口服，连服15天。六味地黄丸，1次8粒，1天3次口服，连服15天。

**按语：** 负重伤肾。肾者作强之官，强力则伤肾。肾主生殖，肾伤则生殖无能而阳痿；用力过猛又伤肝经，足厥阴肝经绕阴器而过，肝经伤则疏泄失司，宗筋郁而不达，则阳事不举或举而不坚；形体肥胖，此痰湿壅盛，躯脂满溢，痰湿蕴而生热，湿热内攘，大筋软短，小筋弛长，宗筋亦然，软弛不举，则阳事受阻。故治以补肾、疏肝、化痰、强筋。方中续断、盐杜仲、桑寄生、淫羊藿、锁阳、还少胶囊、六味地黄丸补肾；柴胡、炒枳壳、炒白芍、炙甘草、炒青皮、逍遥丸疏肝；陈皮、制香附、炒苍术、姜厚朴、姜半夏、白茯苓化痰。肾健、肝疏、痰化，则宗筋强而阳事壮。

**医案 170** 陈某，男，41 岁。司机，2019 年 1 月 31 日初诊。

**主诉：**阳痿 1 个月。

**现病史：**从事汽车货运工作，连续夜间长途开车，阳痿，头侧头痛，腰酸，舌质淡红，舌苔薄白，脉弦尺弱。

**中医诊断：**阳痿（水亏木旺）。

**西医诊断：**性功能障碍。

**治法：**平肝疗其标，补肾扶其本。

**处方：**天麻钩藤饮加减。

天麻 10g，钩藤 10g，石决明 20g（先煎），炒黄芩 10g，怀牛膝 10g，盐杜仲 10g，益母草 10g，桑寄生 10g，淫羊藿 20g，葛根 20g，炒青皮 10g，陈皮 10g，仙茅 10g，锁阳 10g，阳起石 20g，蛇床子 10g，韭菜子 20g，肉苁蓉 10g。配 15 剂，每剂两煎，每煎取药液 200mL，早晚各服 1 煎。

2019 年 2 月 16 日二诊：药后阳事正常，从上方守治，以巩固之，上方继配 15 剂，煎服法同前。

**按语：**阳气者，昼则主外养阳，夜则主内养阴，阴者五脏也。长期夜间开车，五脏不得养，心脾不得息。劳伤心脾，气血乏源。肾精肾气日渐减少，虚则宗筋失养，故阳事不举；肾水不足，肝木失涵，且阳气者烦劳则张，肝阳化风上攻，则头侧头痛；肝气亢张于上，不足于下，宗筋失润，则阳痿作也；脉弦为肝阳，尺弱为肾虚。治以平肝疗其标，补肾扶其本。方选天麻钩藤饮加味补肾兴阳之品。天麻钩藤饮滋水涵木，平肝潜阳，令上亢之阳下潜入水。加味淫羊藿、仙茅、锁阳、阳起石、蛇床子、韭菜子、肉苁蓉补肾兴阳。方中青皮、陈皮、葛根疏调肝经及宗筋。药后半月，阳事正常。继配 15 剂巩固疗效。

**医案 171** 张某，男，67 岁。退休，2019 年 4 月 8 日初诊。

**主诉：**腰酸腿软阳痿 1 年。

**现病史：**腰酸腿软，阴囊潮湿，阳痿 1 年，夜尿 3～6 次，大便时干，舌质略紫，舌苔薄白腻，脉弦略滑。

**中医诊断：**阳痿（肾虚湿热）。

**西医诊断**：性功能减退。

**治法**：补肾清湿热，疏肝调宗筋。

**处方**：自拟方。

淫羊藿 20g，仙茅 10g，锁阳 10g，巴戟天 10g，炒黄柏 10g，蛇床子 10g，熟地黄 10g，山药 10g，山茱萸 10g，泽泻 10g，白茯苓 10g，牡丹皮 10g，炒青皮 10g，陈皮 10g，葛根 10g，续断 10g，盐杜仲 10g，当归 10g，韭菜子 20g。配 7 剂，每剂两煎，每煎取药液 200mL，早晚各服 1 煎。

2019 年 4 月 15 日二诊：腰酸腿软，明显好转，夜尿几无，仍阳痿，舌质略紫，苔薄白腻，脉缓或弦。

再从补肾清湿热，疏肝调宗筋为治，上方加阳起石 20g。配 7 剂，每剂两煎，每煎取药液 200mL，早晚各服 1 煎。

2019 年 4 月 23 日三诊：阳痿好转，阴囊不湿，腰酸减轻，夜尿未现，大便调，舌质略紫，舌苔薄白，脉缓。上方加远志 10g。配 7 剂，每剂两煎，每煎取药液 200mL，早晚各服 1 煎。

**按语**：肾虚肾府失养则腰酸，肝虚筋府失养则腿软；湿热内攘，大筋软短，小筋弛长，则阳痿、阴囊潮湿；气化不利，则夜尿频；血瘀则舌略紫，舌苔腻、脉滑系湿热之象。治以补肾清湿热，疏肝调宗筋。二诊时诉，药后腰酸腿软，明显好转，夜尿亦无，阳痿如故，在原方中加阳起石 20g，

**医案 172** 赵某，男，29 岁。工人，2019 年 3 月 18 日初诊。

**主诉**：婚后两年未育。

**现病史**：婚后两年未育，性生活正常，夜尿 1~2 次，舌质红，舌苔薄白腻，脉滑。

**中医诊断**：不育（痰热）。

**西医诊断**：精液不液化，精子活力低。

**治法**：化痰清热，化气强精。

**处方**：黄连温胆汤加减。

姜半夏 10g，白茯苓 10g，陈皮 10g，炒青皮 10g，炒枳壳 10g，郁金 10g，姜竹茹 20g，黄连 10g，山药 10g，熟地黄 10g，太子参 10g，桔梗 10g，炙甘草 10g。配 30 剂，每剂两煎，每煎取药液 200mL，早晚各服 1 煎。

**配服**：复方玄驹胶囊，1 次 3 粒，1 天 3 次口服，连服 30 天。

**按语**：痰热内蕴则精液不液化，舌苔腻，脉滑；热蕴于精血，则舌红；

热耗精气，则精子活力降低。治以化痰清热，化气强精。方选黄连温胆汤加减。痰热化，正气存，液自化，精子强。强精加山药、熟地黄、太子参；化痰加桔梗、炙甘草。

## 二十三、黧黑斑、痤疮、癣、白疕、湿疮、风瘙痒、瘾疹、疖、丹毒、蛇串疮

**医案 173** 朱某，女，41 岁。职工，2018 年 9 月 3 日初诊。

**主诉**：颜面黄褐斑 3 年。

**现病史**：3 年来颜面黄褐斑渐渐加重，经期失眠，经前腰酸，月经前后不定期，经行腹痛，舌质淡红，舌有瘀点，舌苔薄白，脉缓，尺脉弱。有子宫肌瘤，卵巢巧克力囊肿。

**中医诊断**：黧黑斑（气血虚、肌表瘀）。

**西医诊断**：黄褐斑。

**治法**：补气养血活血，祛风透表化斑。

**处方**：十全大补汤加减。

黄芪 50g，党参 30g，焦白术 10g，白茯苓 10g，炙甘草 10g，熟地黄 10g，当归 10g，川芎 10g，白芍 10g，桂枝 10g，桑白皮 10g，白芷 10g，荆芥穗 10g，防风 10g，月季花 10g，红花 10g，薏苡仁 20g，炒僵蚕 10g，玫瑰花 10g。配 30 剂，每日 1 剂，每剂两煎，每煎取药液 200mL，早晚各服 1 煎。

**按语**：《素问·上古天真论》："女子五七，阳明脉衰，面始焦，发始堕。六七，三阳脉衰于上，面皆焦，发始白"。此女在五七、六七之间，阳明脉衰，继又三阳脉衰。阳明乃多气多血之经。今，衰则气血少而面焦见褐斑；血少血损，神失所养，故经期失眠；肾虚则尺脉弱而腰酸；血虚血瘀则舌淡红、有瘀点。治以补气养血活血，祛风透表化斑。方以十全大补汤补气养血，加荆芥穗、防风、桑白皮、白芷、月季花、红花、薏苡仁、炒僵蚕、玫瑰花祛风透表活血化斑。

**医案 174** 邹某，女，40 岁。职工，2018 年 9 月 17 日初诊。

**主诉**：面部黄褐斑两年。

**现病史**：颜面黄褐斑，两年来日趋加重。月经提前，经前或平时乳房胀痛。腰酸，腿酸，多梦，舌质淡红，舌尖有红点，舌体偏大，舌苔薄白腻，脉滑。

**中医诊断**：黧黑斑（气血不足，瘀滞肌表）。

**西医诊断**：黄褐斑。

**治法**：补气养血，化湿化痰，疏肝宣肺，活血化斑。

**处方**：十全大补汤加减。

黄芪30g，党参10g，白茯苓10g，焦白术10g，炙甘草10g，熟地黄10g，当归10g，川芎10g，白芍10g，桂枝10g，月季花10g，红花10g，荆芥穗10g，防风10g，白芷10g，淡豆豉10g，薏苡仁20g，炙桑白皮10g，炒僵蚕10g，玫瑰花10g。配15剂，每剂两煎，每煎取药液200mL，早晚各服1煎。

2018年10月15日二诊：面部黄褐斑渐渐化解，眠安，舌质淡红，舌苔薄白，脉滑。从前意，继配15剂，煎服法同前。

2018年11月22日三诊：面部黄褐斑减少过半，再从前意治之，上方桂枝减为5g，继配15剂，煎服法同前。

2019年1月3日四诊：面部黄褐斑较前明显淡化，舌质暗红，舌苔薄白，脉细。再从补气养血，活血化斑为治，祛风透表佐之，上方加山药10g。配15剂，煎服法同前。

2019年2月13日五诊：上方继配15剂，煎服法同前。

2019年3月18日六诊：面部褐斑淡而微现，月经行经时间半月，舌质淡红，舌有瘀点，舌苔薄白，脉细。

继以补气养血，祛风透表，通络化斑调理之。

**处方**：黄芪30g，党参10g，白茯苓10g，炙甘草10g，熟地黄10g，当归10g，川芎10g，白芍10g，桂枝10g，月季花10g，红花10g，荆芥穗10g，防风10g，白芷10g，淡豆豉10g，薏苡仁20g，炙桑白皮10g，炒僵蚕10g，焦白术10g，玫瑰花10g，山药10g。配15剂，煎服法同前。

**按语**：气血不足，瘀滞肌表，褐斑生也；肾亏则腰酸，肾虚水色上泛故面部见黄褐斑；肾水不足，水不涵木，肝木失养，疏泄失司，乳络阻滞，则乳房胀痛；舌尖红点为上部或面部血瘀，气滞血瘀，故褐斑易聚难化；肝主疏泄，疏泄失司则多梦；气血不足现舌淡，舌大、苔腻、脉滑乃痰湿之象。从补气养血，化湿化痰，疏肝宣肺，活血化斑调理之。服药1个月，面部黄褐斑退去八九。服药近两个月，面部黄褐斑较前明显淡化。以黄芪、党参、白茯苓、焦白术、炙甘草、熟地黄、当归、川芎、白芍、桂枝大补气血，其中熟地黄补血滋阴又养肝益肾，以治肾不足、腰酸痛；以薏苡仁、炙桑白皮、炒僵蚕化湿化痰；以荆芥穗、防风、白芷、淡豆豉疏肝宣肺，其中淡豆豉又透散褐斑；以玫瑰花、月季花、红花活血化斑。气血足，痰湿祛，肝疏肺宣，瘀化络透，褐斑不生。

**医案 175** 张某，女，38 岁。职工，2019 年 9 月 17 日初诊。

**主诉**：面部褐斑渐重 1 年余。

**现病史**：面部褐斑 1 年余，渐趋加重，月经正常，舌质红，苔薄白，脉缓。

**中医诊断**：黧黑斑（阴虚）。

**西医诊断**：黄褐斑。

**治法**：滋阴活血，宣肺化斑。

**处方**：沙参麦冬汤加减。

南沙参 10g，北沙参 10g，麦冬 10g，桑叶 10g，天花粉 10g，玉竹 10g，当归 10g，川芎 10g，炒白芍 10g，熟地黄 10g，月季花 10g，玫瑰花 10g，红花 10g，白芷 10g，淡豆豉 10g，栀子 5g，桑白皮 10g，杏仁 10g，荆芥穗 10g，防风 10g，茯苓 10g，焦白术 10g。配 15 剂，每天 1 剂，每剂两煎，每煎取药液 200mL，早晚各服 1 煎。

**按语**：褐斑之生，缘由颇多，有肝气郁滞、血瘀络脉、肺失宣散、水亏木旺等病机。故面部褐斑，亦须辨证施治。此系阴虚血瘀，肺失宣散使然。治以滋阴活血，宣肺化斑。方选沙参麦冬汤加减养肺胃之阴而治其本。加桑白皮、杏仁、荆芥穗、防风、月季花、玫瑰花、红花、白芷、淡豆豉、栀子以宣肺化斑疗其标。方中杏仁能宣降肺气，透表润肤；淡豆豉、栀子为栀子豉汤，宣透郁热，疗治心烦。心中郁热，面易生斑，郁热宣散，褐斑亦化。

**医案 176** 张某，女，44 岁。职工，2019 年 8 月 19 日初诊。

**主诉**：额头褐斑 10 年。

**现病史**：10 年前心情忧郁，一夜额头褐斑生，10 年来此斑渐重，且颧部又现褐斑，经前乳胀，腰酸，舌红，舌苔薄黄，脉细。

**中医诊断**：黧黑斑（肾亏肝郁）。

**西医诊断**：黄褐斑。

**治法**：补肾疏肝泄热，活血宣肺化斑。

**处方**：六味地黄丸合丹栀逍遥散加减。

熟地黄 10g，牡丹皮 10g，山药 10g，茯苓 10g，柴胡 10g，薄荷 10g（后下），当归 10g，白芍 10g，焦白术 10g，炙甘草 5g，月季花 10g，红花 10g，玫瑰花 10g，淡豆豉 10g，栀子 10g，荆芥穗 10g，防风 10g，桑白皮 10g，白芷10g，杏仁10g，薏苡仁20g。配10剂，每天1剂，每剂两煎，每煎取药液200mL，早晚各服1煎。

2019年9月9日二诊：额头褐斑缓解，舌质红，舌苔薄腻，脉细。再从前方守治，原方继配10剂，煎服法同前。

**按语：**肾亏肝郁，疏泄失司，血瘀斑生。治以补肾疏肝泄热，活血宣肺化斑。方选六味地黄丸合丹栀逍遥散加减，以补肾疏肝泄热。加月季花、红花、玫瑰花、淡豆豉、栀子、荆芥穗、防风、桑白皮、白芷、杏仁、薏苡仁以活血宣肺化斑。药进10剂，额头褐斑缓解。

**医案177** 余某，女，32岁。职工，2019年8月19日初诊。

**主诉：**面现褐斑渐甚两年。

**现病史：**两年来面现褐斑，渐渐加重，月经正常，经前乳房略胀，腰酸，不寐，舌质淡红略紫，舌苔薄白腻，脉滑。

**中医诊断：**黧黑斑（痰热血瘀）。

**西医诊断：**黄褐斑。

**治法：**化痰清热，活血通络，宣肺透斑。

**处方：**温胆汤加减。

姜竹茹10g，姜半夏10g，炒枳壳10g，炒青皮10g，陈皮10g，郁金10g，茯苓10g，月季花10g，玫瑰花10g，红花10g，栀子10g，荆芥穗10g，防风10g，桑白皮10g，白芷10g，杏仁10g，薏苡仁20g，僵蚕10g，炙甘草5g。配10剂，每剂两煎、每煎取药液200mL，早晚各服1煎。

2019年9月9日二诊：褐斑缓解，带下量多（有霉菌感染史），乳腺小叶增生，舌质略紫，舌有瘀斑，舌苔薄白，脉细。从前意守治褐斑，继配10剂。

**按语：**痰热内蕴，血瘀络阻，肺失宣散。化痰清热选温胆汤。活血通络，宣肺透斑，遣月季花、玫瑰花、红花、栀子、荆芥穗、防风、桑白皮、白芷、杏仁、薏苡仁、僵蚕，药后斑退。

**医案178** 顾某，女，62岁。退休，2018年9月4日初诊。

**主诉：**老年斑见于脸颊两年。

**现病史：**老年斑见于脸颊部两年，有加重趋势，手臂及后背亦散现，时有腰酸，舌有瘀斑，舌苔薄白，脉缓。

**中医诊断：**黧黑斑（肾亏血瘀，肺宣无力）。

**西医诊断：**脂溢性角化病。

**治法：**补肾养心活血，宣肺透表化斑。

**处方：**左归饮加减。

熟地黄10g，山药10g，怀牛膝10g，枸杞子10g，山茱萸10g，巴戟天10g，远志10g，酸枣仁10g，当归10g，川芎10g，白芍10g，牡丹皮10g，丹参20g，黄芪30g，桑白皮10g，杏仁10g。配30剂，每日1剂，每剂两煎，每煎取药液200mL，早晚各服1煎。

**按语：**花甲过后，肾水亏则火旺，火旺克金，金伤则金难生水，水有枯竭之象，水色上浮与心营浊气凝聚，则老年斑现于面颊、散于臂背。火克金，金虚肺气宣散无力，黑斑易着皮毛，且渐趋加重。治以补肾养心活血，宣肺透表化斑。方用左归饮加减。左归饮出自《景岳全书》，功能补肾益阴。肾水滋，元阴足。水克火，心气和，心脉顺，褐斑去。方中加远志、酸枣仁、当归、川芎、白芍、牡丹皮、丹参养心活血化斑，黄芪、桑白皮、杏仁补肺宣肺化斑。

**医案179** 董某，女，35岁。职工，2018年10月12日初诊。

**主诉：**面见褐斑、痤疮两年。

**现病史：**两年来面见褐斑，散布痤疮，少寐，腰酸，月经正常，舌质暗红，舌苔薄白，脉滑。

**中医诊断：**鼾黑斑（肾虚水泛）；痤疮（湿热蕴于心肺）。

**西医诊断：**黄褐斑；痤疮。

**治法：**补肾化斑，清热燥湿，化瘀透表。

**处方：**六味地黄丸加减。

生地黄10g，熟地黄10g，山茱萸10g，山药10g，牡丹皮10g，白茯苓10g，泽泻10g，玫瑰花10g，月季花10g，桑白皮10g，白芷10g，荆芥穗10g，防风10g，薏苡仁20g，淡豆豉10g，焦白术10g，当归10g，红花10g。配15剂，每剂两煎，每煎取药液200mL，早晚各服1煎。

**配服：**大黄䗪虫胶囊，1次4粒，1天2次口服，连服15天。

2018年10月29日二诊：药后褐斑渐退，痤疮散见，舌质暗红，舌苔薄白，脉沉滑。再从前意治之，上方加川芎10g，继配15剂，煎服法同前。大黄䗪虫胶囊继服，服法同前。

2018年11月15日三诊：药后病轻，褐斑继退，痤疮偶现，舌质暗红，舌苔薄白，脉滑。继以化瘀退斑为治，丹黄祛瘀胶囊1次4粒，1天3次口服，连服 15 天。大黄䗪虫胶囊，1 次 4 粒，1 天 2 次口服，连服 15 天。

**按语：**此系肾虚水色上泛，湿瘀蒸腾于颜面。腰为肾之府，肾虚腰无所养则腰酸；肾虚水色上泛，湿瘀蒸腾于面，故面见褐斑；湿热内蕴，犯及心肺，则面生痤疮。治以补肾化斑，清热燥湿，化瘀透表。补肾用六味地黄丸，清热燥湿以丹黄祛瘀胶囊，化瘀选大黄䗪虫胶囊。治疗 1 个月，药后病轻，褐斑继退，痤疮偶现。

**医案 180**　葛某，女，19 岁。学生，2019 年 1 月 12 日初诊。

**主诉：**颜面、背布痤疮 3 年。

**现病史：**3 年来面布痤疮红肿，后背亦然，月经后期，舌质淡红，舌苔薄白，脉沉滑。

**中医诊断：**痤疮（湿热上熏）。

**西医诊断：**痤疮。

**治法：**清热燥湿，调理冲任，凉血消痤。

**处方：**黄连解毒汤加减。

黄连 10g，炒黄芩 10g，炒黄柏 10g，熟大黄 10g，郁金 10g，姜竹茹 20g，赤芍 20g，牡丹皮 20g，生地黄 20g，金银花 20g，连翘 20g，玄参 10g，板蓝根 10g，炒牛蒡子 10g，甘草 10g。配 14 剂，每剂两煎，每煎取药液 200mL，早晚各服 1 煎。

**按语：**湿性黏腻，湿蕴生热，阻塞冲任，则月经后期；湿热上炎头面，则颜面痤疮又红又肿；背部阳盛之地，乃是湿热易犯之处，故生痤疮。治以清热燥湿，调理冲任，凉血消痤。方选黄连解毒汤加减。黄连解毒汤泻火解毒，治一切实热火毒及外科痈疽疔毒。本案减栀子，加熟大黄、郁金、姜竹茹、赤芍、牡丹皮、生地黄、金银花、连翘、玄参、板蓝根、牛蒡子、甘草以增强清热燥湿、凉血消痘之效。其中赤芍、牡丹皮、生地黄又能调理冲任。

**医案 181**　鲍某，女，37 岁。职工，2018 年 9 月 5 日初诊。

**主诉：**面生痤疮、黄褐斑，时轻时重 10 余年。

**现病史：**10 余年来面生痤疮，病及胸背。颜面见黄褐斑。月经过多，经前乳胀。睡眠易醒，冬季畏寒甚，平素多感冒，腰酸，舌质色淡，舌苔薄白，脉沉细。

**中医诊断：**痤疮（湿热上熏）；黧黑斑（肾亏肺虚血瘀）。

**西医诊断：**痤疮；黄褐斑。

**治法**：活血化斑消痤，补肾益气养血。

**处方**：十全大补汤加减。

黄芪10g，党参10g，焦白术10g，白茯苓10g，炙甘草10g，当归10g，生地黄10g，赤芍10g，川芎10g，月季花10g，白芷10g，桑白皮10g，荆芥穗10g，防风10g，淡豆豉10g，薏苡仁20g，玫瑰花10g。配10剂，每剂两煎，每煎取药液200mL，早晚各服1煎。

**配服**：丹黄祛瘀胶囊，1次4粒，1天3次口服，服10天。还少胶囊，1次5粒，1天3次口服，服10天。

**按语**：湿热上蒸，而痤疮现于颜面及胸背；浊气内蕴，凝于肌表，肺失宣散，而生褐斑；肺虚卫表弱，难御外邪，则多感冒；心肾不交，心神不安故易醒；肾亏气血不足，冲任不固，故经行难净；肾虚腰失所养则腰酸；肝郁疏泄失司则乳胀；阳虚温煦无力故畏寒；舌淡、脉细皆阳气虚也。以还少胶囊补益肾精，肾精充足，上养心肺，则肺卫固且心神安，水涵木则肝气疏。汤药以十全大补汤去桂枝加月季花、白芷、桑白皮、荆芥穗、防风、淡豆豉、薏苡仁、玫瑰花益气养血，化斑消痤。

**医案182** 王某，女，40岁。工人，2019年5月13日初诊。

**主诉**：月经后期量少伴面生褐斑半年。

**现病史**：去年10月份人工流产，自后月经后期量少，面生褐斑。经前乳胀，舌质色淡，舌有齿痕，舌苔薄白，脉细。

**中医诊断**：月经不调（气血不足）；黧黑斑（血虚血瘀，肺失宣散）。

**西医诊断**：月经失调；黄褐斑。

**治法**：补气养血，理气活血，透表化斑。

**处方**：十全大补汤加减。

黄芪50g，党参10g，焦白术10g，白茯苓10g，炙甘草10g，熟地黄10g，当归20g，川芎10g，炒白芍10g，桂枝10g，玫瑰花10g，月季花10g，红花10g，桑白皮10g，白芷10g，淡豆豉10g，荆芥穗10g，防风10g，薏苡仁20g，生姜10g，大枣30g。配10剂，每剂两煎，每煎取药液200mL，早晚各服1煎。

2019年5月23日二诊：末次月经3月28日来潮，现停经近两个月，既往经血量少，目前面部褐斑缓解，舌质色淡，舌苔薄白，脉细。

**处方**：黄芪50g，党参10g，焦白术10g，白茯苓10g，炙甘草10g，熟地黄 10g，当归 30g，川芎 10g，炒白芍 10g，桂枝 10g，玫瑰花 10g，月季花 10g，红花 20g，桑白皮 10g，白芷 10g，淡豆豉 10g，荆芥穗 10g，防风 10g，薏苡仁 20g，生姜 10g，大枣 30g。配 10 剂，每剂两煎，每煎取药液 200mL，早晚各服 1 煎。

2019 年 6 月 3 日三诊：月经仍未行，停经两个月，面部褐斑进一步缓解，舌质淡红，舌苔薄白，脉滑。从前方红花加至 30g。配 10 剂，煎服法同前，服药两天，月经来潮。

**按语：**舌淡、齿痕舌为气血两虚，气血不足，冲任失养，则经血后期、量少；血虚血瘀，肺失宣透，则面生褐斑。治以补气养血，理气活血，透表化斑。方用十全大补汤大补气血，加玫瑰花、月季花、红花、桑白皮、白芷、淡豆豉、荆芥穗、防风、薏苡仁理气活血，透表化斑。二诊，其月经经血量仍少，故当归加至 30g，红花加至 20g。药后月经来潮，褐斑继退。

**医案 183** 沈某，女，35 岁。无业，2019 年 5 月 24 日初诊。

**主诉：**月经后期量少伴面布褐斑半年。

**现病史：**半年来，月经后期量少，经前乳胀，面布褐斑，末次月经 5 月 11 日来潮，量少色红，形体肥胖，有子宫肌瘤，舌质红略紫，舌苔薄白，脉滑。

**中医诊断：**月经不调（血瘀痰阻）；黧黑斑（血瘀）。

**西医诊断：**月经失调；黄褐斑。

**治法：**活血理气，化痰调经，祛瘀透斑。

**处方：**血府逐瘀汤加减。

桃仁 10g，红花 10g，当归 10g，川芎 10g，赤芍 10g，白芍 10g，生地黄 10g，熟地黄 10g，郁金 10g，炒苍术 10g，制香附 10g，月季花 10g，玫瑰花 10g，桑白皮 10g，荆芥穗 10g，防风 10g，白芷 10g，淡豆豉 10g，三棱 10g，莪术 10g，焦山楂 10g。配 15 剂，每剂两煎，每煎取药液 200mL，早晚各服 1 煎。

**按语：**舌质略紫属血瘀，经前乳胀为气滞，血瘀气滞，冲任不畅，痰湿内蕴，壅阻血海，则月经后期量少；心主血脉，其华在面，血瘀络阻，则面布褐斑。治以活血理气，化痰调经，祛瘀透斑。方以血府逐瘀汤加减。

**医案 184** 蔡某，女，34 岁。职工，2019 年 6 月 17 日初诊。

**主诉：**面现褐斑 3 年。

**现病史**：面现褐斑 3 年，形体偏胖，月经正常，舌质淡红，舌苔薄白，脉缓。

**中医诊断**：黧黑斑（虚实夹杂）。

**西医诊断**：黄褐斑。

**治法**：补气养血，祛湿化瘀，宣肺化斑。

**处方**：十全大补汤加减。

黄芪 30g，党参 10g，焦白术 10g，白茯苓 10g，炙甘草 5g，熟地黄 10g，当归 10g，川芎 10g，白芍 10g，桂枝 10g，薏苡仁 20g，白芷 10g，荆芥穗 10g，防风 10g，炙桑白皮 10g，月季花 10g，玫瑰花 10g，红花 10g，淡豆豉 10g。配 10 剂，每天 1 剂，每剂两煎，每煎取药液 200mL，早晚各服 1 煎。

**按语**：气血不足，以十全大补汤大补气血。湿凝血瘀，肺卫失宣，湿瘀阻于面部则为褐斑。则加薏苡仁、白芷、荆芥穗、防风、炙桑白皮、月季花、玫瑰花、红花、淡豆豉以祛湿化瘀，宣肺化斑。

**医案 185**　张某，女，教师，27 岁。2018 年 9 月 10 日初诊。

**主诉**：面部痤疮时轻时重 8 年。

**现病史**：8 年来面生痤疮，时轻时重，病及后背，脱发，月经先后不定期，经前乳房微胀，体毛偏重，舌质淡红，舌苔薄白，脉沉滑。

**中医诊断**：痤疮（湿热）。

**西医诊断**：痤疮。

**治法**：清利湿热，凉血祛瘀，去疮生发。

**处方**：普济消毒饮加减。

炒黄芩 10g，黄连 10g，陈皮 10g，甘草 10g，桔梗 10g，玄参 10g，板蓝根 10g，升麻 10g，柴胡 10g，炒牛蒡子 10g，薏苡仁 20g，炒黄柏 10g，大黄 10g，防风 10g，金银花 10g，生地黄 10g，赤芍 10g，牡丹皮 10g。配 10 剂，每剂两煎，每煎取药液 200mL，早晚各服 1 煎。

**配服**：丹黄祛瘀胶囊，1 次 4 粒，1 天 3 次口服，连服 10 天。

2018 年 9 月 21 日二诊：药后痤疮减轻，仍然脱发，舌质红，苔薄白，脉沉。再从前意治之，前方加淡豆豉 10g。配 15 剂，煎服法同前。丹黄祛瘀胶囊继服。

**按语**：湿热内蕴，上蒸颜面，故生痤疮；发为血之余，湿热蒸腾，耗伤精血，血少养发，故脱发；肝藏血，肝郁不达，肝藏失职，故月经先后不定期，且经前乳房胀也。风为百病之长，以普济消毒饮疏风散邪、清热解毒，加薏苡仁、炒黄柏、大黄、防风、金银花、生地黄、赤芍、牡丹皮清利湿热，凉血祛瘀，去疮生发。

**医案186** 黄某，女，27岁。学生，2018年9月12日初诊。

**主诉：**股内皮肤瘙痒20天，形体肥胖。

**现病史：**股内皮肤瘙痒，范围似钱币大小，形体肥胖，月经正常，舌质红，舌尖有瘀斑，舌苔白腻，脉滑。

**中医诊断：**股癣（血热）；痰湿证（痰热）。

**西医诊断：**体癣；代谢紊乱。

**治法：**凉血祛风，化痰燥湿。

**处方：**自拟方。

生地黄30g，赤芍30g，牡丹皮20g，黄连10g，炒黄柏10g，炒黄芩10g，大黄5g，金银花15g，连翘15g，玄参10g，炒苍术10g，姜厚朴10g，姜半夏10g，白茯苓10g，陈皮10g，炒青皮10g，炒枳壳10g，制香附10g，甘草10g。配15剂，每剂两煎，每煎取药液200mL，早晚各服1煎。

**按语：**此系血热兼湿热，热邪生风则痒，治以凉血祛风，化痰燥湿。以生地黄、赤芍、牡丹皮、金银花、连翘、玄参清热凉血，血凉风自去；以黄连、炒黄柏、炒黄芩、大黄清热燥湿，使血凉热清湿去；以炒苍术、姜厚朴、姜半夏、白茯苓、陈皮、炒青皮、炒枳壳、制香附、甘草化痰。

**医案187** 林某，女，26岁。商人，2018年9月2日初诊。

**主诉：**肢体红斑瘙痒3个月。

**现病史：**3个月来肢体散现红斑，上有银色皮屑，剧烈瘙痒，月经正常，舌质红，舌苔薄白，脉细数。

**中医诊断：**白疕（血热）。

**西医诊断：**银屑病。

**治法：**凉血清热，化瘀解毒，祛风止痒。

**处方：**犀角地黄汤加减。

水牛角30g，牡丹皮20g，丹参20g，生地黄20g，淡竹叶10g，麦冬10g，黄连10g，炒黄柏10g，炒黄芩10g，生石膏30g，大青叶10g，太子参20g，猪苓10g，甘草10g。配14剂，每剂两煎，每煎取药液200mL，早晚各服1煎。

**按语**：血热瘀毒，熏蒸营血，现于皮肤，而见红斑；血热生风，风胜则痒，故剧烈瘙痒；舌红，脉细数，均为血热之象。治以凉血清热，化瘀解毒，祛风止痒。方从犀角地黄汤意。犀角地黄汤清热解毒，凉血散瘀，原治热病热入血分之热伤血络、蓄血留瘀、热扰心营证；此案牛皮癣，虽不是温病，热入营血，但证现血热瘀毒，从异病同治论治之。以水牛角代替犀角清心、凉血、解毒；配生地黄凉血养阴清热；丹参、牡丹皮既能凉血，又能散瘀；余药清热解毒养阴，其中石膏用意有殊，疮疡久恋皮肤，肺主皮毛，石膏清热泻火、除烦止渴、收敛生肌，为清泻肺胃二经气分实热的要药，对于皮肤疮疡热证、实证有一定的疗效。

**医案 188** 蒋某，女，30 岁。职工，2019 年 1 月 29 日初诊。

**主诉**：两肘后及右小腿皮损、瘙痒半年。

**现病史**：半年来两肘后及右下肢三里穴前侧瘙痒，有小颗粒疹，皮燥有屑，月经后期，脉缓。

**中医诊断**：湿疮（湿重热轻）。

**西医诊断**：湿疹。

**治法**：化湿清热，凉血养血，祛风止痒。

**处方**：藿香正气散加减。

藿香梗 10g，大腹皮 20g，甘草 10g，桔梗 10g，陈皮 10g，白茯苓 10g，焦白术 10g，姜厚朴 10g，制半夏 10g，白芷 10g，当归 10g，牡丹皮 20g，赤芍 20g，生地黄 20g，紫苏叶 10g，鲜生姜 5g，大枣 15g。配 20 剂，每剂两煎，每煎取药液 200mL，早晚各服 1 煎。

**按语**：湿蕴生热，湿热缠绵，血热血燥，血虚生风，风热窜络，故皮燥疹痒。治以化湿清热，凉血养血，祛风止痒。湿重于热，故方用藿香正气散，加牡丹皮、赤芍、生地黄、当归凉血养血。本案病位在表、在营，病因为湿、为热。在表则解表，有湿则化湿，藿香正气散既可解表，又可化湿；在营则用营分之品，有热则用清热之物，燥痒为血热血燥，故以牡丹皮、赤芍、生地黄、当归清热凉血，养血润燥。

**医案 189** 孙某，女，30 岁。职工，2019 年 1 月 12 日初诊。

**主诉**：皮肤风团反复发作伴瘙痒 4 年。

**现病史**：产后起病，4 年来肢体皮肤斑片状风团，此起彼伏，瘙痒无度，时轻时重，服西药（药名不详）有小效。月经正常。畏寒。舌质偏红，舌有齿痕，舌苔薄白，脉虚。

**中医诊断：**瘾疹（气虚营卫不和）。

**西医诊断：**荨麻疹。

**治法：**补气扶正，调和营卫，祛风止痒。

**处方：**补中益气汤、桂枝汤、消风散加减。

黄芪 30g，党参 20g，焦白术 10g，陈皮 10g，当归 10g，炙甘草 10g，升麻 5g，柴胡 5g，桂枝 10g，炒白芍 10g，大枣 30g，鲜生姜 5g，羌活 10g，防风 10g，荆芥穗 10g，川芎 10g，姜厚朴 10g，藿香梗 10g。配 14 剂，每剂两煎，每煎取药液 200mL，早晚各服 1 煎。

**按语：**皮肤不红，病在气分，正气亏虚，营卫不和，风邪外犯。气虚则舌有齿痕；阳气虚而温煦无力故畏寒；气虚不能固摄营阴，营液于脉内泄于脉外，故皮肤现斑片状风团，风胜则痒，故瘙痒无比；脉虚，正气不足也。治以补中益气汤补气扶正，桂枝汤调和营卫，消风祛风止痒。

**医案 190** 王某，女，82 岁。退休，2018 年 11 月 19 日初诊。

**主诉：**皮肤干痒 1 个月。

**现病史：**皮肤干痒 1 个月，纳少，舌质淡，苔薄白，脉细。

**中医诊断：**风瘙痒（血虚）。

**西医诊断：**皮肤干燥症。

**治法：**补气养血，祛风止痒。

**处方：**归脾汤加减。

黄芪 30g，党参 30g，焦白术 10g，茯神 10g，当归 20g，远志 10g，酸枣仁 10g，木香 10g，龙眼肉 10g，大枣 50g，鲜生姜 5g，夜交藤 20g，川芎 10g，生地黄 10g，熟地黄 10g，赤芍 10g，白芍 10g，黑芝麻 10g。配 7 剂，每剂两煎，每煎取药液 200mL，早晚各服 1 煎。

2018 年 11 月 28 日二诊：服药后，皮肤瘙痒减轻，面色无华，舌质淡红，舌有裂纹，舌苔薄白，脉细。

气血不足，且有阴虚之征，故继以补气养血，祛风止痒，增以养阴润燥之品。

**处方：**黄芪 30g，党参 30g，焦白术 10g，茯神 10g，当归 20g，远志 10g，酸枣仁 10g，木香 10g，龙眼肉 10g，大枣 30g，鲜生姜 5g，夜交藤 20g，川芎 10g，生地黄 10g，熟地黄 10g，赤芍 10g，白芍 10g，黑芝麻 10g，麦冬 10g，

桑椹 10g。配 7 剂，煎服法同前。

**按语**：老人气血不足，肌肤失养，血虚生风，风起痒生。又老人肾亏精少，阴精不足。故以补气血，养阴精，润肌肤，则肤痒止。补气血选归脾汤，养阴精选生地黄、熟地黄、白芍、黑芝麻、麦冬、桑椹等。人老肺虚，肺气不足，宣散无力，不能将水津宣布于肌表，皮肤失润则干痒，故重用黄芪补肺气，肺气足则能宣散布津，肌表得润，干痒可止。

**医案 191**　张某，女，39 岁。职工，2018 年 9 月 3 日初诊。

**主诉**：皮肤风团奇痒 4 天。

**现病史**：全身皮肤云片状，此起彼伏，瘙痒难忍，已有 4 天，风吹之则缓。面色黄，口臭，大便时干时软黏，脚部湿气较重。月经正常。舌质暗红，舌体偏大，舌苔薄黄腻，脉滑。

**中医诊断**：瘾疹（风湿瘀热）。

**西医诊断**：荨麻疹。

**治法**：祛风胜湿，凉血化瘀，两调脾肺。

**处方**：消风散加减。

防风 10g，荆芥穗 10g，川芎 10g，羌活 10g，姜厚朴 10g，陈皮 10g，白茯苓 10g，藿香梗 10g，炒僵蚕 10g，蝉脱 10g，赤芍 20g，牡丹皮 20g，生地黄 20g，太子参 10g，炙甘草 10g，黄芪 20g。配 5 剂，每日 1 剂，每剂两煎，每煎取药液 200mL，早晚各服 1 煎。忌食鲫鱼。

**按语**：证系风湿夹瘀热，蕴于脾肺，脾主肌肉，肺主皮毛，故肌肤现云片状瘾疹，其色或白或红；风善行而数变，故瘾疹此起彼伏；运化失司，脾湿内生，湿性趋下，故脚趾湿气较重，大便排泄不爽；湿蕴生热，湿热上熏则口臭，舌苔薄黄腻；舌暗红，脉滑亦为湿蕴瘀热之征。治以消风散加减，加赤芍、牡丹皮、生地黄、太子参、炙甘草、黄芪祛风胜湿，凉血化瘀，两调脾肺。有书记载，用荆芥忌鲫鱼。

**医案 192**　张某，男，58 岁。工人，2019 年 4 月 17 日初诊。

**主诉**：两下肢瘙痒 5 年。

**现病史**：两下肢瘙痒 5 年，无皮疹、皮肤脱屑，秋冬多作，便溏，饮酒后大便泄泻，有脚湿气，冬季畏寒甚，舌质红，舌苔薄白腻，脉缓。

**中医诊断**：风瘙痒（脾运失司）。

**西医诊断**：皮肤瘙痒症。

**治法：**运化中州，化湿止痒。

**处方：**香砂六君子汤合藿香正气散加减。

制香附 10g，砂仁 10g（后下），姜半夏 10g，陈皮 10g，党参 10g，焦白术 10g，白茯苓 10g，炙甘草 5g，藿香梗 10g，大腹皮 20g，紫苏叶 10g，白芷10g，桔梗 5g，姜厚朴 10g，鲜生姜 6g，大枣 10g。配 15 剂，每日 1 剂，每剂两煎，每煎取药液 200mL，早晚各服 1 煎。

**按语：**脾运失司，湿邪内生，则便溏；湿性黏腻趋下，则下肢瘙痒，湿生脚气；湿盛伤阳，阳气不足，则入冬难御寒气，而畏寒；酒液生湿，困遏脾土，运化失调，故酒后泄泻；舌红微瘀之象，舌苔腻有湿。治以香砂六君子汤运化中州、藿香正气散化湿止痒。儿童皮肤湿疹，用藿香正气水调水外洗有效。

**医案 193** 陈某，女，34 岁。无业，2019 年 2 月 21 日初诊。

**主诉：**手足指趾痤疮色微红两个月。

**现病史：**手足指趾散布痤疮，有绿豆大小，微红微痒，冬季寒冷之时起病至今，气候温暖则消失，已有 9 年，复发两个月。畏寒怕冷，口干不欲饮，大便干，舌质嫩色暗红，舌体略胖，舌苔薄白，脉缓。

**中医诊断：**湿疮（寒湿阳虚）。

**西医诊断：**湿疹。

**治法：**芳香化湿，温阳通脉。

**处方：**藿香正气散合温经汤加减。

藿香梗 10g，大腹皮 20g，紫苏叶 10g，甘草 10g，桔梗 10g，陈皮 10g，白茯苓 10g，焦白术 10g，姜厚朴 10g，姜半夏 10g，白芷 10g，大枣 30g，鲜生姜 5g，当归 10g，炒白芍 10g，肉桂 10g，吴茱萸 5g，川芎 10g，牡丹皮10g，麦冬 10g，党参 10g。配 10 剂，每日 1 剂，每剂两煎，每煎取药液200mL，早晚各服 1 煎。

2019 年 3 月 15 日二诊：服药后，手足痤疮好转，舌质淡红，舌苔薄白，脉弦。

再从前意加疏肝祛风之品。

**处方：**藿香梗 10g，大腹皮 20g，紫苏叶 10g，甘草 10g，桔梗 10g，陈皮10g，白茯苓 10g，焦白术 10g，姜厚朴 10g，姜半夏 10g，白芷 10g，大枣 30g，鲜生姜 5g，当归 10g，炒白芍 10g，肉桂 10g，吴茱萸 5g，川芎 10g，牡丹皮

10g, 麦冬 10g, 党参 10g, 薄荷 10g（后下）。配 10 剂, 每日 1 剂, 每剂两煎, 每煎取药液 200mL, 早晚各服 1 煎。

**按语:** 湿疹, 湿热多见, 寒湿少有。此案, 为寒湿型湿疹。湿凝成疮, 循脾土见于四末; 阳虚有寒, 故畏寒怕冷; 脉缓有湿之象; 舌嫩暗红为湿盛血瘀阳虚。故以芳香化湿, 温阳通脉治之。方选藿香正气散合温经汤加减。药后, 手足痤疮好转。本案所用温经汤, 能温经散寒, 祛瘀养血。

**医案 194** 王某, 男, 65 岁。2019 年 4 月 26 日初诊。

**主诉:** 肢体湿疹奇痒 3 个月。

**现病史:** 肢体湿疹奇痒 3 个月, 以腰腹大腿为甚, 酗酒, 舌红苔腻。

**中医诊断:** 湿疮。

**西医诊断:** 湿疹。

**治法:** 凉血清热, 燥湿止痒。

**处方:** 自拟方。

生地黄 50g, 赤芍 50g, 牡丹皮 30g, 玄参 20g, 炒黄柏 20g, 炒黄芩 20g, 黄连 15g, 熟大黄 15g, 砂仁 10g, 白豆蔻 10g, 茯苓皮 20g, 泽泻 15g, 猪苓 10g, 炒苍术 10g, 薏苡仁 20g, 地肤子 15g, 白鲜皮 15g, 甘草 10g。每天 1 剂, 每剂三煎, 药渣搽洗皮肤。连续服用 15 天, 病瘳。

**按语:** 酒湿久蕴, 湿蕴血热, 脾失运化, 肺失宣散。治以凉血清热, 燥湿止痒。以生地黄、赤芍、牡丹皮、玄参凉血清热; 以炒黄柏、炒黄芩、黄连、熟大黄、砂仁、白豆蔻、茯苓皮、泽泻、猪苓、炒苍术、薏苡仁清热燥湿、化湿、利湿; 以地肤子、白鲜皮、甘草清热解毒, 利湿止痒; 方中砂仁、白豆蔻、苍术、猪苓还有化解酒湿之效。治疗半月, 内服外洗, 痒止病瘳。

**医案 195** 陈某, 男, 68 岁。退休, 2018 年 8 月 30 日初诊。

**主诉:** 左小腿红肿热痛发作 10 小时。

**现病史:** 左小腿曾红肿热痛, 在本门诊用中药治愈。昨日吃虾, 昨夜 10 点左右, 左小腿红肿热痛又作, 全身恶寒发热, 头昏, 舌质嫩红, 舌苔薄黄腻, 脉滑数。

**中医诊断:** 丹毒（瘀热湿毒）。

**西医诊断:** 下肢静脉曲张伴静脉发炎。

**治法:** 清热解毒, 凉血化瘀。

**处方:** 五味消毒饮加减。

金银花20g，连翘20g，紫花地丁50g，蒲公英50g，天花粉15g，黄连10g，炒黄芩10g，炒黄柏10g，大黄10g，生地黄50g，牡丹皮20g，赤芍30g，玄参20g。配8剂，每剂两煎，每煎取药液200mL，每6小时服200mL。1天后，每8小时服200mL。忌食发物。

2018年9月3日二诊：服药后，左下肢红肿热痛十去七八，纳差，乏力。此邪气退而正气虚，故从前意，清除余邪，扶助正气。

**处方：**金银花20g，连翘20g，紫花地丁50g，蒲公英50g，天花粉15g，黄连10g，炒黄芩10g，炒黄柏10g，大黄10g，生地黄50g，牡丹皮20g，赤芍30g，玄参20g，黄芪30g。配3剂，每剂两煎，每煎取药液200mL，每8小时服200mL。

**按语：**血瘀小腿，对虾发物，引发宿疾，血瘀加重，瘀而生热，瘀热郁灼，红肿热痛；瘀热波及营卫，全身恶寒发热，头昏；舌红、苔黄、脉滑数为瘀热湿热胶结之象。方用五味消毒饮清热解毒，凉血化瘀。急病，服药方法亦殊，此系红肿热痛为阳证，病急当每6小时服200mL。1天后，每8小时服200mL。即，治疗首日一昼夜服药4次，然后，一昼夜服药3次。忌食发物。服药后，左下肢红肿热痛十去七八，纳差，乏力，此邪气退而正气虚，故从前意，在清除余邪的基础上，扶助正气，方中加黄芪30g扶正。

**医案196** 王某，男，56岁。职工，2018年9月28日初诊。

**主诉：**鼻准生小疖肿3枚旬日。

**现病史：**旬日来鼻准部见小疖肿3枚。既往项背亦有小疖肿，经中药调治而愈。平素便溏易泄泻，小便色黄，足底时有水疱，冬季畏寒甚，舌质淡红，舌苔黄腻（吸烟），脉滑。

**中医诊断：**疖（脾虚湿热）。

**西医诊断：**毛囊炎。

**治法：**健脾运中，清热燥湿，解毒消疖。

**处方：**参苓白术散合黄连解毒汤加减。

党参10g，白茯苓10g，焦白术10g，炒扁豆10g，山药10g，甘草10g，莲子肉10g，砂仁10g（后下），薏苡仁20g，桔梗10g，陈皮10g，大枣15g，黄连10g，炒黄芩10g，炒黄柏10g，金银花20g，连翘15g，大腹皮20g，白芷10g。配10剂，每剂两煎，每煎取药液200mL，早晚各服1煎。

**按语：**脾主运化，运化水谷精微，运化水湿。运化失司，水湿内生，则便溏易泄泻；湿性下趋，则足底时起水疱。湿盛伤阳，阳气不足，温煦力弱，故冬季畏寒甚；湿邪蕴久生热，湿热胶着，上蒸鼻准，鼻准热壅，热壅血瘀，血瘀肉腐，而生疖肿；小便色黄，苔黄腻，脉滑皆为湿热之征。以参苓白术散健脾运中，以黄连解毒汤清热燥湿、解毒消疖。

**医案 197** 王某，女，76 岁。退休，2018 年 9 月 18 日初诊。

**主诉：**右下肢局部红肿热痛 1 个月。

**现病史：**右下肢局部红肿热痛，在社区已用西药，口服抗生素（药名不详）。现仍然红肿热痛，舌质略紫，舌苔薄白，脉滑。

**中医诊断：**丹毒（湿热）。

**西医诊断：**下肢静脉曲张伴发炎。

**治法：**清热凉血，化瘀解毒，消肿扶正。

**处方：**仙方活命饮加减。

金银花 20g，白芷 10g，当归 10g，土贝母 10g，天花粉 20g，生地黄 30g，赤芍 30g，牡丹皮 20g，连翘 20g，蒲公英 30g，紫花地丁 30g，玄参 20g，黄连 10g，炒黄柏 10g，炒黄芩 10g，甘草 10g，黄芪 30g。配 7 剂，每剂两煎，每煎取药液 200mL，每 8 小时服 200mL。忌食发物。

2018 年 9 月 25 日二诊：复诊，服药后，局部红肿热痛明显好转。

**处方：**金银花 20g，白芷 10g，当归 10g，土贝母 10g，天花粉 20g，生地黄 30g，赤芍 30g，牡丹皮 20g，连翘 20g，蒲公英 30g，紫花地丁 30g，玄参 20g，黄连 10g，炒黄柏 10g，炒黄芩 10g，甘草 10g，黄芪 30g。配 5 剂，煎服法同前。

**按语：**血瘀经脉，瘀久生热，热壅肉腐，故局部红肿热痛；舌紫、脉滑为瘀热之象。治以清热凉血，化瘀解毒，消肿扶正。方用仙方活命饮加减。仙方活命饮功能清热解毒，消肿溃坚，活血止痛。主治痈疡肿毒初起，热毒壅聚，气滞血瘀，红肿焮痛。患者年已古稀，老弱体虚，故祛邪时注意扶正补气。补气不选人参、党参，而选黄芪，黄芪不仅补气扶正，且能托疮生肌，一举两得。

**医案 198** 吴某，男，63 岁。退休，2019 年 4 月 22 日初诊。

**主诉：**带状疱疹后，患处疼痛 6 个月。

**现病史：**2018 年 9 月患腹腰部带状疱疹，疮面愈合后，至今患部疼痛不已，口苦，大便黏，舌质红，舌有裂纹，舌苔薄白腻，脉弦。

**中医诊断**：蛇串疮（阴虚毒恋）。

**西医诊断**：带状疱疹。

**治法**：养阴理气止疼，清热燥湿解毒。

**处方**：一贯煎合龙胆泻肝汤加减。

生地黄 10g，南沙参 10g，北沙参 10g，枸杞子 10g，麦冬 10g，当归 10g，川楝子 10g，龙胆草 10g，栀子 10g，炒黄芩 10g，柴胡 10g，车前子 10g（包煎），泽泻 10g，甘草 10g。每天 1 剂，配 10 剂，每剂两煎，每煎取药液 200mL，早晚各服 1 煎。

2019 年 5 月 6 日二诊：腰腹仍疼，舌红，舌裂纹已少，脉缓。

阴虚气不足，以养阴补气，濡润脉络。

**处方**：生地黄 10g，南沙参 10g，北沙参 10g，枸杞子 10g，麦冬 10g，当归 10g，黄芪 30g，党参 20g，丹参 20g，炒白术 10g，升麻 10g，柴胡 10g，炙甘草 10g。每天 1 剂，配 10 剂，每剂两煎，每煎取药液 200mL，早晚各服 1 煎。

**按语**：阴虚气滞湿凝，不通则痛。余邪留恋，湿毒缠绵，正气不足，故邪无力，故疼痛日久。治以养阴理气止疼，清热燥湿解毒。方取一贯煎合龙胆泻肝汤加减。复诊时，腰腹仍疼，舌红，裂纹已少，脉缓。此阴虚气不足，调以养阴补气，濡润脉络。以一贯煎去川楝子合补中益气汤加减收功。带状疱疹后遗症主要是疼痛，老年患者更是疼痛难忍，一般是正气不足，且气阴两虚为主，故以养阴补气善后。

## 二十四、皮下囊肿

**医案 199** 姜某，女，37 岁。职工，2018 年 10 月 27 日初诊。

**主诉**：后背脊旁皮下囊肿 1 枚半年。

**现病史**：后背位于胸椎右侧皮下囊肿，似鸽卵大小 1 枚，不疼，按之软而不坚，推之不移，形体偏瘦，面赤，舌质略紫，舌苔薄白腻，脉沉滑。

**中医诊断**：痰核（痰凝气郁）。

**西医诊断**：皮下囊肿。

**治法**：化痰破气，散结消肿。

**处方**：自拟方。

皂角刺 10g，姜半夏 10g，土贝母 10g，金银花 15g，防风 10g，白芷 10g，天花粉 10g，炒枳壳 10g，炒青皮 10g，陈皮 10g，炒苍术 10g，姜厚朴 10g，炮山甲粉 3g（冲服），三棱 10g，莪术 10g，玄参 10g，赤芍 30g，牡丹皮 20g。配 14 剂，每剂两煎，每煎取药液 200mL，早晚各服 1 煎。

2018 年 11 月 11 日二诊：服药后，后背皮下囊肿消失，舌质暗红，舌苔薄白。

**处方**：皂角刺 10g，姜半夏 10g，土贝母 10g，金银花 15g，防风 10g，白芷 10g，天花粉 10g，炒枳壳 10g，炒青皮 10g，陈皮 10g，炒苍术 10g，姜厚朴 10g，炮山甲粉 3g（冲服），三棱 10g，莪术 10g，玄参 10g，赤芍 30g，牡丹皮 20g。配 14 剂，煎服法同前。

2019 年 9 月 10 日三诊：时过 1 年，近日皮下囊肿又现，要求继服中药治之。

**处方**：金银花 20g，防风 10g，白芷 10g，当归 10g，炒青皮 10g，陈皮 10g，土贝母 10g，天花粉 10g，炮山甲粉 5g（冲服），制乳香 10g，制没药 10g，皂角刺 10g，炒枳壳 10g，玄参 20g，赤芍 30g，海浮石 20g，甘草 5g，每天 1 剂，每剂两煎，每煎取药液 200mL，早晚各服 1 煎，连服半月，囊肿缩小过半，继服半月，囊肿消失。

**按语**：瘦人多火，火性炎上，故面赤；火热灼津成痰，痰凝气郁，结于背部督脉之侧，聚为痰核，是为囊肿；舌暗、苔腻、脉滑均为痰凝之征。治以化痰破气，散结消肿。服药旬余，后背皮下囊肿消失。1 年后，囊肿又现，再以此方加减，治半月，囊肿缩小过半，继治半月，囊肿消失。方中皂角刺有消肿托毒排脓的功效，凡痈疽肿毒，未成能消，已成能溃；穿山甲善于走窜，性专行散，能活血散瘀，通行经络；三棱、莪术破血祛瘀，消积止痛；枳壳、青皮破气化痰；白芷治疮疡，初起能消散，溃后能排脓；余药化痰化瘀以消囊肿。

## 二十五、脱发

**医案 200** 黄某，女，26 岁。工人，2018 年 9 月 8 日初诊。

**主诉**：脱发半年。

**现病史**：半年来脱发日渐加重，少寐，大便时干结时软黏，口臭，小便黄，舌质偏红，舌尖尤红，舌苔薄白，脉弦。

**中医诊断**：脱发（血虚湿热）。

**西医诊断：**脱发。

**治法：**补气养血生发，清热燥湿升清。

**处方：**归脾汤合龙胆泻肝汤加减。

黄芪50g，党参30g，焦白术10g，当归10g，茯神10g，远志10g，酸枣仁10g，木香10g，龙眼肉10g，鲜生姜10g，大枣10g，龙胆草10g，栀子10g，炒黄芩10g，生地黄10g，车前子10g（包煎），薏苡仁20g，黄连10g，炒黄柏10g，熟大黄10g，甘草10g，柴胡5g。配14剂，每剂两煎，每煎取药液200mL，早晚各服1煎。

**按语：**证系血虚，湿热内蕴，脾为气血生化之源，发为血之余。少寐，暗耗气血，血虚阴少，故舌红，血不生发，则掉发、白发；大便黏腻，此乃湿热；湿热内蕴，蒙蔽清阳，头发失清阳之养，则脱发、白发；肝血亏少，肝失疏泄，而脉弦。治以归脾汤，补气养血生发；龙胆泻肝汤清热燥湿。湿热去，清阳升，邪去正安发生。

**医案201** 韩某，女，52岁。工人，2019年5月30日初诊。

**主诉：**脱发半年。

**现病史：**片状脱发半年，头痒，时而失眠，月经已乱，大便日行3~4次，便质软，腰时酸，舌质红，舌苔薄白，舌有齿痕，脉细尺弱。恙起后情绪异常。

**中医诊断：**油风（肝郁肾亏，心脾两虚）。

**西医诊断：**斑秃。

**治法：**疏肝为先，养心次之，继以补肾健脾，佐以养血祛风。

**处方：**逍遥散加减。

柴胡10g，薄荷10g（后下），当归10g，炒白芍10g，焦白术10g，白茯苓10g，炙甘草5g，牡丹皮10g，栀子10g，鲜生姜3g，黄芪10g，党参10g，茯神10g，远志10g，酸枣仁10g，木香5g，龙眼肉10g，大枣30g，荆芥穗10g，防风10g。配20剂，每天1剂，每剂两煎，每煎取药液200mL，早晚各服200mL。

**配服：**还少胶囊，1次5粒，1天3次口服，连服20天。归脾丸，1次8粒，1天3次口服，连服20天。杞菊地黄丸，1次8粒，1天3次口服，连服20天。肉老鼠置瓦上焙干，碾为末吞服，1次5g，1日2次。

**按语：**情绪异常，忧思郁怒，郁怒伤肝肾，忧思伤心脾。肝肾心脾受伤，精血不足，血少血不生发则脱发，血虚生风则头痒；脾虚失健则大便次频质软；血虚血不养心则不寐；肾虚则腰酸；舌红为阴虚血少之象，脉细尺弱乃血虚肾亏之征。治病必求其本，此证本于忧思郁怒，故以疏肝为先，养心次之，继以补肾健脾，佐以养血祛风。方用逍遥散加减。治肝以逍遥散，健脾养心取归脾丸，补益肝肾选杞菊地黄丸、还少胶囊。肉老鼠，乃是初生无毛之老鼠，肉老鼠治斑秃是经验方。

## 二十六、口苦

**医案 202** 徐某，女，41 岁。职工，2019 年 2 月 15 日初诊。

**主诉**：晨起口苦半年。

**现病史**：半年来晨起口苦，情绪不佳，小便淡黄，胆怯，右胁胀而不痛。多梦，舌质暗红，舌苔薄腻，脉滑。

**中医诊断**：口苦（肝胆郁热）。

**西医诊断**：胆囊炎。

**治法**：疏肝利胆，清心降火。

**处方**：柴胡疏肝散加减。

柴胡 10g，炒枳壳 10g，炒白芍 10g，炙甘草 10g，制香附 10g，川芎 10g，陈皮 10g，炒青皮 10g，郁金 10g，金钱草 30g，黄连 10g，麦冬 10g，丹参 10g。配 10 剂，每剂两煎，每煎取药液 200mL，早晚各服 1 煎。

**按语**：心绪不佳，肝胆郁滞，疏泄失司。肝胆属木，木郁生热。心属火，木生火。肝心为母子之脏。母脏火热，炎及子脏。心火乱神，则多梦；心火上窜，则晨起口苦；肝胆郁滞，疏泄失司，则右胁作胀。以柴胡疏肝散加味黄连、麦冬、郁金、丹参疏肝利胆，清心降火。火降则口不苦。

**医案 203** 赵某，女，51 岁。退休，2019 年 2 月 25 日初诊。

**主诉**：口苦半年。

**现病史**：每天口苦，已有半年，夜寐不实，便溏，晨起臂酸，舌质暗红，舌苔薄黄腻，脉滑。

**中医诊断**：口苦（痰热郁于肝胆）。

**西医诊断**：代谢紊乱。

**治法**：清热化痰，疏肝利胆。

**处方**：黄连温胆汤合柴胡疏肝散加减。

黄连 10g，姜半夏 10g，陈皮 10g，炒青皮 10g，炒枳壳 10g，郁金 15g，姜竹茹 20g，炙甘草 10g，姜厚朴 10g，柴胡 10g，炒白芍 10g，赤芍 10g，川芎 10g，制香附 10g，金钱草 30g，海金沙 20g（包煎）。配 10 剂，每剂两煎，每煎取药液 200mL，早晚各服 1 煎。

**按语：** 痰热内扰，肝胆郁滞。痰热上炎则口苦；痰热扰心，心神不安，则寐差；痰热郁于臂络，故晨起手臂酸；苔薄黄腻，痰热之象；舌质暗红，瘀血阻络之征。治以清热化痰，疏肝利胆。方选黄连温胆汤合柴胡疏肝散加减。余善用金钱草、海金沙相伍清肝胆之火。

**医案 204** 蔡某，女，51 岁。职工，2019 年 3 月 26 日初诊。

**主诉：** 晨起口苦 20 天。

**现病史：** 晨起口苦 20 天，胸脘右胁不适，按之可轻，便溏。坐木凳易受凉，口水多，舌质略紫，舌有裂纹，舌体偏大，舌苔薄黄腻，脉滑。

**中医诊断：** 口苦（虚实夹杂）。

**西医诊断：** 胃炎。

**治法：** 健脾和胃，理气化痰。

**处方：** 香砂六君子丸。

香砂六君子丸，1 次 12 粒，1 天 3 次口服，连服 15 天。

**按语：** 脾胃气虚，痰热内蕴，上蒸口舌，故口苦、苔薄黄腻；脉滑、舌体大、舌质略紫，痰热内蕴也；脾胃气虚，土壅木郁，则脘胁不适喜按、便溏。此证，虚为本，热为标，治其本则标除。香砂六君子丸，主治脾胃气虚，寒湿滞于中焦。湿不蕴则热不生，热不生则口苦去。

## 二十七、口咸

**医案 205** 胡某，男，46 岁。职工，2018 年 9 月 19 日初诊。

**主诉：** 口中咸味两个月。

**现病史：** 两个月来口中咸味，平素腰酸，大便日数行，近来夜尿两次，午后尿频，易躁易怒，舌质红，舌苔薄白，苔中有纵纹，尺脉弱，关脉滑。

**中医诊断：** 口咸（肾亏、肝郁、脾弱）。

**西医诊断：** 味觉异常。

**治法：** 补肾扶土，疏肝散热。

**处方：** 自拟方。

山药 20g，海参 15g，核桃仁 15g，黑芝麻 10g，莲子肉 20g。服法：以上为 1 天量，调制为羹，连服 15 天。

配服：还少胶囊，1次5粒，1天3次口服，连服15天。香砂六君子丸，1次12粒，1天3次口服，连服15天。逍遥丸，1次8粒，1天3次口服，连服15天。

2018年10月11日二诊：服上药半月，口咸消失，腰酸好转，再从前意巩固治疗1个月，处方如前。

**按语**：咸，属肾，属水。肾虚腰酸尿频；肾亏水味泛上而现口中咸味；水不涵木则火旺灼耗肾水，土弱无力克水，肾气虚弱，水邪上泛，咸味更剧；脾虚运化失司，则大便日数行；脉尺弱系肾亏，关脉滑为肝脾失调。补肾则水气不泛，方用山药20g，海参15g，核桃仁15g，黑芝麻10g，莲子肉20g调制为羹以滋肾补肾。配服还少胶囊增补肾之力，香砂六君子丸健脾胃强中土，逍遥丸疏肝泄热。五行相生相克正常，五脏五味各安其所。

**医案206** 葛某，男，81岁。工人，2003年5月24日初诊。

**主诉**：口咸半年余。

**现病史**：半年来口中咸味不断。腰酸，大便偏干，舌质偏红，舌苔薄微黄，脉细。

**中医诊断**：口咸。

**西医诊断**：味觉异常。

**治法**：健脾克水，补肺生水。

**处方**：参苓白术散加减。

太子参10g，白茯苓10g，焦白术10g，炒扁豆10g，陈皮10g，山药10g，砂仁5g（后下），炒薏苡仁20g，桔梗10g，百合20g，玄参10g，大枣30g。配5剂，每天1剂，每剂两煎，每煎取药液200mL，早晚各服1煎。服上药5剂，口咸十去七八，继守前方5剂善后。

**按语**：耄耋之年，肾气不足，肾水亏损，咸水上泛，则口咸；平素腰酸，大便偏干，舌质偏红，苔薄微黄脉细，皆肾水不足之症。金生水，土克水。故从五行生克治之，土克水取参苓白术散，金生水遣百合。土克水，水气和。金生水，水源足。不去补水，生克水来，肾水滋润，咸味不泛。

## 二十八、口酸

**医案207** 夏某，女，44岁。工人，2003年12月17日初诊。

**主诉**：口中酸味旬日。

**现病史：** 口中酸味旬日，两胁作胀，心中懊恼，舌质淡红，舌有齿痕，舌苔薄微黄，脉滑数。

**中医诊断：** 口酸。

**西医诊断：** 味觉异常。

**治法：** 散解郁热。

**处方：** 栀子豉汤加减。

栀子10g，淡豆豉10g，柴胡10g，炒枳壳10g，炒白芍10g，炙甘草5g，制香附10g，川芎10g，陈皮10g。配4剂，每天1剂，每剂两煎，每煎取药液200mL，早晚各服1煎。前后连续服药8剂，口中酸味消失。

**按语：** 此系郁热内扰，肝失疏泄。肝郁则肝不条达，郁热内生，邪热逼酸上泛，溢于口腔，故口酸；邪热郁于心，则心中懊恼。经曰：实则泻其子。故以栀子豉汤散郁透热泻其子，则邪热去而子脏平，疏泄畅而母脏安，故口酸释。酸虽属肝，但口酸未必是肝本脏所致，此案抓心中懊恼之核心，即知口酸是郁热在心，子盗母气使然。故以栀子豉汤为主，配柴胡疏肝散加减，投之辄效。

## 二十九、口干

**医案208** 唐某，女，64岁。无业，2018年10月15日初诊。

**主诉：** 口干间歇发作1年余。

**现病史：** 口干1年，受凉后作，寐时发作，醒后不干，少寐，舌质暗红略紫，舌苔薄白，脉虚。

**中医诊断：** 口干（气虚血瘀）。

**西医诊断：** 唾液腺功能异常。

**治法：** 补气活血布津。

**处方：** 补中益气汤加减。

黄芪30g，党参30g，焦白术10g，陈皮10g，升麻5g，柴胡10g，当归10g，炙甘草10g，丹参20g，生地黄30g，牡丹皮20g，葛根10g，石斛10g，天花粉10g，黄连5g，肉桂5g。配15剂，每剂两煎，每煎取药液200mL，早晚各服1煎。

2018年10月29二诊：仍然口干，寐时则作，醒后症失，食油腻食物后病剧，大便黏腻，舌质暗红，舌苔薄白，脉沉滑。

此气虚血瘀，又湿困中焦。故以补气活血生津，运脾化湿升清。

**处方**：黄芪 30g，党参 30g，焦白术 10g，陈皮 10g，升麻 5g，柴胡 10g，当归 10g，炙甘草 10g，丹参 20g，生地黄 30g，牡丹皮 20g，天花粉 10g，黄连 5g，肉桂 5g，炒苍术 10g，姜厚朴 10g，炒枳壳 10g，秦艽 10g，继配 15 剂，煎服法同前。

**按语**：此案，首诊辨为气虚血瘀。气虚气化不利，气不布津。寐时正气内敛，津难上济故口干；醒时正气外达上升而布津，故口干不作；气有推动作用，气虚推动无力，气不行血则血瘀，血瘀水液运行不畅口干加剧；舌质暗红略紫系血瘀舌象。以补中益气汤加味补气活血布津，药后仍然口干。复诊发现，食油腻食物后口干病剧，大便黏腻。此气虚血瘀，湿困中焦。故以补气活血生津，同时运脾化湿升清，方中加炒苍术 10g，姜厚朴 10g，炒枳壳 10g，秦艽 10g，继配 15 剂，煎服法同前。湿化津散口不干。

**医案 209** 陈某，女，48 岁。2016 年 9 月 6 日初诊。

**主诉**：口干两个月。

**现病史**：夜寐口干，目涩，舌质暗红，舌苔薄白，脉弦。

**中医诊断**：口干（阴阳失衡）。

**西医诊断**：唾液腺功能异常。

**治法**：平衡阴阳，活血生津。

**处方**：二仙汤加减。

淫羊藿 20g，仙茅 10g，巴戟天 10g，知母 10g，炒黄柏 10g，当归 10g，酸枣仁 10g，丹参 10g，生地黄 10g，熟地黄 10g，石斛 10g，麦冬 10g，南沙参 10g，北沙参 10g，炙甘草 10g，浮小麦 60g，大枣 30g。配 10 剂，每剂两煎，每煎取药液 200mL，早晚各服 1 煎。

2017 年 1 月 23 日二诊：月经今日来潮，夜眠好转，口干亦轻，目痒，舌质暗红，舌苔薄白，脉细。

**处方**：淫羊藿 20g，仙茅 10g，巴戟天 10g，知母 10g，炒黄柏 10g，当归 10g，酸枣仁 10g，丹参 10g，生地黄 10g，熟地黄 10g，石斛 10g，麦冬 10g，南沙参 10g，北沙参 10g，炙甘草 10g，浮小麦 60g，大枣 30g，枸杞子 10g。配 10 剂，煎服法同上。

**配服**：八珍胶囊，1 次 3 粒，1 天 2 次口服，服 10 天。

2017 年 2 月 7 日三诊：药后病轻，腰酸，舌质暗红，舌苔薄白，脉细。

**处方**：淫羊藿20g，仙茅10g，巴戟天10g，知母10g，炒黄柏10g，当归10g，酸枣仁10g，丹参10g，生地黄10g，熟地黄10g，石斛10g，麦冬10g，南沙参10g，北沙参10g，炙甘草10g，浮小麦60g，大枣30g，枸杞子10g，红花10g，续断10g，盐杜仲10g。配10剂，煎服法同上。

**配服**：八珍胶囊，1次3粒，1天2次口服，服10天。

2017年3月6日四诊：目前睡眠较安，口干减轻，腰酸好转，舌质暗红，舌苔薄白，脉细。效不更方，上方守治半月。

**按语**：此系阴阳失衡，阴虚血瘀，阴津不足。治以平衡阴阳，活血生津。方用二仙汤加减。阴气不足，不能自润则口干；阳气不足，气不能布津亦口干；血瘀，血失其滋润功能，则口干。故以知母、炒黄柏清热生津；以淫羊藿、仙茅、巴戟天温阳益气布津；以当归活血养血润燥；余药养阴生津，活血润燥。

**医案210** 刘某，女，30岁。会计，2019年5月7日初诊。

**主诉**：晨起咽喉干燥1个月。

**现病史**：晨起咽喉干燥1个月，口渴引饮，多梦，经前乳胀，腰酸，舌质略紫，舌苔薄白，脉细。

**中医诊断**：口干。

**西医诊断**：代谢紊乱。

**治法**：滋阴降火，活血生津。

**处方**：知柏地黄汤加减。

知母10g，炒黄柏10g，生地黄10g，山茱萸10g，泽泻10g，牡丹皮10g，山药10g，白茯苓10g，焦山楂10g，石斛20g，麦冬10g，天花粉10g。配15剂，每剂两煎，每煎取药液200mL，早晚各服1煎。

**按语**：咽为诸阴之会，肾虚阴气不足，虚火上炎，咽喉少润，则咽喉干燥；舌质略紫，血瘀也；起床之前，夜静人安，血行缓慢，血瘀为剧，血瘀血不载气，气不布津，故晨起咽喉干燥。治以滋阴降火，活血生津。故以知柏地黄汤加焦山楂、石斛、麦冬、天花粉。

**医案211** 李某，男，83岁。退休，2019年5月13日初诊。

**主诉**：口干口苦1个月。

**现病史**：口干不欲饮且口苦，夜半症现，晨起病剧，眦垢、涕黏滞，白天肌肤热似火窜，小便色黄，大便时秘，舌质略紫，舌苔白厚腻，脉滑。

**中医诊断:** 口干。

**西医诊断:** 代谢紊乱。

**治法:** 滋阴降火,化痰清热。

**处方:** 知柏地黄汤合黄连温胆汤加减。

知母10g、炒黄柏10g、生地黄10g、山茱萸10g、山药10g、泽泻10g、白茯苓10g、牡丹皮10g、制半夏10g、陈皮10g、郁金10g、姜竹茹20g、黄连10g、炒枳壳10g、甘草5g、石斛10g、麦冬10g。配7剂,每剂两煎,每煎取药液200mL,早晚各服1煎。

2019年5月20日二诊:服上药后,口已不苦,口干减轻,痰多易嗽,晨起两胁不适,舌质略紫,舌苔黄腻,脉滑。

火旺已下降,阴虚亦好转,痰热渐化解。又肝胆郁热,而清晨肝胆之气升发,郁则升发受阻,故晨起两胁不适。

**处方:** 知母10g、炒黄柏10g、生地黄10g、山茱萸10g、山药10g、泽泻10g、白茯苓10g、牡丹皮10g、制半夏10g、陈皮10g、郁金10g、姜竹茹20g、黄连10g、炒枳壳10g、甘草5g、石斛20g、麦冬20g、金钱草30g、炒黄芩15g。配7剂,每剂两煎,每煎取药液200mL,早晚各服1煎。

**按语:** 此系阴虚火旺,湿热生痰,痰热内蕴。脉滑、苔腻,痰热之征;痰热上重,则口苦、口干、眦垢、涕多;口干不欲饮,乃痰热蒙阻气机,气不布津之象;痰火欲外发,故肌肤有火窜之感;湿热下注,则小便黄、大便秘。复诊,服上药后,口已不苦,口干减轻,痰多易嗽,晨起两胁不适,舌质略紫,舌苔黄腻,脉滑。火旺已下降,阴虚亦好转,痰热渐化解。又肝胆郁热,而清晨肝胆之气升发,郁则升发受阻,故晨起两胁不适。从前方加金钱草、炒黄芩,石斛、麦冬增量为治。

## 三十、口糜

**医案212** 徐某,女,40岁。职工,2019年6月20日初诊。

**主诉:** 口糜间歇发作10年。

**现病史:** 产后起病,10年来口腔、舌体黏膜溃疡间歇发作,月经来潮前症状尤甚,便溏,舌质淡,舌有齿痕,舌苔白滑,脉细。

**中医诊断:** 口糜(脾虚生风)。

**西医诊断:** 口腔溃疡。

**治法**：运脾化湿，升清祛风，生肌敛疮。

**处方**：补中益气汤加减。

黄芪20g，党参10g，焦白术10g，陈皮10g，当归10g，炙甘草10g，升麻5g，柴胡10g，荆芥穗10g，防风10g，藿香10g，炒青皮10g，炒枳壳10g。配7剂，每天1剂，每剂两煎，每煎取药液200mL，早晚各服1煎。

2019年7月4日二诊：服药7剂，口糜口疮都已收敛，舌质淡红，舌苔薄白，脉细。

脾经风湿见化，脾阳为湿所伤，脾阳不振，脾湿继生，脾风又起，口疮反复，故从前方加制附子以温脾阳治之。

**处方**：黄芪20g，党参10g，焦白术10g，陈皮10g，当归10g，炙甘草10g，升麻5g，柴胡10g，荆芥穗10g，防风10g，藿香10g，炒青皮10g，炒枳壳10g，制附子5g，鲜生姜5g。配7剂，每天1剂，每剂两煎，每煎取药液200mL，早晚各服1煎。

**按语**：脾虚运化失司，则便溏；脾开窍于口，脾虚则口糜舌溃；苔白滑为湿痰凝滞久也，舌淡、齿痕为脾气虚象。当运脾化湿，升清祛风，生肌敛疮。方以补中益气汤加减。服药7剂，口糜口疮都已收敛。脾经风湿见化，脾阳为湿所伤，脾阳不振，脾湿继生，脾风又起，有口疮反复之虞，故二诊时，从前方加制附子以温养脾阳治之。

## 三十一、目痛

**医案213** 王某，女，65岁。无业，2018年10月19日初诊。

**主诉**：目痛半月。

**现病史**：目痛半月，迎风流泪，不寐，口苦，舌质红，舌苔薄白，脉滑。

**中医诊断**：目痛（水亏木旺）；不寐（心血不阻）。

**西医诊断**：眼压高；失眠。

**治法**：滋水涵木，平抑肝阳，祛风通络，养心安神。

**处方**：天麻钩藤饮加减。

天麻10g，钩藤10g，石决明20g（先煎），炒黄芩10g，栀子10g，怀牛膝10g，盐杜仲10g，益母草20g，桑寄生10g，夜交藤20g，茯神10g，酸枣仁10g，丹参15g，川芎15g，炒白芍10g，炙甘草5g。配7剂，每剂两煎，每煎取药液200mL，早晚各服1煎。

按语：此水亏木旺也。花甲以后，肾水已亏，水不涵木，肝开窍于目，肝阴不足，肝阳亢盛，则目胀或目痛；阳气不足，因虚致滞，泪道不畅，气不摄液，津液外泄，故流泪；心阴不足，心血不养心神，故失眠；肝阴不足，肝阳偏旺则脉滑；舌红为阴虚有热。方用天麻钩藤饮加减以滋水涵木，平抑肝阳，祛风通络，养心安神。则目痛轻，睡眠安。

**医案 214** 徐某，男，43 岁。职工，2019 年 4 月 28 日初诊。

**主诉：**目眶痛、睁眼难两年。

**现病史：**目眶酸痛，睁眼困难，两年来渐渐加重，不能上视、平视，下视尚可。羞明畏光，按之则轻，大便细软、排泄不爽，多梦，舌质红略紫，舌有裂纹，舌苔薄微黄，脉滑。

**中医诊断：**目痛（肝阳上亢，脾湿困遏）。

**西医诊断：**目痛（原因待查）。

**治法：**平肝潜阳，清热燥湿，疏肝运脾。

**处方：**天麻钩藤饮合龙胆泻肝汤加减。

天麻 10g，钩藤 10g，石决明 20g（先煎），炒黄芩 10g，栀子 10g，怀牛膝 10g，益母草 10g，黄连 10g，炒黄柏 10g，熟大黄 10g，郁金 10g，龙胆草 10g，生地黄 10g，车前子 10g（包煎），泽泻 10g，佩兰 10g，大腹皮 20g，炒苍术 10g，当归 10g，甘草 10g，黄芪 10g。配 15 剂，每日 1 剂，每剂两煎，每煎取药液 200mL，早晚各服 1 煎。

**按语：**肝阳上犯，湿热上蒸，清阳被蒙，脾湿内生。瞳子属肾，黑眼属肝，白眼属肺，目眦属心，眼睑属脾。脾湿内生，运化失司，则大便细软而排泄不爽，湿热蒙遏脾气，脾之所属眼睑为湿热所困，则眼睑目眶酸痛；肝开窍于目，肝阳亢旺，扰及肝窍，则目胀目痛、羞明畏光；肝失疏泄，情志失调则多梦。治以平肝潜阳，清热燥湿，疏肝运脾，方用天麻钩藤饮合龙胆泻肝汤加减。冀脾湿化，肝阳潜，湿热祛，目痛止。

## 三十二、牙痛

**医案 215** 袁某，女，53 岁。工人，2019 年 2 月 22 日初诊。

**主诉：**左下牙痛 1 个月。

**现病史：**左下牙痛 1 个月，按之痛轻，舌质暗红，舌苔薄白，脉细尺脉弱。

**中医诊断**：牙痛（虚火上炎）。

**西医诊断**：牙龈炎。

**治法**：补肾水，清胃火。

**处方**：玉女煎加减。

熟地黄10g，生石膏20g，知母10g，怀牛膝10g，麦冬10g。配3剂，每剂两煎，每煎取药液200mL，早晚各服1煎。

**按语**：齿属肾，龈属胃，肾虚胃火上炎，故齿龈疼痛，虚则喜按。治以补肾水，清胃火，方用玉女煎加减。

## 三十三、夜间身热

**医案216** 茅某，男，58岁。工人，2003年10月15日初诊。

**主诉**：夜间身热4年。

**现病史**：夜间身有热感，测体温不高，脉搏快，已4年，白天无此反应，舌质暗红，舌苔薄黄，脉滑。

**中医诊断**：少阳病。

**西医诊断**：自主神经功能紊乱。

**治法**：活血化瘀，化痰清热。

**处方**：血府逐瘀汤合黄连温胆汤加减。

红花10g，桃仁10g，川芎10g，当归10g，柴胡10g，炒枳壳10g，炒白芍10g，黄连5g，法半夏10g，茯神10g，胆南星10g，姜竹茹10g，生地黄10g，百合20g。配5剂，每剂两煎，每煎取药液200mL，早晚各服1煎。

2003年11月3日二诊：服上药，病情未缓解。夜间寐时有热感或心跳加快，心悸，舌质暗红，苔薄微黄，脉滑。

试从小柴胡汤和解之。

**处方**：柴胡10g，炒黄芩10g，制半夏10g，太子参10g，炙甘草6g，鲜生姜10g，大枣30g。配5剂。上药每日1包，每包药放水3碗，浸泡半小时，浓煎至药液1碗，药渣再放水2碗，浓煎至药液1碗，去渣后将2碗药汁合并浓缩为1碗，分3次温服。

药后寐可，不发热，不心悸，阴阳平衡，气血和顺。数年疾苦，服药5剂，病瘳。

**按语**：首诊见舌质暗红，脉滑，故从血瘀痰热论，以活血化瘀，化痰清热治之，方用血府逐瘀汤合黄连温胆汤加减，用之无效。复诊，夜间睡眠定时有热感或心跳加快，心悸，舌质暗红，苔薄微黄，脉滑。因其夜间身有热感，发作有时，故试从小柴胡汤和解之。煎服法亦效仲景法。即，小柴胡汤每日 1 包，每包药放水 3 碗，浸泡半小时，浓煎至药液 1 碗，药渣再放水 2 碗，浓煎至药液 1 碗，去渣后将 2 碗药汁合并浓缩为 1 碗，分 3 次温服。药后效果佳。

## 三十四、月经病

**医案 217** 薛某，女，35 岁。职工，2018 年 9 月 5 日初诊。

**主诉：**月经先期量少，血色暗红 1 年余。

**现病史：**两年内 2 次自然流产，自后月经先期量少，血色暗红。末次月经 2018 年 8 月 17 日来潮，行经 7 天。少寐，易醒。脱发，腰酸。舌质暗红，舌有瘀点，舌苔薄白，脉沉细，尺脉弱。

**中医诊断：**月经不调（气血两虚）。

**西医诊断：**月经失调。

**治法：**补益气血，养心安神，健肾生发，调理冲任。

**处方：**十全大补汤加减。

黄芪 50g，党参 30g，炒白术 10g，白茯苓 10g，炙甘草 10g，熟地黄 10g，白芍 10g，当归 10g，川芎 10g，桂枝 10g，丹参 20g，红花 10g，牡丹皮 20g，赤芍 20g，生地黄 10g。配 20 剂，每剂两煎，每煎取药液 200mL，早晚各服 1 煎。

2018 年 10 月 18 日二诊：药后病情好转，月经周期 30 天左右，血量较前多，脱发减轻，睡眠易醒亦好转，舌质淡红，舌有瘀点，舌苔薄白，脉细。继以补益气血，养心安神，健肾生发，调理冲任治之，原方再配 20 剂，煎服法同前。

2018 年 11 月 29 日三诊：月经 11 月 13 日来潮，行经 7 天，血量较前略少，脱发减轻，舌质淡红，舌苔薄白，脉细。

**处方：**黄芪 50g，党参 30g，炒白术 10g，白茯苓 10，炙甘草 10g，熟地黄 20g，白芍 10g，当归 15g，川芎 10g，桂枝 10g，山茱萸 10g，丹参 20g，红花 10g，牡丹皮 20g，赤芍 20g，大枣 30g。配 20 剂，煎服法同前。

2019 年 2 月 19 日四诊：继服上方，月经正常。停药后，月经又先期 6

天，行经7天，有血块。舌质淡红，舌苔薄白，脉虚。

继以补气养血，补肾调经治之，减活血化瘀之药，增加补肾固冲之品。

**处方：** 黄芪50g，党参30g，炒白术10g，白茯苓10g，炙甘草10g，熟地黄20g，白芍10g，当归15g，川芎10g，桂枝5g，山茱萸10g，黄精10g，枸杞子10g，菟丝子10g，大枣30g。配20剂，煎服法同前。

**配服：** 还少胶囊，1次5粒，1天3次口服，连服20天。

**按语：** 精血不足，冲任失养，不能孕育胎儿，故两次自然流产；气血虚弱，气不摄血，则月经先期；血虚则月经量少，血瘀则血色暗红，血不养神则少寐易醒；发为血之余，血少养发故脱；脉细为气血不足，尺弱为肾亏。治以补益气血，养心安神，健肾生发，调理冲任。方用十全大补汤加减。药后，月经周期30天左右，血量较前多，色红，脱发减轻，睡眠易醒亦好转，舌质淡红，舌有瘀点，舌苔薄白，脉细。肾主生殖，肾藏精化血，故于四诊时加味山茱萸、黄精、枸杞子、菟丝子以补肾精。

**医案218** 冯某，女，43岁。职工，2019年1月7日。

**主诉：** 月经1月3次。

**现病史：** 既往月经正常，此月，月经3次来潮，血色红，血量多，有血块，情绪急躁易怒，时或抑郁不畅，少寐，心悸，腰酸，舌质淡红，舌苔薄白，脉细。

**中医诊断：** 月经不调（脾肾两虚，肝郁不达）。

**西医诊断：** 月经失调。

**治法：** 健脾补肾，疏肝调经。

**处方：** 归脾丸，还少胶囊，逍遥丸。

归脾丸，1次8粒，1天3次口服，连服10天。还少胶囊，1次5粒，1天3次口服，连服10天。逍遥丸，1次8粒，1天3次口服，连服10天。

**按语：** 证系脾肾两虚，冲任失调，肝郁不达，肝藏失职使然。以归脾丸健脾统血、养心主血，还少胶囊补精血，逍遥丸疏肝藏血。如是，健脾、养心、补肾、疏肝，则月经调也。

**医案219** 牛某，女，31岁。职工，2018年11月1日初诊。

**主诉：** 月经先期量少3个月。

**现病史：** 2018年8月起月经先期，行经量少。末次月经10月30日来潮，量少色红。经前1周小腹疼痛，乳房胀痛，急躁，舌质偏红，舌苔薄白，脉沉滑。

**中医诊断**：月经先期（肾亏肝郁）。

**西医诊断**：月经失调。

**治法**：滋养肝肾，疏肝解郁，调畅冲任。

**处方**：六味地黄汤加减。

熟地黄 10g，生地黄 10g，山茱萸 10g，山药 10g，牡丹皮 10g，泽泻 10g，白茯苓 10g，青橘叶 10g，盐橘核 10g，荔枝核 10g，路路通 10g，焦山楂 10g，鹿角霜 10g，蒲公英 30g，三棱 10g，莪术 10g。配 10 剂，每剂两煎，每煎取药液 200mL，早晚各服 1 煎。

**配服**：还少胶囊，1 次 5 粒，1 天 3 次口服，连服 10 天。

2018 年 11 月 14 日二诊：时值排卵期，脐旁时痛，舌质淡红，舌苔薄白，脉弦。

**处方**：熟地黄 10g，生地黄 10g，山茱萸 10g，山药 10g，牡丹皮 10g，泽泻 10g，白茯苓 10g，青橘叶 10g，盐橘核 10g，荔枝核 10g，路路通 10g，焦山楂 10g，鹿角霜 10g，蒲公英 30g，三棱 10g，莪术 10g，川芎 10g，炒白芍 10g，当归 10g，焦白术 10g，淫羊藿 20g。配 10 剂，每剂两煎，每煎取药液 200mL，早晚各服 1 煎。

**配服**：还少胶囊，1 次 5 粒，1 天 3 次口服，连服 10 天。

2018 年 12 月 5 日三诊：末次月经 11 月 27 日来潮，经前乳房不胀，月经血量仍少，腰酸，舌质淡红，舌苔薄白，脉细。

肾水渐充，肝木得养，则乳不胀。但气血未盛，故以补气养血，调理冲任为法。

**处方**：黄芪 50g，党参 30g，焦白术 10g，白茯苓 10g，炙甘草 10g，熟地黄 10g，当归 15g，川芎 10g，白芍 10g，赤芍 10g，桂枝 10g，牡丹皮 20g，丹参 20g。配 10 剂，每剂两煎，每煎取药液 200mL，早晚各服 1 煎。

**配服**：还少胶囊，1 次 5 粒，1 天 3 次口服，连服 10 天。

2019 年 1 月 3 日四诊：月经 12 月 29 日来潮，量增色红，已净，舌质淡红，舌苔薄白，脉细。前方牡丹皮减 10g，加红花 10g，巩固调理。同时配服还少胶囊，服法同前。

**按语**：肝肾阴虚，肝郁气滞，阴虚火旺。火旺则舌红、急躁，迫血妄行则月经提前；阴虚血少则月经量少；肝失疏泄，乳络阻滞，则经前乳胀；气滞小腹，不通则痛，则经前小腹痛；沉脉主病在里，滑脉为郁热之象。治以滋养肝肾，疏肝解郁，调畅冲任。方用六味地黄汤加减。方中青橘叶、盐橘核、荔枝核、路路通、焦山楂、鹿角霜、蒲公英、三棱、莪术，既调畅冲任，又治疗乳房胀痛及经前乳胀。临证发现鹿角霜、蒲公英相伍治乳房胀痛效佳。

**医案 220** 夏某，女，42岁。职工，2019年7月4日初诊。

**主诉：**月经先期量少两年。

**现病史：**月经先期量少两年，色暗腹痛，小腹有冷意，少寐，面生褐斑，舌质淡红，舌有瘀点，舌苔薄白，脉细。

**中医诊断：**月经失调（阳虚血瘀）。

**西医诊断：**月经失调。

**治法：**温阳活血，调经化斑。

**处方：**右归饮合桃红四物汤加减。

制附子5g，肉桂10g，山茱萸10g，熟地黄10g，枸杞子10g，桃仁10g，红花10g，当归10g，川芎10g，炒白芍10g，丹参10g，月季花10g。配10剂，每天1剂，每剂两煎，每煎取药液200mL，早晚各服1煎。

**按语：**此系阳虚血瘀使然。阳虚则小腹有冷意，血瘀则舌有瘀点；阳气虚统摄无力则月经先期，血瘀则月经量少、色暗、腹痛；血瘀血行不畅而生褐斑，血瘀血不养神则少寐。以右归饮温阳活血，桃红四物汤活血调经化斑。

**医案 221** 王某，女，39岁。职员，2019年5月31日初诊。

**主诉：**月经量少5年。

**现病史：**月经周期正常，经血量少色暗，经前乳胀，寐差。5年内人工流产4次，自后月经量少。舌质淡红，舌有瘀点，舌苔薄白，苔中有纵纹，脉细。有胆囊炎、胆结石史。

**中医诊断：**月经量少（血虚血瘀）。

**西医诊断：**月经失调。

**治法：**养血疏肝，活血调经。

**处方：**逍遥散加减。

当归10g，赤芍10g，炒白芍10g，焦白术10g，白茯苓10g，柴胡10g，薄荷10g（后下），炙甘草10g，鲜生姜3g，川芎10g，熟地黄10g，红花10g，月季花10g。配10剂，每剂两煎，每煎取药液200mL，早晚各服1煎。

**按语：**多次流产，伤身耗血。血虚则舌淡，血瘀则舌有瘀点；血虚冲任失养则月经量少，血瘀则月经量少色暗；肝藏血，主疏泄，血虚血瘀，藏泄失权，则肝郁气滞，则液态胆汁化合成固态结石，而现胆囊炎、胆结石；肝失疏泄，则经前乳胀，且苔中现纵纹。先以养血疏肝，活血调经，方用逍遥散加川芎、熟地黄、红花、月季花。胆结石待后治疗。

**医案 222** 周某，女，46 岁。职工，2018 年 9 月 5 日初诊。

**主诉：** 月经先期淋沥。

**现病史：** 月经每潮提前 1 周而行，行经淋沥旬日方净。现行经第 5 天，小腹隐痛，腰酸，大便略干，略脱发，工作有压力，舌质暗红，舌苔薄白微腻，脉弦滑。

**中医诊断：** 月经不调（肾亏气不摄血）。

**西医诊断：** 月经失调。

**治法：** 补肾固元，补气摄血，调理冲任。

**处方：** 加味八珍汤（自拟方）。

淫羊藿 20g，黄精 20g，覆盆子 10g，黄芪 50g，党参 20g，焦白术 10g，白茯苓 10g，炙甘草 10g，熟地黄 20g，当归 10g，川芎 10g，白芍 10g，桂枝 10g，制香附 10g，鲜生姜 5g，大枣 30g。配 7 剂，每剂两煎，每煎取药液 200mL，早晚各服 1 煎。

**按语：** 年近七七，肾水亏乏，肾气已衰。肾藏精，主封蛰，主生殖。肾虚精血不固，则月经先期，行经淋沥；任脉失濡则小腹隐痛；肾虚腰府失养故腰酸；精血不足，肠腑失润，则大便干结；血不养发，则须发易脱；水亏不能涵木，肝木亢旺，则脉弦滑；肾亏血瘀而现舌色暗红。治以补肾固元，补气摄血，调理冲任。方拟加味八珍汤，方中淫羊藿、黄精、覆盆子、熟地黄补肾固元；黄芪、党参、焦白术、白茯苓、炙甘草补气摄血；熟地黄、当归、川芎、白芍、桂枝、制香附调理冲任；生姜、大枣调养气血、调和药味。

**医案 223** 周某，女，16 岁。2019 年 9 月 18 日初诊。

**主诉：** 月经淋沥 3 个月余。

**现病史：** 月经淋沥 3 个月余，色暗红，舌质红，舌有瘀点，舌苔薄白，脉细。

**中医诊断：** 崩漏（阴虚血瘀）。

**西医诊断：** 多囊卵巢综合征。

**治法：** 滋肾化瘀，止血调经。

**处方：** 六味地黄丸加减。

熟地黄 20g，牡丹皮 10g，山茱萸 10g，山药 10g，泽泻 10g，茯苓 10g，远志 10g，酸枣仁 10g，茜草根 20g，海螵蛸 10g，龟甲粉 20g（冲服），益母草 10g，棕榈炭 10g（包煎），仙鹤草 15g。配 5 剂，每天 1 剂，每剂两煎，每煎取药液 200mL。

2019 年 9 月 30 日二诊：月经仍淋沥，上方加荆芥炭 10g，三七粉 10g（冲服），继配 5 剂，煎服法同前。

2019 年 10 月 14 日三诊：月经淋沥 3 月余，经以上中药治疗，月经于 10 月 12 日下午干净。守方配 5 剂，以巩固之。

**按语**：肾阴不足，阴虚血瘀，冲任失固则崩漏。治以滋肾化瘀，止血调经。方用六味地黄丸以滋肾阴。另配远志、酸枣仁养心主血；茜草根、海螵蛸、龟甲粉、益母草、棕榈炭、仙鹤草化瘀止崩，其中龟甲滋阴潜阳、益肾健骨、固经止血、养血补心，用治阴虚血热及冲任不固所出现的崩漏、月经过多效佳。服药 5 剂，经血仍然淋沥，此为药效在量变过程中，不可更方，于前方中加荆芥炭、三七粉，让药的疗效从量变到了质变，故服药后崩漏止。三七化瘀止血，荆芥炒炭长于理血止血，可用于多种出血疾病。傅青主善用荆芥治女科病，其在不同的方剂中配以荆芥用于治疗妇科疾病。在治疗不同的病证时，荆芥发挥了不同的作用，归纳起来有：抑木止带兼开肾郁、引血入肝、引血入肺、引血归经、引出败血、祛风解痉、治痫止血、顺胎保产。

**医案 224** 郑某，女，52 岁。退休，2019 年 4 月 29 日初诊。

**主诉**：月经淋沥 20 天，历时半年。

**现病史**：月经应期而潮，但量少淋沥 20 天方净，血色粉红或暗红。乳胀，睡眠易醒。舌质略紫，舌苔薄白腻，脉细。

**中医诊断**：月经不调（心肾两虚）。

**西医诊断**：功能失调性子宫出血。

**治法**：养心补肾，固冲封蛰。

**处方**：归脾汤加减。

党参 10g，黄芪 10g，焦白术 10g，当归 10g，炙甘草 10g，茯神 10g，远志 10g，酸枣仁 10g，木香 5g，龙眼肉 10g，鲜生姜 5g，大枣 30g，龟甲粉 20g（冲服），盐杜仲 10g，熟地黄 10g，山茱萸 10g。配 10 剂，每剂两煎，每煎取药液 200mL，早晚各服 1 煎。

**按语**：年逾五旬，肾水已亏，冲任失调。肾虚，封蛰失职，故月经淋沥不净；肾水不足，不能上济心火，心火亢旺，神不守舍，则少寐；舌质略紫，乃天癸竭，肾水亏，血行不畅而致血瘀之征也。以归脾汤加龟甲粉、盐杜仲、熟地黄、山茱萸养心补肾，固冲封蛰。杜仲能补肝肾，调冲任，固经安胎；山茱萸，能收敛固涩治疗崩漏下血及月经过多，又可补肝肾治疗妇女因肝肾亏损、冲任不固所致的崩漏下血及月经过多；熟地黄能补血滋阴，益精填髓，用于治疗血虚萎黄，眩晕，心悸失眠，月经不调，崩漏；龟甲固经止血，养血补心。

**医案 225** 吴某，女，28岁。客服，2019年5月24日初诊。

**主诉：**月经量多1年。

**现病史：**1年来，每潮月经量多，行经10天左右，血色由暗转红，经血有块。平素带下量多、状似豆渣。不寐，腰酸，舌质淡红，舌苔薄白润，脉细。

**中医诊断：**月经量多（心脾肾虚）；带下病（脾肾两虚）。

**西医诊断：**月经失调。

**治法：**健脾养心，补肾固经。

**处方：**归脾汤加减。

党参10g，黄芪10g，焦白术10g，当归10g，川芎10g，炙甘草10g，茯神10g，远志10g，酸枣仁10g，木香10g，龙眼肉10g，大枣30g，鲜生姜5g，盐杜仲10g，茜草根20g。配10剂，每剂两煎，每煎取药液200mL，早晚各服1煎。

**按语：**心脾两虚，冲任不固，则月经量多；肾虚则腰酸，肾虚带脉失约则带下量多。治以健脾养心，补肾固经，方用归脾汤加减治心脾两虚及脾不统血。另加杜仲补肾固经止血、茜草化瘀止血。

**医案 226** 孙某，女，30岁。职工，2018年10月29日初诊。

**主诉：**月经先期量少，备孕3个月。

**现病史：**月经先期量少，备孕3个月。月经周期26天，末次月经10月19日来潮，量少，经前乳房微胀，腰略酸，少寐，易急躁，大便黏，舌质红，舌苔薄白，脉细。

**中医诊断：**月经不调（水亏木旺）。

**西医诊断：**垂体泌乳素高。

**治法：**滋水涵木，疏肝调经。

**处方：**六味地黄汤合逍遥散加减。

熟地黄10g，山茱萸10g，山药10g，牡丹皮10g，白茯苓10g，泽泻10g，生麦芽30g，炒麦芽30g，柴胡10g，薄荷10g（后下），白芍10g，当归10g，焦白术10g，炙甘草10g，鲜生姜3g，炮山甲粉3g（冲服）。配15剂，每剂两煎，每煎取药液200mL，早晚各服1煎。

2018年11月13日二诊：月经将临，乳胀，腰酸，舌质淡红，舌苔薄白，尺脉弱。

继以前意治之，上方配7剂，煎服法同上。

另配调理冲任方3剂，于经期煎服。

**处方：**桃仁10g，红花10g，当归10g，川芎10g，三棱10g，莪术10g，制香附10g，路路通10g，月季花10g，泽兰10g，续断10g。配3剂。

**另配：**月季花60g。于月经来潮第2天开始煎服，单煎，单服。调理冲任方每天1剂，每剂两煎，头煎时加红糖1匙煎。即，每天取月季花20g，放4小碗水，1匙红糖，大火熬成1碗，去药渣，药汤内加1匙黄酒调服。月季花药汤服后1小时，服调理冲任方头煎，8小时后，不服月季花药汤，单服调理冲任方两煎。服药后有肠鸣、腹泻的药物反应。

2018年11月24日三诊：月经周期，月经血量基本正常。腰酸，舌质暗红，舌苔薄白，脉微弦。以补肾益精，调理冲任，继续备孕。以中成药调理之：还少胶囊，1次5粒，1天3次口服，连服30天。抗妇炎胶囊，1次4粒，1天3次口服，连服30天。

**按语：**系肾水不足，肝阳偏亢，疏泄失司。肾水不足，精血亏少，则月经先期量少；肝阳亢旺，疏泄失司，故经前乳胀、少寐、急躁；冲任为痰热所阻，则月经后期或闭经；痰热凝于肝经，肝气疏泄失司，则经前乳房胀痛、急躁易怒；腰酸为肾虚；本虚标实，不能摄精受孕。治以滋水涵木，疏肝调经，方用六味地黄汤合逍遥散加减。本患者泌乳素高，方中生麦芽中所含麦角类化合物质有抑制催乳素的分泌的作用。

**医案227** 夏某，女，37岁。职工，2019年7月4日初诊。

**主诉：**月经量少、不寐两年。

**现病史：**月经量少、不寐两年，头昏眼花，乏力，大便干结，经前乳胀，舌质淡，舌有齿痕，舌苔薄白，脉细。

**中医诊断：**月经量少（气血不足）。

**西医诊断：**月经失调。

**治法：**补气养血，调理冲任。

**处方：**归脾汤合四物汤加减。

黄芪30g，党参20g，焦白术10g，茯神10g，远志10g，酸枣仁10g，木香5g，龙眼肉10g，大枣30g，鲜生姜6g，柴胡5g，红花10g，当归10g，熟地黄10g，炒白芍10g，川芎10g，炙甘草5g。配10剂，每天1剂，每剂两煎，每煎取药液200mL，早晚各服1煎。

**按语：**气血不足，冲任失养则月经量少；血不养心则不寐；清窍失气血濡养故头昏眼花；舌淡、舌有齿痕、脉细，皆气血不足之象。脾为气血生化之源，心主血，故以归脾汤健脾养心、益气补血，以四物汤养血活血、调润冲任。方中柴胡与当归、白芍、白术、茯神、炙甘草、生姜相配，又含逍遥散意，能疏肝解郁，健脾和营，调理月经。

**医案228** 陈某，女，38岁。职工，2018年9月25日初诊。

**主诉：**月经先期淋沥8个月。

**现病史：**自1月份来，每潮月经20天1行，行经淋沥，旬日方净。现经行第9天，经前乳房胀痛，平素腰酸，急躁易怒，舌质暗红，舌苔薄白腻，脉沉滑。

**中医诊断：**月经先期（肝热肾虚）。

**西医诊断：**月经失调。

**治法：**疏肝解郁泄热，补肾益精调经。

**处方：**逍遥散加减。

柴胡10g，薄荷10g（后下），当归10g，白芍10g，焦白术10g，白茯苓10g，炙甘草10g，鲜生姜3g，熟地黄10g，山茱萸10g，川芎10g，海螵蛸10g，茜草10g。配10剂，每剂两煎，每煎取药液200mL，早晚各服1煎。

**配服：**逍遥丸，1次8粒，1天3次口服，连服20天。还少胶囊，1次5粒，1天3次口服，连服20天。

2018年10月10日二诊：服药后，月经未提前。现为周期第26天，乳房不胀，前次经行旬日而净，舌质暗红，舌苔薄腻，脉滑。

药已见效，效不更方，继从疏肝解郁泄热，补肾益精调冲图之。

**处方：**柴胡10g，薄荷10g（后下），当归10g，白芍10g，焦白术10g，白茯苓10g，炙甘草10g，鲜生姜3g，熟地黄10g，山茱萸10g，川芎10g，海螵蛸 10g，茜草 10g。配 10 剂，每剂两煎，每煎取药液 200mL，早晚各服 1 煎。

**配服：** 逍遥丸，1 次 8 粒，1 天 3 次口服，连服 20 天。还少胶囊，1 次 5 粒，1 天 3 次口服，连服 20 天。

**按语：** 证系肝郁化火，肝火逼扰冲脉，则月经先期，经行淋沥；气郁乳络，则经前乳房胀痛；怒属肝，肝为将军之官，火性主动，肝火亢旺，故易怒急躁；肾虚则腰酸；肝旺肝失所藏，肾虚封蛰乏力，冲任不固，亦致月经先期淋沥；舌红、苔腻、脉滑，均属痰热之象。治以疏肝解郁泄热，补肾益精调经。肝热清则肝能藏，肾精足则能封蛰。月经则自调。故以逍遥散疏肝泄热；熟地黄、山茱萸填精髓，补肝肾，益封蛰，固冲任；海螵蛸收敛止血，茜草化瘀止血。

**医案 229** 施某，女，46 岁。职工，2018 年 9 月 5 日初诊。

**主诉：** 月经每潮提前半年。

**现病史：** 半年来，月经每潮提前，20 天 1 行，行经 4~5 天。现月经将净，血色红，腰酸，手足心热，舌质红，舌有裂纹，舌苔薄黄，脉细数。

**中医诊断：** 月经先期（阴虚火旺）。

**西医诊断：** 月经失调。

**治法：** 滋阴降火，补肾调经。

**处方：** 知柏地黄汤加减。

知母 10g，炒黄柏 10g，熟地黄 10g，生地黄 10g，山茱萸 10g，山药 10g，牡丹皮 10g，白茯苓 10g，泽泻 10g，龟甲粉 20g（冲服），黄芪 30g，党参 20g，当归 10g。配 10 剂，每剂两煎，每煎取药液 200mL，早晚各服 1 煎。

**配服：** 还少胶囊，1 次 5 粒，1 日 3 次口服，连服 100 天。六味地黄丸，1 次 8 粒，1 日 3 次口服，连服 10 天。

2018 年 9 月 19 日二诊：月经先期，经服上药，现月经未行，舌苔薄黄已转为舌苔薄白，舌红、舌裂纹均减轻，腰酸好转，脉细不数。

处方熟地黄、生地黄加至 20g。配 10 剂，煎服法同前。还少胶囊，六味地黄丸同前服法。

**按语：** 证系肾阴不足，阴虚火旺，火扰血海，血海不宁，故月经先期色红；肾虚则腰酸；火旺则手足心热；阴虚则舌红，津伤则舌裂；脉细数系阴虚火旺。治以滋阴降火，补肾调经。方选知柏地黄汤加减。方中龟甲滋阴潜阳，固经止血，补心养血；阴虚则火旺，火旺则气虚，故以黄芪、党参补气；当归养血调经。如此，则火降阴存，肾固经调。

**医案 230** 吉某，女，42 岁。职工，2019 年 1 月 18 日初诊。

**主诉**：月经先期淋沥半年。

**现病史**：月经先期而至，淋沥半月方净，经血色红，已有半年。失眠，急躁易怒，舌质暗红，舌苔薄白，脉细。有血小板减少史。

**中医诊断**：月经先期（心气不足）。

**西医诊断**：月经失调。

**治法**：补心气，养心血，滋肝阴，调冲任。

**处方**：归脾汤加减。

黄芪 30g，党参 20g，焦白术 10g，当归 10g，炙甘草 10g，茯神 10g，远志 10g，酸枣仁 10g，木香 10g，龙眼肉 10g，大枣 30g，鲜生姜 6g，熟地黄 10g，山茱萸 10g。配 10 剂，每剂两煎，每煎取药液 200mL，早晚各服 1 煎。

**配服**：归脾丸，1 次 8 粒，1 天 3 次口服，连服 15 天；还少胶囊，1 次 5 粒，1 天 3 次口服，连服 15 天。

**按语**：心气不足，气难行血，则心血为郁。气不统血则经水先期而至，血瘀则舌暗红，血不养神则不寐。血不养肝则急躁易怒、失眠。治以补心气，养心血，滋肝阴，调冲任。以归脾汤益气补血，健脾养心为主方。

**医案 231** 肖某，女，22 岁。学生，2019 年 4 月 8 日初诊。

**主诉**：月经 15 天 1 行半年。

**现病史**：月经 15 天 1 行，历时半年，经血夹块，经行腹痛，睡眠较晚，压力较大，大便秘结，舌质红，苔薄白，脉细。

**中医诊断**：月经先期（心脾两虚）；痛经（气虚血瘀）。

**西医诊断**：月经失调；痛经。

**治法**：健脾养心，滋肾调经。

**处方**：归脾汤合六味地黄丸加减。

黄芪 30g，党参 20g，焦白术 10g，当归 10g，炙甘草 10g，茯神 10g，远志 10g，酸枣仁 10g，木香 10g，龙眼肉 10g，大枣 30g，鲜生姜 5g，生地黄 10g，熟地黄 10g，山茱萸 10g，牡丹皮 10g，泽泻 15g，山药 10g，失笑散 10g（包煎）。配 7 剂，每天 1 剂，每剂两煎，每煎取药液 200mL，早晚各服 1 煎。

**按语**：心脾两虚，肾水不足。学习紧张，压力过大，思虑过度，劳伤心脾，脾不统血，心不主血，故月经先期；肾水不足，水亏火旺，则舌红；肾虚冲任不固，月经先期而至；气虚血瘀则经血有块，经行腹痛。治以健脾养心，滋肾调经。方用归脾汤合六味地黄丸加减。归脾汤益气补血，健脾养心，治心脾两虚，思虑过度，劳伤心脾，脾不统血，月经先期；六味地黄丸对肝肾阴虚、月经失调者，有滋补肝肾，宁静血海的作用；经血有块，经行腹痛，故加失笑散。

**医案 232** 余某，女，32岁。职员，2019年2月22日初诊。

**主诉：**月经后期20余天。

**现病史：**月经后期20余天，乳房胀痛，腰酸，多梦，时有口糜，舌质红，舌有裂纹，舌苔薄白，脉细尺弱。

**中医诊断：**月经后期（肝郁肾亏）。

**西医诊断：**月经失调。

**治法：**疏肝通络，滋肾补血。

**处方：**橘核丸合六味地黄丸加减。

青橘叶10g、盐橘核10g、荔枝核10g、焦山楂10g、路路通10g、鹿角霜10g、蒲公英30g、熟地黄10g、牡丹皮10g、山茱萸10g、山药10g、白茯苓10g、泽泻10g、当归10g、炒白芍10g、红花10g。配10剂，每天1剂，每剂两煎，每煎取药液200mL，早晚各服1煎。

**按语：**肾精亏乏，腰失所养，则腰酸；肝木乏肾水涵养，则疏泄失司，乳络不畅，乳房胀痛；冲任失养，则月经后期；虚火扰神，心神不安，则多梦；心火上炎，心气不得下达，则月经不调也；舌质红，舌有裂纹系阴虚精血不足；脉细尺弱，为肾亏脉。故治以疏肝通络、滋肾补血、以水克火，使心气下达而月经自调。方选橘核丸合六味地黄丸加减。橘核丸原为寒湿疝气而设，用以治疗寒湿留滞肝经、气血瘀滞而致疝气；气血瘀滞，乳房胀痛，病位在乳，而病变在肝，故以此方投之获效；乳头属肝，乳房属胃，然足厥阴肝经夹胃，属肝。

**医案 233** 徐某，女，39岁。公务员，2019年5月28日初诊。

**主诉：**停经两个月。

**现病史：**停经两个月，大便干结，四肢皮肤剥脱，口干欲饮，舌质红，舌苔厚腻微黄，脉沉滑。

**中医诊断：**月经后期（痰热）。

**西医诊断：**月经失调。

**治法：**化痰清热，活血调经。

**处方：**黄连温胆汤合桃红四物汤加减。

黄连 10g，制半夏 10g，姜竹茹 20g，姜厚朴 10g，炒青皮 10g，陈皮 10g，郁金 10g，炒枳壳 10g，当归 30g，生地黄 10g，熟地黄 10g，川芎 10g，月季花 10g，赤芍 30g，红花 20g，怀牛膝 10g。配 10 剂，每天 1 剂，每剂两煎，每煎取药液 200mL，早晚各服 1 煎。

**按语：**苔厚黄腻、舌质红，系痰湿凝滞，蕴久生热，痰热上熏使然；痰热下阻则腑气不畅，而大便干结；痰热郁于冲任，冲任气血运行不畅则停经；脾主四肢，脾主肌肉，脾开窍于口，痰热蒸灼脾经，脾气不能统养四肢肌肉，布津于口，故四肢皮肤剥脱、口干欲饮。治以化痰清热，活血调经，方选黄连温胆汤合桃红四物汤加减。治病必求其本，此案痰热内蕴为本，血瘀冲任为标，故以清热化痰治其本，活血化瘀治其标。痰热化去，脾气健运，气血有源，滋养肌肤，则四肢肌肤剥脱可愈。气血有源，冲任得养，又借桃红四物活血化滞疗其标，则冲任调、经血潮。

**医案 234** 孙某，女，28 岁。职员，2019 年 5 月 1 日初诊。

**主诉：**月经先期半年。

**现病史：**未婚，半年来月经先期甚或半月 1 行，经前乳胀，现月经第 4 天，经血色红，经前腰酸，舌质红，舌尖尤红，舌苔薄白，苔中有纵纹，脉滑。

**中医诊断：**月经先期（郁热内扰）。

**西医诊断：**月经失调。

**治法：**疏肝散热，养心健脾，调理冲任。

**处方：**丹栀逍遥散合归脾汤加减。

柴胡 10g，薄荷 10g（后下），当归 10g，炒白芍 10g，焦白术 10g，白茯苓 10g，炙甘草 10g，鲜生姜 3g，牡丹皮 5g，焦栀子 5g，党参 10g，黄芪 10g，远志 10g，酸枣仁 10g，木香 5g，龙眼肉 10g，大枣 30g。配 15 剂，每天 1 剂，每剂两煎，每煎取药液 200mL，早晚各服 1 煎。

**按语：**肝郁生热，郁热内扰，而舌红、乳胀；火扰血海，血海不宁，故月经先期；脉滑乃痰热之象。故以疏肝散热，养心健脾，调理冲任，方用丹栀逍遥散合归脾汤意治之。丹栀逍遥散是逍遥散加牡丹皮、栀子而成，能疏肝健脾，和血调经，对肝脾血虚，化火生热而出现的月经不调尤宜。此方对于因郁火灼津为痰，痰热炼久而成的结节、囊肿、纤维瘤等，有渐消缓化的作用。

**医案 235** 申某，女，42岁。无业，2019年2月22日初诊。

**主诉**：月经后期1个月。

**现病史**：月经后期1个月，已排除怀孕，少寐，时腰酸，小腹疼痛间歇发作，舌质淡红，舌有裂纹，舌苔薄白，脉细尺弱。B超示子宫内膜厚5mm。

**中医诊断**：月经后期（气血不足、心肾两虚）。

**西医诊断**：月经失调。

**治法**：补益气血，养心补肾，调理冲任。

**处方**：十全大补汤加减。

黄芪50g，党参30g，焦白术10g，白茯苓10g，炙甘草10g，熟地黄10g，当归15g，川芎10g，炒白芍10g，桂枝10g，酸枣仁10g，黄精10g，红花10g。配10剂，每天1剂，每剂两煎，每煎取药液200mL，早晚各服1煎。

2019年3月8日二诊：月经仍未来潮，小腹胀，分泌少量带下，舌质淡红，舌苔薄白，脉滑。

从补气养血活血治之，以前方加减。

**处方**：黄芪50g，党参30g，焦白术10g，白茯苓10g，炙甘草10g，熟地黄10g，当归30g，川芎10g，炒白芍10g，桂枝10g，黄精10g，红花20g。配10剂，每天1剂，每剂两煎，每煎取药液200mL，早晚各服1煎。

**按语**：此系气血不足，心肾两虚，冲任失养使然。以十全大补汤补益气血，加酸枣仁、黄精养心补肾，红花调理冲任。服药半月，月经来潮。初诊服药10天，月经未有动静，只要辨证准确，施方对证，就守方治之，本案继服5天，月经来潮。如乱改方案，则前功尽弃。

**医案 236** 秦某，女，30岁。职工，2019年3月21日初诊。

**主诉**：月经后期。

**现病史**：月经后期，40天左右1行。末次月经3月2日来潮，经前乳房胀痛，平素腰酸，舌质偏红有瘀点，舌有齿痕，舌苔薄白腻，脉缓尺弱。

**中医诊断**：月经后期（肾虚肝郁）。

**西医诊断**：月经失调。

**治法**：补肾疏肝，祛湿活血。

**处方**：自拟方。

续断10g，盐杜仲10g，桑寄生10g，狗脊10g，熟地黄10g，山药10g，炒青皮 10g，陈皮 10g，路路通 10g，柴胡 10g，焦白术 10g，白茯苓 10g，红花 10g，当归 10g，川芎 10g。配 15 剂，每天 1 剂，每剂两煎，每煎取药液 200mL，早晚各服 1 煎。

2019 年 4 月 4 日二诊：月经 4 月 2 日应期来潮，经前乳胀，腰酸，舌质略紫，舌体大，舌苔薄白腻，脉沉滑。

**处方：** 续断 10g，盐杜仲 10g，桑寄生 10g，狗脊 10g，熟地黄 10g，山药 10g，炒青皮 10g，陈皮 10g，路路通 10g，柴胡 10g，焦白术 10g，白茯苓 10g，红花 10g，当归 10g，川芎 10g，青橘叶 10g，盐橘核 10g，焦山楂 10g，荔枝核 10g。配 15 剂，每天 1 剂，每剂两煎，每煎取药液 200mL，早晚各 1 煎。

**按语：** 证系肾虚肝郁，湿困血瘀使然。腰酸、尺脉弱为肾虚，乳房胀痛为肝郁，舌苔薄白腻、舌有齿痕为湿困，舌质偏红有瘀点为血瘀。治以补肾疏肝，祛湿活血。补肾遣续断、盐杜仲、桑寄生、狗脊、熟地黄、山药，疏肝用青橘叶、盐橘核、焦山楂、荔枝核、炒青皮、陈皮、路路通、柴胡，祛湿以焦白术、白茯苓，活血选红花、当归、川芎。药证相符，药后月经按时来潮。

**医案 237** 孙某，女，27 岁。职工，2019 年 3 月 15 日初诊。

**主诉：** 月经后期两个月。

**现病史：** 末次月经 1 月 20 日来潮，至今两个月未行。少寐盗汗，腰酸，少腹时有隐疼，面色无华，便秘，舌略紫，舌苔薄白，脉滑。

**中医诊断：** 月经后期（心肾阴血不足）。

**西医诊断：** 月经失调。

**治法：** 养心补肾，养血调经。

**处方：** 归脾汤合六味地黄汤加减。

黄芪 30g，党参 20g，焦白术 10g，当归 10g，茯神 10g，远志 10g，酸枣仁 10g，木香 5g，龙眼肉 10g，大枣 30g，鲜生姜 6g，熟地黄 10g，牡丹皮 10g，山茱萸 10g，山药 10g，泽泻 10g，红花 15g，月季花 10g。配 10 剂，每天 1 剂，每剂两煎，每煎取药液 200mL，早晚各 1 煎。

**按语：** 心肾两虚。肾阴不足，肾府失养，则腰酸；阴虚火旺，迫津外泄，则盗汗；阴血不足，心神失养，则少寐；不能上荣，则面色无华；冲任失养，则月经后期；血瘀则舌略紫，瘀则不通，不通则痛，故少腹痛；阴虚肠燥，则便秘。治以养心补肾，养血调经，方选归脾汤合六味地黄汤加减。加月季花、红花活血调经。前者治本，后者治标，标本兼治，月经来潮。

**医案 238** 肖某，女，22 岁。无业，2019 年 1 月 29 日初诊。

**主诉**：停经 45 天。

**现病史**：平素月经两个月左右 1 行，末次月经于 2018 年 12 月 10 日用黄体酮后来潮。现停经 40 余天，面部及背痤疮明显，舌质暗红，舌苔薄白腻，脉滑。

**中医诊断**：月经后期（痰瘀热蕴）。

**西医诊断**：月经失调。

**治法**：清热燥湿，活血化瘀，化痰通脉。

**处方**：大黄䗪虫胶囊，丹黄祛瘀胶囊，桂枝茯苓胶囊。

大黄䗪虫胶囊，1 次 4 粒，1 天 2 次口服，连服 15 天。丹黄祛瘀胶囊，1 次 4 粒，1 天 3 次口服，连服 15 天。桂枝茯苓胶囊，1 次 3 粒，1 天 3 次口服，连服 15 天。

2019 年 2 月 22 日二诊：服药后，月经于 2 月 8 日来潮，行经 7 天，经血量多，舌质暗红，舌苔薄白，脉缓。再从前意守治，上药配半月。

**按语**：湿热内蕴，血瘀痰凝，冲任失调。血瘀痰凝，血行不畅，则月经后期；湿热蒸腾上熏，则面部、后背痤疮显现；舌质暗红为血瘀；脉滑系痰凝。故以清热燥湿，活血化瘀，化痰通脉。因其喝汤药不便，而取成药治之，方以大黄䗪虫胶囊活血破瘀通经，丹黄祛瘀胶囊祛痰湿凝滞，桂枝茯苓胶囊活血化瘀，以成药服 20 余天后月经来潮。

**医案 239** 厉某，女，22 岁。无业，2019 年 2 月 13 日初诊。

**主诉**：月经后期半月。

**现病史**：既往月经后期，曾服益母草冲剂、乌鸡白凤丸，服药时有效。现月经后期半月，面色无华，学习压力大，舌质淡红，舌苔薄白，舌体前大后小，脉滑。

**中医诊断**：月经后期（肾亏血少）。

**西医诊断**：月经失调。

**治法**：补肾益精化血，健脾养心生血。

**处方**：还少胶囊，归脾丸。

还少胶囊，1 次 5 粒，1 天 3 次口服，连服 30 天。归脾丸，1 次 8 粒，1 天 3 次口服，连服 30 天。

**按语：** 原本肾精不足，精少化血。环境多变，心绪易乱，压力过大，劳伤心脾，心脾两虚，气血乏源，冲任失养，则月经后期。故以补肾益精化血，健脾养心生血。方选还少胶囊、归脾丸。

**医案 240** 洪某，女，30 岁。职工，2018 年 9 月 5 日初诊。

**主诉：** 月经后期，备孕半年。

**现病史：** 月经后期，3 个月前自然流产 1 次。末次月经 8 月 6 日来潮，小腹隐痛，经血有块。经前乳房略胀。平素腰酸，舌质淡略紫，舌体偏大，舌苔薄白，脉滑尺弱。

**中医诊断：** 月经后期（肾虚血瘀痰凝）。

**西医诊断：** 月经失调。

**治法：** 补肾益气血，化痰化瘀血。

**处方：** 平时服成药，经期服汤药。

平时服：还少胶囊，1 次 5 粒，1 天 3 次口服，连服 15 天。丹黄祛瘀胶囊，1 次 4 粒，1 天 3 次口服，连服 15 天。

经期服调理冲任方 3 剂，方药为：桃仁 10g，红花 10g，当归 10g，川芎 10g，三棱 10g，莪术 10g，制香附 10g，路路通 10g，月季花 10g，泽兰 10g，续断 10g。配 3 剂。

**另配：** 月季花 60g。于月经来潮第 2 天开始煎服，单煎，单服。调理冲任方每天 1 剂，每剂两煎，头煎时加红糖 1 匙煎。即，每天取月季花 20g，放 4 小碗水，1 匙红糖，大火熬成 1 碗，去药渣，药汤内加 1 匙黄酒调服。月季花药汤服后 1 小时，服调理冲任方头煎，8 小时后，不服月季花药汤，单服调理冲任方两煎。服药后有肠鸣、腹泻的药物反应。

**按语：** 此乃肾亏气血不足，痰凝血滞冲任使然。肾亏则腰酸，气血不足，冲任失养，冲任不能按时满盈，则月经后期；气滞血瘀，乳络不畅，则经前乳胀；血滞冲任，则经行腹痛有血块；气血虚则舌淡，血瘀则舌略紫；舌体大、脉滑，痰凝脉络也；肾气虚则尺脉弱。治以还少胶囊补肾益气血，丹黄祛瘀胶囊化痰化瘀血。于经期煎服调理冲任方，借冲、任、督、带气血满盈运行之机，以活血理气药助其运行，令经脉气血更加流畅，促进摄精受孕。

**医案 241** 施某，女，22 岁。教师，2019 年 2 月 14 日初诊。

**主诉：** 月经后期 1 年余。

**现病史：** 婚后半年未孕，月经后期，50 或 60 天 1 行，末次月经 1 月 23

日来潮。经前时有乳胀，平素急躁易怒，舌质淡红，舌苔薄白，脉弦滑。

**中医诊断：** 月经后期。

**西医诊断：** 多囊卵巢综合征。

**治法：** 滋水清肝，调理冲任。

**处方：** 六味地黄丸合丹栀逍遥散加减。

生地黄 10g，熟地黄 10g，山茱萸 10g，牡丹皮 10g，山药 10g，白茯苓 10g，泽泻 10g，栀子 10g，柴胡 10g，薄荷 10g（后下），焦白术 10g，当归 20g，赤芍 30g，白芍 10g，炙甘草 10g，鲜生姜 3g，红花 10g，大黄 10g，苦参 10g。配 15 剂，每剂两煎，每煎取药液 200mL，早晚各服 1 煎。

2019 年 3 月 1 日二诊：月经后期，舌质淡红，舌苔薄白，脉滑，继以前方配 10 剂，煎服法同前。

2019 年 3 月 15 日三诊：月经仍未来潮，脉滑。

肾水不足，肝火亢旺，渐趋好转。仍痰热血瘀，冲任阻滞，继以化瘀清热通经图之。

**处方：** 大黄䗪虫胶囊，1 次 4 粒，1 天 2 次口服，连服 15 天。桂枝茯苓胶囊，1 次 3 粒，1 天 3 次口服，连服 15 天。丹黄祛瘀胶囊，1 次 4 粒，1 天 3 次口服，连服 15 天。

2019 年 3 月 25 日四诊：月经于 3 月 20 日来潮，血色、血量正常。瘀热痰凝已化，冲任脉络已通，再以前中成药守治半月。嘱其忌食饮料、奶茶、甜品。

**按语：** 肝火偏旺，肾水不足。火旺则急躁易怒；肾藏精，肝藏血，精血不足，冲任失养，血海迟盈，月经后期；郁火内燃，脉显弦滑。治以滋水清肝，调理冲任。方以六味地黄丸合丹栀逍遥散加减。服药 25 剂，月经仍然未行。肾水不足，肝火亢旺，渐趋好转，但痰热血瘀，冲任阻滞仍存，继以化痰化瘀，清热通经图之。

**医案 242** 曹某，女，39 岁。职工，2018 年 10 月 15 日初诊。

**主诉：** 月经后期半月。

**现病史：** 多次人工流产，往日月经后期量少色暗，目前月经后期半月。腰酸，小腹冷感，大便软而不畅，舌质暗红略紫，舌有裂纹，舌苔薄白，脉细。

**中医诊断：** 月经不调（肾虚血瘀）。

**西医诊断：** 月经失调。

**治法**：补肾填精，活血调经。

**处方**：六味地黄丸合四物汤加减。

熟地黄20g，生地黄20g，山茱萸10g，山药10g，牡丹皮20g，丹参20g，红花20g，黄芪50g，党参30g，当归20g，川芎10g，赤芍10g，白芍10g，月季花10g。配15剂，每剂两煎，每煎取药液200mL，早晚各服1煎。

**配服**：丹黄祛瘀胶囊，1次4粒，1天3次口服，连服15天。

**按语**：人流多次，损伤冲任，致瘀致虚。肾精亏耗，肾府失养，腰酸作也；舌紫有裂纹为血瘀津伤；血瘀血行不畅，月经后期量少色暗；精血不足，冲任失养，月经后期，经血量少；血瘀血不载气，血虚血不载气，气失温煦之职，小腹则现冷感；脾肾不足，大便软而不畅；正虚脉细。治以补肾填精，活血调经。方选六味地黄丸合四物汤加减。以丹参、红花、月季花加大活血调经之力。

**医案243** 鲁某，女，28岁。职工，2018年9月20日初诊。

**主诉**：月经后期，历时两年余。

**现病史**：现月经50天未行，腰酸。冬天畏寒较甚，夏天手足心热。舌质暗红，舌有齿痕，舌苔薄黄，脉沉滑。

**中医诊断**：月经后期（血瘀肾虚）。

**西医诊断**：月经失调。

**治法**：活血化瘀，补肾益气，调理冲任。

**处方**：桃红四物汤加减。

桃仁10g，红花10g，当归10g，川芎10g，赤芍10g，白芍10g，生地黄10g，熟地黄10g，山药10g，山茱萸10g，桑寄生10g，黄芪10g，淫羊藿20g，路路通10g。配15剂，每剂两煎，每煎取药液200mL，早晚各服1煎。

**按语**：血瘀肾虚。血瘀冲任，血海阻滞，月经后期；肾虚精少，精血不足，冲任失养，亦可使月经后期；血瘀血不载气，阳气不足，不能温煦躯体，抵御冬寒，畏寒则甚；血瘀肌腠，络脉阻滞，玄府不畅，又有暑湿困遏毛窍，体热难散，郁于体内，循于四末，故夏季手足心热；舌质暗红、舌有齿痕，乃气虚血瘀。治以桃红四物汤活血化瘀，以熟地黄、山药、山茱萸、桑寄生、黄芪、淫羊藿、路路通补肾益气、调理冲任。

**医案244** 唐某，女，36岁。职工，2018年9月20日初诊。

**主诉**：月经后期量少半年。

**现病史：** 半年来月经后期量少，末次月经 9 月 15 日来潮，已净。经前乳胀、小腹痛、腰酸、夜眠易醒、多梦、大便干结，曾人工流产 5 次，舌质淡红，舌苔薄白，脉细。

**中医诊断：** 月经不调（气血不足，肾亏血滞）。

**西医诊断：** 月经失调。

**治法：** 补气养血，补肾活血，调理冲任。

**处方：** 八珍胶囊，还少胶囊，大黄䗪虫胶囊。

八珍胶囊，1 次 3 粒，1 天 3 次口服，服 20 天。还少胶囊，1 次 5 粒，1 天 3 次口服，服 20 天。大黄䗪虫胶囊，1 次 4 粒，1 天 2 次口服，服 20 天。

2018 年 10 月 11 日二诊：月经将临，乳房不胀，腰略酸，寐可，舌质淡红，舌苔薄白，脉缓。药后病情好转，继从前意治之，以上中成药再配服 20 天。

**按语：** 多次人流，伤及冲任，气血耗损，血海迟盈，月经后期，经血量少；血少养肝，肝失疏泄，乳络不畅，经前乳胀；气郁血滞，胞脉不和，小腹疼痛；腰酸肾虚也；血少润肠，肠燥便干；血不养神，心神不宁，夜眠易醒，多梦；舌淡、脉细均为气血不足之象。以八珍胶囊补气养血，以还少胶囊补肾益精血，以大黄䗪虫胶囊活血调理冲任。

**医案 245** 杨某，女，34 岁。职工，2018 年 9 月 20 日初诊。

**主诉：** 月经后期量少 9 年。

**现病史：** 月经后期量少，经血色红，行经 6 天，9 年来渐趋加重。经前乳房胀痛，经行小腹疼痛。胃脘微胀。舌质暗红，舌苔薄白，脉细。

**中医诊断：** 月经后期量少（肝郁肾虚）。

**西医诊断：** 月经失调。

**治法：** 疏肝和胃，补肾养血，活血调经。

**处方：** 逍遥丸，还少胶囊，八珍胶囊。

逍遥丸，1 次 8 粒，1 天 3 次口服，连服 30 天。还少胶囊，1 次 5 粒，1 天 3 次口服，连服 30 天。八珍胶囊，1 次 3 粒，1 天 3 次口服，连服 30 天。

**按语：** 肝郁血虚，肾精不足。精血亏乏，冲任失养，则月经后期，经血量少；肝郁乳络不畅，则经前乳房胀痛；任脉少血濡润，又血滞任脉，是而经行小腹疼痛；舌质暗红血瘀也，脉细气血虚也；肝气横逆犯胃，胃气中阻而胃胀；肾虚肾府失养而腰酸。以逍遥丸疏肝和胃调经，还少胶囊补益肾精调经，八珍胶囊补气养血调经。

**医案 246** 吴某，女，25 岁。职工，2018 年 9 月 19 日初诊。

**主诉：**月经后期 5 年，半年前自然流产。

**现病史：**婚后近 1 年，半年前自然流产 1 次。婚前婚后，月经均后期而至，历时 5 年左右。末次月经 8 月 27 日来潮，行经 4 天，经血色红，有血块。经前乳房胀痛，形体略胖，舌质淡红，舌有瘀点，舌有齿痕，舌苔薄白，脉滑。

**中医诊断：**月经后期（肝郁痰凝血瘀）。

**西医诊断：**月经失调。

**治法：**疏肝解郁，化痰祛瘀，活血调冲。

**处方：**逍遥散合苍莎导痰丸加减。

柴胡 10g、薄荷 10g（后下）、青橘叶 10g、盐橘核 10g、荔枝核 10g、路路通 10g、焦山楂 10g、当归 10g、赤芍 10g、白芍 10g、炒苍术 10g、焦白术 10g、白茯苓 10g、姜半夏 10g、陈皮 10g、炒青皮 10g、炙甘草 5g、鲜生姜 3g。配 15 剂，每剂两煎，每煎取药液 200mL，早晚各服 1 煎。

**配服：**丹黄祛瘀胶囊，1 次 4 粒，1 天 3 次口服，连服 15 天。

**按语：**证系肝郁气滞，痰凝血瘀。肝气郁结，疏泄失司，乳络不畅，则乳房胀痛；经前冲脉血盛，上及乳络，则乳胀以经前为剧；气滞血瘀，阻于冲任，月经难以按时而潮，则月经后期且有血块；痰凝壅塞躯体，形体则肥；舌有瘀点，血瘀之象，舌有齿痕又现脉滑，痰湿也。治以疏肝解郁，化痰祛瘀，活血调冲。方以逍遥散和苍莎导痰丸加减。逍遥散加青橘叶、盐橘核、荔枝核、路路通、焦山楂、青皮疏肝解郁，健脾和营，活血调冲任；炒苍术、白茯苓、姜半夏、陈皮、炙甘草为苍莎导痰丸去制香附、枳壳、南星，苍莎导痰丸治多痰兼气血虚弱，数月而经行者。本方配合逍遥散及丹黄祛瘀胶囊，共同疏肝化痰，理气活血，调畅冲任。

**医案 247** 梁某，女，40 岁。自由职业，2019 年 2 月 3 日初诊。

**主诉：**月经后期 7 年。

**现病史：**7 年以来，月经每潮后期，40 天或 60 天 1 行，行经时间 5~6 天，血色始暗继红。末次月经 2019 年 1 月 30 日来潮。多梦，腰腿酸楚，面现褐斑，平素大便软而排便不爽，手足怕冷，舌质淡红，舌苔薄白腻，脉缓。

**中医诊断：**月经后期（脾虚湿盛，肾虚血瘀）。

**西医诊断**：月经失调。

**治法**：健脾化湿，补肾化瘀，调理冲任。

**处方**：归脾丸，还少胶囊，丹黄祛瘀胶囊。

归脾丸，1次8粒，1天3次口服，连服30天。还少胶囊，1次5粒，1天3次口服，连服30天。丹黄祛瘀胶囊，1次4粒，1天3次口服，连服30天。

**按语**：脾虚运化失司，湿从内生，湿凝成痰，湿性黏滞，则大便既软又黏；湿盛阻塞冲任，冲任失调，则月经后期，经血色暗；湿胜伤阳，阳虚肢冷；肾气虚则腰酸，神不宁则多梦；肾虚血瘀，面现褐斑；苔腻、脉缓，痰湿之征。治以健脾化湿，补肾化瘀，调理冲任。方以归脾丸、还少胶囊、丹黄祛瘀胶囊。

**医案248** 潘某，女，21岁。学生，2018年8月30日初诊。

**主诉**：月经后期3个月，少寐。

**现病史**：3个月来月经后期，经血色红、有血块，少寐。时头昏，空调冷风吹之则鼻流清涕。面色无华，下眼睑轻微浮肿下垂。舌质淡红，舌苔薄白，脉细。

**中医诊断**：月经后期（气血不足）。

**西医诊断**：月经失调。

**治法**：补益气血，养心补肾。

**处方**：八珍胶囊，百乐眠胶囊，还少胶囊。

八珍胶囊，1次3粒，1天3次口服，连服30天。百乐眠胶囊，1次4粒，1天3次口服，连服30天。还少胶囊，1次5粒，1天3次口服，连服30天。

**按语**：证系气血不足，心肾两虚，冲任失调。心主血，血养神，肾藏精，精化血。血虚神失所养，则少寐；气血俱虚，冲任失调，则月经后期；心主血脉，其华在面，气血两虚，其华不在，面色无华；头为清阳之所，气虚清阳升之不足，清窍空虚而头晕；气虚卫外不固，难以抵御风寒，故空调冷风吹之，鼻流清涕；肾虚则腰酸，清阳不升则陷，而眼睑浮肿下垂。治以补益气血，养心补肾。方以八珍胶囊、百乐眠胶囊、还少胶囊。

**医案249** 王某，女，32岁。职工，2018年11月20日初诊。

**主诉**：月经后期量少3个月。

**现病史：**月经后期量少 3 个月，末次月经 10 月 17 日来潮，量少，面有痤疮，舌质淡红，舌有齿痕，脉细。

**中医诊断：**月经后期（气血不足）。

**西医诊断：**月经失调。

**治法：**补气养血调经，清热凉血祛疮。

**处方：**十全大补汤加减。

黄芪 20g，党参 10g，焦白术 10g，白茯苓 10g，炙甘草 10g，当归 20g，川芎 10g，白芍 10g，熟地黄 10g，桂枝 10g，红花 10g，生地黄 10g，丹参 10g，赤芍 10g。配 10 剂，每剂两煎，每煎取药液 200mL，早晚各服 1 煎。

**配服：**大黄䗪虫丸，1 次 4 粒，1 天 2 次口服，连服 15 天。

2018 年 12 月 4 日二诊：月经 11 月 10 日来潮，行经 5 天，血色红，无血块，舌质淡红，舌苔薄白，舌有齿痕，脉细。

再从前意加味清热凉血祛痤疮之品。

**处方：**黄芪 20g，党参 10g，焦白术 10g，白茯苓 10g，炙甘草 10g，当归 20g，川芎 10g，白芍 10g，熟地黄 10g，桂枝 10g，红花 10g，生地黄 10g，丹参 10g，赤芍 10g，金银花 10g，牡丹皮 10g。配 15 剂，每剂两煎。

**配服：**大黄䗪虫丸，1 次 4 粒，1 天 2 次口服，连服 15 天。取药液 200mL，早晚各服 1 煎。

2019 年 1 月 18 日三诊：面部痤疮已轻，微痒，舌质淡红，舌有齿痕，舌苔薄白，脉细。月经正常，痤疮未净。

湿热郁于面络，专以清热燥湿，凉血通络治之。

**处方：**大黄䗪虫胶囊，1 次 4 粒，1 天 2 次口服，连服 20 天；丹黄祛瘀胶囊，1 次 4 粒，1 天 3 次口服，连服 20 天；六味地黄软胶囊，1 次 3 粒，1 天 2 次口服，连服 30 天。

**按语：**气血不足，冲任失养，月经后期；湿热上熏，面生痤疮。以十全大补汤加味补气养血调经，大黄䗪虫丸清热凉血祛疮。三诊时，月经正常，痤疮未净，湿热尚在，郁于面络，专以清热燥湿，凉血通络治痤疮，药以大黄䗪虫胶囊、丹黄祛瘀胶囊、六味地黄软胶囊。

**医案 250** 赵某，女，28 岁。职工，2019 年 1 月 21 日初诊。

**主诉：**停经两个月。

**现病史：**婚后 4 年，2015 年自然流产 1 次，至今近 4 年未孕。既往月经后期，40天左右1行。现月经后期两个月，已排除怀孕。经前乳房胀痛，经行腰酸，腹痛。睡眠易醒，四肢畏寒，工作有压力，舌质淡红，舌有瘀点，舌苔薄白，脉微弦、微滑。

**中医诊断**：月经后期（心脾两虚，肝郁不畅）；不孕（心脾两虚，肝郁不畅）。

**西医诊断**：月经失调；继发性不孕。

**治法**：健脾养心，疏肝解郁，调理冲任。

**处方**：归脾汤加减。

黄芪30g，党参20g，焦白术10g，茯神10g，远志10g，酸枣仁10g，木香10g，龙眼肉10g，大枣30g，鲜生姜5g，鹿角霜10g，蒲公英30g，焦山楂10g，路路通10g，炒青皮10g，陈皮10g，当归15g，川芎10g。配20剂，每剂两煎，每煎取药液200mL，早晚各服1煎。

**配服**：逍遥丸，1次8粒，1天3次口服，连服30天。还少胶囊，1次5粒，1天3次口服，连服30天。

**按语**：劳伤心脾，心脾两虚，气血乏源，血海不盈，月经后期；血不养神，睡眠易醒；肝郁气滞，疏泄失司，乳络不畅，乳房胀痛，冲任失调，经行腹痛；阳气郁而不达则四肢畏寒；血瘀舌现瘀点；气机滞、阳气郁，故脉微弦、微滑。治以健脾养心，疏肝解郁，调理冲任。健脾养心以归脾汤，疏肝解郁遣焦山楂、路路通、炒青皮、陈皮、鹿角霜、蒲公英，调理冲任用当归、川芎，配逍遥丸疏肝养血调经，还少胶囊补肾益精，化血调经。

**医案251** 陈某，女，23岁。无业，2019年1月23日初诊。

**主诉**：停经两个月。

**现病史**：未婚，停经两个月。既往月经2~3个月1行，量少色暗，形体肥胖，大便干结，舌质红，舌苔薄白腻，脉滑。

**中医诊断**：月经后期（痰热壅塞）。

**西医诊断**：多囊卵巢综合征。

**治法**：化痰清热，调理冲任。

**处方**：黄连温胆汤加减。

制半夏10g，姜竹茹20g，郁金15g，白茯苓10g，炒枳壳10g，炒青皮10g，陈皮10g，黄连10g，当归10g，大黄10g，川芎10g，赤芍15g，生地黄10g，红花10g，月季花10g，炙甘草5g。配15剂，每剂两煎，每煎取药液

200mL，早晚各服 1 煎。

**按语**：痰热内蕴，躯脂满溢，壅塞躯体，则形体肥胖；阻塞冲任，冲任失调，则月经后期或停经、月经量少色暗；痰热阻塞阳明，大肠传导失司，则大便干结；舌红有热，舌苔腻脉滑，为痰热之象。以黄连温胆汤化痰清热。以当归、大黄、川芎、赤芍、生地黄、红花、月季花调理冲任。

**医案 252** 李某，女，41 岁。职工，2019 年 1 月 3 日初诊。

**主诉**：月经后期 1 个月。

**现病史**：月经时停时来，停时 3~4 个月不潮，来潮时量多。现面色萎黄，四肢欠温，舌质淡，舌苔薄白，脉细。

**中医诊断**：月经后期（气血两虚）。

**西医诊断**：月经失调。

**治法**：补气养血，调理冲任。

**处方**：十全大补汤加减。

黄芪 50g，党参 30g，焦白术 10g，白茯苓 10g，炙甘草 10g，熟地黄 10g，当归 10g，川芎 10g，炒白芍 10g，桂枝 10g，鲜生姜 5g，大枣 30g。配 10 剂，每剂两煎，每煎取药液 200mL，早晚各服 1 煎。

2019 年 1 月 14 日二诊：服药后，月经于 1 月 8 日来潮，量少暗红，现将净，舌质淡红，舌苔薄白，脉细。

药已见效，继以补气血，调冲任，前方当归加为 20g 治之，继配 10 剂。

2019 年 1 月 24 日三诊：服药后，大便软。目前带下量少，舌质淡红，舌苔薄白，脉缓。前方继配 10 剂。

**按语**：气血不足，冲任失养，则月经时停时潮；心主血脉，其华在面，心血不足，面少荣养，则面色萎黄；舌为心之苗，心血少则舌色淡；气能行血，血能载气，气血两虚，失行失载，四肢少气血温养则欠温。治法以补气养血，调理冲任。方用十全大补汤加减治之。服药 5 天，月经来潮。十全大补汤由八珍汤加黄芪、肉桂而成。功能温补气血。主治气血不足。

**医案 253** 徐某，女，19 岁。无业，2018 年 11 月 28 日初诊。

**主诉**：月经后期 1 周。

**现病史**：现月经后期 1 周。舌质红，舌苔薄白，脉滑。

**中医诊断**：月经后期（血瘀）。

**西医诊断**：月经失调。

**治法：**活血化瘀调经。

**处方：**大黄䗪虫胶囊。

大黄䗪虫胶囊，1次4粒，1天2次口服，连服15天。

**按语：**证系血瘀，冲任失调使然。治以活血化瘀调经。因煎服汤药不方便，故以成药大黄䗪虫胶囊。

**医案254** 成某，女，14岁。学生，2018年12月10日初诊。

**主诉：**停经两个月。

**现病史：**近来月经后期，3~4个月1行。现停经两个月，舌质红，舌有裂纹，舌体偏胖，舌苔薄白，脉滑。

**中医诊断：**月经后期（痰瘀交阻，肾精未充）。

**西医诊断：**月经失调。

**治法：**化痰活血，补肾调经。

**处方：**桂枝茯苓胶囊，大黄䗪虫胶囊，还少胶囊。

桂枝茯苓胶囊，1次3粒，1天3次口服，连服15天。大黄䗪虫胶囊，1次4粒，1天2次口服，连服15天。还少胶囊，1次5粒，1天3次口服，连服15天。

**按语：**证系痰湿内蕴，气机不畅，冲任失调。治以化痰活血，补肾调经。因成药服药方便，故方选桂枝茯苓胶囊、大黄䗪虫胶囊、还少胶囊。嘱其忌食饮料、奶茶、甜品，多运动。饮料、奶茶、甜品多食生痰生湿，痰湿壅盛，躯脂满溢，冲任阻滞，月经失调。

**医案255** 周某，女，16岁。学生，2019年1月29日初诊。

**主诉：**停经50天。

**现病史：**既往月经两个月1行，现停经50天，颜面及后背痤疮散见，舌质淡红，舌体略胖，舌苔薄白，脉滑。

**辅助检查：**B超报告双侧卵巢多囊改变。

**中医诊断：**月经后期（痰热内蕴，肾虚血滞）。

**西医诊断：**多囊卵巢综合征。

**治法：**清热燥湿，滋水补肾，益气养血，凉血通滞。

**处方：**大黄地黄丸加减（自拟方）。

大黄10g，苦参10g，炒黄柏10g，熟地黄10g，牡丹皮10g，山药10g，山茱萸10g，泽泻10g，党参10g，黄芪10g，当归10g，郁金10g，赤芍10g，丹参 20g。配 30 剂，每剂两煎，每煎取药液 200mL，早晚各服 1 煎。

2019 年 3 月 18 日二诊：经治疗，月经于 3 月 1 日来潮，3 月 14 日干净，经血始少后多。

再从前意增量化痰之品治之，前方加姜竹茹 20g。配 30 剂，每剂两煎，每煎取药液 200mL，早晚各服 1 煎。

**按语：**多囊卵巢综合征，多为痰、湿、热壅滞。湿热内蕴，伤耗气精，气精不足濡养冲任，又湿热壅堵冲任，气血运行不畅，虚实夹杂，月经后期；湿热上熏，血络郁阻，痤疮散见；舌红有热，舌胖、脉滑，乃湿凝成痰，痰蕴生热，痰热蕴于血脉也。治以清热燥湿，滋水补肾，益气养血，凉血通滞。方以自拟大黄地黄丸加减。大黄地黄丸是用大黄、苦参、炒黄柏加入六味地黄丸中，以清热燥湿，活血通经，补肾调经。方中加党参、黄芪、当归、郁金、赤芍、丹参补气活血调经。服药 30 天，月经来潮。

**医案 256** 盛某，女，31 岁。职工，2019 年 2 月 13 日初诊。

**主诉：**停经两个月。

**现病史：**婚后 1 年余，去年胚胎停育而自然流产，至今未孕。现停经两个月。舌质暗红，舌苔薄白，脉细。

**中医诊断：**月经后期（肾虚血瘀）。

**西医诊断：**月经失调。

**治法：**补肾益精气，活血调冲任。

**处方：**河车大造丸加减。

紫河车 10g，淫羊藿 20g，仙茅 10g，锁阳 10g，熟地黄 10g，党参 10g，黄芪 10g，当归 10g，续断 10g，盐杜仲 10g，川芎 10g，赤芍 10g，红花 10g，丹参 10g。配 10 剂，每剂两煎，每煎取药液 200mL，早晚各服 1 煎。

**配服：**还少胶囊，1 次 5 粒，1 天 3 次口服，连服 15 天。

2019 年 2 月 25 日二诊：末次月经 12 月 13 日来潮，自今两个月未行，舌质暗红，舌苔薄白，脉缓。

再从前意，加强活血之力治之。

**处方：**淫羊藿 20g，仙茅 10g，锁阳 10g，熟地黄 10g，党参 10g，黄芪 10g，当归 20g，紫河车 10g，续断 10g，盐杜仲 10g，川芎 10g，赤芍 10g，红花 20g，丹参 10g。配 10 剂，每剂两煎，每煎取药液 200mL，早晚各服 1 煎。

**配服：**还少胶囊，1 次 5 粒，1 天 3 次口服，连服 15 天。

2019年3月11日三诊：停经近3个月，带下无。思虑较多，畏寒，舌质略紫，舌苔薄白，脉缓。今日B超复查示子宫内膜厚8mm，卵巢内有10枚左右小卵泡。

此血瘀阳虚，故以活血养血，补气温阳施之。

**处方**：桃仁10g，红花20g，生地黄10g，熟地黄10g，当归20g，川芎10g，赤芍10g，炒白芍10g，黄芪30g，党参20g，肉桂10g，焦白术10g，白茯苓10g，炙甘草10g，益母草20g。配15剂，煎服法同上。

**配服**：复方玄驹胶囊，1次3粒，1天3次口服，连服15天。

**按语**：此系肾精不足，血瘀冲任，故停经不潮；血瘀则舌质暗红。治以补肾益精气，活血调冲任。方选河车大造丸加减。本案首诊辨为肾虚为主，血瘀为次，三诊发现血瘀为主，肾虚次之，故以桃仁、红花、生地黄、当归、川芎、赤芍、白芍活血化瘀调经为君，以熟地黄、肉桂、黄芪、党参、焦白术、白茯苓、炙甘草、益母草及复方玄驹胶囊补肾益气、养血调经为臣。

**医案257** 孙某，女，23岁。职工，2016年10月5日初诊。

**主诉**：月经后期6天。

**现病史**：未婚，既往月经先期量少，面见痤疮。现月经后期6天，痤疮减轻，舌质暗红，舌苔薄白腻，脉弦滑，尺脉弱。

**中医诊断**：月经后期（肾虚肝郁）。

**西医诊断**：月经失调。

**治法**：补肾填精，疏肝解郁，活血调经。

**处方**：还少胶囊，逍遥丸，妇科调经片。

还少胶囊，1次5粒，1天3次口服，连服30天。逍遥丸，1次8粒，1天3次口服，连服30天。妇科调经片，1次4片，1天3次口服，连服30天。

**按语**：此系肾精不足，肝气失达，痰凝血瘀使然。治以补肾填精，疏肝解郁，活血调经。方选还少胶囊、逍遥丸、妇科调经片。妇科调经片由当归、川芎、制香附、炒白术、白芍、赤芍、醋延胡索、熟地黄、大枣、甘草组成，功能养血柔肝、理气调经，可治肝郁血虚所致的月经不调、经期前后不定、经行腹痛。

**医案258** 陈某，女，26岁。职工，2018年10月11日初诊。

**主诉**：停经两个月。

**现病史**：停经两个月，夜眠流口水，畏寒怕冷，舌质暗红，舌有齿痕，脉细。

**辅助检查：** B 超示子宫内膜厚 6mm。

**中医诊断：** 月经后期（肾虚气血不足）。

**西医诊断：** 月经失调。

**治法：** 补肾温阳，养血调经。

**处方：** 还少胶囊，附子理中丸，八珍胶囊。

还少胶囊，1 次 5 粒，1 天 3 次口服，连服 15 天。附子理中丸，1 次 8 粒，1 天 3 次口服，连服 15 天。八珍胶囊，1 次 3 粒，1 天 2 次口服，连服 15 天。

**按语：** 阳虚血瘀，冲任阻滞，经行后延；阳虚不能温煦机体，则畏寒怕冷；气虚统摄无力，唾液自流；治以补肾温阳，养血调经。方选还少胶囊、附子理中丸、八珍胶囊。附子理中丸由人参、白术、干姜、炙甘草、制附子组成，功能温阳祛寒，益气健脾，对气虚不能统摄唾液，口水自流有效。

**医案 259** 张某，女，48 岁。无业，2019 年 2 月 30 日初诊。

**主诉：** 月经淋沥 30 余天。

**现病史：** 月经淋沥 30 余天，近日血量转多，经血色红有块，腰痛，急躁，舌质淡红，舌苔薄白，脉弦。

**中医诊断：** 崩漏（气虚肾亏）。

**西医诊断：** 功能失调性子宫出血。

**治法：** 补气摄血，益肝肾，固冲任。

**处方：** 圣愈汤加减。

黄芪 50g，党参 30g，熟地黄 30g，白芍 30g，当归 10g，川芎 10g，龟甲粉 20g（冲服），棕榈炭 10g（包煎），海螵蛸 10g，茜草 20g。配 7 剂，每剂两煎，每煎取药液 200mL，早晚各服 1 煎。

**按语：** 气虚，气不摄血，则经血淋沥 30 余天；年近七七，天癸将竭，水亏肾虚，冲任不固，亦致月经崩漏；肾水亏少，肾府失养，则腰酸；水亏木旺，急躁易怒，脉弦。治以补气摄血，益肝肾，固冲任。方选圣愈汤加减。圣愈汤由生地黄、熟地黄、川芎、人参、白芍、当归、黄芪组成。功能益气，补血，摄血。主治失血过多，气血两虚。本案中龟甲与熟地黄相伍滋补肝肾，龟甲共棕榈炭、海螵蛸、茜草则固经涩血止血。

**医案 260** 郑某，女，40 岁。职工，2019 年 7 月 6 日初诊。

**主诉：** 月经淋沥 1 个月。

**现病史：**月经淋沥，血色鲜红，有血块，面色无华，舌质淡，舌苔白，脉细。

**中医诊断：**崩漏（气虚血热）。

**西医诊断：**功能失调性子宫出血。

**治法：**补气、凉血、固经。

**处方：**圣愈汤合固经汤加减。

黄芪 30g，党参 30g，熟地黄 10g，当归 10g，川芎 5g，白芍 10g，龟甲粉 20g（冲服），炒黄芩 10g，海螵蛸 10g，茜草根 20g，苎麻根 10g，荆芥炭 10g。配 5 剂，每天 1 剂，每剂三煎，每煎取药液 200mL，早中晚各服 1 煎。

2019 年 7 月 12 日二诊：服药后，经血量转多，继而转少，渐渐干净。面色无华，舌质淡红，舌苔薄白，脉滑。此气血亏损，水亏木旺，加强滋水平肝潜阳力度，龟甲加为 30g，余药同前。配 5 剂，煎服法同前。

**按语：**气虚血失统摄，血热血液妄行，则月经或崩或漏；气血流失，面失其润，故面色无华。治以补气、凉血、固经。方用圣愈汤合固经汤加减。服药后，经血量少转多，继而多又转少，渐渐干净。在治崩漏、月经量多时，不要见到血多就慌了方寸，经血少而转多，是瘀血外排现象，瘀去则血多而转少，然后经血渐渐干净。苎麻根、黄芩凉血止血用于血热出血，如咯血、吐血、衄血、崩漏、紫癜及外伤出血等。

**医案 261** 季某，女，37 岁。职工，2019 年 1 月 16 日初诊。

**主诉：**月经淋沥旬日 3 个月。

**现病史：**哺乳结束后，月经每潮将净时，又有淋沥 3~5 天，现正在其时，腰酸，大便干结，少寐，舌质淡红，舌苔薄白，脉细。

**中医诊断：**月经淋沥（脾肾两虚）。

**西医诊断：**月经失调。

**治法：**补益心脾，补肾调经。

**处方：**归脾丸，还少胶囊。

归脾丸，1 次 8 粒，1 天 3 次口服，连服 30 天。还少胶囊 1 次 5 粒，1 天 3 次口服，连服 30 天。

**按语：**证系心脾两虚，心主血，脾统血，心脾两虚则不能主血、统血，而经血淋沥；肾主生殖，肾虚冲任不固，亦现月经淋沥；肾虚肾府失养则腰酸；肾虚肠燥，大便干结；血不养神则少寐。治以补益心脾，补肾调经。方以归脾丸、还少胶囊。药后经血正常。

**医案 262** 王某，女，49 岁。公务员，2019 年 3 月 4 日初诊。

**主诉**：月经淋沥 40 天。

**现病史**：40 天前月经后期量少，40 天来月经淋沥，劳累后出血多，血色红，腰酸，乳胀，睡眠欠佳，平时喜吃甜品及香燥之物，便溏 1 年余，舌质红，舌苔薄白腻，脉细尺弱。

**中医诊断**：崩漏（心脾肾虚）。

**西医诊断**：功能失调性子宫出血。

**治法**：健脾养心，补肾固冲。

**处方**：归脾汤合六味地黄汤加减。

黄芪 30g，党参 20g，焦白术 10g，酸枣仁 10g，远志 10g，当归 10g，木香 5g，大枣 30g，龙眼肉 10g，鲜生姜 6g，熟地黄 20g，山茱萸 10g，龟甲粉 20g（冲服），白茯苓 10g，茜草根 20g，海螵蛸 10g。配 10 剂，每剂两煎，每煎取药液 200mL，早晚各服 1 煎。

**按语**：脾肾两虚，心阴不足。脾运失司，故便溏 1 年余；肾虚则腰酸；肾虚冲任不固，则月经淋沥；心阴虚，虚火扰神，则寐差；肝血不足，肝失疏泄，乳络阻滞，则乳胀；多食香燥则耗伤阴气，多食甜品则生痰湿，故舌红苔腻。治以健脾养心，补肾固冲。归脾汤合六味地黄汤加减。方中龟甲粉、茜草根、海螵蛸固经止血，化瘀止血，涩血止血。绝经期女性，阴虚者多，嘱其少吃香燥之品，如炒葵花子、炒南瓜子等，因香燥之品易耗阴津。

**医案 263** 成某，女，36 岁。文员，2019 年 3 月 1 日初诊。

**主诉**：每潮月经多血块，历时两年。

**现病史**：两年来月经周期正常，但行经血块多，血色暗红，腰略酸，睡眠欠实，末次月经 2 月 11 日来潮。外院诊断为子宫腺肌症。舌质略紫，舌苔薄白，脉滑。

**中医诊断**：月经量多（肾虚血瘀）。

**西医诊断**：子宫腺肌症。

**治法**：补肾化瘀，调理冲任。

**处方**：右归丸合少腹逐瘀汤加减。

制附子 5g，肉桂 10g，山茱萸 10g，盐杜仲 10g，熟地黄 10g，山药 10g，枸杞子 10g，失笑散 10g（包煎），干姜 10g，当归 10g，川芎 10g，小茴香

10g，炒青皮 10g，陈皮 10g，炒枳壳 10g，黄芪 10g，党参 20g。配 10 剂，每剂两煎，每煎取药液 200mL，早晚各服 1 煎。

2019 年 3 月 18 日二诊：此次月经 3 月 11 日来潮，血块减少，小腹及会阴隐痛，右胁隐痛，舌质略紫，舌苔薄白腻，脉细。

再以补肾化瘀，疏肝利胆，调理冲任。

**处方：**右归丸、少腹逐瘀汤、当归芍药散加减。

制附子 5g，肉桂 10g，山茱萸 10g，盐杜仲 10g，熟地黄 10g，山药 10g，枸杞子 10g，失笑散 10g（包煎），干姜 10g，小茴香 10g，炒青皮 10g，陈皮 10g，炒枳壳 10g，黄芪 10g，党参 20g，当归 10g，川芎 10g，炒白芍 10g，焦白术 10g，白茯苓 10g，泽泻 10g。配 10 剂，每剂两煎，每煎取药液 200mL，早晚各服 1 煎。

**按语：**脉滑、舌质略紫为血瘀；肾虚则腰酸；血瘀冲任，冲任不固则月经血量多、血色暗红、有血块。治以补肾化瘀，调理冲任。方用右归丸合少腹逐瘀汤加减。药后复诊，血块减少，小腹及会阴隐痛，右胁隐痛，舌质略紫，舌苔薄白腻，脉细。少腹、会阴、右胁皆与足厥阴肝经相关，故在补肾化瘀的同时，又疏肝利胆，继调理冲任，从右归丸、少腹逐瘀汤、当归芍药散三方加减为治。

**医案 264** 蔡某，女，47 岁。职工，2019 年 4 月 10 日初诊。

**主诉：**月经淋沥半月。

**现病史：**既往月经正常，半月来月经淋沥不净，月经血色鲜红，后转褐色，晨起小腹隐痛，舌质红略紫，舌有裂纹，舌苔薄白，脉细尺脉弱。

**中医诊断：**月经量多（肾水不足）。

**西医诊断：**月经失调。

**治法：**滋肾固经，调理冲任。

**处方：**六味地黄汤加减。

熟地黄 10g，山茱萸 10g，山药 10g，牡丹皮 10g，龟甲粉 20g（冲服），盐杜仲 10g，续断 10g，海螵蛸 10g，茜草根 15g，黄芪 30g，党参 10g，炒白芍 10g，川芎 10g，当归 10g，大枣 30g。配 7 剂，每剂两煎，每煎取药液 200mL，早晚各服 1 煎。

**按语：**肾水亏乏则舌质红，封蛰失职则月经淋沥，阴虚血瘀则舌紫有裂纹。治以滋肾固经，调理冲任。方用六味地黄汤加减滋补肝肾，配龟甲、海螵蛸、茜草固经涩血止血，此证肾阴虚为主，兼有气虚，故在方中加黄芪、党参、大枣以补气。

**医案 265** 杨某，女，46 岁。自由职业，2019 年 4 月 10 日初诊。

**主诉**：经血量多 1 个月。

**现病史**：经血量多 1 个月，血量始多后少，血色由红转淡，有血块，腹痛，神疲乏力，面色萎黄，急躁易怒，舌质淡红，舌苔白厚腻，右脉滑，左脉细。

**中医诊断**：崩漏（肾失封蛰）。

**西医诊断**：功能失调性子宫出血。

**治法**：补肾固经，养血化痰，调理冲任。

**处方**：自拟方。

续断 10g、盐杜仲 10g、桑寄生 10g、熟地黄 20g、山茱萸 10g、龟甲粉 20g（冲服）、茜草根 20g、海螵蛸 10g、三七粉 10g（冲服）、黄芪 50g、党参 30g、白芍 20g、当归 10g、制香附 10g。配 5 剂，每剂两煎，每煎取药液 200mL，早晚各服 1 煎。

**按语**：肾主封蛰，胞脉系于肾。肾虚封蛰失职，冲任不固，则经血量多；肾水不涵肝木，肝火偏旺，故急躁易怒；痰湿凝滞，则舌苔白厚腻；脉细肾虚，脉滑肝旺。治以补肾固经，养血化痰，调理冲任。药用续断、盐杜仲、桑寄生、熟地黄、山茱萸、龟甲粉补肾固经，白芍、当归、制香附养血化痰。

**医案 266** 姜某，女，28 岁。无业，2019 年 4 月 15 日初诊。

**主诉**：经血淋沥 10 余天。

**现病史**：发怒起病，10 余天来月经断续不净，血色鲜红，经血有块，胁胀，舌质红，舌有裂纹，舌苔薄白，脉细数。

**中医诊断**：崩漏（郁火）。

**西医诊断**：月经失调。

**治法**：疏肝泄热，滋阴降火，宁静血海。

**处方**：丹栀逍遥散合二至丸加减。

柴胡 10g、薄荷 10g（后下）、当归 10g、炒白芍 10g、白茯苓 10g、焦白术 10g、炙甘草 10g、鲜生姜 3g、牡丹皮 10g、焦栀子 10g、龟甲粉 20g（冲服）、生地黄 10g、熟地黄 10g、女贞子 10g、墨旱莲 10g。配 7 剂，每剂两煎，每煎取药液 200mL，早晚各服 1 煎。

**按语：**肝藏血，主疏泄，怒属肝，女子以肝为先天。急躁发怒，肝气动乱，肝藏失职，血海不宁，则经血断续、血色鲜红；郁热不泄，郁于肝经，则胁胀；舌红有裂纹，肝郁生热，阴伤津亏也。治以疏肝泄热，滋阴降火，宁静血海。方用丹栀逍遥散合二至丸加减。丹栀逍遥散疏肝泄热，健脾燥湿，和血调经。二至丸补肾养肝，主治肝肾阴虚。

**医案267** 钟某，女，33岁。教师，2019年3月29日初诊。

**主诉：**月经量少。

**现病史：**月经量少，周期正常，行经时间8~9天，经血色暗，经前乳房刺痛，乳头痒，口干口臭，腰酸。体检发现子宫肌瘤。舌质淡红，舌有裂纹，舌苔薄白，脉细。

**中医诊断：**月经量少（气血不足）；癥瘕（痰瘀胶结）。

**西医诊断：**月经失调；子宫肌瘤。

**治法：**补气养血，滋阴利湿，化痰瘀，消肌瘤。

**处方：**十全大补汤合六味地黄汤加减。

黄芪30g，党参30g，焦白术10g，白茯苓10g，炙甘草10g，生地黄10g，熟地黄10g，当归10g，川芎10g，赤芍10g，炒白芍10g，山茱萸10g，山药10g，牡丹皮20g，泽泻10g，郁金10g，三棱10g，莪术10g，红花10g。配15剂，每剂两煎，每煎取药液200mL，早晚各服1煎。

**按语：**气血不足，阴虚津少，故舌淡红有裂纹；阴虚生热，热夹湿上熏，则口干口臭；肾水不足，肾府失养，则腰酸；水不涵木，肝失疏泄，气郁血滞，乳络不畅，则经前乳房胀痛，郁火生风则乳头痒；气血少养，阴虚夹湿，则月经量少而色暗；肌瘤乃痰瘀胶结之物。治以补气养血，滋阴利湿，化痰瘀，消肌瘤。方用十全大补汤合六味地黄汤加减。配郁金、三棱、莪术、红花化瘀消瘤。

**医案268** 柏某，女，29岁。职工，2016年10月17日初诊。

**主诉：**月经量少1年。

**现病史：**月经量少，经前乳胀，曾在本门诊用中药调治，已有好转，经前乳胀消失，月经正常。停药后月经血量减少，舌质暗红，舌苔薄白腻，脉滑。

**中医诊断：**月经量少（血瘀痰凝）。

**西医诊断：**月经失调。

**治法：**活血化痰，调理冲任。

**处方：**当归芍药散加减。

当归15g，川芎15g，炒白芍15g，焦白术15g，白茯苓15g，泽泻15g，制香附10g，炒苍术10g，姜半夏10g，姜厚朴10g，炒青皮10g，陈皮10g，熟地黄10g，月季花10g，桃仁10g，红花10g，炙甘草5g。配20剂，每剂两煎，每煎取药液200mL，早晚各服1煎。

因其不孕，故嘱其经期服调理冲任方3剂。药物组成是：桃仁10g，红花10g，当归10g，川芎10g，三棱10g，莪术10g，制香附10g，路路通10g，月季花10g，泽兰10g，续断10g。配3剂。

**另配：**月季花60g。于月经来潮第2天开始煎服，单煎，单服。调理冲任方每天1剂，每剂两煎，头煎时加红糖1匙煎。即，每天取月季花20g，放4小碗水，1匙红糖，大火熬成1碗，去药渣，药汤内加1匙黄酒调服。月季花药汤服后1小时，服调理冲任方头煎，8小时后，不服月季花药汤，单服调理冲任方两煎。服药后有肠鸣、腹泻的药物反应。

**按语：**证系血瘀痰凝，冲任失调使然。治以活血化痰，调理冲任。方以当归芍药散加减。本方当归、芍药、川芎养血调肝，白术、茯苓、泽泻健脾利湿，另加制香附、炒苍术、姜半夏、姜厚朴、炒青皮、陈皮、熟地黄、月季花、桃仁、红花化痰活血。全方具有调理冲任作用。另因其不孕求嗣，故嘱经期服另配调理冲任方3剂。

**医案269** 邵某，女，24岁。学生，2019年4月29日初诊。

**主诉：**月经量少1年余。

**现病史：**月经初潮14岁。末次月经4月24日，目前正在行经期，经血色红、量少，平时学习紧张，舌质红，舌苔薄白，脉滑。

**中医诊断：**月经量少（血虚血瘀）。

**西医诊断：**月经失调。

**治法：**健脾养心，以滋气血，活血调经。

**处方：**归脾汤合血府逐瘀汤加减。

党参10g，黄芪10g，焦白术10g，陈皮10g，当归10g，炙甘草10g，茯神10g，远志10g，酸枣仁10g，木香10g，龙眼肉10g，大枣30g，鲜生姜5g，柴胡10g，薄荷10g（后下），红花10g，川芎10g，赤芍10g，熟地黄10g。配10剂，每剂两煎，每煎取药液200mL，早晚各服1煎。

**按语**：学习紧张，思虑过度，劳伤心脾，气血乏源，冲任失养；又，脾主肌肉，久坐伤肉，肉伤及脾，脾伤血少，血海不足；久坐气滞，气滞血瘀，血行不畅，冲任阻滞：共致月经量少。治以归脾汤健脾养心，化生气血，以血府逐瘀汤活血调经。

**医案 270** 蔡某，女，37岁。教师，2018年9月14日初诊。

**主诉**：月经量多4天。

**现病史**：4天来月经量多，色暗转红，有血块，头昏，面色无华，口干欲饮，舌质淡红，舌有裂纹，舌苔薄白，脉细。

**中医诊断**：月经量多（气不摄血）。

**西医诊断**：月经失调。

**治法**：补气摄血，固冲调经。

**处方**圣愈汤加减。

黄芪50g，党参30g，熟地黄10g，当归10g，川芎10g，白芍10g，海螵蛸10g，茜草根15g，仙鹤草20g，盐杜仲10g，龟甲粉20g（冲服），大枣30g。配5剂，每剂两煎，每煎取药液200mL，早晚各服1煎。

**按语**：气血亏损，气不摄血，则经血量多；心主血脉，其华在面，血亏血不上荣，则面色无华且头昏；血为阴，液随血失，阴津亏少，舌现裂纹，口干欲饮；经血有块，血瘀也。治以补气摄血，固冲调经。方用圣愈汤加减。圣愈汤补气摄血，配海螵蛸、茜草根、仙鹤草、盐杜仲、龟甲粉涩血补肾固经。

**医案 271** 龚某，女，30岁。职工，2018年9月12日初诊。

**主诉**：月经量少。

**现病史**：2016年生育1胎，产后停经两年，经服中药调治，月经来潮，但每潮经血量少，血色暗，有血块。面色无华，大便干燥，数天1行。平素急躁，经前乳头痛。舌质淡红略紫，舌体瘦，舌苔薄白，脉细。

**中医诊断**：月经量少（气血不足，肝郁不达）。

**西医诊断**：月经失调。

**治法**：补气养血，疏肝散郁，活血调经。

**处方**十全大补汤合丹栀逍遥散加减。

黄芪50g，党参30g，焦白术10g，白茯苓10g，炙甘草10g，熟地黄10g，当归10g，川芎10g，白芍10g，红花10g，炒青皮10g，柴胡10g，薄荷10g

（后下），牡丹皮 20g，赤芍 15g，丹参 15g。配 10 剂，每剂两煎，每煎取药液 200mL，早晚各 1 煎。

**按语**：气血不足，冲任失养，月经停经或经血量少；血少上荣，面色无华；肝藏血，体阴而用阳，肝血虚，疏泄失司，则乳头疼痛，肝用不畅，则急躁易怒；血虚肠腑失润，则大便干燥；气血无以充养舌体，则舌体瘦小。治以补气养血，疏肝散郁，活血调经。方用十全大补汤合丹栀逍遥散加减，另加丹参活血调经。乳头属肝，乳房属胃，故乳房胀痛属肝胃气滞，以逍遥散疏肝解郁、理气消胀可也；乳头疼、乳头痒系肝郁血虚、郁热化风，以丹栀逍遥散疏肝解郁、清热息风、养血祛风治之。

**医案 272**　周某，女，36 岁。职工，2018 年 9 月 10 日初诊。

**主诉**：月经量少两天。

**现病史**：近两个月，月经量少。现月经来潮第 2 天，经血量少，色红有少量血块。今春人工流产 1 次。面色黄，经前乳头痒，平素急躁易怒，腰酸，小腹有凉感，舌质暗红，舌苔薄白，右脉沉滑，左脉细。

**中医诊断**：月经量少（血瘀冲任）。

**西医诊断**：月经失调。

**治法**：活血养血，化瘀调经。

**处方**：桃红四物汤加减。

桃仁 10g，红花 10g，当归 10g，炒白芍 10g，赤芍 10g，川芎 10g，生地黄 10g，熟地黄 10g，月季花 10g，柏子仁 10g，泽兰叶 10g，益母草 10g。配 5 剂，每剂两煎，每煎取药液 200mL，早晚各服 1 煎。

**按语**：人工流产，伤及胞宫，血瘀胞络，血行不畅，经血量少；阳气无力温煦胞任，则小腹凉感；肝血不足，血虚生风，风扰肝经，乳头则痒；舌暗有瘀，脉滑有风，脉细正虚。治以活血养血，化瘀调经。方用桃红四物汤加减。乳头痒在女性常见，系血虚肝风，养肝血则风自息、痒自止，或可加祛风药，如薄荷之类。

**医案 273**　陈某，女，30 岁。职工，2018 年 9 月 11 日初诊。

**主诉**：月经每潮行经旬余 1 年。

**现病史**：1 年来月经每潮淋沥旬日方净，宫腔镜发现子宫内膜炎。经净后腹痛，喜温。经净后乳头痛。平素急躁易怒。舌质暗红，舌有瘀点，舌苔薄白，脉弦。

**辅助检查**：B 超示乳腺小叶增生。

**中医诊断**：月经淋沥（气血不足，气郁血瘀）。

**西医诊断**：月经失调。

**治法**：补气养血，疏解郁热，化瘀调经。

**处方**：八珍汤加减。

黄芪 50g，党参 30g，当归 10g，川芎 10g，熟地黄 10g，白芍 10g，海螵蛸 10g，茜草根 10g，白茯苓 10g，焦白术 10g，苎麻根 10g，炒黄芩 15g，盐杜仲 10g，延胡索 10g，荆芥炭 10g。配 10 剂，每剂两煎，每煎取药液 200mL，早晚各服 1 煎。

**按语**：证系气血不足，气郁血瘀。气血不足，固摄无力，则经血淋沥；舌暗瘀点，血瘀之象，瘀血阻络，血不循经，经行时间亦长；肝有郁热则脉弦，急躁易怒则乳头疼痛。治以补气养血，疏解郁热，化瘀调经。方用八珍汤加减。乳头疼痛，系肝经郁热或肝经气滞络阻，以疏肝泄热或疏肝理气活络，选荆芥炭、白芍、延胡索。

**医案 274**　季某，女，30 岁。职工，2018 年 9 月 6 日初诊。

**主诉**：月经量少半年。

**现病史**：半年以来，月经 30 天左右 1 行，量少色暗，带下量多，腰酸，舌质红，舌苔薄黄，脉细。

**中医诊断**：月经量少（肾虚血瘀）。

**西医诊断**：月经失调。

**治法**：补肾益精，活血调经。

**处方**：还少胶囊，大黄䗪虫胶囊。

还少胶囊，1 次 5 粒，1 天 3 次口服，连服 30 天。大黄䗪虫胶囊 1 次 4 粒，1 天 3 次口服，连服 30 天。

**按语**：本案系肾亏精血不足，血瘀冲任阻滞。虚实夹杂，致月经量少、色暗、带下多；腰酸乃肾虚之象，舌红为血瘀之征。治以补肾益精，活血调经。方用还少胶囊、大黄䗪虫胶囊。

**医案 275**　郑某，女，51 岁。职工，2018 年 10 月 17 日初诊。

**主诉**：月经淋沥 3 个月。

**现病史**：3 个月来，月经淋沥断续、色暗、经血量时多时少、周期先后不定。腰略酸，少寐、早醒，舌质淡红，舌苔薄白腻，脉细。

**中医诊断：**崩漏（肾亏心虚）。

**西医诊断：**功能失调性子宫出血。

**治法：**补肾填精，养血安神，固摄冲任。

**处方：**左归饮合归脾汤加减。

熟地黄10g，山茱萸10g，山药10g，黄精10g，龟甲粉10g（冲服），焦白术10g，黄芪30g，党参20g，茯神10g，远志10g，酸枣仁10g，木香5g，龙眼肉10g，大枣30g，鲜生姜5g，盐杜仲10g。配10剂，每剂两煎，每煎取药液200mL，早晚各服1煎。

**配服：**还少胶囊，1次5粒，1天3次口服，连服10天。归脾丸，1次8粒，1天3次口服，连服10天。

2018年10月31日二诊：服药后，崩漏止。少寐，舌质淡红，舌苔薄白腻，脉细。

效不更方，上方继服10剂，煎服法及成药同前。

**按语：**年逾七七，天癸竭，任脉虚，太冲脉衰少，则月经乱也；水亏精血少，神失所养，而早醒少寐；心脾两虚，血失统摄，则月经淋沥。治以熟地黄、山茱萸、山药、黄精、龟甲粉、杜仲补肾填精，固摄冲任；以焦白术、黄芪、党参、茯神、远志、酸枣仁、木香、龙眼肉、大枣、鲜生姜补益心脾，统血摄血。配服成药，还少胶囊养先天，归脾丸补后天。服药后，崩漏止。

**医案276** 陆某，女，44岁。职工，2018年10月18日初诊。

**主诉：**备孕8个月，月经量少。

**现病史：**备孕8个月，月经28天1行，经血量少色红，末次月经10月10日来潮，行经5天，已净，夜寐难入睡，乳微胀，腰微酸，舌质淡红，舌苔薄白，脉沉缓。

**中医诊断：**月经量少（气血不足）。

**西医诊断：**月经失调。

**治法：**补气养血，补肾疏肝。

**处方：**十全大补汤加减。

黄芪50g，党参30g，焦白术10g，白茯苓10g，炙甘草10g，熟地黄10g，当归10g，川芎10g，桂枝10g，淫羊藿20g，仙茅10g，锁阳10g，炒青皮10g，陈皮10g，炒枳壳10g。配10剂，每剂两煎，每煎取药液200mL，早晚各服1煎。

**配服**：还少胶囊，1次5粒，1天3次口服，连服20天。逍遥丸，1次8粒，1天3次口服，连服20天。

**按语**：证系气血不足，肾虚肝郁。冲任失养而月经量少，血不养神则难入眠。治以十全大补汤补气养血，以淫羊藿、仙茅、锁阳、炒青皮、陈皮、炒枳壳及还少胶囊、逍遥丸补肾疏肝。

**医案277** 顾某，女，31岁。职工，2019年1月29日初诊。

**主诉**：月经量少3个月。

**现病史**：3个月前自然流产1次，3个月来每潮月经量少，末次月经1月6日来潮，量少，色暗，行经7天，平素腰酸，舌质暗红，舌有裂纹，舌苔薄白，脉滑。

**中医诊断**：月经量少（血瘀痰凝）。

**西医诊断**：月经失调。

**治法**：活血化瘀，燥湿化痰，调理冲任。

**处方**：桃红四物汤合二陈平胃散加减。

桃仁10g、红花10g、当归10g、川芎10g、赤芍10g、炒白芍10g、熟地黄10g、炒苍术10g、制半夏10g、炒青皮10g、陈皮10g、白茯苓10g、姜厚朴10g、制香附10g、炒枳壳10g、炙甘草5g。配10剂，每剂两煎，每煎取药液200mL，早晚各服1煎。

**按语**：血瘀气郁，湿凝冲任。血瘀湿凝，气血不畅，则月经量少色暗；苔白为湿，舌暗为瘀，裂纹为阴伤，湿凝成痰则脉滑也。治以桃仁、红花、当归、川芎、赤芍、炒白芍、熟地黄活血化瘀，养血调经；以炒苍术、制半夏、炒青皮、陈皮、白茯苓、姜厚朴、制香附、炒枳壳、炙甘草燥湿化痰，调理冲任。

**医案278** 高某，女，45岁。2018年9月28日初诊。

**主诉**：月经淋沥近20天。

**现病史**：末次月经9月10日来潮，淋沥至今近20天未净，经血色暗红。时郁怒，面见褐斑，人中沟浅。舌质淡红，舌苔薄白少津，左关脉弦、右关脉滑、尺脉弱。

**中医诊断**：月经淋沥（肾水不足）。

**西医诊断**：月经失调。

**治法**：补肾固经，养血柔肝，调理任督冲三脉。

**处方：** 左归丸加减。

山茱萸 10g，熟地黄 10g，山药 10g，枸杞子 10g，杜仲 10g，菟丝子 10g，龟甲粉 30g（冲服），炒白芍 10g，酸枣仁 10g，海螵蛸 10g，茜草炭 20g，黄精 10g。配 7 剂，每剂两煎，每煎取药液 200mL，早晚各服 1 煎。

2018 年 10 月 10 日二诊：服药第 2 天，月经血止，睡眠安，头不痛。现月经将临，舌质淡红，舌苔薄白，脉滑。

再从前意图之，患者要求服中成药。

**处方：** 六味地黄丸，1 次 8 粒，1 天 3 次口服，连服 15 天；归脾丸，1 次 8 粒，1 天 3 次口服，连服 15 天；还少胶囊，1 次 5 粒，1 天 3 次口服，连服 15 天；龟甲粉，1 次 10g，1 天 2 次冲服，连服 15 天。

2018 年 12 月 17 日三诊：月经提前 1 周来潮，行经旬日，经血始则色暗、继而转红，口糜，舌质淡红，舌苔薄白，脉沉缓。

再从补肾养血，疏肝调经，佐以祛风补气敛疮治口糜。

**处方：** 山茱萸 10g，熟地黄 10g，山药 15g，枸杞子 10g，盐杜仲 10g，菟丝子 10g，龟甲粉 30g（冲服），炒白芍 10g，酸枣仁 10g，海螵蛸 10g，茜草炭 20g，黄精 10g，防风 20g，焦白术 20g，黄芪 50g，党参 30g。配 10 剂，每剂两煎，每煎取药液 200mL，早晚各服 1 煎。

2019 年 1 月 14 日四诊：时值月经周期第 20 天，失眠，口糜未现，舌质淡红，舌苔薄白，脉缓。

再予补肾调经祛风，交通心肾，以安心神，上方加减。

**处方：** 山茱萸 10g，熟地黄 10g，山药 15g，枸杞子 10g，盐杜仲 10g，菟丝子 10g，龟甲粉 20g（冲服），白芍 20g，酸枣仁 10g，海螵蛸 10g，茜草炭 20g，防风 20g，焦白术 20g，黄芪 50g，党参 30g，黄连 10g，肉桂 10g，夜交藤 20g，大枣 30g。配 10 剂，每剂两煎，每煎取药液 200mL，早晚各服 1 煎。

**按语：** 女子六七、七七之时，天癸少，肾气衰，元气无力统摄，则月经提前或淋沥不净；肾水不足，肝木失养，疏泄失司，故经期失眠；肝阳上亢，故经期头痛；肝火犯土，脾土开窍于口，故经期口糜；郁火内扰，故易怒且躁；有诸内，必形诸外，人中乃胞宫及膀胱形诸外之处也。任督两脉之末端于口唇四周及人中相会，肾元不足，任督两脉之气，不能上养人中，人中沟浅平也；女子六七，三阳脉衰于上，面皆焦，发始白，而面现褐斑；阴津不足，苔白少津；肝木乘土，而左关弦，右关滑，尺弱为肾虚。治以补肾固经，养血柔肝，调理任督冲三脉。方用左归丸加减。药服两天，月经血止。患者要求改服成药，以六味地黄丸、归脾丸、还少胶囊、龟甲粉服用半月。三诊，月经提前1周来潮，行经旬日，经血始则色暗、继而转红，口糜，舌质淡红，舌苔薄白，脉沉缓。再从补肾养血，疏肝调经，佐以防风20g，焦白术20g，黄芪50g，党参30g，祛风补气敛疮治口糜。四诊发现失眠，于方中加黄连、肉桂，即交泰丸，以交通心肾治失眠。

**医案279** 束某，女，18岁。学生，2018年8月31日初诊。

**主诉：**月经量少半年。

**现病史：**月经初潮13岁。自后应期而行经。半年来，月经量少，行经6天。形体肥胖。末次月经8月22日来潮，已净。舌质红，舌苔薄白，脉沉滑。

**中医诊断：**月经量少（阴虚痰热）。

**西医诊断：**月经失调。

**治法：**滋阴降火，化痰清热，养血调经。

**处方：**暂不用药，嘱其忌食饮料、奶茶、甜品、烧烤等生痰生火之品，多运动，少看手机。

**按语：**舌红乃阴虚火旺，邪火灼津为痰，痰热壅塞躯体，则形体肥胖；经血被灼，经血量少；痰浊蕴于血脉而脉滑。暂不用药，嘱其忌食饮料、奶茶、甜品、烧烤等生痰生火之品，多运动，少看手机。改变饮食习惯和生活习惯，调整冲任督带经脉功能及气血阴阳关系。

**医案280** 陈某，女，27岁。设计师，2018年8月31日初诊。

**主诉：**月经先后不定期3年，经血量少。

**现病史：**3年前，行药物流产及清宫术，后月经先后不定期，后延为多，行经时间5~6天，月经量少、色暗红、有小血块。经行第1天有小腹坠感，末次月经8月7日来潮。大便时干时溏。带下量多稠白。舌质微偏红，舌有小裂纹，舌苔薄白，脉沉细数。

**辅助检查：**B超示左侧卵巢囊肿。

**中医诊断：**月经先后不定期（肾虚血瘀）。

**西医诊断：**月经失调。

**治法：**补肾益精，活血化瘀，调畅冲任。

**处方：**还少胶囊，大黄䗪虫胶囊。

还少胶囊，1次5粒，1天3次口服，连服15天。大黄䗪虫胶囊，1次4

粒，1 天 3 次口服，连服 15 天。

2018 年 9 月 17 日二诊：月经于 9 月 8 日来潮，血量有增，经前乳房略胀，经行腹泻，舌质暗红，舌苔薄腻，脉滑。

肾虚血瘀，且有肝脾失调之象，故以疏肝健脾，补肾活血，再调冲任。

**处方**：逍遥丸，1 次 8 粒，1 天 3 次口服，连服 15 天；还少胶囊，1 次 5 粒，1 天 3 次口服，连服 15 天；大黄䗪虫胶囊，1 次 4 粒，1 天 2 次口服，连服 15 天。

**按语**：证系肾虚血瘀阴虚。血瘀冲任阻滞则月经后期量少，肾亏阴虚、迫血妄行则月经先期量少，如是则月经先后不定期也；血瘀阴虚，则舌质红，舌有裂纹；病在里在下则脉沉，阴虚有热则脉细数；平时久坐少动，气血运行缓滞，故月经后期为多。治以补肾益精，活血化瘀，调畅冲任。方选还少胶囊、大黄䗪虫胶囊。

## 三十五、痛经

**医案 281**　蔡某，女，18 岁。学生，2019 年 2 月 14 日初诊。

**主诉**：经行腹痛 4 年。

**现病史**：4 年来，经行腹痛，喜温喜按，痛时呕吐，经血色暗有块。末次月经 2 月 6 日来潮。平素畏寒，舌质淡红，舌有瘀点，舌苔薄白，脉滑。

**中医诊断**：痛经（虚寒血瘀）。

**西医诊断**：痛经。

**治法**：补气温阳，活血调经，和络止痛。

**处方**：自拟方。

黄芪 50g，党参 30g，肉桂 10g，小茴香 10g，吴茱萸 5g，姜半夏 10g，陈皮 10g，炒青皮 10g，炒枳壳 10g，当归 10g，川芎 10g，炒白芍 15g，制香附 10g，乌药 10g，炙甘草 5g，鲜生姜 5g。配 10 剂，每剂两煎，每煎取药液 200mL，早晚各服 1 煎。

2019 年 3 月 21 日二诊：月经 3 月 8 日来潮，疼痛减轻，未现呕吐，舌质淡红，舌苔薄白，脉沉滑。

前方增量生姜为 30g，继服 10 剂，煎服法从前。

**按语**：虚寒血瘀，不通则痛。寒邪犯胃，胃气上逆，痛而呕吐；虚则喜按，寒则喜温，故痛时喜温喜按；舌有瘀点为血瘀之象；阳虚温煦力弱，而畏寒怕冷。治以补气温阳，活血调经，和络止痛。方中黄芪、党参补气治虚；肉桂、小茴香、吴茱萸温阳散寒；又吴茱萸、鲜生姜、姜半夏、陈皮温胃降逆止呕；炒青皮、炒枳壳、制香附、乌药、当归、川芎、炒白芍破气化痰，理气活血，调经止痛。药后，月经来潮，痛经减轻，未呕。二诊，再以前方加大生姜用量至30g，与方中吴茱萸、党参形成吴茱萸汤之意，温胃止呕止痛效果更佳。

**医案 282** 徐某，女，27 岁。职工，2018 年 10 月 31 日初诊。

**主诉：**经行腹痛 10 余年。

**现病史：**月经初潮 13 岁。每潮经行腹痛，痛时呕吐腹泻。末次月经 10 月 9 日来潮，现腹痛隐隐，乳房微胀，面色萎黄，腰酸，平素大便溏，舌质暗红，舌苔薄白，脉细。

**中医诊断：**痛经（阳虚寒凝）。

**西医诊断：**痛经。

**治法：**温养脾肾，疏肝和胃，调经止痛。

**处方：**桂附理中汤加减。

制附子5g，党参10g，炙甘草10g，焦白术10g，干姜10g，柴胡10g，炒枳壳10g，炒白芍 30g，陈皮10g，制香附10g，乌药10g，当归10g，川芎10g，肉桂10g，吴茱萸5g，延胡索10g，鲜生姜5g，大枣30g。配 10 剂，每剂两煎，每煎取药液 200mL，早晚各服 1 煎。

2018 年 11 月 9 日二诊：现月经将临，乳胀已轻，畏寒怯冷，近日受凉否泄泻，舌质暗红，舌苔薄白，脉沉细。再从温阳散寒，调经止痛，上方继配 10 剂，煎服法同前。

2018 年 12 月 7 日三诊：药后，经行服痛明显减轻，畏寒，四肢欠温，舌质暗红，舌苔薄白，脉沉滑。再从温阳散寒，活血调经施之，上方继配 10 剂，煎服法同前。

**按语：**证系脾肾阳虚，肝胃不和，冲任失调。肾虚则腰酸，脾虚则便溏；阳虚寒凝，气血阻滞，经行腹痛，肝木犯土，脾胃不和，腹痛呕泻并作。治以制附子、肉桂、党参、炙甘草、焦白术、干姜温养脾肾，散寒止痛；以柴胡、炒枳壳、炒白芍、陈皮、制香附、川芎、炙甘草成柴胡疏肝散以疏肝和胃，调经止痛；方中芍药配甘草则成芍药甘草汤，能缓急止痛；制香附配乌药能理气调经止痛，为治痛经常用对药；以吴茱萸配党参、大枣、生姜，又形成吴茱萸汤，能散寒止痛、止呕、止泻；当归与延胡索相伍，养血活血，行气止痛。故药后，经行腹痛明显减轻。方中制附子即附子炮制品，具有补火助阳、健脾和胃、补肾温阳、回阳救逆及散寒止痛的作用。

**医案 283** 陈某，女，39 岁。无业，2019 年 4 月 16 日初诊。

**主诉：** 经行腹痛 10 余年。

**现病史：** 经行腹痛 10 余年，婚前婚后皆然。月经周期 30 天左右，行经 3 天，腹痛 2~3 天，痛时腹泻不呕。末次月经 4 月 13 日来潮，血色始暗继红。便溏，腰酸，舌质略紫，舌苔白腻，脉细。

**中医诊断：** 痛经（脾运失司，肾阳不足，血瘀冲任）。

**西医诊断：** 痛经。

**治法：** 运脾燥湿，温阳补肾，化瘀调经。

**处方：** 异功散加减。

党参 10g，焦白术 10g，白茯苓 10g，炙甘草 10g，制香附 10g，陈皮 10g，干姜 10g，肉桂 10g，淫羊藿 20g，仙茅 10g，锁阳 10g，巴戟天 10g，熟地黄 10g，炒白芍 10g，川芎 10g，当归 10g。配 15 剂，每剂两煎，每煎取药液 200mL，早晚各服 1 煎。

**配服：** 还少胶囊，1 次 5 粒，1 天 3 次口服，连服 20 天。

**按语：** 脾虚失运，湿邪内生则便溏；湿盛伤阳，阳虚血瘀，不通则痛；经行之时，冲脉、肝脉之气逆犯脾土，故经行腹痛伴有腹泻；舌质略紫，苔白腻，血瘀湿凝之象。以党参、白术、茯苓、炙甘草、陈皮补气建中，运脾燥湿；以干姜、肉桂、淫羊藿、仙茅、锁阳、巴戟天、还少胶囊温阳补肾，温养冲任；以熟地黄、炒白芍、川芎、当归养血活血，化瘀调经。

**医案 284** 韩某，女，文员，22 岁。2019 年 4 月 29 日初诊。

**主诉：** 经行腹痛 7 年。

**现病史：** 月经初潮 15 岁。30 天左右 1 行，经行腹痛，痛时呕吐腹泻，痛时喜温喜按，经前腰酸，平素膝冷，末次月经 4 月 22 日来潮，27 日干净。舌质色淡，舌边有齿痕，舌苔薄白，脉细。

**中医诊断：** 痛经（阳虚寒凝）。

**西医诊断：** 痛经。

**治法：** 温阳散寒，益气养血，健脾和胃。

**处方：** 右归饮合吴茱萸汤加减。

制附子10g，肉桂10g，山茱萸10g，盐杜仲10g，熟地黄10g，山药10g，枸杞子10g，黄芪30g，党参20g，吴茱萸5g，鲜生姜50g，木香10g，焦白术10g，当归10g，炒白芍10g，炙甘草10g。配7剂，每剂两煎，每煎取药液200mL，早晚各服1煎。

**配服：**香砂六君子丸，1次12粒，1天3次口服，连服20天。还少胶囊，1次5粒，1天3次口服，连服20天。

先吃丸药20天，于月经来潮前3天开始服汤药，连服7天，经期不停。

**按语：**阳虚寒凝，冲任失调，气血阻滞，不通则痛；冲脉之气犯及脾胃，故痛时呕泻并作。治以温阳散寒，益气养血，健脾和胃。从右归饮合吴茱萸汤意治之。制附子、肉桂、山茱萸、盐杜仲、熟地黄、山药、枸杞子为右归饮意，以温阳散寒止痛；党参、吴茱萸、鲜生姜为吴茱萸汤意，能止痛、止呕、止泻；黄芪、党参、焦白术、木香、当归、炒白芍、炙甘草益气养血，健脾和胃，缓急止痛。平时服还少胶囊补肾调经，香砂六君子丸健脾养胃。

**医案285** 彭某，女，27岁。职工，2019年2月15日初诊。

**主诉：**经行左少腹痛5年。

**现病史：**患者未婚，但有房事。2014年因腹痛，在当地B超发现输卵管积水，以微创通输卵管，自后每次月经来潮左少腹疼痛。经前有乳胀。月经先期，末次月经1月20日来潮，血色红。平时手足欠温，足部为甚，形体偏胖，舌质淡红，舌苔薄白腻，脉滑。

**中医诊断：**痛经（痰凝血瘀）。

**西医诊断：**子宫附件炎。

**治法：**化痰利水，活血通脉。

**处方：**桂枝茯苓丸合少腹逐瘀汤加减。

桂枝10g，白茯苓10g，黄芪30g，益母草10g，牡丹皮10g，桃仁10g，赤芍10g，丹参10g，小茴香10g，干姜10g，肉桂10g，当归10g，川芎10g，制乳香10g，制没药10g，失笑散10g（包煎）。配10剂，每剂两煎，每煎取药液200mL，早晚各服1煎。

**按语：**痰凝冲任，痰阻血瘀，不通则痛，故经行少腹疼痛；痰湿壅塞躯体，而形体肥胖；痰湿属阴，阴胜伤阳，阳弱不达四末，则手足欠温，舌苔腻、脉滑系痰象。治以化痰利水，活血通脉。方选桂枝茯苓丸合少腹逐瘀汤加减。方中乳香、没药化瘀止痛，活血行气，消肿生肌，对胃脘疼痛、痛经经闭、跌打损伤等有效，对于输卵管积水、炎症亦多选用之。

**医案 286** 华某，女，37 岁。无业，2018 年 9 月 21 日初诊。

**主诉**：左少腹疼痛间歇发作 6 年。

**现病史**：6 年来左少腹隐痛间歇发作，按之痛剧，温之则快，寒之则痛，西医诊为盆腔炎。曾剖宫产 2 次，人工流产 3 次。月经按时来潮，血色鲜红有血块，舌质暗红，舌苔薄白，脉弦。

**中医诊断**：腹痛（血瘀）。

**西医诊断**：盆腔炎。

**治法**：活血化瘀，温阳通络，调理冲任。

**处方**：少腹逐瘀汤加减。

失笑散 10g（包煎），小茴香 10g，干姜 10g，红花 10g，当归 15g，川芎 15g，炒白芍 15g，赤芍 15g，焦白术 10g，制香附 10g，乌药 10g，黄芪 20g，柴胡 10g。配 10 剂，每剂两煎，每煎取药液 200mL，早晚各服 1 煎。

**按语**：多次手术，血脉伤甚，瘀血累积，血瘀冲任，则少腹痛；血瘀则痛而拒按，血瘀血不载气，阳气不足，则痛而喜温；血得热则行，遇寒则凝，故寒之则痛；舌暗红、经血有块，血瘀之征。治以活血化瘀，温阳通络，调理冲任。方用少腹逐瘀汤加减。方中加黄芪作用有三：一是补气，气能推动血行，以祛血瘀；二是托疮生肌，以治多次妇科手术创伤；三是黄芪与柴胡配伍，升清举陷，对于小腹痛、少腹痛等慢性盆腔炎、附件炎有辅助疗效。

**医案 287** 赵某，女，26 岁。职工，2018 年 9 月 21 日初诊。

**主诉**：少腹疼痛 50 天。

**现病史**：婚后 1 年余，宫外孕术后 50 天，少腹疼痛，腰酸，多思虑，舌质略紫，舌苔薄白，脉细。

**中医诊断**：腹痛（肝郁血瘀）。

**西医诊断**：宫外孕术后。

**治法**：疏肝解郁，活血化瘀。

**处方**：柴胡疏肝散合当归芍药散加减。

柴胡 10g，炒枳壳 10g，赤芍 10g，炒白芍 10g，炙甘草 10g，川芎 10g，炒青皮 10g，陈皮 10g，制香附 10g，当归 10g，焦白术 10g，白茯苓 10g，泽泻 10g，黄芪 10g。配 15 剂，每剂两煎，每煎取药液 200mL，早晚各服 1 煎。

**按语：**肝郁气滞，疏泄失司，加之宫外孕术后血络伤损，血瘀少腹，故少腹疼痛。柴胡疏肝散疏肝解郁，以疗思虑过多，肝郁气结。当归芍药散活血化瘀化痰湿，以疗宫外孕术所致创伤瘀阻。黄芪托疮生肌以助创伤修复。肝郁气滞，疏泄失司之妇，易致子宫外孕，易长子宫肌瘤，易患乳腺增生、乳房结节。

**医案 288**　董某，女，42岁。职工，2018年8月27日初诊。

**主诉：**小腹疼痛时轻时重5年。

**现病史：**5年来小腹疼痛，经期亦然。便溏，夜寐流口水。月经淋沥旬日，经血色红，乳房时胀，两下肢酸胀痛1年余，舌质淡红，舌苔薄白，苔中有纵纹，脉细。

**中医诊断：**腹痛（痰瘀交阻）；月经量多（血瘀血不循经）。

**西医诊断：**子宫腺肌症；月经失调。

**治法：**软坚化痰，化瘀调经，疏肝运脾。

**处方：**自拟方。

炙鳖甲30g（先煎），片姜黄10g，牡蛎50g（先煎），龟甲20g（先煎），鹿角霜10g，蒲公英30g，炒青皮10g，陈皮10g，炒枳壳10g，三棱10g，莪术10g，海藻10g，天花粉10g。配10剂，每剂两煎，每煎取药液200mL，早晚各服1煎。

2018年9月18日二诊：上药服后，诸症悉减，小腹不痛，下肢酸胀亦释，便溏转实，夜寐不流口水，但多梦纷纭，月经干净，舌质淡红，舌苔薄白，苔中有纵纹，脉细。前方增失笑散10g（包煎），继服10剂，煎服法同前。

2018年10月8日三诊：目前小腹偶有微痛，小腿时酸胀，带下量多色黄，左乳有小块，舌质淡红，舌苔薄白腻，脉细。前方增皂角刺10g，继服10剂，煎服法同前。

2018年11月23日四诊：月经11月12日应期来潮，行经6天，血多已少，左少腹疼痛，腰酸，头目时胀痛，舌质淡红，舌苔薄白，脉缓。痰瘀虽减而未净，故小腹不疼而少腹痛。肾不足，肝虚亢，则腰酸、头目胀痛。再从前意化痰化瘀，增益补肾之品，上方加续断10g，盐杜仲10g。配15剂，煎服法同前。

2018年12月12日五诊：月经提前5天于12月6日来潮，血量减少，行经时左少腹偶有微痛，舌质淡红，舌苔薄白腻，脉细。腹痛基本治愈。

**处方：** 炙鳖甲 30g（先煎），片姜黄 10g，牡蛎 50g（先煎），龟甲 20g（先煎），鹿角霜 10g，蒲公英 30g，炒青皮 10g，陈皮 10g，炒枳壳 10g，三棱 20g，莪术 20g，海藻 10g，天花粉 10g，失笑散 10g（包煎），皂角刺 10g，续断 10g，盐杜仲 10g。配 15 剂，每剂两煎，每煎取药液 200mL，早晚各服 1 煎。

**按语：** 证系痰凝血瘀，冲任阻滞，胞宫脉络不畅，不通则痛；血瘀经脉，新血不循经而行，则月经淋沥不净；脾虚运化失司，水湿内生，则便溏；脾开窍于口，脾虚脾失统摄，则夜寐唾液自流；肝郁疏泄失司，乳络不畅，乳房胀痛；痰瘀下郁，则下肢酸胀而痛；肝郁气滞，则苔中现纵纹。概言之，本病属痰瘀交阻，肝郁失达，肝脾失调。治以软坚化痰，化瘀调经，疏肝运脾。方中炙鳖甲、牡蛎、海藻软坚化痰；三棱、莪术、片姜黄化瘀调经；炒青皮、陈皮、炒枳壳疏肝运脾，破气化痰；鹿角霜、蒲公英、天花粉治乳房胀痛。痰瘀去，腹痛释。

**医案 289** 蔡某，女，28 岁。职工，2018 年 10 月 10 日初诊。

**主诉：** 经行腹痛 10 余年，经血量少。

**现病史：** 13 岁月经初潮。自后至今，每潮经行腹痛或伴呕吐，月经周期正常或有后延，经血量少色红，行经 3 天，经前乳房略胀，末次月经 9 月 27 日来潮，舌质淡红，舌有瘀点，舌苔薄白，脉细。

**中医诊断：** 痛经（气血不足，肝胃不和）。

**西医诊断：** 痛经。

**治法：** 补益气血，活血调经，疏肝和胃。

**处方：** 十全大补汤合逍遥散加减。

黄芪 50g，党参 30g，焦白术 10g，白茯苓 10g，炙甘草 10g，熟地黄 10g，当归 20g，川芎 10g，赤芍 10g，炒白芍 10g，桂枝 10g，柴胡 10g，薄荷 10g（后下），鲜生姜 3g，红花 10g。配 15 剂，每剂两煎，每煎取药液 200mL，早晚各服 1 煎。

**按语：** 舌质淡红，脉细乃气血不足；舌有瘀点为血瘀；乳胀系肝郁；气血不足，冲任失养，则经血量少或经期后延；胞脉失养，因虚致滞，气滞血瘀，不通则痛，故经行腹痛；血虚肝郁，肝胃不和，故腹痛伴呕吐。治以补益气血，活血调经，疏肝和胃。虚则补之，方选十全大补汤；郁则疏之，当以逍遥散。

**医案 290**　韦某，女，40 岁。职工，2017 年 11 月 6 日初诊。

**主诉**：经行腹痛 6 年。

**现病史**：经行腹痛剧烈 6 年，西医诊断为子宫腺肌症。舌质淡红略紫，舌体胖偏大，舌苔薄白，脉缓。

**中医诊断**：痛经（气虚痰凝血瘀）。

**西医诊断**：子宫腺肌症。

**治法**：补气化痰，活血养血，缓急止痛。

**处方**：自拟方。

黄芪 50g，党参 30g，姜半夏 10g，浙贝母 10g，炒枳壳 10g，炒青皮 10g，陈皮 10g，制香附 10g，乌药 10g，当归 10g，熟地黄 30g，川芎 15g，白芍 30g，炙甘草 10g，蝉蜕 10g，延胡索 10g。配 10 剂，于月经来潮之前 5 天开始煎服，每剂两煎，每煎取药液 200mL，早晚各服 1 煎。连续服 10 天，经行时不停药。

2017 年 11 月 20 日二诊：药后病轻，继以前方配 10 剂，于月经来潮之前 5 天起服，煎服法同前。

2018 年 1 月 3 日三诊：服上方后经行腹痛十去八九。效不更方，再以上方继服 10 剂，于月经来潮之前 5 天开始煎服，煎服法同前。

**按语**：此系气虚痰凝血瘀，冲任郁滞不畅，不通则痛使然。治以补气化痰，活血养血，缓急止痛。黄芪、党参补气，姜半夏、浙贝母化痰，炒枳壳、炒青皮、陈皮破气化痰，制香附、乌药理气止痛，当归、熟地黄、川芎、白芍活血养血，白芍配伍炙甘草缓急止痛，蝉蜕止痉而去痛，延胡索行气止痛。治 3 个月，每月配服 10 剂，于月经来潮之前 5 天连服 10 天，经水在行，亦不停药。服药 10 剂，药后痛轻。第 2 个月亦如此，又服 10 剂，经行腹痛，十去八九，效不更方，再以上方 10 剂，调理善后。2018 年 10 月随访，停药大半年来，月经来潮微疼。子宫腺肌症所致痛经，气虚、痰凝、血瘀为其主因，补气选黄芪、党参，用量要大；化痰要破气化痰之品，如枳壳、枳实、青皮；祛瘀遣当归、川芎、三棱、莪术等。又据寒热虚实之轻重多少组方遣药。

**医案 291**　吴某，女，27 岁。职工，2016 年 10 月 5 日初诊。

**主诉**：经行腹痛 10 余年。

**现病史**：已婚未孕，15 岁月经初潮。每潮经行腹痛，痛时呕泻并作，喜温，行经时间 8 天左右，经血色红，形体偏瘦，舌质淡红，舌苔薄白，脉微弦。

**中医诊断**：痛经（宫寒血瘀）。

**西医诊断**：痛经。

**治法**：散寒活血，健胃养脾，调理冲任。

**处方**：少腹逐瘀汤加减。

干姜 5g，肉桂 5g，失笑散 10g（包煎），小茴香 10g，制半夏 10g，陈皮 10g，炒青皮 10g，炒枳壳 10g，制香附 10g，乌药 10g，当归 10g，川芎 10g，炒白芍 10g，柴胡 10g，延胡索 10g，吴茱萸 2g，炙甘草 10g。配 30 剂。每月煎服 10 剂。每月于月经来潮之前 5 天开始煎服，连续煎服 10 天。每剂两煎，每煎取药液 200mL，早晚各服 1 煎。

**配服**：丹黄祛瘀胶囊，1 次 4 粒，1 天 3 次，连服 10 天，于服煎药之前 10 天起服。附子理中丸，1 次 12 粒，1 天 3 次口服，连服 10 天，于服煎药之前 10 天起服。香砂六君子丸，1 次 12 粒，1 天 3 次口服，连服 10 天，于服煎药之前 10 天起服。

**按语**：宫寒血瘀，冲任失调，脾胃气弱。治以散寒活血，健胃养脾，调理冲任。寒凝血瘀，不通则痛，以少腹逐瘀汤加味散寒化瘀，则通而不痛。脾虚清阳下陷则泻，胃虚浊阴不降则呕。以附子理中丸温升脾阳则泻停，香砂六君子丸健胃降浊阴则呕止。

**医案 292** 王某，女，30 岁。职工，2018 年 9 月 17 日初诊。

**主诉**：经行腹痛 10 年。

**现病史**：10 余年来，经行首日腹痛，喜温喜按，痛时或呕或泻。经前乳房胀痛。平素便溏，多虑善疑，舌质暗红，舌苔薄白，苔中有纵纹，脉细。

**中医诊断**：痛经（肝脾郁结）。

**西医诊断**：痛经。

**治法**：疏肝健脾，调经止痛。

**处方**：逍遥散合香砂六君子汤加减。

柴胡 10g，薄荷 10g（后下），焦白术 10g，白茯苓 10g，当归 10g，炒白芍 10g，川芎 10g，炙甘草 10g，鲜生姜 6g，制香附 10g，乌药 10g，姜半夏 10g，砂仁 10g（后下）。配 10 剂，每剂两煎，每煎取药液 200mL，早晚各服 1 煎。

按语：肝脾失调，肝郁气滞，不通则痛，故经行腹痛；脾虚阳弱，运化失司则便溏；阳虚则寒，寒凝冲任，得温得按寒凝可散，故经行腹痛喜温喜按；肝脾郁滞则苔中有纵纹；肝木犯胃乘脾，清不升，浊不降，则经行腹痛伴呕且吐；多虑善疑则气结，又思虑过度，劳伤心脾，因虚致郁，木郁日益，故痛经经年累月。治以疏肝健脾，调经止痛。方用逍遥散合香砂六君子汤加减。

**医案293**　刘某，女，24岁。职工，2018年9月5日初诊。

**主诉：**经行腹痛。

**现病史：**未婚，半年来，月经行经首日即腹痛，按之温之痛减，痛时或呕或泻，经血色淡有血块。月经周期30天或60天。经前乳房胀痛、乳头痒，时腰酸。舌质暗红，舌苔薄白，脉沉滑。

**中医诊断：**痛经（肾虚血瘀寒凝）。

**西医诊断：**痛经。

**治法：**补肾活血，温经散寒，调理冲任。

**处方：**右归丸加减。

淫羊藿20g，仙茅10g，锁阳10g，巴戟天10g，当归10g，川芎10g，炒白芍10g，熟地黄10g，干姜10g，肉桂10g，失笑散10g（包煎），姜半夏10g，炒青皮10g，陈皮10g，制香附10g，乌药10g，大枣30g。配7剂，每天1剂，每剂两煎，每煎取药液200mL，早晚各服1煎。

2018年10月12日二诊：末次月经10月8日来潮，现仍在行经，月经血色暗，经行腹痛减轻，经前乳胀乳痒，舌质暗红，舌苔薄白，脉弦。

**处方：**淫羊藿20g，仙茅10g，锁阳10g，巴戟天10g，当归10g，川芎10g，炒白芍10g，熟地黄10g，干姜10g，肉桂10g，失笑散10g（包煎），姜半夏10g，炒青皮10g，陈皮10g，制香附10g，乌药10g，大枣30g，薄荷10g（后下）。配10剂，煎服法同前。

**按语：**肾虚血瘀，寒凝冲任，不通则痛。肾虚则腰酸；肾虚，冲任失养，则月经后期；虚者按之则实，故腹痛喜按；寒凝血瘀，则腹痛经血有块，寒者热之，故痛时喜温；冲任失调，犯及脾胃，脾胃升降逆乱，则经行腹痛，伴呕泻；乳房属胃，乳头属肝，土壅木郁，疏泄失司，郁热炎乳，又经前多郁热，故经前乳房胀痛，乳头痒。治以补肾活血，温经散寒，调理冲任。方用右归丸加减。乳头痒，肝经郁热之象，加薄荷疏肝解郁，祛风止痒。

**医案 294** 高某，女，19 岁。学生，2019 年 2 月 13 日初诊。

**主诉**：经行腹痛腹泻。

**现病史**：每月月经来潮腹痛喜温，痛时腹泻。平素畏寒。近期月经淋沥月余，经血色暗而黏。大便干结。舌质淡红，舌体胖大，舌苔薄白，脉沉细。

**中医诊断**：痛经（阳虚寒凝）。

**西医诊断**：痛经。

**治法**：温经散寒，调理冲任，理气止痛。

**处方**：温经汤加减。

肉桂 10g，炒白芍 10g，当归 10g，吴茱萸 5g，川芎 10g，姜半夏 10g，牡丹皮 10g，麦冬 10g，党参 10g，制香附 10g，乌药 10g，炙甘草 5g。配 10 剂，每天 1 剂，每剂两煎，每煎取药液 200mL，早晚各服 1 煎。

**按语**：阳虚寒湿凝滞，不通则痛，故经行腹痛喜按；气血阻滞脾胃，脾胃纳化失司，则经行腹痛且大便泄泻；阳虚则外寒，故平素畏寒；阳虚寒湿偏盛，则经血色暗，舌体胖大；脉沉细，阳虚之象。治以温经散寒，调理冲任，理气止痛。方用温经汤加减。本案因无明显血虚，故不用阿胶。

**医案 295** 董某，女，21 岁。学生，2019 年 5 月 31 日初诊。

**主诉**：月经后期伴经行腹痛 8 年。

**现病史**：8 年来，月经后期，经行腹痛，痛时呕泻并作，需口服止痛药。现经行第 2 天，小腹疼痛，经血有块，经血色红。经前乳房略胀，舌质略紫，舌有齿痕，舌苔薄白腻，脉滑。

**中医诊断**：痛经（血瘀气滞）。

**西医诊断**：痛经。

**治法**：活血化瘀，理气疏冲，调经止痛。

**处方**：少腹逐瘀汤加减。

失笑散 10g（包煎），小茴香 10g，当归 10g，川芎 10g，炒白芍 10g，制香附 10g，乌药 10g，焦白术 10g，白茯苓 10g，泽泻 10g，制半夏 10g，炒青皮 10g，陈皮 10g，炒枳壳 10g，炙甘草 5g。配 10 剂，每天 1 剂，每剂两煎，每煎取药液 200mL，早晚各服 1 煎。

**按语**：血瘀气滞，不通则痛。冲脉之气犯中，中焦脾胃升降失司，故痛时呕泻并作；血瘀则经血有块，气滞则经前乳胀。治以活血化瘀，理气疏冲，调经止痛。以失笑散、小茴香、当归、川芎、炒白芍活血化瘀，调经止痛；

以对药制香附、乌药及对药枳壳、青皮理气调经止痛；方中焦白术、白茯苓、制半夏、陈皮、炙甘草能健脾止泻，降逆止呕。

**医案 296** 高某，女，43 岁。2019 年 9 月 14 日初诊。

**主诉：**经行腹痛剧烈，经血量多 6 年。

**现病史：**6 年来，经行腹痛剧烈，且疼痛逐渐加重，经血量多，面色萎黄，舌质淡红，舌苔薄白，脉缓。

**中医诊断：**痛经（痰凝气结）。

**西医诊断：**子宫腺肌症。

**治法：**软坚化痰，破气散结，补气行瘀。

**处方：**自拟方。

炙鳖甲 30g（先煎），片姜黄 10g，牡蛎 50g（先煎），姜半夏 10g，土贝母 10g，海藻 10g，海浮石 10g，炒青皮 10g，陈皮 10g，炒枳壳 10g，炒枳实 10g，三棱 10g，莪术 10g，延胡索 10g，金铃子 10g，黄芪 50g，当归 10g，失笑散 10g（包煎），制香附 10g，炒白芍 30g。每天 1 剂，每剂两煎，每煎取药液 200mL，早晚各服 1 煎，连服半月，月经来潮，痛经未作，月经血量亦减少，继服半月巩固之。

**按语：**子宫腺肌症疼痛剧烈，其痛难忍为痰瘀胶着所致。痰凝气结，血瘀胞脉，不通则痛。治以软坚化痰，破气散结，补气行瘀。方中炙鳖甲、片姜黄、牡蛎、姜半夏、土贝母、海藻、海浮石软坚化痰，炒青皮、陈皮、炒枳壳、炒枳实破气化痰散结，黄芪、三棱、莪术、当归、失笑散、补气行瘀化瘀，制香附、炒白芍理气养血止痛，延胡索、金铃子行气疏肝活血止痛。

## 三十六、闭经

**医案 297** 陆某，女，45 岁。护师，2018 年 12 月 12 日初诊。

**主诉：**停经 4 年。

**现病史：**2014 年起病，情志不遂，月经不潮。带下量少，舌质暗红，舌苔薄白，脉沉细。

**中医诊断：**闭经（气血暗耗，精亏血瘀）。

**西医诊断：**闭经。

**治法：**健脾养心，益精补肾，活血调经。

**处方：**归脾汤加减。

黄芪 50g，党参 30g，焦白术 10g，当归 20g，茯神 10g，远志 10g，木香 10g，龙眼肉 10g，大枣 30g，鲜生姜 5g，夜交藤 20g，熟地黄 10g，红花 20g，川芎 15g，赤芍 15g，炒白芍 15g，丹参 20g，牡丹皮 20g。配 10 剂，每天 1 剂，每剂两煎，每煎取药液 200mL，早晚各服 1 煎。

**按语**：忧思抑郁，过度则肝失疏泄，心脾两伤，甚则伤耗元气。元气伤，天癸损，肾气衰，精血亏。心脾两伤，气血暗耗，肝失疏泄，肝藏失职，肾精亏竭，精不化血。任脉虚，太冲脉衰少，月经渐趋停闭，脉沉细；血虚血流涩滞而现瘀血之象，故舌质暗红。治以归脾汤加熟地黄健脾养心，益精补肾；红花、川芎、赤芍、炒白芍、丹参、牡丹皮活血调经。

**医案 298** 陈某，女，18 岁。2019 年 2 月 9 日初诊。

**主诉**：停经 3 个月。

**现病史**：平素月经失调，数月 1 行。现停经 3 个月，带下量少，舌质暗红，舌苔薄白，脉滑。

**中医诊断**：闭经（血虚血滞）。

**西医诊断**：闭经。

**治法**：补气养血，活血调经。

**处方**：十全大补汤加减。

黄芪 50g，党参 30g，焦白术 10g，白茯苓 10g，炙甘草 10g，当归 10g，川芎 10g，赤芍 10g，炒白芍 10g，熟地黄 10g，桂枝 10g，红花 10g，月季花 10g，郁金 10g。配 7 剂，每天 1 剂，每剂两煎，每煎取药液 200mL，早晚各服 1 煎。

**配服**：还少胶囊，1 次 5 粒，1 天 3 次口服，连服 15 天。

**按语**：证系气血不足，冲任失养，又血瘀冲任，血行不畅，故舌暗红，月经不行；虽逾二七，然肾水尚未充盛，则月经停潮。治以补气养血，活血调经。治以十全大补汤大补气血，还少胶囊补肾填精图其本；加味红花、月季花、郁金活血调经治其标。

**医案 299** 杜某，女，13 岁。学生，2019 年 2 月 2 日初诊。

**主诉**：月经后期 1 年。

**现病史**：月经初潮 12 岁。自后 3~5 个月 1 行，时而鼻衄。末次月经 2018 年 10 月份来潮，现停经 4 个月，则形体肥胖。面见痤疮，胸背亦然。大便干结，舌质偏红，舌体偏大，舌苔薄白，脉滑。

**中医诊断**：闭经（痰热壅塞）。

**西医诊断**：闭经。

**治法**：化痰清热，活血调经。

**处方**：温胆汤加减。

姜半夏10g，陈皮10g，炒青皮10g，白茯苓10g，姜厚朴10g，姜竹茹20g，郁金15g，炒枳壳10g，黄连10g，大黄10g，当归10g，生地黄10g，川芎10g，赤芍20g，红花10g，月季花10g。配10剂，每天1剂，每剂两煎，每煎取药液200mL，早晚各服1煎。

**配服**：丹黄祛瘀胶囊，1次4粒，1天3次口服，连服10天。

**按语**：湿热内蕴，充斥机体，则形体肥胖；湿热上蒸，则颜面、胸背生痤疮；湿热壅塞冲任，气血运行不畅，则月经数月1行；热灼湿滞大肠，大肠传导失司，则大便干结；舌红体大脉滑，痰热之象。治以化痰清热，活血调经。方用温胆汤加减。加味大黄、当归、生地黄、川芎、赤芍、红花、月季花活血调经。其中大黄有较好的活血祛瘀作用，为治疗瘀血证的常用药。治产后瘀阻腹痛、恶露不尽者，常与桃仁、土鳖虫等同用；治妇女瘀血经闭，常与红花、当归等同用。大黄的清热泻火功效，用于治疗热毒疮疡，烧烫伤。内服能清热解毒，借其泻下通便作用，使热毒下消。本案痰热闭经及痤疮，遣之既治经闭，又治痤疮，可谓良选。

**医案300** 丁某，女，26岁。职工，2018年8月3日初诊。

**主诉**：停经1年余。

**现病史**：婚后两年余，未孕。停经1年余，既往月经2~3个月1行，舌质淡，舌尖有瘀点，舌苔薄白，脉沉细。

**中医诊断**：闭经（肾虚血瘀）；不孕（肾虚血瘀）。

**西医诊断**：闭经；原发性不孕。

**治法**：补肾填精，活血调经。

**处方**：还少胶囊，大黄䗪虫胶囊。

还少胶囊，1次5粒，1天3次口服，连服30天。大黄䗪虫胶囊，1次4粒，1天2次口服，连服30天。

2018年9月6日二诊：服药后，月经于8月20日来潮，行经5天，血色暗红量少。近日带下量增，舌质淡红，舌尖有瘀点，脉沉细。方药已效，守方施治，继配还少胶囊、大黄䗪虫胶囊口服30天，服法同前。

2018年10月12日三诊：月经9月22日来潮，周期正常，行经5天，色暗量少，舌质淡红，舌苔薄白，脉细。再配还少胶囊、大黄䗪虫胶囊口服30天，服法同前。

2018年11月9日四诊：月经提前9天于11月5日来潮，血量正常，有血块，小腹不疼，现将净。舌质暗红，舌苔薄白，脉沉滑。

此肾虚血瘀，且有肝火亢旺之兆。故以补肾祛瘀之时，增以清肝之法。

**处方：**还少胶囊，1次5粒，1天3次口服，连服30天；丹黄祛瘀胶囊，1次4粒，1天3次口服，连服30天；夏枯草口服液，1次10mL，1天2次口服，连服30天。

**按语：**脉沉细，肾虚也；舌淡舌尖瘀点，血虚血瘀也。肾虚血瘀，虚实夹杂。肾虚冲任失养，血瘀冲任阻滞，虚实皆致月经停潮。治以补肾填精，活血调经。方选还少胶囊、大黄䗪虫胶囊。辨证施治正确，故药后月经按时来潮。

**医案301** 陈某，女，38岁。职工，2018年9月12日初诊。

**主诉：**停经3个月余。

**现病史：**停经3个月余，带下量少，冬季畏寒甚，舌质淡红，舌体偏大，舌有齿痕，舌苔薄白，脉细。

**中医诊断：**闭经（肾亏精少，气血不足）。

**西医诊断：**闭经。

**治法：**补肾填精，补气益血，调理冲任。

**处方：**右归丸加减。

淫羊藿20g，制附子5g，肉桂5g，山茱萸10g，熟地黄10g，枸杞子10g，黄芪50g，党参10g，焦白术10g，白茯苓10g，炙甘草10g，当归20g，川芎10g，炒白芍10g，红花10g，益母草10g，鲜生姜5g，大枣30g。配15剂，每天1剂，每剂两煎，每煎取药液200mL，早晚各服1煎。

**配服：**还少胶囊，1次5粒，1天3次口服，连服15天。

2019年9月28日二诊：服药后，月经今晨来潮，经前10天乳房胀痛，舌质淡红，舌有齿痕，脉略滑。汤药、丸药继守前方治15天。

**按语：**肾亏精少，气血不足。冲任失养，带脉失润，则停经不潮，带下量少；腰为肾之府，肾虚肾府失养则腰酸；肾阳不足，失于温煦，则冬季畏寒；舌淡、舌体大、有齿痕，皆为气血虚弱。方用右归丸加减。加服还少胶囊，以补肾填精，补气益血，调理冲任。药后，月经来潮。

**医案 302** 陈某，女，42岁。公务员，2018年8月30日初诊。

**主诉：** 月经后期3年，3~5个月1行。

**现病史：** 3年来，月经3~5个月1行，现月经后期40余天未行，乳房胀痛，有子宫肌瘤，平素急躁易怒，酗酒，舌质暗红略紫，舌苔薄白，脉微弦。

**中医诊断：** 闭经（肝郁血瘀）；癥瘕（痰瘀交阻）。

**西医诊断：** 闭经；子宫肌瘤。

**治法：** 疏肝理气，活血化瘀，调畅冲任。

**处方：** 橘核丸合桃红四物汤加减。

青橘叶10g，盐橘核10g，路路通10g，焦山楂10g，鹿角霜10g，蒲公英30g，炮山甲粉5g（冲服），黄芪50g，当归15g，川芎15g，赤芍15g，炒白芍15g，生地黄10g，三棱10g，莪术10g，怀牛膝10g，红花15g，牡丹皮20g，丹参20g，月季花10g。配15剂，每天1剂，每剂两煎，每煎取药液200mL，早晚各服1煎。

**按语：** 血瘀气滞，肝郁不达，疏泄失司，酒湿伤肝。肝藏血，主疏泄，酒湿伤肝，肝藏失权，血瘀冲脉，月经不潮而闭；血瘀肝郁，郁久生热，郁热内扰，急躁易怒；郁壅乳络，乳房胀痛；酒湿生痰，痰凝血瘀夹肝郁于胞脉，而生癥瘕；舌暗略紫，血瘀之征兆也。治以疏肝理气，活血化瘀，调畅冲任。方选橘核丸合桃红四物汤加减。气血瘀滞肝经，则乳房胀痛。其病位在乳房，而病变在肝，故以橘核丸加减，治之获效，其软坚散结对肌瘤亦有治疗作用，鹿角霜、蒲公英相伍可治女性乳房胀痛。

**医案 303** 杨某，女，37岁。职工，2018年9月8日初诊。

**主诉：** 停经3个月，胃脘作胀。

**现病史：** 月经3个月未行，胃脘胀满，口中有酸味，乳房略胀，不寐，舌质淡红，舌苔白而厚薄不均，脉滑。

**中医诊断：** 闭经（气血不足）；痞证（痰凝中焦）。

**西医诊断：** 闭经；胃炎。

**治法：** 健脾养血调经，化痰燥湿消痞。

**处方：** 归脾汤合二陈平胃散加减。

黄芪50g，党参30g，焦白术10g，当归10g，炙甘草10g，茯神10g，远志10g，酸枣仁10g，木香5g，龙眼肉10g，鲜生姜10g，大枣10g，红花10g，月季花 10g，炒苍术 10g，姜厚朴 10g，姜半夏 10g，白茯苓 10g，藿香梗 10g，佩兰叶 10g。配 15 剂，每天 1 剂，每剂两煎，每煎取药液 200mL，早晚各服 1 煎。

**按语：**心脾两虚，气血不足，冲任失养，月经不潮；痰湿凝滞，胃气中阻，胃脘胀满；胃气上布不匀，舌苔则现厚薄不一；肝胃不和，酸气上递，口味则酸；疏泄失司，乳房作胀；血不养神，则不寐。治以健脾养血调经，化痰燥湿消痞。方用归脾汤合二陈平胃散加减。平胃散燥湿运脾，行气和胃，治湿滞脾胃，脘腹胀满。二陈汤燥湿化痰，理气和中，治湿痰咳嗽。两方合用，则化痰湿，行气和胃，脘腹胀满消解。中焦运化正常，则气血生化有源。气血足，月经潮。

**医案 304** 陈某，女，27 岁。文员，2019 年 2 月 25 日初诊。

**主诉：**停经 3 个月。

**现病史：**末次月经 2018 年 11 月 11 日来潮，至今 3 个月未行，形体肥胖，面生痤疮，舌质淡红，舌体大，舌苔薄白腻，脉滑。

**中医诊断：**闭经（痰湿壅塞）。

**西医诊断：**闭经。

**治法：**燥湿化痰，破气活血，调畅冲任。

**处方：**苍莎导痰丸加减。

炒苍术 10g，制香附 10g，郁金 20g，姜厚朴 10g，陈皮 10g，炒青皮 10g，炒枳壳 10g，姜半夏 10g，当归 10g，赤芍 10g，川芎 10g，丹参 20g，牡丹皮 20g，红花 15g，苦参 10g，大黄 5g，炙甘草 5g。配 18 剂，每天 1 剂，每剂两煎，每煎取药液 200mL，早晚各服 1 煎。

2019 年 3 月 16 日二诊：月经仍未来潮，舌质暗红，舌苔薄白腻，脉滑。继配上方 15 剂，煎服法同前。

2019 年 3 月 29 日三诊：停经 4 个月余，带下量少，舌质淡红，舌体胖，舌有齿痕，舌苔薄白腻，脉沉滑。

再从燥湿化痰，破气活血，调理冲任图之，以前方加减。

**处方：**炒苍术 10g，制香附 10g，郁金 10g，陈皮 10g，炒青皮 10g，炒枳壳 10g，当归 30g，赤芍 20g，川芎 15g，丹参 20g，牡丹皮 20g，红花 20g，桂枝 10g，月季花 10g，黄芪 50g，党参 30g。配 12 剂，每天 1 剂，每剂两煎，每煎取药液 200mL，早晚各服 1 煎。

2019年4月22日四诊：继以上方加减，月经于4月8日来潮，行经4天，色暗量少，经前腰酸，乳房微胀，舌质淡红，舌体略胖，舌有齿痕，舌苔薄白，脉滑。药已见效，守方施治，上方继配18剂，煎服法同前。

**按语**：痰湿内生，充斥躯体，则形体肥胖，面生痤疮；壅阻冲任，则月经不潮；舌体大、脉滑，系痰象也。治以燥湿化痰，破气活血，调畅冲任。方用苍莎导痰丸加减。苍莎导痰丸出自《万氏女科》，组成：苍术、制香附、陈皮、茯苓、枳壳、半夏、南星、炙甘草。具有开痰散结，行气解郁之功效。主治多痰兼气血虚弱，数月而经行者。方中加当归、赤芍、川芎、丹参、牡丹皮、红花、桂枝、月季花养血活血调经。服药月余，月经来潮。

**医案305** 邹某，女，14岁。学生，2019年4月2日初诊。

**主诉**：停经3个月。

**现病史**：12岁月经初潮。平素月经后期，目前停经3个月，多梦，舌质红，舌有裂纹，舌苔薄黄，脉细。

**中医诊断**：闭经（水亏火旺，精虚血少）。

**西医诊断**：闭经。

**治法**：滋阴降火，益精养血，调润冲任。

**处方**：归芍地黄丸加减（自拟方）。

生地黄20g，熟地黄20g，山茱萸10g，山药10g，牡丹皮20g，泽泻10g，白茯苓10g，当归20g，赤芍30g，白芍10g，川芎10g，红花20g，丹参20g，柏子仁10g，泽兰叶10g。配15剂，每天1剂，每剂两煎，每煎取药液200mL，早晚各服1煎。

2019年4月23日二诊：服上药后，月经于4月5日来潮，行经5天，血量有增，经血色红，舌质红，舌尖尤红，舌苔薄白，脉细。

药效已现，继以滋阴降火，益精养血，调润冲任，以前方加减。

**处方**：生地黄20g，熟地黄20g，山茱萸10g，山药10g，牡丹皮20g，泽泻10g，白茯苓10g，当归20g，赤芍30g，白芍10g，川芎10g，红花10g，丹参10g，柏子仁10g，泽兰叶10g。配15剂，每天1剂，每剂两煎，每煎取药液200mL，早晚各服1煎。

**按语**：肾水不足，水亏火旺，而舌红有裂纹；水亏精血不足，冲任失养，故月经后期或闭经；心火扰神，神不守舍，则多梦。治以滋阴降火，益精养血，调润冲任。方用归芍地黄丸加减。加柏子仁、泽兰叶养心调经。养心则心气下达，心气下达则月经调顺，故服药 3 天，月经来潮。

**医案 306** 沈某，女，44 岁。工人，2019 年 4 月 15 日初诊。

**主诉：**停经 3 个月余。

**现病史：**停经 3 个月余，带下量少，腰酸，指端水肿，入暮肿甚，便溏且排便不畅，乳胀，工作久坐，舌质略紫，舌苔薄白腻，脉缓。

**中医诊断：**闭经（气滞血瘀）。

**西医诊断：**闭经。

**治法：**理气健脾燥湿，活血调经利水。

**处方：**香砂六君子汤合桃红四物汤加减。

制香附 10g，炒青皮 10g，陈皮 10g，炒枳壳 10g，砂仁 10g（后下），党参 10g，焦白术 10g，白茯苓 10g，木香 10g，当归 30g，红花 30g，川芎 10g，赤芍 20g，熟地黄 10g，益母草 10g，泽兰叶 10g，月季花 10g。配 12 剂，每天 1 剂，每剂两煎，每煎取药液 200mL，早晚各服 1 煎。

**按语：**久坐气滞，气滞血瘀，冲任阻塞，经血不潮；久坐则伤脾，脾虚气血生化乏源，则冲任失养而闭经；气滞脾运失司，则便软而不畅；血瘀，血不利则为水，则四端水肿，暮分气衰，则肿甚；舌质略紫为血瘀。以制香附、炒青皮、陈皮、炒枳壳、砂仁、党参、焦白术、白茯苓、木香理气健脾燥湿；以当归、红花、川芎、赤芍、熟地黄、月季花、益母草、泽兰叶活血调经利水。

**医案 307** 吴某，女，18 岁。学生，2019 年 2 月 28 日初诊。

**主诉：**停经 3 个月。

**现病史：**平时少动，不寐，停经 3 个月，舌质暗红，舌苔薄白，脉滑。

**中医诊断：**闭经（血瘀正虚）。

**西医诊断：**闭经。

**治法：**活血调经，佐以扶正。

**处方：**大黄䗪虫胶囊，还少胶囊，归脾丸。

大黄䗪虫胶囊，1 次 4 粒，1 天 2 次口服，连服 15 天。还少胶囊，1 次 5 粒，1 天 3 次口服，连服 15 天。归脾丸，1 次 8 粒，1 天 3 次口服，连服 15 天。

**按语：**学习紧张，思虑过度，劳伤心脾，心伤则心气不得下达，脾伤则气血乏源，冲任失养，则月经不潮。年方十八，肾精未足，精不化血，血海不盈，月经不来。治以大黄䗪虫胶囊活血调经，以归脾丸补气生血，以还少胶囊补肾填精。气血流畅，冲任有养，则月经来潮。

**医案308** 刘某，女，41岁。工人，2019年2月27日初诊。

**主诉：**停经4个月。

**现病史：**停经4个月，宫内有节育环10余年，带下量少，半月前鼻衄3次，小腹痛间歇发作，形体肥胖，久坐少动，大便日行2~3次，性状如常。舌质暗略紫，舌苔薄白，脉滑。

**中医诊断：**闭经（气滞血逆）。

**西医诊断：**闭经。

**治法：**理气活血，化痰调经。

**处方：**血府逐瘀汤加减。

柴胡10g，炒枳壳10g，桔梗10g，炙甘草10g，桃仁10g，红花20g，赤芍20g，当归20g，川芎10g，生地黄10g，月季花10g，郁金20g，制香附10g，陈皮10g，炒青皮10g。配10剂，每天1剂，每剂两煎，每煎取药液200mL，早晚各服1煎。

**按语：**久坐气滞血瘀痰凝，冲任失调，气血运行不畅，故月经不行；痰湿壅塞躯体，则形体肥胖；痰凝血瘀，则舌暗略紫；经水倒行，则鼻衄，此为倒经也。治以柴胡、炒枳壳、桔梗、炙甘草、桃仁、红花、赤芍、当归、川芎、生地黄、月季花理气活血调经，郁金、制香附、陈皮、炒青皮化痰理气行气调经。

**医案309** 徐某，女，17岁。学生，2019年5月28日初诊。

**主诉：**停经5个月。

**现病史：**停经5个月，12岁月经初潮。平素带下量多，形体肥胖，舌质红略紫，舌体偏小，舌苔薄白，脉滑。

**辅助检查：**外院检查示血睾酮增高。

**中医诊断：**闭经（痰壅血阻）。

**西医诊断：**闭经。

**治法：**化痰清热，活血调经。

**处方：**苍莎导痰丸加减。

炒苍术10g，制香附10g，制半夏10g，姜厚朴10g，炒青皮10g，陈皮10g，炒枳壳10g，郁金10g，当归20g，川芎10g，赤芍20g，生地黄10g，红花 20g，月季花 10g，苦参 10g，大黄 10g。配 10 剂，每天 1 剂，每剂两煎，每煎取药液 200mL，早晚各服 1 煎。

2019 年 6 月 5 日二诊：月经仍未行，闭经近半年，形体肥胖，舌质红，苔薄白，脉滑。

**处方**：炒苍术 10g，制香附 10g，制半夏 10g，姜厚朴 10g，炒青皮 10g，陈皮 10g，炒枳壳 10g，郁金 10g，当归 30g，川芎 10g，赤芍 20g，生地黄 10g，红花 30g，月季花 10g，苦参 10g，大黄 10g，牡丹皮 15g，桂枝 10g。配 10 剂，煎服法同前。

**按语**：痰热内生，躯脂满溢，则形体肥胖；气血瘀滞，郁而生热，则舌质红；气血异化为痰湿，则冲任少气血之濡养，因虚而闭经；又冲任为痰湿所凝滞，因实而停经，虚实夹杂，月经不潮。治以苍莎导痰丸化痰清热，以当归、川芎、赤芍、生地黄、红花、月季花、大黄、牡丹皮、桂枝活血通经调经。

**医案 310** 陈某，女，22 岁。2019 年 8 月 4 日初诊。

**主诉**：停经 1 年余。

**现病史**：停经 1 年余，形体肥胖，面色黑黄而垢，舌质暗红，舌苔腻黄，脉滑。

**中医诊断**：闭经（痰热）。

**西医诊断**：多囊卵巢综合征。

**治法**：化痰清热，活血调经。

**处方**：温胆汤加减。

姜竹茹 20g，姜半夏 10g，炒青皮 10g，陈皮 10g，炒枳壳 10g，炒苍术 10g，焦白术 10g，郁金 10g，当归 30g，红花 30g，川芎 10g，赤芍 30g，熟地黄 10g，卷柏 10g，黄芪 50g，月季花 10g，丹参 20g，制香附 10g。每天 1 剂，每剂两煎，每煎取药液 200mL，早晚各服 1 煎。

连续服药 1 个月，月经来潮，但量少，又连续服药 1 个月，月经来潮，血量正常。

**按语**：证系痰热内扰，冲任失调使然。治以姜竹茹、姜半夏、炒青皮、陈皮、炒枳壳、炒苍术、焦白术、郁金、制香附化痰清热，破气调经；以当归、红花、川芎、月季花、丹参活血调经；以黄芪、当归、熟地黄补气生血，养血调经。连续服药月余，月经来潮，血量正常。方中卷柏入心经和肝经，具有活血通脉、化瘀止痛的功效。方中黄芪除补气生血外，其利水消肿作用，可分化痰湿，使水谷精微回归为气血，不异化为痰湿。

**医案311** 徐某，女，27岁。2019年6月10日初诊。

**主诉：** 停经3个月余。

**现病史：** 13岁月经初潮。自2017年起月经失调，在当地诊为多囊卵巢综合征。形体肥胖，现停经3个月余，舌质红略紫，舌苔薄白，脉沉滑。

**中医诊断：** 闭经（痰热）。

**西医诊断：** 多囊卵巢综合征。

**治法：** 化痰破气清热，活血通脉调经。

**处方：** 苍莎导痰丸加减。

炒苍术10g，制香附10g，姜厚朴10g，姜半夏10g，茯苓10g，炒青皮10g，陈皮10g，炒枳壳10g，炙甘草10g，当归30g，川芎10g，赤芍20g，熟地黄10g，红花20g，丹参20g，肉桂10g。每天1剂，每剂两煎，每煎取药液200mL，早晚各服1煎。

**配服：** 大黄䗪虫胶囊，1次4粒，1天2次。

连续服药3个月余，其间小有加减，于2019年10月1日，月经正常来潮。

**按语：** 证系痰热壅盛，躯脂满溢，则形体肥胖；冲任失调，则月经后期，甚则闭经而不孕；痰凝血瘀则脉滑舌略紫。治以炒苍术、制香附、姜厚朴、姜半夏、茯苓、炒青皮、陈皮、炒枳壳、炙甘草化痰破气清热调经；以当归、川芎、赤芍、熟地黄、红花、丹参、肉桂及大黄䗪虫胶囊活血通脉调经。连续服药3个月余，月经正常来潮。

## 三十七、经期杂病

**医案312** 倪某，女，44岁。职工，2018年9月12日初诊。

**主诉：** 经行头痛10年。

**现病史：** 10年来，每潮经行头痛3~5天或有经净后头痛，痛时呕恶，痛时躯体烘热。经血有块。经前急躁易怒，乳房胀痛，少寐，腰痛，大便干结。舌质偏红，舌有裂纹，舌苔薄白，右脉滑，左脉细。

**中医诊断：** 经期头痛（水亏木旺）。

**西医诊断：** 经期综合征。

**治法**：滋水涵木，祛风止痛。

**处方**：天麻钩藤饮合川芎茶调散加减。

天麻 10g，钩藤 10g，石决明 20g（先煎），炒黄芩 10g，栀子 10g，怀牛膝 10g，益母草 15g，桑寄生 10g，夜交藤 20g，茯神 10g，川芎 20g，荆芥穗 10g，防风 10g，细辛 5g，白芷 10g，薄荷 10g（后下），白芍 30g，炙甘草 10g，失笑散 10g（包煎），炙僵蚕 10g。配 10 剂，每天 1 剂，每剂两煎，每煎取药液 200mL，早晚各服 1 煎。

**按语**：肾水不足，肝阳上亢。足厥阴肝经由下而上行，经前、经期肝阳亢旺，风越清空，血涌于颠，则经期头痛；经净血去，阴分不足，血虚肝旺，亦作头痛；肝木犯胃，胃气上逆，则头痛且呕恶；阳亢热炎，躯体烘热；肝血不足，肝气失润，疏泄失司，乳络郁滞，乳房胀痛；气滞血瘀，经血有块；津少润肠，大便干结；疏泄失司，不能调畅情志，而少寐、急躁易怒；舌质红，舌有裂纹，阴虚津伤也；脉细为阴虚，脉滑为阳亢。以天麻、钩藤、石决明、炒黄芩、栀子、怀牛膝、益母草、桑寄生、夜交藤、茯神滋水涵木，平肝潜阳，去头疼，养心神，通大便；以川芎、荆芥穗、防风、细辛、白芷、薄荷、炙僵蚕祛风止痛；以白芍、炙甘草缓急止痛；以失笑散化瘀止痛。

**医案 313** 杨某，女，27 岁。职工，2018 年 11 月 9 日初诊。

**主诉**：经行头痛 3 年。

**现病史**：未婚，月经按时来潮，经行头痛，睡眠欠佳，时腰酸、乳胀，舌质暗红，舌苔薄白腻，脉滑。

**中医诊断**：经行头痛（血虚生风，肝风上扰，水亏木旺）。

**西医诊断**：经期综合征。

**治法**：养血平肝祛风，滋水涵木潜阳。

**处方**：川芎茶调散合天麻钩藤饮加减。

川芎 20g，白芍 15g，当归 10g，炙僵蚕 10g，荆芥穗 10g，防风 10g，白芷 10g，薄荷 10g（后下），细辛 5g，天麻 10g，钩藤 10g，石决明 20g（先煎），益母草 10g，茯神 10g。配 3 剂，每天 1 剂，每剂两煎，每煎取药液 200mL，早晚各服 1 煎。

**按语**：经行之时，血虚气旺风生，风阳随冲脉之气上旋于颠顶，故头痛；腰酸乳胀，系水亏木旺；木旺疏泄失司，神志不安，则寐差；血瘀风旋，则舌质暗，脉滑。治以川芎、白芍、当归、炙僵蚕、荆芥穗、防风、白芷、薄荷、细辛养血祛风止痛；以天麻、钩藤、石决明、益母草、茯神滋水涵木。

**医案314** 冯某，女，40岁。商人，2019年6月24日初诊。

**主诉**：经行头疼3年。

**现病史**：3年来，每次月经来潮前、来潮时头疼头胀，位于前额及颞侧。末次月经4月18日来潮。平素急躁易怒，腰酸楚，舌质略紫，舌体偏大，舌有齿痕，舌苔白腻，脉缓。

**中医诊断**：经期头痛（肝阳亢旺，血虚生风）。

**西医诊断**：神经性头痛。

**治法**：平肝潜阳，养血祛风。

**处方**：天麻钩藤饮合川芎茶调散加减。

天麻10g，钩藤10g，石决明20g（先煎），炒黄芩10g，栀子10g，怀牛膝10g，盐杜仲10g，益母草20g，桑寄生10g，制半夏10g，焦白术10g，川芎20g，荆芥穗10g，防风10g，白芷10g，细辛5g，薄荷10g（后下），羌活10g，黄芪20g。配10剂，每剂两煎，每煎取药液200mL，早晚各服1煎。

**按语**：肝阳亢旺，血瘀络阻，经期肝阳亢而生风，故经行易作头痛。治以天麻、钩藤、石决明、炒黄芩、栀子、怀牛膝、盐杜仲、益母草、桑寄生、制半夏、焦白术滋水平肝潜阳止痛；以川芎、荆芥穗、防风、白芷、细辛、薄荷、羌活养血祛风止痛；以黄芪补气升清，与平肝潜阳药配伍，则起升清降浊之效，头昏、头晕、头疼者，多见清浊升降失常。

**医案315** 虞某，女，31岁。职工，2018年10月26日初诊。

**主诉**：经行头痛10个月。

**现病史**：经行头痛10个月，每潮疼痛2~3天，喜按，夜间可疼醒。平素偶尔头痛。月经周期正常，经血量少。停经两个月，昨天月经来潮，经血色暗，有血块。经前乳房胀痛半月，腰酸，夜寐易醒，舌质淡，苔薄白，脉沉细。

**中医诊断**：经行头痛（气血不足）。

**西医诊断**：经期综合征。

**治法**：补气养血和络，养肝祛风止痛。

**处方**：归脾汤加减。

黄芪30g，党参20g，焦白术10g，当归10g，炙甘草10g，茯神10g，远志 10g，酸枣仁 10g，木香 10g，龙眼肉 10g，大枣 30g，鲜生姜 6g，川芎 20g，白芍 30g，天麻 10g，钩藤 10g，石决明 20g（先煎），益母草 10g。配 3 剂，每天 1 剂，每剂两煎，每煎取药液 200mL，早晚各服 1 煎。

**按语：**舌淡、苔白、脉细，气血不足也；气血不足，经行血去，气血更少，血少养窍，故经行头痛喜按；血不养神，则夜寐易醒；又，肝肾不足，精血亏少，则腰酸、月经量少；血少养肝，肝失疏泄，乳络不畅，而乳房胀痛。治以黄芪、党参、焦白术、当归、炙甘草、茯神、远志、酸枣仁、木香、龙眼肉、大枣、鲜生姜补气养血，和络去痛；以川芎、白芍、天麻、钩藤、石决明、益母草养血祛风，平肝止痛。

**医案 316**　王某，女，35 岁。护士，2019 年 4 月 10 日初诊。

**主诉：**经期头痛两年，月经量多 1 年。

**现病史：**经期头痛两年，疼痛位于头侧或额部，平素亦头痛，腿酸胀。2018 年以来，经行淋沥旬日，血色暗红，多梦，大便干结，心烦易怒，舌质红，舌有瘀点，舌有齿痕，舌苔薄白，脉弦。

**中医诊断：**经期头痛（水亏木旺）；月经淋沥（肝藏失职）。

**西医诊断：**经期综合征；月经失调。

**治法：**滋水涵木，养血调经。

**处方：**天麻钩藤饮合四物汤加减。

天麻 10g，钩藤 10g，石决明 30g（先煎），炒黄芩 10g，焦栀子 10g，盐杜仲 10g，益母草 10g，桑寄生 10g，夜交藤 20g，茯神 10g，当归 10g，川芎 10g，白芍 10g，黄芪 20g，鲜生姜 6g，大枣 30g。配 10 剂，每天 1 剂，每剂两煎，每煎取药液 200mL，早晚各服 1 煎。

**按语：**水亏木旺，肝风上扰，则经期头痛；肝藏血，木旺肝藏失职，则月经淋沥；肝属木，心属火，木生火，母病及子，肝火累及心阴，心火亦动，故心烦易躁易怒；舌有瘀点为血瘀，脉弦为肝旺。治以天麻、钩藤、石决明、炒黄芩、焦栀子、盐杜仲、益母草、桑寄生、夜交藤、茯神滋水涵木止痛，养肝藏血调经；以当归、川芎、白芍、鲜生姜、大枣养血调经，祛风止痛；方中黄芪补气升清与平肝潜阳之品相伍，则清气升、浊气降、头痛止。

**医案 317**　房某，女，35 岁。职工，2016 年 11 月 3 日初诊。

**主诉：**经前乳房胀两年。

**现病史：** 月经正常，经前乳房胀，平素腰酸。舌质偏红，舌苔薄白，脉滑。

**中医诊断：** 经前乳胀（肝郁痰凝）。

**西医诊断：** 经期综合征。

**治法：** 疏肝解郁，化痰活血，调畅冲任。

**处方：** 橘核丸加减。

青橘叶10g，盐橘核10g，荔枝核10g，路路通10g，焦山楂10g，制香附10g，炒青皮10g，陈皮10g，姜半夏10g，当归10g，川芎10g，赤芍10g，炒白芍10g，熟地黄10g，续断10g，盐杜仲10g。配10剂，每天1剂，每剂两煎，每煎取药液200mL，早晚各服1煎。

患者不孕求嗣，故经期服调理冲任方3剂。桃仁10g，红花10g，当归10g，川芎10g，三棱10g，莪术10g，制香附10g，路路通10g，月季花10g，泽兰10g，续断10g。配3剂。

**另配：** 月季花60g。于月经来潮第2天开始煎服，单煎，单服。调理冲任方每天1剂，每剂两煎，头煎时加红糖1匙煎。即，每天取月季花20g，放4小碗水，1匙红糖，大火熬成1碗，去药渣，药汤内加1匙黄酒调服。月季花药汤服后1小时，服调理冲任方头煎，8小时后，不服月季花药汤，单服调理冲任方两煎。服药后有肠鸣、腹泻的药物反应。

2016年11月15日二诊：月经将临，乳房胀已缓解，舌质暗红，舌苔薄白，脉缓。继以前方10剂治之。

2016年12月6日三诊：月经11月15日来潮，反应可，舌质暗红，舌苔薄白，脉缓。再以前方10剂治之。

**按语：** 肝郁气滞，疏泄失司，痰凝血瘀，乳络不畅。冲为血海，经前血海满盈，经气随冲脉上涌，则经前乳房作胀；舌红有热，脉滑痰凝，肾虚腰酸。治以疏肝解郁，化痰活血，调畅冲任。方选橘核丸加减，方中橘核理气散结止痛，可治乳房结块；橘叶疏肝理气、散结消肿，用于胁肋作痛、乳痛、乳房结块等；荔枝核行气散结、散寒止痛，可治肝郁气滞血瘀之妇科疾病；路路通祛风通络、下乳，可用于乳汁不通、乳房胀痛等；焦山楂行气化瘀；加味制香附、炒青皮、陈皮、姜半夏、当归、川芎、赤芍、炒白芍、熟地黄、续断、盐杜仲化痰活血，调畅冲任。因其不孕求嗣，故在经期专门配服调理冲任方3剂，促使受孕。

**医案 318** 谷某，女，31 岁。职工，2018 年 11 月 22 日初诊。

**主诉**：经前乳房胀痛 4 个月。

**现病史**：每次月经来潮前乳房胀痛，急躁易怒，已 4 个月。自服丹栀逍遥丸。曾经发生胡言乱语。大便时秘。现月经将临，舌质暗有红点，舌苔薄白，脉微弦。

**辅助检查**：B 超示右乳包块，右乳结节。

**中医诊断**：乳癖（肝经郁热，痰火扰心）。

**西医诊断**：经期综合征。

**治法**：疏肝解郁，清火化痰，散结消胀。

**处方**：橘核丸加减。

青橘叶 10g，盐橘核 10g，荔枝核 10g，路路通 10g，焦山楂 10g，郁金 10g，鹿角霜 10g，蒲公英 30g，炒青皮 10g，陈皮 10g，大黄 10g，栀子 10g，三棱 10g，莪术 10g，连翘 10g，柴胡 10g，薄荷 10g（后下），当归 10g，赤芍 10g，炒白芍 10g。配 7 剂，每天 1 剂，每剂两煎，每煎取药液 200mL，早晚各服 1 煎。

2018 年 12 月 10 日二诊：末次月经 12 月 1 日来潮，行经 4 天。服药时乳胀减轻。月经周期随天气变化而变化，阴雨天提前 4～5 天，晴天提前 2～3 天。舌质暗红，舌苔薄白，脉滑。

痰热瘀热，心肝火郁，再从前方加强清火化瘀。

**处方**：青橘叶 10g，盐橘核 10g，荔枝核 10g，路路通 10g，焦山楂 10g，郁金 10g，鹿角霜 10g，蒲公英 30g，炒青皮 10g，陈皮 10g，大黄 15g，栀子 10g，三棱 10g，莪术 10g，连翘 10g，柴胡 10g，薄荷 10g（后下），当归 10g，赤芍 10g，炒白芍 10g，炒黄芩 15g。配 10 剂，每天 1 剂，每剂两煎，每煎取药液 200mL，早晚各服 1 煎。

2019 年 1 月 2 日三诊：月经 2018 年 12 月 30 日来潮，周期 28 天，经血量增，经前乳胀缓解，胡言乱语未现，仍急躁易怒，暮分神疲，舌质暗红，舌苔薄白，脉微弦。

再从前意增以化瘀化痰之品。

**处方**：青橘叶 10g，盐橘核 10g，荔枝核 10g，路路通 10g，焦山楂 10g，郁金 10g，鹿角霜 10g，蒲公英 30g，炒青皮 10g，陈皮 10g，大黄 15g，栀子 10g，三棱 10g，莪术 10g，连翘 10g，柴胡 10g，薄荷 10g（后下），当归 10g，赤芍 10g，炒白芍 10g，炒黄芩 30g，姜竹茹 20g。配 10 剂，每天 1 剂，每剂两煎，每煎取药液 200mL，早晚各服 1 煎。

2019 年 2 月 14 日四诊：月经 1 月 25 日来潮，行经 5 天，月经血稠。经前乳房胀痛减轻，急躁易怒减半，胡言乱语未现，舌质暗红，舌有瘀点，舌苔白腻，脉沉滑。

继以疏肝化痰，化瘀清热，加大大黄用量。

**处方：**青橘叶 10g，盐橘核 10g，荔枝核 10g，路路通 10g，焦山楂 10g，郁金 10g，鹿角霜 10g，蒲公英 30g，炒青皮 10g，陈皮 10g，大黄 20g，栀子 10g，三棱 10g，莪术 10g，连翘 10g，柴胡 10g，薄荷 10g（后下），当归 10g，赤芍 10g，炒白芍 10g，炒黄芩 30g，姜竹茹 20g。配 10 剂，每天 1 剂，每剂两煎，每煎取药液 200mL，早晚各服 1 煎。

**按语：**肝郁气滞，疏泄失司，郁久化火，邪火灼津为痰，痰火扰心，心神不宁，急躁易怒，言行异常，现癫狂之象；痰热蕴于乳脉，见乳房胀痛、包块、结节。治以疏肝解郁，清火化痰，散结消胀。以青橘叶、盐橘核、荔枝核、路路通、焦山楂、鹿角霜、蒲公英、青皮、三棱、莪术疏肝解郁，散结消胀；大黄、栀子、连翘、陈皮、郁金、黄芩、竹茹清火化痰，开窍醒神；以柴胡、薄荷、当归、赤芍、炒白芍疏肝养血调经。

**医案 319** 夏某，女，32 岁。职工，2019 年 3 月 11 日初诊。

**主诉：**经前乳胀 1 年。

**现病史：**1 年来，经前乳胀，月经 30 天左右 1 行，经前乳胀，末次月经 3 月 4 日来潮，舌红略紫，舌苔薄白，脉沉滑。

**中医诊断：**经前乳胀（肝郁血瘀）。

**西医诊断：**经期综合征。

**治法：**疏肝理气，活血通络。

**处方：**逍遥散加减。

柴胡 10g，薄荷 10g（后下），当归 10g，炒白芍 10g，白茯苓 10g，焦白术 10g，炙甘草 10g，鲜生姜 3g，川芎 10g，青橘叶 10g，盐橘核 10g，荔枝核 10g，路路通 10g，王不留行 10g。配 10 剂，每天 1 剂，每剂两煎，每煎取药液 200mL，早晚各服 1 煎。

**按语：**肝郁血瘀，冲任失调。郁则气滞，气滞则血瘀，故舌红略紫；乳络不畅，则经前乳胀；脉滑有痰。治以疏肝理气，活血通络。方用逍遥散加味治之。方中路路通、王不留行为下乳消胀的常用药。其中王不留行善于通利血脉，行而不住，有活血通络之功。用于血瘀经闭，痛经等，常配当归、川芎、红花等。本品走血分，能行血脉、通乳汁、通乳络。

**医案 320** 周某，女，32 岁。无业，2019 年 4 月 22 日初诊。

**主诉**：经前乳房胀痛。

**现病史**：月经将临，乳房胀痛，面现褐斑，腰酸，舌质红略紫，舌苔薄白腻，苔中有纵纹，脉弦滑。

**中医诊断**：经前乳胀（肝郁络阻）；黄褐斑（气滞血瘀）。

**西医诊断**：经期综合征；黄褐斑。

**治法**：疏肝理气通络，化瘀透表退斑。

**处方**：橘核丸加减。

青橘叶 10g，盐橘核 10g，路路通 10g，焦山楂 10g，鹿角霜 10g，蒲公英 30g，当归 10g，川芎 10g，炒白芍 10g，熟地黄 10g，月季花 10g，玫瑰花 10g，薏苡仁 20g，淡豆豉 10g，白芷 10g，桑白皮 10g，荆芥穗 10g，防风 10g。配 7 剂，每天 1 剂，每剂两煎，每煎取药液 200mL，早晚各服 1 煎。

**按语**：肝郁气滞，乳房胀痛；气滞血瘀，舌红略紫，且面现褐斑；肾虚则腰酸；脉弦滑，郁热使然。治以疏肝理气通络，化瘀透表退斑。以青橘叶、盐橘核、路路通、焦山楂、鹿角霜、蒲公英疏肝理气通络；以当归、川芎、炒白芍、熟地黄活血养血美颜；方中月季花、玫瑰花、薏苡仁、淡豆豉、白芷、桑白皮、荆芥穗、防风活血理气，宣郁透表，化斑。

**医案 321** 周某，女，27 岁。职工，2019 年 9 月 4 日初诊。

**主诉**：乳房胀痛 3 个月。

**现病史**：乳房胀痛 3 个月，平素急躁易怒，月经提前，舌质红，苔薄白，脉弦滑。

**中医诊断**：乳癖。

**西医诊断**：乳房结节。

**治法**：解郁清火，化痰散结。

**处方**：温胆汤加减。

炒青皮 10g，陈皮 10g，炒枳壳 10g，郁金 10g，姜半夏 10g，姜竹茹 20g，土贝母 10g，三棱 10g，莪术 10g，炙鳖甲 30g（先煎），片姜黄 10g，牡蛎 50g（先煎），海藻 10g，玄参 20g，皂角刺 10g，蒲公英 30g，天花粉 10g，延胡索 10g，川楝子 10g。配 15 剂，每剂两煎，每煎取药液 200mL，早晚各服 1 煎。

**按语：**系郁热化火，郁火灼津炼痰而成结节，阻于乳络，舌红有火，急躁郁怒乃郁火，脉弦滑系气滞痰凝。治以解郁清火，化痰散结。方用温胆汤加减。木郁化热生痰，痰热循肝经蕴于乳房乳络，则成乳癖或乳房结节。故以温胆汤，解郁清热，化痰散结。加味土贝母、三棱、莪术、炙鳖甲、片姜黄、牡蛎、海藻、玄参、皂角刺、蒲公英、天花粉、延胡索、川楝子强化散结之力。方中玄参用于咽喉肿痛，瘰疬痰核，痈肿疮毒，对于乳癖、乳房结节，有较好的疗效。蒲公英有消痈散结之功，用于痈肿疔毒，乳痈内痈，对于乳癖、乳房结节、经前乳胀，亦有较好的疗效。

**医案 322**　刘某，女，35 岁。教师，2019 年 9 月 1 日初诊。

**主诉：**右乳房肿痛 2 天。

**现病史：**患者哺乳，1 个月前右乳红肿热痛，经输液（药名不详）治疗后好转。2 天来右乳红肿热痛，恶寒，舌红，苔薄白，脉细数。

**中医诊断：**乳痈。

**西医诊断：**急性乳腺炎。

**治法：**清热活血，通络消肿。

**处方：**仙方活命饮加减。

金银花 20g，防风 10g，白芷 10g，当归 10g，陈皮 10g，土贝母 10g，天花粉 10g，皂角刺 10g，蒲公英 50g，紫花地丁 50g，连翘 20g，路路通 10g，通草 10g。配 5 剂，每剂两煎，每煎取药液 300mL，早中晚各服 200mL。

**按语：**此系热壅血瘀，乳络不畅。红肿热痛，疮疡之阳证也。热者寒之，实则泻之。法以清热活血，通络消肿。方选仙方活命饮加减。仙方活命饮出自《校注妇人良方》，功能清热解毒，消肿溃坚，活血止痛。治痈疡肿毒初起，热毒壅聚，气滞血瘀。以清热解毒，通行血结，溃坚消散为主，以使毒祛、瘀散、坚溃、肿消。故对痈疡脓未成者，用之可使消散。加蒲公英、紫花地丁、连翘、路路通、通草消痈通乳。蒲公英为治乳痈之首选。

**医案 323**　陈某，女，13 岁。学生，2019 年 1 月 12 日初诊。

**主诉：**月经先期半年。

**现病史：**11 岁月经初潮。半年来月经半月 1 行，行经 6~7 天，血色红，有血块，口糜断断续续 1 年，目前经期口糜明显，舌质红，舌尖尤红，舌苔薄白，脉细。

**中医诊断：**经期口糜（阴虚火旺）；月经先期（心肾阴虚）。

**西医诊断**：口腔溃疡；月经失调。

**治法**：滋阴降火，润养心肾，调理冲任，敛疮生肌。

**处方**：天王补心丹加减。

柏子仁 10g，酸枣仁 10g，天冬 10g，麦冬 10g，生地黄 10g，熟地黄 10g，当归 10g，党参 10g，丹参 10g，玄参 10g，桔梗 10g，五味子 10g，远志 10g，白茯苓 10g，山茱萸 10g，黄芪 20g，防风 10g，焦白术 10g。配 15 剂，每天 1 剂，每剂两煎，每煎取药液 200mL，早晚各服 1 煎。

**按语**：证属阴虚火旺。血遇寒则凝，得温则行，遇火则妄行，故月经先期色红量多；舌尖属心，心火偏旺，舌尖则红；心开窍于舌，舌为心之苗，心火上炎，火灼肺气，火旺气虚，则口糜。治以滋阴降火，润养心肾，调理冲任，敛疮生肌。方用天王补心丹加减。以柏子仁、酸枣仁、天冬、麦冬、生地黄、熟地黄、当归、党参、丹参、玄参、桔梗、五味子、远志、白茯苓滋阴养血，补心安神；加山茱萸补益肝肾，收敛固涩，以助治月经先期；加黄芪、防风、焦白术补肺固卫，生肌敛疮疗口糜舌疮。

## 三十八、不孕、滑胎

**医案 324** 陈某，女，26 岁。职工，2018 年 11 月 16 日初诊。

**主诉**：婚后两年未孕。

**现病史**：婚后两年未孕，月经后期，40 余天 1 行，行经 7 天，经血色红，有小血块，末次月经 10 月 25 日来潮，面色黄，舌质暗红，舌苔薄白，脉沉细。

**中医诊断**：不孕（肾虚精少）。

**西医诊断**：原发性不孕。

**治法**：补肾填精，调养冲任。

**处方**：河车大造丸加减。

紫河车 10g，淫羊藿 20g，仙茅 10g，锁阳 10g，熟地黄 10g，党参 10g，黄芪 10g，当归 10g，续断 10g，盐杜仲 10g，桑寄生 10g，菟丝子 10g，川芎 10g。配 20 剂，每天 1 剂，每剂两煎，每煎取药液 200mL，早晚各服 1 煎。

求嗣者，经期配服调理冲任方 3 剂。药物组成是：桃仁 10g，红花 10g，当归 10g，川芎 10g，三棱 10g，莪术 10g，制香附 10g，路路通 10g，月季花 10g，泽兰 10g，续断 10g。配 3 剂。

**另配**：月季花60g。于月经来潮第2天开始煎服，单煎，单服。调理冲任方每天1剂，每剂两煎，头煎时加红糖1匙煎。即，每天取月季花20g，放4小碗水，1匙红糖，大火熬成1碗，去药渣，药汤内加1匙黄酒调服。月季花药汤服后1小时，服调理冲任方头煎，8小时后，不服月季花药汤，单服调理冲任方两煎。服药后有肠鸣、腹泻的药物反应。

**配服**：还少胶囊，1次5粒，1天3次口服，连服30天。

**2019年2月1日二诊**：月经10月25日、11月27日、1月17日来潮，现为排卵期，带下量增，经前畏寒，腰酸，舌质暗红，舌苔薄白，脉细。

系肾精不足，肾阳虚，冲任失调，再从温养肾精，温调冲任为治。

**处方**：淫羊藿20g，仙茅10g，锁阳10g，熟地黄10g，党参10g，黄芪10g，当归10g，紫河车10g，续断10g，盐杜仲10g，桑寄生10g，肉桂10g，大枣30g。配20剂，每天1剂，每剂两煎，每煎取药液200mL，早晚各服1煎。经期服调理冲任方3剂，煎服法同前。还少胶囊继服30天。

**2019年4月12日三诊**：4月9日在当地检查，B超示宫内妊娠，孕龄约43天。舌质暗红，舌苔薄白，脉滑。嘱其注意养胎。

**按语**：肾虚精少，冲任失养。精血少，血海虚，任脉弱，则月经后期，不能摄精受孕。治以补肾填精，调养冲任。方取河车大造丸加减。经治两个月，成功妊娠。方中淫羊藿温肾壮阳，可用于肾阳虚的阳痿，不孕及尿频等证；紫河车温肾补精，益气养血，可用于肾气不足，精血亏虚的不孕、阳痿遗精、腰酸耳鸣等。仙茅、锁阳、熟地黄、党参、黄芪、当归、续断、盐杜仲、桑寄生、菟丝子、川芎补肝肾，益精血，调冲任，以助摄精受孕。经期另服调理冲任方3剂，以调冲任胞三脉，以利受精。

**医案325** 丁某，女，41岁。教师，2018年11月14日初诊。

**主诉**：备孕两年余，未孕。

**现病史**：备孕两年余，未孕。当地检查发现左侧输卵管不通，右侧输卵管通畅。月经周期基本正常。末次月经10月28日来潮，腰酸，舌质淡红，舌苔薄白，脉细。

**中医诊断**：不孕（肾亏气虚，冲任阻滞）。

**西医诊断**：继发性不孕。

**治法**：补肾益气，调畅冲任。

**处方**：河车大造丸加减。

紫河车 10g，淫羊藿 20g，仙茅 10g，锁阳 10g，熟地黄 10g，党参 10g，黄芪 10g，当归 10g，续断 10g，盐杜仲 10g，桑寄生 10g，鹿角霜 10g，蒲公英 30g，焦山楂 10g。配 10 剂，每天 1 剂，每剂两煎，每煎取药液 200mL，早晚各服 1 煎。

**配服：**经期服调理冲任方 3 剂。桃仁 10g，红花 10g，当归 10g，川芎 10g，三棱 10g，莪术 10g，制香附 10g，路路通 10g，月季花 10g，泽兰 10g，续断 10g。配 3 剂。

**另配：**月季花 60g。于月经来潮第 2 天开始煎服，单煎，单服。调理冲任方每天 1 剂，每剂两煎，头煎时加红糖 1 匙煎。即，每天取月季花 20g，放 4 小碗水，1 匙红糖，大火熬成 1 碗，去药渣，药汤内加 1 匙黄酒调服。月季花药汤服后 1 小时，服调理冲任方头煎，8 小时后，不服月季花药汤，单服调理冲任方两煎。服药后有肠鸣、腹泻的药物反应。

**配服：**还少胶囊，1 次 5 粒，1 天 3 次口服，连服 15 天。归脾丸，1 次 8 粒，1 天 3 次口服，连服 15 天。

2018 年 11 月 30 日二诊：经期服调理冲任方，反应良好。现为月经周期第 9 天，舌质淡红，舌有齿痕，舌苔薄白。脉沉滑。

前方加强疏通冲任之品。

**处方：**淫羊藿 20g，仙茅 10g，锁阳 10g，熟地黄 10g，党参 10g，黄芪 10g，当归 10g，紫河车 10g，续断 10g，盐杜仲 10g，桑寄生 10g，鹿角霜 10g，蒲公英 30g，焦山楂 10g，青橘叶 10g，盐橘核 10g。配 15 剂，煎服法同前。还少胶囊，归脾丸继服，如前法。

2018 年 12 月 17 日三诊：月经 12 月 15 日来潮，经前乳房胀痛，再从前意治之。经期服调理冲任方 3 剂，组方用法见上。

经净后服补肾调冲促孕方。

**处方：**淫羊藿 20g，仙茅 10g，锁阳 10g，熟地黄 10g，党参 10g，黄芪 10g，当归 10g，紫河车 10g，续断 10g，盐杜仲 10g，桑寄生 10g，鹿角霜 10g，蒲公英 30g，焦山楂 10g，青橘叶 10g，盐橘核 10g，路路通 10g。配 15 剂，煎服法同前。继服还少胶囊、归脾丸，服法如上。

2019 年 1 月 9 日四诊：月经 1 月 8 日来潮，周期 24 天，经前乳房微胀，经血色暗转红，全身酸楚，舌体偏大，舌质暗红，舌苔薄白，脉滑。

似有风寒束表之象，标病轻微，不需用药，继治本病，以补肾理气，养血活血，调理冲任治之。经期服调理冲任方 3 剂，组方服法见上。

**处方：** 淫羊藿 20g，仙茅 10g，锁阳 10g，熟地黄 10g，党参 10g，黄芪 10g，当归 10g，紫河车 10g，续断 10g，盐杜仲 10g，桑寄生 10g，鹿角霜 10g，蒲公英 30g，焦山楂 10g，青橘叶 10g，盐橘核 10g，路路通 10g。配 15 剂，煎服法同前。继服还少胶囊、归脾丸，服法如上。

2019 年 2 月 1 日五诊：月经今日来潮，经前乳胀轻微，腰酸，舌质淡红，舌苔薄白，脉微弦略滑。

继以前意加减。经期服调理冲任方 3 剂，组方、煎服法见上。经净后服下方。

**处方：** 淫羊藿 20g，仙茅 10g，锁阳 10g，熟地黄 10g，党参 10g，黄芪 10g，当归 10g，紫河车 10g，续断 10g，盐杜仲 10g，桑寄生 10g，鹿角霜 10g，蒲公英 30g，焦山楂 10g，青橘叶 10g，盐橘核 10g，郁金 10g。配 15 剂，煎服法同前。

**配服：** 还少胶囊，1 次 5 粒，1 天 3 次口服，连服 30 天；逍遥丸，1 次 8 粒，1 天 3 次口服，连服 30 天。

2019 年 4 月 5 日六诊：前后调治 3 个月余，今日在本院检查，血 HCG 阳性。B 超示子宫内怀孕。

**按语：** 肾亏气虚，冲任失调。肾虚则腰酸，气虚则舌淡、脉细；冲任阻滞则输卵管不通。治以补肾益气，调畅冲任。方取河车大造丸加减。前后五诊，治疗 3 个月，喜得贵子。嘱其注意事项四点：一是情绪平稳；二是两手不举、不端、不负重；三是不吃螃蟹；四是不同房。此案不孕，输卵管一侧不通，一侧通，受孕概率低。每逢经期，煎服调理冲任方 3 剂，有疏调输卵管的疗效。其中配归脾丸，因其身为教师，工作烦劳繁忙加之思虑过度，劳伤心脾，故加服归脾丸调理之。

**医案 326** 董某，女，34 岁。职工，2018 年 11 月 10 日初诊。

**主诉：** 备孕两年未孕。

**现病史：** 备孕两年未孕，月经 25 天 1 行，行经 5 天，血色暗，平素腰酸、畏寒，末次月经 10 月 27 日来潮，舌淡红略紫，舌苔薄白，脉沉细。

**中医诊断：** 不孕（肾气不足，冲任失调）。

**西医诊断：** 继发性不孕。

**治法：** 补肾温阳，调理冲任。

**处方：** 还少胶囊，抗妇炎胶囊。

还少胶囊，1 次 5 粒，1 天 3 次口服，连服 20 天。抗妇炎胶囊 1 次 4 粒，1 天 3 次口服，连服 20 天。

**经期服**：调理冲任方。调理冲任方药物组成：桃仁 10g，红花 10g，当归 10g，川芎 10g，三棱 10g，莪术 10g，制香附 10g，路路通 10g，月季花 10g，泽兰 10g，续断 10g。配 3 剂。

**另配**：月季花 60g。于月经来潮第 2 天开始煎服，单煎，单服。调理冲任方每天 1 剂，每剂两煎，头煎时加红糖 1 匙煎。即，每天取月季花 20g，放 4 小碗水，1 匙红糖，大火熬成 1 碗，去药渣，药汤内加 1 匙黄酒调服。月季花药汤服后 1 小时，服调理冲任方头煎，8 小时后，不服月季花药汤，单服调理冲任方两煎，服药后有肠鸣、腹泻的药物反应。

2018 年 11 月 29 日二诊：服上药，有便秘现象，此肾虚肾阴不足，大肠失润，从前意增以滋肾润肠。

**处方**：还少胶囊，1 次 5 粒，1 天 3 次口服，连服 20 天；抗妇炎胶囊，1 次 4 粒，1 天 3 次口服，连服 20 天；六味地黄丸，1 次 8 粒，1 天 3 次口服，连服 20 天。

2018 年 12 月 19 日三诊：月经 12 月 18 日来潮，适逢经期，以调理冲任方调理之。调理冲任方组方及煎服法见上。另，月经干净后继服还少胶囊和抗妇炎胶囊 20 天，服法同前。

2019 年 1 月 16 日四诊：现为月经周期第 29 天，既往月经周期 25 天。今晨自测，尿妊娠试验阳性。

**按语**：肾虚阳气不足。肾虚则腰酸，阳虚则畏寒；肾主生殖，主封蛰，肾虚封蛰乏力，冲任不固，月经先期；气虚固摄无权，不能摄精受孕，则迟迟不孕。治以补肾温阳，调理冲任。方选还少胶囊、抗妇炎胶囊。经期煎服调理冲任方 3 天。经治 1 个月，验有身孕。

**医案 327** 李某，女，27 岁。职工，2018 年 11 月 26 日初诊。

**主诉**：婚后 3 年未孕。

**现病史**：婚后 3 年未孕，月经 40~50 天 1 行。末次月经 11 月 19 日来潮，22 日干净。形体肥胖，面布痘疹，经行腰酸，少寐多梦，平素工作压力大，舌质红，舌苔薄腻微黄，脉滑略数。

**中医诊断**：不孕（痰热内蕴）。

**西医诊断**：多囊卵巢综合征。

**治法**：化痰清热，调理冲任。

**处方**：苍莎导痰丸加减。

炒苍术10g，姜半夏10g，白茯苓10g，制香附10g，郁金10g，炒青皮10g，陈皮10g，炒枳壳10g，苦参10g，大黄10g，姜厚朴10g，姜竹茹20g，赤芍30g，红花10g，生地黄10g，熟地黄10g，牡丹皮20g，丹参20g，炙甘草10g。配30剂，每天1剂，每剂两煎，每煎取药液200mL，早晚各服1煎。

2018年12月31日二诊：月经于12月24日来潮，经血量少，行经3天，腰酸，舌质淡红，舌苔薄白腻，脉滑。再从前意治之，上方继配30剂，煎服法同前。

**配服**：丹黄祛瘀胶囊，1次4粒，1天3次口服，连服30天；大黄䗪虫胶囊，1次4粒，1天2次口服，连服30天。

**按语**：痰热内蕴，冲任失调。痰热充斥，壅阻躯体，形体肥胖；心主血脉，其华在面，痰热蕴蒸心经，颜面痤疮散布；气血异化为痰热，冲任少气血之濡养，则月经后期量少；舌质红，舌苔腻黄，脉滑数，皆系痰热之象。治以化痰清热，调理冲任。以炒苍术、姜半夏、白茯苓、制香附、郁金、炒青皮、陈皮、炒枳壳、苦参、姜厚朴、姜竹茹化痰清热，调理冲任；以大黄、赤芍、红花、生地黄、熟地黄、牡丹皮、丹参、炙甘草通经活血，调理冲任。治疗1个月，血睾酮下降，继以前方煎服，配服成药丹黄祛瘀胶囊、大黄䗪虫胶囊。

**医案328** 王某，女，31岁。职工，2019年3月29日初诊。

**主诉**：婚后3年未孕。

**现病史**：婚后3年未孕，月经后期，40天左右1行，经行首日腹痛，经血量少有血块。经前乳房胀痛，偶尔腰酸，曾监测卵泡，发现卵泡发育不良。末次月经2月27日来潮。舌质淡红略紫，舌有瘀斑，舌苔薄白，脉滑。

**中医诊断**：不孕（血瘀气滞）。

**西医诊断**：原发性不孕。

**治法**：活血理气，调理冲任。

**处方**：血府逐瘀汤加减。

桃仁10g，红花10g，生地黄10g，熟地黄10g，当归10g，川芎10g，赤芍10g，白芍10g，柴胡10g，炒枳壳10g，怀牛膝10g，炙甘草5g，炒青皮10g，陈皮10g，失笑散10g（包煎）。配15剂，每天1剂，每剂两煎，每煎取药液 200mL，早晚各服 1 煎。

**按语**：血瘀气滞，冲任失调。血瘀则舌略紫有瘀斑，月经后期、量少、痛经；气滞则经前乳房胀痛；脉滑乃月经将临之象；冲任失调，则不能摄精受孕。以血府逐瘀汤活血理气，调理冲任。此案不孕，系血瘀血行不畅，当以活血祛瘀，行气止痛，方能奏效。

**医案 329** 吴某，女，25 岁。商人，2019 年 3 月 11 日初诊。

**主诉**：婚后 1 年未孕。

**现病史**：婚后 1 年未孕。月经 40 天左右 1 行，末次月经 2 月 25 日来潮。2019 年 2 月 15 日，常州某三甲医院 B 超示右侧附件囊肿，输卵管积水，左侧附件混合性包块。经前乳房胀痛，易醒难入睡，面色少华，舌质嫩红，舌有瘀点，舌有齿痕，舌苔薄白，脉弦略滑。

**中医诊断**：不孕（痰瘀交阻）。

**西医诊断**：继发性不孕。

**治法**：化痰化瘀，调畅冲任，补气养阴。

**处方**：桂枝茯苓丸加减。

桂枝 10g，白茯苓 10g，牡丹皮 10g，丹参 10g，桃仁 10g，赤芍 10g，白芍 10g，红花 10g，郁金 10g，三棱 10g，莪术 10g，黄芪 30g，党参 10g，麦冬 10g。配 10 剂，每天 1 剂，每剂两煎，每煎取药液 200mL，早晚各服 1 煎。

2019 年 3 月 22 日二诊：月经将临，乳房胀痛，舌质略紫，舌苔薄白腻，脉微弦。

**处方**：桂枝 10g，白茯苓 10g，牡丹皮 10g，丹参 10g，桃仁 10g，赤芍 10g，白芍 10g，红花 10g，郁金 10g，三棱 10g，莪术 10g，黄芪 30g，党参 10g，麦冬 10g，青橘叶 10g，盐橘核 10g，荔枝核 10g，路路通 10g，焦山楂 10g。配 10 剂，每天 1 剂，每剂两煎，每煎取药液 200mL，早晚各服 1 煎。

2019 年 4 月 5 日三诊：月经 4 月 2 日来潮，推迟 3 天。经前乳胀 10 余天，腹痛已轻，血色深红，舌质嫩红略紫，舌苔薄白，脉沉略滑。

适逢经期，以调理冲任方，活血理气调冲任。调理冲任方药物组成：桃仁 10g，红花 10g，当归 10g，川芎 10g，三棱 10g，莪术 10g，制香附 10g，路路通 10g，月季花 10g，泽兰 10g，续断 10g。配 3 剂。

**另配**：月季花 60g。于月经来潮第 2 天开始煎服，单煎，单服。调理冲任方每天 1 剂，每剂两煎，头煎时加红糖 1 匙煎。即，每天取月季花 20g，放 4 小碗水，1 匙红糖，大火熬成 1 碗，去药渣，药汤内加 1 匙黄酒调服。月季花药汤服后 1 小时，服调理冲任方头煎，8 小时后，不服月季花药汤，单服调理冲任方两煎，服药后有肠鸣、腹泻的药物反应。

2019 年 4 月 8 日四诊：服上药，反应好，月经干净，舌质红，舌苔薄白，脉细。

从补肾活血，调理冲任为治。

**处方**：还少胶囊，1 次 5 粒，1 天 3 次口服，连服 15 天；大黄䗪虫胶囊，1 次 4 粒，1 天 2 次口服，连服 15 天。

**按语**：气阴两虚，血瘀痰凝。多次手术，伤损正气，气阴两虚，则舌质嫩红，舌有齿痕；血瘀痰凝，则舌红有瘀点、脉滑；肝失疏泄，冲任不畅，则经前乳房胀痛且月经后期；心阴不足，心火则旺，心神不安，则易醒难入睡。治以化痰化瘀，调畅冲任，补气养阴。方以桂枝茯苓丸意加味治之，加红花、郁金、三棱、莪术、青橘叶、盐橘核、荔枝核、路路通、焦山楂以增化瘀化痰之力，黄芪、党参、麦冬补气养阴。

**医案 330**　陈某，女，30 岁。文员，2019 年 3 月 28 日初诊。

**主诉**：婚后两年余未孕，月经 3~4 个月 1 行。

**现病史**：16 岁月经初潮。月经 3~4 个月 1 行数年。现月经两个月余未行。婚后两年余未孕，形体肥胖，经前乳房胀痛，经行小腹痛。腰酸，急躁易怒，舌质淡红，舌苔白腻，脉滑。

**中医诊断**：不孕（痰热蕴阻）；月经后期（痰瘀交阻）。

**西医诊断**：原发性不孕；月经失调。

**治法**：清热化痰，活血调经。

**处方**：黄连温胆汤加减。

黄连 10g，制半夏 10g，白茯苓 10g，陈皮 10g，炒青皮 10g，炒枳壳 10g，郁金 10g，姜竹茹 20g，姜厚朴 10g，当归 20g，川芎 10g，赤芍 30g，白芍 10g，生地黄 10g，熟地黄 10g，红花 10g，月季花 10g，炒苍术 10g，制香附 10g，大黄 10g，苦参 10g。配 10 剂，每天 1 剂，每剂两煎，每煎取药液 200mL，早晚各服 1 煎。

2019 年 4 月 15 日二诊：末次月经 1 月 1 日左右来潮，现停经 3 个月余，带下量少，舌质略紫，舌苔薄白腻，脉滑。尿妊娠试验阴性。

**处方**：黄连 10g，制半夏 10g，白茯苓 10g，陈皮 10g，炒青皮 10g，炒枳壳 10g，郁金 10g，姜竹茹 20g，姜厚朴 10g，当归 30g，川芎 10g，赤芍 30g，白芍 10g，生地黄 10g，熟地黄 10g，红花 20g，月季花 10g，炒苍术 10g，制香附 10g，苦参 10g。配 10 剂，每天 1 剂，每剂两煎，每煎取药液 200mL，早晚各服 1 煎。

**按语**：痰热内蕴，躯脂满溢，故形体肥胖；痰热阻塞冲任，气血又异化为痰湿，则月经后期或闭经；痰热凝于肝经，肝气疏泄失司则经前乳房胀痛，急躁易怒；腰酸为肾虚；本虚标实，不能摄精受孕。故以黄连、制半夏、白茯苓、陈皮、炒青皮、炒枳壳、郁金、姜竹茹、姜厚朴、炒苍术、制香附、苦参清热化痰燥湿；以当归、川芎、赤芍、白芍、生地黄、熟地黄、红花、月季花、大黄活血通经，调理冲任。

**医案 331** 黄某，女，32 岁。自由职业，2019 年 2 月 20 日初诊。

**主诉**：备孕，经前便溏。

**现病史**：备孕，月经 28 天 1 行，行经 4 天，末次月经 2 月 7 日来潮，经前便溏或腰酸，畏寒，舌质淡红略紫，舌苔薄白，脉细尺脉弱。

**中医诊断**：虚劳（脾肾两虚）。

**西医诊断**：备孕。

**治法**：健脾补肾，调理冲任。

**处方**：香砂六君子丸，还少胶囊，抗妇炎胶囊。

香砂六君子丸，1 次 12 粒，1 天 3 次口服，连服 15 天。还少胶囊，1 次 5 粒，1 天 3 次口服，连服 15 天。抗妇炎胶囊，1 次 4 粒，1 天 3 次口服，连服 15 天。

**按语**：脾肾两虚。脾虚则经前便溏，肾虚则腰酸，肾阳不足则畏寒，先天后天两虚则备而难孕。治以健脾补肾，调理冲任。方取香砂六君子丸调后天，以还少胶囊调先天，以抗妇炎胶囊调冲任。

**医案 332** 薛某，女，36 岁。职工，2019 年 2 月 1 日初诊。

**主诉**：婚后 10 余年未孕。

**现病史**：婚后 10 余年未孕，输卵管已切除，做试管婴儿未成功，欲将身体调理好再做试管婴儿。1 年来月经周期正常，但血量少，血色暗红。2019 年 1 月 18 日，试管婴儿流产。现为流产后半月。平素经前乳胀，多梦，舌质暗红略紫，舌体略胖，舌苔薄白腻，脉沉缓。

**辅助检查**：B超示右侧卵巢囊肿，双侧子宫动脉阻力指数高。

**中医诊断**：不孕（血瘀痰凝）。

**西医诊断**：继发性不孕。

**治法**：活血化瘀，化痰通络，疏肝调冲。

**处方**：自拟方。

丹参20g，当归10g，川芎10g，赤芍10g，炒白芍10g，生地黄10g，熟地黄10g，郁金15g，姜半夏10g，炒青皮10g，陈皮10g，炒枳壳10g，益母草20g，黄芪50g，党参30g，红花10g，制香附10g，焦山楂10g，艾叶10g，大枣30g。配10剂，每天1剂，每剂两煎，每煎取药液200mL，早晚各服1煎。

2019年2月14日二诊：月经2月10日来潮，血量增加，血色暗红有血块，小腹微痛，现月经干净，舌质暗红略紫，舌体偏大，舌苔薄白，脉缓。已见小效，继以前方治之，原方续配15剂，煎服法同前。

2019年2月25日三诊：时值排卵期，带下量可，舌质暗红，舌体略大，舌苔薄白，脉缓。守前意，化瘀化痰，调理冲任，郁金加至20g，余药同前，续配15剂，煎服法同前。

**按语**：舌质暗红略紫，舌体略胖，舌苔腻，此血瘀痰凝也；血瘀痰凝，冲任失调，则不能摄精受孕、经血量少；久难受孕，焦虑抑郁，肝失疏泄，则经前乳胀、多梦。治以活血化瘀，化痰通络，疏肝调冲。活血化瘀遣丹参、当归、川芎、赤芍、炒白芍、生地黄、熟地黄、郁金；化痰通络以姜半夏、炒青皮、陈皮、炒枳壳；疏肝调冲用制香附、焦山楂、艾叶、红花、益母草、黄芪、党参、大枣。

**医案333** 孙某，女，29岁。职工，2019年1月29日初诊。

**主诉**：婚后两年未孕。

**现病史**：婚后两年未孕。平素月经40天1行，行经7天，经血色红。末次月经2018年12月24日来潮，形体偏胖，舌质红微暗，舌苔薄白，脉滑。

**中医诊断**：不孕（血瘀痰凝，精血困遏）。

**西医诊断**：原发性不孕。

**治法**：活血化瘀，化痰理气，舒展精气。

**处方**：自拟方。

丹参20g，当归15g，川芎15g，赤芍20g，炒白芍10g，生地黄10g，红花 10g，郁金 10g，炒青皮 10g，陈皮 10g，炒枳壳 10g，月季花 10g，制香附 10g，姜厚朴 10g，姜半夏 10g，黄精 10g。配 10 剂，每天 1 剂，每剂两煎，每煎取药液 200mL，早晚各服 1 煎。

**按语**：血瘀痰凝，冲任失调。痰凝则肥胖，血瘀则舌红；血瘀痰凝困遏气机，精血被抑，不能摄精受孕。治以活血化瘀，化痰理气，舒展精气。方中丹参、当归、川芎、赤芍、炒白芍、生地黄、红花、郁金活血化瘀，方中炒青皮、陈皮、炒枳壳、月季花、制香附、姜厚朴、姜半夏化痰理气，黄精以舒展精气。

**医案 334**　孙某，女，25 岁。职工，2018 年 12 月 13 日初诊。

**主诉**：婚后近 1 年，自然流产 1 次。

**现病史**：婚后近 1 年，6 月份自然流产 1 次，此次月经后期 1 周。形体偏胖，时有腰酸，舌质淡红略紫，舌苔薄白腻，脉沉滑。

**中医诊断**：月经后期。

**西医诊断**：内分泌失调。

**治法**：健脾化痰，养血活血，补肾固任。

**处方**：八珍汤加减。

党参 10g，焦白术 10g，白茯苓 10g，炙甘草 10g，制香附 10g，熟地黄 10g，当归 10g，川芎 10g，炒白芍 10g，续断 10g，盐杜仲 10g，桑寄生 10g，狗脊 10g。配 15 剂，每天 1 剂，每剂两煎，每煎取药液 200mL，早晚各服 1 煎。

**配服**：还少胶囊，1 次 5 粒，1 天 3 次口服，连服 15 天。

2019 年 1 月 5 日二诊：月经 2018 年 1 月 5 日来潮，行经 5~6 天，经血量可，形体肥胖，舌质淡红，舌苔薄白，脉滑。

**处方**：党参 10g，焦白术 10g，白茯苓 10g，炙甘草 10g，制香附 10g，熟地黄 10g，当归 10g，川芎 10g，炒白芍 10g，续断 10g，盐杜仲 10g，桑寄生 10g，狗脊 10g，月季花 10g，红花 10g。配 15 剂，每天 1 剂，每剂两煎，每煎取药液 200mL，早晚各服 1 煎。还少胶囊继服，服法同前。

**按语**：证系痰湿内蕴，血虚血瘀，冲任失调，肾虚肾府失养。治以党参、焦白术、白茯苓、炙甘草、制香附、熟地黄、当归、川芎、炒白芍健脾化痰，养血活血；以续断、盐杜仲、桑寄生、狗脊补肾固任。

**医案 335**　左某，女，25 岁。职工，2016 年 12 月 28 日初诊。

**主诉**：婚后 3 年未孕。

**现病史**：婚后3年未孕，平素月经40~50天1行，末次月经12月16日来潮，行经6~7天。经前乳胀，体毛多，舌质淡红，舌苔薄白，脉沉实。

**中医诊断**：不孕（肝郁瘀热）。

**西医诊断**：原发性不孕。

**治法**：养血疏肝，化瘀清热。

**处方**：丹栀逍遥散加减。

当归10g，炒白芍10g，焦白术10g，白茯苓10g，柴胡10g，薄荷10g（后下），炙甘草10g，牡丹皮10g，栀子5g，鲜生姜3g。配20剂，每天1剂，每剂两煎，每煎取药液200mL，早晚各服1煎。

**配服**：丹黄祛瘀胶囊，1次4粒，1天3次口服，连服30天。大黄䗪虫胶囊，1次4粒，1天2次口服，连服30天。妇科调经片，1次4片，1天4次口服，连服30天。

2017年1月18日二诊：月经于1月17日来潮，小腹微痛，经前乳胀1周，舌质偏红，舌苔薄白，脉滑。

药效已见，继以前方治之：丹栀逍遥散汤药再配20剂，中成药配服20天。现适逢经期，以调理冲任方3剂煎服。调理冲任方药物组成：桃仁10g，红花10g，当归10g，川芎10g，三棱10g，莪术10g，制香附10g，路路通10g，月季花10g，泽兰10g，续断10g。配3剂。

**另配**：月季花60g。于月经来潮第2天开始煎服，单煎，单服。调理冲任方每天1剂，每剂两煎，头煎时加红糖1匙煎。即，每天取月季花20g，放4小碗水，1匙红糖，大火熬成1碗，去药渣，药汤内加1匙黄酒调服。月季花药汤服后1小时，服调理冲任方头煎，8小时后，不服月季花药汤，单服调理冲任方两煎，服药后有肠鸣、腹泻的药物反应。

**按语**：*血虚肝郁，肝失疏泄，瘀热内蒸。月经后期，肝郁也；体毛多，瘀热之征。治以当归、炒白芍、焦白术、白茯苓、柴胡、薄荷、炙甘草、牡丹皮、栀子、鲜生姜养血疏肝，祛瘀清热。配服丹黄祛瘀胶囊、大黄䗪虫胶囊、妇科调经片。经期煎服调理冲任方3剂。*

**医案336** 胥某，女，28岁。职工，2018年10月12日初诊。

**主诉**：婚后1年半，自然流产3次。

**现病史**：婚后1年半，自然流产3次。末次月经10月8日来潮，经血色红，小腹隐疼，便溏，畏寒，舌质淡红，舌体胖，舌苔薄白，脉细。

**中医诊断：**滑胎（肾虚脾弱）。

**西医诊断：**习惯性流产。

**治法：**补肾健脾，温阳化痰，调理冲任督三脉。

**处方：**河车大造丸加减。

紫河车 10g，淫羊藿 20g，仙茅 10g，锁阳 10g，巴戟天 10g，黄芪 10g，当归 10g，党参 10g，焦白术 10g，白茯苓 10g，炙甘草 10g，熟地黄 10g，续断 10g，盐杜仲 10g，桑寄生 10g，山药 10g。配 7 剂，每天 1 剂，每剂两煎，每煎取药液 200mL，早晚各服 1 煎。

**配服：**还少胶囊，1 次 5 粒，1 天 3 次口服，连服 7 天。

**按语：**后天不足以养先天，则先天肾虚，肾气虚，元气弱，不能固摄胎元，则先后 3 次自然流产。阳虚机体失于温煦则畏寒。脾为生痰之源，阳虚痰湿内凝，痰湿黏于血脉，舌体胖大而淡。治以补肾健脾，温阳化痰，调理冲任督三脉。方以河车大造丸加减。

**医案 337**　成某，女，27 岁。职工，2018 年 9 月 2 日初诊。

**主诉：**婚后两年未孕。

**现病史：**婚后两年未孕。婚前月经失调，淋沥不净，间歇发作。婚后不孕，发现输卵管积水，在外院做腹腔镜输卵管疏通术，术后复查，输卵管通畅，但至今未孕。目前月经 30 天 1 行，行经 7 天，末次月经 8 月 18 日来潮。形体肥胖，时而入睡难，工作有压力，舌质红，裂纹明显（先天），舌苔薄白，脉沉滑。

**中医诊断：**不孕（痰湿凝滞）。

**西医诊断：**原发性不孕。

**治法：**燥湿化痰，滋阴养血，健脾养心，调理冲任。

**处方：**苍莎导痰丸、六味地黄丸、归脾丸加减。

炒苍术 10g，制香附 10g，姜半夏 10g，白茯苓 10g，生地黄 10g，熟地黄 10g，山茱萸 10g，山药 10g，牡丹皮 10g，黄芪 50g，党参 30g，酸枣仁 10g，远志 10g，紫河车 10g，当归 10g，路路通 10g，淫羊藿 20g。配 50 剂，每天 1 剂，每剂两煎，每煎取药液 200mL，早晚各服 1 煎。

月经期服调理冲任方。调理冲任方药物组成：桃仁 10g，红花 10g，当归 10g，川芎 10g，三棱 10g，莪术 10g，制香附 10g，路路通 10g，月季花 10g，泽兰 10g，续断 10g。配 3 剂。

**另配：** 月季花60g。于月经来潮第2天开始煎服，月季花单煎，单服。每天1剂，每剂两煎，头煎时加红糖1匙煎。即，每天取月季花20g，放4小碗水，1匙红糖，大火熬成1碗，去药渣，药汤内加1匙黄酒调服。月季花药汤服后1小时，服调理冲任方头煎，8小时后，不服月季花药汤，单服调理冲任方两煎，服药后有肠鸣、腹泻的药物反应。

**按语：** 痰湿凝滞，充斥机体，壅阻经脉，则形体肥胖，输卵管失能；阴虚血瘀故舌红有裂纹；工作压力大，思虑过度，劳伤心脾，故迟迟不孕；脉滑，痰湿也。治以燥湿化痰，滋阴养血，健脾养心，调理冲任。方选苍莎导痰丸、六味地黄丸、归脾丸加减。经期服调理冲任方3剂。

**医案338** 张某，女，45岁。工人，2019年5月9日初诊。

**主诉：** 6年未孕。

**现病史：** 曾有小孩，14岁时因病夭折。自后备孕6年未孕。平素月经正常，经血色暗转红，经前乳胀。末次月经5月7日来潮，行经两天已干净。晨起咳黄痰，口苦口臭。舌质略紫，舌苔白腻，脉滑。

**辅助检查：** B超示子宫肌瘤。

**中医诊断：** 不孕（忧思抑郁，阴阳失交）。

**西医诊断：** 继发性不孕。

**治法：** 疏肝解郁，养心健脾，化痰化瘀，调畅冲任。

**处方：** 丹栀逍遥散合归脾汤加减。

柴胡10g，薄荷10g（后下），当归10g，炒白芍10g，赤芍10g，牡丹皮10g，栀子10g，焦白术10g，白茯苓10g，炙甘草5g，鲜生姜3g，党参10g，黄芪10g，茯神10g，远志10g，酸枣仁10g，木香10g，郁金10g，炒青皮10g，陈皮10g，龙眼肉5g，大枣15g。配20剂，每天1剂，每剂两煎，每煎取药液200mL，早晚各服1煎。并嘱其心情放松。

**按语：** 忧思郁虑伤心、伤脾、伤肝。肝气郁结，疏泄失司，乳络不畅，则经前乳房作胀；肝失疏泄，气机郁滞，则输卵管内壁纤毛运动不利，精子、卵子难在其中运动结合，即不能摄精受孕（不能相合成受精卵）；阳亢旺于上，阴不足于下，如是卵子有发育不良现象；今子宫后壁为痰瘀所结之肌瘤所占，则受精卵难在此处着床受孕；晨起咳黄痰、口苦、口臭、苔腻、脉滑，皆痰热之征；舌质略紫，血瘀也。治以疏肝解郁，养心健脾，化痰化瘀，调畅冲任。方选丹栀逍遥散合归脾汤加减。

## 三十九、带下病

**医案 339** 潘某，女，28 岁。职工，2018 年 9 月 17 日初诊。

**主诉：**带下量多间歇发作 4 年。

**现病史：**4 年来带下量多，带色黄白相间，房事后多见，神疲乏力，困倦懒动，形体偏胖，大便排泄不爽，急躁易怒，冬季易感冒，舌质暗红，舌苔薄白腻，脉滑。

**中医诊断：**带下病（脾运失司）。

**西医诊断：**内分泌失调。

**治法：**运脾化湿，疏肝经，调带脉。

**处方：**完带汤加减。

党参 10g，炒苍术 10g，焦白术 10g，山药 10g，荆芥穗 10g，炙甘草 10g，车前子 10g（包煎），赤芍 10g，白芍 10g，白茯苓 10g，猪苓 10g，炒黄柏 10g，薏苡仁 20g，炒薏苡仁 20g，柴胡 10g。配 10 剂，每天 1 剂，每剂两煎，每煎取药液 200mL，早晚各服 1 煎。

**按语：**脾运失司，痰湿乃生，湿蕴生热，湿热下趋，大便排泄不爽；带脉失约，带下量多，黄白相间；湿困气机，气不舒展，困倦懒动，神疲乏力；痰湿壅塞躯体，形体趋胖；气郁生热，郁热内扰，急躁易怒；湿盛伤阳，土不生金，肺卫不固，难御冬寒，冬季易于感冒。治以运脾化湿，疏肝经，调带脉，方用完带汤加减。方中薏苡仁可燥湿止带。

**医案 340** 何某，女，29 岁。教师，2019 年 2 月 11 日初诊。

**主诉：**阴痒 1 天。

**现病史：**阴痒 1 天，带下质稠，无异味，色白。月经 30 余天 1 行，行经 7 天，经前乳胀，腰酸，便溏两年，目眶暗黑，舌质偏红，舌苔薄白，脉沉细。

**中医诊断：**带下（脾虚）；月经后期（脾肾两虚）；泄泻（脾虚）。

**西医诊断：**阴道炎；月经失调；慢性肠炎。

**治法：**健脾燥湿止痒，补肾疏肝活血。

**处方：**参苓白术散加减。

党参 10g，白茯苓 10g，焦白术 10g，炒扁豆 10g，陈皮 10g，山药 10g，炙甘草 10g，莲子肉 10g，砂仁 10g（后下），炒薏苡仁 20g，桔梗 10g，大枣

30g，盐杜仲 10g，桑寄生 10g，当归 10g。配 15 剂，每天 1 剂，每剂两煎，每煎取药液 200mL，早晚各服 1 煎。

经期煎服调理冲任方。调理冲任方药物组成：桃仁 10g，红花 10g，当归 10g，川芎 10g，三棱 10g，莪术 10g，制香附 10g，路路通 10g，月季花 10g，泽兰 10g，续断 10g。配 3 剂。

**另配：** 月季花 60g。于月经来潮第 2 天开始煎服，单煎，单服。调理冲任方每天 1 剂，每剂两煎，头煎时加红糖 1 匙煎。即，每天取月季花 20g，放 4 小碗水，1 匙红糖，大火熬成 1 碗，去药渣，药汤内加 1 匙黄酒调服。月季花药汤服后 1 小时，服调理冲任方头煎，8 小时后，不服月季花药汤，单服调理冲任方两煎，服药后有肠鸣、腹泻的药物反应。

**配服：** 还少胶囊，1 次 5 粒，1 天 3 次口服，连服 30 天。逍遥丸，1 次 8 粒，1 天 3 次口服，连服 30 天。

**按语：** 新病湿热下注则阴痒带下，旧病肾虚血瘀则月经后期、腰酸，肝郁不达则乳胀，肾虚色泛则目眶黑，脾虚失健则便溏。先以健脾燥湿止痒治新病，方用参苓白术散加减。后以补肾疏肝活血促其孕，方用还少胶囊、逍遥丸，经期服调理冲任方 3 剂。

**医案 341** 刘某，女，23 岁。职工，2018 年 9 月 5 日初诊。

**主诉：** 月经干净后两天起阴痒，历时两年。

**现病史：** 已婚，月经 30 天 1 行，行经 7 天，血色暗红。经净后第 2 天起阴痒，带下量增多。经前乳胀，舌质偏红，舌体略大，舌苔薄白，右脉弦，左脉细。白带检测示念珠菌（+）。

**中医诊断：** 阴痒（血虚湿热）。

**西医诊断：** 外阴炎。

**治法：** 健脾养血，补肾扶正，疏肝解郁，祛风燥湿。

**处方：** 归脾丸，还少胶囊，桂枝茯苓胶囊，逍遥丸。

归脾丸，1 次 8 粒，1 天 3 次口服，连服 30 天。还少胶囊，1 次 5 粒，1 天 3 次口服，连服 30 天。桂枝茯苓胶囊，1 次 3 粒，1 天 3 次口服，连服 30 天。逍遥丸，1 次 8 粒，1 天 3 次 12 服，连服 30 天。

2018 年 11 月 6 日二诊：阴痒已轻，带下亦少。末次月经 10 月 29 日来潮，行经 7 天。经前乳房不胀，舌质偏红有瘀点，舌苔薄白，左脉弦，右脉细。

**处方**：归脾丸，1次8粒，1天3次口服，连服20天。还少胶囊，1次5粒，1天3次口服，连服20天。桂枝茯苓胶囊，1次3粒，1天3次口服，连服20天。逍遥丸，1次8粒，1天3次口服，连服30天。

**按语**：月经干净后为血虚之时，血虚生风，故阴痒；肝郁生热，脾虚生湿，郁热夹湿，循足厥阴经下趋，故带下量多；痰热凝滞，舌红体大。念珠菌感染，患者临床表现多属脾肾两虚，且以脾虚为多。治以健脾养血，补肾扶正，疏肝解郁，祛风燥湿。方选归脾丸、还少胶囊、桂枝茯苓胶囊、逍遥丸。其中归脾丸治念珠菌感染的带下，效果理想。

**医案342** 高某，女，27岁。职工，2018年11月14日初诊。

**主诉**：带下色赤时现半年。

**现病史**：半年来带下色赤时现，房事后色赤如血样，经净后7天左右少许出血。月经应时来潮，血色暗红。平素腰酸，畏寒怕冷，面黄无华，舌质淡红，舌体偏大，舌苔薄白润，脉沉细。

**中医诊断**：赤带（脾肾两虚，湿蕴生热）。

**西医诊断**：宫颈炎；排卵期出血。

**治法**：补肾温阳，补气摄血，清利湿热。

**处方**：还少胶囊，归脾丸，保妇康栓。

还少胶囊，1次5粒，1天3次口服，连服20天。归脾丸，1次8粒，1天3次口服，连服20天。保妇康栓，1次1粒，1天1次塞阴道，连用15天。

2019年1月22日二诊：用上药后，未见赤带和出血。平素月经后期，经血量少，畏寒怕冷，舌质淡红，舌苔薄白润，脉细。

**处方**：还少胶囊，1次5粒，1天3次口服，连服30天；归脾丸，1次8粒，1天3次口服，连服30天。

**按语**：排卵期出血，证系肾亏阳虚，脾虚湿凝，气不摄血使然，以补肾益气摄血即可。选还少胶囊、归脾丸。宫颈炎以成药保妇康栓外用。

**医案343** 仇某，女，48岁。工人，2019年2月28日初诊。

**主诉**：带下过多旬日。

**现病史**：春节前后，操劳过度，熬夜受凉，旬日来，带下似水，腹痛喜暖，右胁隐疼，咳嗽痰少，咳时喉痛，大便先干后溏，舌质淡红，舌体偏大，舌苔薄白，脉沉细。

**中医诊断**：带下增多（肾阳虚弱）；胁痛（肝胆郁滞）；咳嗽（肺气失宣）。

**西医诊断**：阴道炎；胆囊炎；支气管炎。

**治法**：温肾散寒止带，疏肝利胆止疼，宣肺解表止咳。

**处方**：内补丸加减。

鹿角霜10g，菟丝子10g，黄芪30g，沙苑子10g，白蒺藜10g，肉桂10g，制附子5g，桑螵蛸10g，柴胡10g，炒枳壳10g，制香附10g，川芎10g，陈皮10g，杏仁10g，紫苏叶10g，桔梗10g，炙甘草10g。配7剂，每天1剂，每剂两煎，每煎取药液200mL，早晚各服1煎。

**按语**：肾阳虚弱，外受寒凉，带脉失约，故带下似水；肾虚肾府失养，则腰痛喜暖；肝胆郁滞，疏泄失司，则右胁隐疼；肺气失宣则咳嗽，便溏则脾虚湿生，脉沉细则肾阳虚，阳虚则舌淡。治法以温肾散寒止带，疏肝利胆止疼，宣肺解表止咳。方中鹿角霜、菟丝子、黄芪、沙苑子、肉桂、制附子、桑螵蛸温肾散寒止带；柴胡、炒枳壳、制香附、川芎、白蒺藜疏肝利胆止疼；陈皮、杏仁、紫苏叶、桔梗、炙甘草宣肺解表止咳。方中桑螵蛸固精缩尿，补肾助阳。适用于肾虚不能固摄所致的遗精、滑精、遗尿、尿频、白浊等。鹿角霜能温肾助阳，收敛止血。可用于肾阳不足、脾胃虚寒的崩漏带下，食少吐泻，小便频多等。

**医案344**　刘某，女，32岁。文员，2019年6月14日初诊。

**主诉**：带下量多色黄。

**现病史**：带下量多色黄，月经量少，腰酸，大便干结，舌质淡红，舌苔薄白，脉缓。

**中医诊断**：带下增多（湿热）。

**西医诊断**：阴道炎。

**治法**：清利湿热，调理带脉，养血调经。

**处方**：止带方加减。

车前子10g（包煎），猪苓10g，白茯苓10g，牡丹皮10g，栀子10g，赤芍20g，炒黄柏10g，茵陈20g，怀牛膝10g，当归10g，红花10g。配7剂，每天1剂，每剂两煎，每煎取药液200mL，早晚各服1煎。

**按语**：湿热内蕴，带脉失约，则带下量多色黄；肾虚则腰酸，血虚则月经量少，血虚肠燥则大便干结。治以清利湿热，调理带脉，养血调经。方用止带方加减。

## 四十、妊娠杂病

**医案 345**  冷某，女，29 岁。职工，2018 年 9 月 21 日初诊。

**主诉**：尿妊娠试验阳性。尿黄。

**现病史**：自然流产后，经调治，测尿妊娠试验阳性，腰酸，晨尿黄，大便调，舌质暗红，舌有齿痕，舌苔薄白，脉滑尺弱。

**中医诊断**：滑胎（肾虚湿热）。

**西医诊断**：习惯性流产。

**治法**：补肾气，清湿热，固胎元。

**处方**：自拟方。

红参 10g、盐杜仲 10g、续断 10g、桑寄生 10g、焦白术 10g、茵陈 20g、栀子 5g、炒黄柏 5g、炙甘草 5g、炒黄芩 10g、苎麻根 10g、阿胶粉 10g（冲服）、南瓜蒂 3 枚、糯米 1 盅。配 10 剂，每日 1 剂，每剂两煎，每煎取药液 200mL，早晚各服 1 煎。

**按语**：肾气不足则腰酸，胎元不固则自然流产。现虽已早孕，腰酸已现，肾虚仍然，虑其难以固胎。舌有齿痕，脉滑尺弱，妊娠肾虚之象。治以补肾气，清湿热，固胎元。合计服药两个月，后足月生育 1 子。补肾固胎选红参、盐杜仲、续断、桑寄生、阿胶粉、南瓜蒂、糯米，清湿热遣焦白术、茵陈、栀子、炒黄柏、炒黄芩、苎麻根，南瓜蒂、荷蒂有安胎作用。

**医案 346**  羊某，女，40 岁。农民，2018 年 8 月 31 日初诊。

**主诉**：妊娠 5 个月余，孕妇血清 IgG 抗体效价 1∶1024。

**现病史**：妊娠 5 个月余，孕妇血清 IgG 抗体效价 1∶1024。足背微肿，腿酸，舌质淡红，舌苔薄白，脉滑。

**中医诊断**：妊娠湿热证（肾虚肝胆湿热）。

**西医诊断**：新生儿溶血。

**治法**：清热补肾固胎。

**处方**：茵陈蒿汤加减。

茵陈 20g、栀子 5g、炒黄柏 5g、炙甘草 5g、焦白术 10g、炒黄芩 10g、苎麻根 10g、续断 10g、盐杜仲 10g、桑寄生 10g。配 30 剂，每天 1 剂，每剂两煎，每煎取药液 200mL，早晚各服 1 煎。

**按语**：治以清热补肾固胎，方用茵陈蒿汤加减。以茵陈、栀子、炒黄柏、炙甘草、焦白术、炒黄芩、苎麻根清热燥湿，凉血安胎；以续断、盐杜仲、桑寄生补肾固胎。忌食韭菜、大蒜、洋葱、公鸡、鲤鱼、虾、螃蟹、猪头肉、猪爪、调味料（胡椒粉、辣椒粉、小茴香、桂皮、五香、八角）。

**医案347** 沈某，女，26岁。文员，2019年4月2日初诊。

**主诉：** 妊娠两个月，咽喉阻塞感。

**现病史：** 妊娠两个月，咽喉阻塞感，食后为剧，嗳气，恶心，大便调，舌质淡红，舌苔薄白，脉滑。

**中医诊断：** 妊娠恶阻（胃虚气逆）。

**西医诊断：** 妊娠剧吐。

**治法：** 理气降逆，和胃安胎。

**处方：** 香砂六君子汤加减。

木香5g，砂仁5g（后下），姜半夏10g，陈皮10g，党参10g，焦白术10g，炒黄芩10g，苎麻根10g，炙甘草3g，鲜生姜5g，紫苏梗10g，南瓜蒂3枚，糯米1盅。配3剂，每天1剂，每剂两煎，每煎取药液200mL，分多次少量频饮。

**按语：** 胎气上逆，胃气不降。气郁痰阻于咽则咽喉似有物塞，胃气上逆则嗳气恶心。治以理气降逆，和胃安胎。方用香砂六君子汤加减。以木香、砂仁、姜半夏、陈皮、紫苏梗、党参、焦白术、炙甘草、鲜生姜理气降逆，化痰利咽；对药炒白术与炒黄芩，为清热安胎之圣药；苎麻根助黄芩凉血清热安胎；南瓜蒂安胎固胎，糯米甘平养脾胃而固胎元。

## 四十一、脏躁

**医案348** 单某，女，50岁。农民，1999年3月3日初诊。

**主诉：** 头昏心悸、哭笑无常间歇发作1年余，加重6天。

**现病史：** 农妇年已五旬，时头昏、恶心、哭泣，6天来头昏心悸又作，且恶心、哭嚷、大笑交替而作。舌质红，舌苔薄微黄，脉沉细。

**中医诊断：** 脏躁（水亏木旺，神失濡润）。

**西医诊断：** 围绝经期综合征。

**治法：** 平肝潜阳，益气升清，濡润脏腑。

**处方：** 天麻钩藤饮合甘麦大枣汤加减。

天麻10g，钩藤15g，石决明30g（先煎），炒黄芩10g，益母草20g，茯苓 15g，黄芪 20g，柴胡 6g，党参 10g，升麻 10g，龟甲 20g（先煎），代赭石 50g（先煎），炙甘草 10g，淮小麦 60g，大枣 30g。配 4 剂，每天 1 剂，每剂两煎，每煎取药液 200mL，早晚各服 1 煎。

**按语：**证系肝肾不足，肝阳偏亢，气阴双亏，脏躁是也。治以平肝潜阳，益气升清，濡润脏腑。方用天麻钩藤饮合甘麦大枣汤加减。方中天麻、钩藤、石决明、炒黄芩、益母草、茯苓、龟甲滋水涵木，平肝潜阳；龟甲与代赭石、黄芪、柴胡、党参、升麻相伍，令阳潜清升，升降有序，情志自安。以炙甘草、淮小麦、大枣润燥去躁安神。

**医案 349** 黄某，女，55 岁。公务员，2019 年 2 月 6 日初诊。

**主诉：**怕冷、烦躁两年余。

**现病史：**绝经 1 年，怕冷、烦躁两年。目涩失眠，易汗，腰酸，便秘。舌质淡红，舌体偏大，舌有齿痕，舌苔薄白，脉虚。

**中医诊断：**脏躁（阴阳失衡）。

**西医诊断：**围绝经期综合征。

**治法：**平衡阴阳，补益气血。

**处方：**二仙汤加减。

淫羊藿 20g，仙茅 10g，巴戟天 10g，知母 10g，炒黄柏 10g，远志 10g，酸枣仁 10g，炙甘草 10g，大枣 30g，淮小麦 60g，黄芪 30g，生地黄 10g，熟地黄 10g，炒黄芩 10g，黄连 10g，枸杞子 10g，菊花 10g。配 10 剂，每天 1 剂，每剂两煎，每煎取药液 200mL，早晚各服 1 煎。

2019 年 2 月 15 日二诊：药后，大便畅行，畏寒亦轻，寐可，目涩好转，舌淡红，舌体大，有齿痕，苔薄白，脉虚。再从前意增加黄芪用量为 50g，余药同前。配 10 剂，煎服法同前。

2019 年 2 月 22 日三诊：上症继轻，近日怀有烦事，胸闷不畅，少寐多梦，舌质淡红，舌有齿痕，舌苔薄白，脉细。

守平衡阴阳，加疏肝安神。

**处方：**淫羊藿 20g，仙茅 10g，巴戟天 10g，知母 10g，炒黄柏 10g，远志 10g，酸枣仁 10g，炙甘草 10g，大枣 30g，淮小麦 60g，黄芪 50g，生地黄 10g，熟地黄 10g，炒黄芩 10g，黄连 10g，枸杞子 10g，菊花 10g，合欢皮 10g。配 15 剂，煎服法同前。

**按语：**绝经 1 年，阴阳失衡，阳虚则怕冷，阴虚则烦躁；肝阴不足，目失所养则目涩；心神少润则不寐；阴虚火旺则迫津外泄，阳虚卫外不固则易汗；肾虚则腰酸，肠燥则便秘；舌质淡红，舌体偏大，舌有齿痕，舌苔薄白，脉虚，一派气虚血不足之象。阴平阳秘，精神乃治。阳秘乃固，汗液自守。故以平衡阴阳，补益气血，方用二仙汤加味治之。以淫羊藿、仙茅、巴戟天补阳，以知母、炒黄柏滋阴，以黄芪、远志、酸枣仁、炙甘草、大枣、淮小麦、生地黄、熟地黄补益气血，以炒黄芩、黄连清热燥湿降脂，以枸杞子、菊花养肝润目。服药10天，大便畅行，畏寒亦轻，寐可，目涩好转。

**医案350** 顾某，女，54岁。职工，2019年2月9日初诊。

**主诉：**神疲乏力，腿酸，易汗近1年。

**现病史：**月经将绝，神疲乏力，腰腿酸，心悸少寐，烘热易汗，大便1日2行，便溏，全身窜痛，皮肤风团瘙痒，胸闷间歇发作，舌质暗红，舌有裂纹，舌苔薄白，寸口脉滑。

**中医诊断：**绝经前后诸证（阴阳失衡，风湿内生）。

**西医诊断：**围绝经期综合征。

**治法：**平衡阴阳，健脾补肾，祛风胜湿。

**处方：**二仙汤加减。

淫羊藿20g，仙茅10g，巴戟天10g，知母10g，炒黄柏10g，当归10g，酸枣仁10g，黄芪30g，生地黄10g，熟地黄10g，炒黄芩10g，黄连10g，炙甘草10g，浮小麦60g，大枣10g，山茱萸10g，山药10g，牡丹皮10g，白茯苓10g，白芍20g，荆芥穗10g，防风10g。配30剂，每天1剂，每剂两煎，每煎取药液200mL，早晚各服1煎。

**按语：**女子七七，天癸将竭，阴阳失衡，正气渐弱，则神疲乏力、腰酸腿酸；表虚不固则多汗，阳越外亢则烘热，脾气虚则便溏。脾气虚，湿内生，阴气虚，风邪起，风夹湿，游全身，则窜痛或风团瘙痒；脾虚生痰浊，痰浊郁于心，心阳不舒展，故而时胸闷。治以平衡阴阳，健脾补肾，祛风胜湿。方以二仙汤加减。方中荆芥穗、防风祛风胜湿止痒。

**医案351** 李某，女，62岁。退休，2019年5月3日初诊。

**主诉：**不寐，头痛头昏。

**现病史：**1992年行子宫全切术，自后失眠，头昏头痛，烘热汗多，舌质红，舌有裂纹，舌苔薄白腻，脉细数。

**中医诊断：**失眠（心神失养）；头痛（水亏木旺）。

**西医诊断：**围绝经期综合征。

**治法：**养心安神，滋水涵木，平肝潜阳。

**处方：**甘麦大枣汤合天麻钩藤饮加减。

炙甘草10g，浮小麦60g，大枣30g，淫羊藿20g，仙茅10g，巴戟天10g，知母10g，炒黄柏10g，当归10g，酸枣仁10g，天麻10g，钩藤10g，石决明20g（先煎），炒黄芩10g，焦栀子5g，怀牛膝10g，盐杜仲10g，益母草20g，桑寄生10g，夜交藤20g，茯神10g。配10剂，每天1剂，每剂两煎，每煎取药液200mL，早晚各服1煎。

**按语：**心神失养则不寐，木旺阳亢则头昏头痛，阴虚火旺则烘热汗多，阴虚则舌红，津少则舌现裂纹，虚热则脉细数。治以养心安神，滋水涵木，平肝潜阳。方以甘麦大枣汤合天麻钩藤饮加减。甘麦大枣汤出自《金匮要略》，由甘草、小麦、大枣组成。功能养心安神，和中缓急，亦补脾气。治脏躁而见精神恍惚，常悲伤欲哭，不能自主，睡眠不安，甚则言行失常，呵欠频作，舌红苔少。多由心虚、肝郁所致。

**医案352** 葛某，女，52岁。公职人员，2019年2月28日初诊。

**主诉：**潮热10余天。

**现病史：**10余天来，潮热频作，午后为剧，失眠，胃脘时胀，舌质暗红，舌苔薄白，脉细。

**中医诊断：**潮热（阴阳失衡，阴虚火旺）。

**西医诊断：**围绝经期综合征。

**治法：**平衡阴阳，养心降火和胃。

**处方：**二仙汤、甘麦大枣汤、当归六黄汤加减。

淫羊藿20g，仙茅10g，巴戟天10g，知母10g，炒黄柏10g，当归10g，酸枣仁10g，炙甘草10g，浮小麦60g，大枣30g，黄芪30g，生地黄10g，熟地黄10g，炒黄芩10g，黄连10g，党参10g，桔梗10g。配5剂，每天1剂，每剂两煎，每煎取药液200mL，早晚各服1煎。

**按语：**年逾七七，天癸将竭，肾水亏乏，阴虚火旺，故潮热频作。治以平衡阴阳，养心降火和胃。方以二仙汤合甘麦大枣汤及当归六黄汤加减。加味党参、桔梗以和胃消胀。

**医案353** 徐某，女，51岁。职工，2019年3月11日初诊。

**主诉：**潮热1个月。

**现病史：** 年逾五旬，月经已乱，末次月经 1 月 26 日来潮。目前潮热颧红，心悸少寐，胆怯，舌质红略紫，舌苔薄黄，脉细数。

**中医诊断：** 内伤发热（阴虚火旺）。

**西医诊断：** 围绝经期综合征。

**治法：** 滋阴降火，平衡阴阳。

**处方：** 知柏地黄汤加减。

知母 10g，炒黄柏 20g，生地黄 10g，熟地黄 10g，山茱萸 10g，牡丹皮 10g，当归 10g，黄芪 30g，炒黄芩 20g，黄连 10g，酸枣仁 10g，淫羊藿 20g，仙茅 10g，巴戟天 10g，地骨皮 20g。配 7 剂，每天 1 剂，每剂两煎，每煎取药液 200mL，早晚各服 1 煎。

**按语：** 女子七七，天癸竭，肾水亏，水亏火旺，潮热作也。心肾不交则心悸少寐，阴虚血瘀则舌红略紫，阴虚火旺则脉细数，水不涵木则胆虚胆怯。治以滋阴降火，平衡阴阳。方以知柏地黄汤加减。肝木得肾水滋养，则无胆虚胆怯。

**医案 354** 袁某，女，49 岁。农民，2018 年 11 月 12 日初诊。

**主诉：** 烘热汗出两年。

**现病史：** 烘热汗出两年，月经偶潮，心悸腰酸，二便调，舌质暗红，舌苔薄白，脉沉细。

**中医诊断：** 脏躁（阴阳失衡）。

**西医诊断：** 围绝经期综合征。

**治法：** 平衡阴阳，清热敛汗。

**处方：** 二仙汤加减。

淫羊藿 20g，仙茅 10g，巴戟天 10g，知母 10g，炒黄柏 10g，当归 10g，酸枣仁 10g，炙甘草 10g，浮小麦 60g，大枣 30g，黄芪 30g，生地黄 10g，熟地黄 10g，黄连 10g，炒黄芩 10g，白芍 30g。配 30 剂，每天 1 剂，每剂两煎，每煎取药液 200mL，早晚各服 1 煎。

**按语：** 此案阴阳失衡使然。阴阳失衡，阴不敛阳则烘热，阳不守阴则汗出。治以平衡阴阳，清热敛汗。方以二仙汤加减。余喜加酸枣仁于二仙汤内，酸枣仁入心肝经，能养心阴，益心、肝之血而有安神之效。方中加白芍 30g 以敛阴止汗。

**医案 355** 周某，女，53 岁。职工，2018 年 9 月 3 日初诊。

**主诉**：汗多 10 天。

**现病史**：10 天来汗多，右半身为多，左半身畏寒，心悸，多梦，少寐，口苦口干，便溏，左脚麻，两腿时抽动，舌质暗红，舌苔薄白，脉细数。

**中医诊断**：汗证（阴阳失衡）。

**西医诊断**：围绝经期综合征。

**治法**：平补阴阳，养血润燥，濡养筋脉。

**处方**：二仙汤、甘麦大枣汤、当归六黄汤加减。

淫羊藿 20g，仙茅 10g，巴戟天 10g，知母 10g，炒黄柏 10g，当归 10g，酸枣仁 10g，炙甘草 10g，浮小麦 60g，大枣 30g，黄芪 30g，生地黄 10g，熟地黄 10g，黄连 10g，炒黄芩 10g。配 7 剂，每天 1 剂，每剂两煎，每煎取药液 200mL，早晚各服 1 煎。

**按语**：年逾七七，阴阳失衡。天癸竭，阴阳失衡，阴虚则多汗，阳虚则畏寒；精血衰少，血不养心，则少寐多梦；精不化血，肝血不足，筋脉失血滋养，则麻木或抽筋。治以平补阴阳，养血润燥，濡养筋脉。方以二仙汤、甘麦大枣汤、当归六黄汤加减。方中以黄芩、黄连、黄柏清热燥湿祛邪。

**医案 356** 郭某，女，55 岁。农民，2016 年 11 月 2 日初诊。

**主诉**：烘热间歇发作 6 年。

**现病史**：绝经 5 年。6 年来烘热间歇发作，胸闷气短，少寐，大便偏干，面色萎黄，舌质淡红，舌苔薄白，脉细。

**中医诊断**：脏躁（阴阳失衡）。

**西医诊断**：围绝经期综合征。

**治法**：平衡阴阳，滋养心肝。

**处方**：二仙汤加减。

淫羊藿 20g，仙茅 10g，巴戟天 10g，知母 10g，炒黄柏 10g，当归 10g，酸枣仁 10g，炙甘草 10g，浮小麦 60g，大枣 30g，黄芪 30g，生地黄 10g，熟地黄 10g。配 10 剂，每天 1 剂，每剂两煎，每煎取药液 200mL，早晚各服 1 煎。

2016 年 12 月 7 日二诊：药后病轻，烘热好转，夜寐易醒，口苦，舌质淡红，舌苔薄白，脉虚。

**处方**：淫羊藿 20g，仙茅 10g，巴戟天 10g，知母 10g，炒黄柏 10g，当归

10g，酸枣仁 10g，炙甘草 10g，浮小麦 60g，大枣 30g，黄芪 30g，生地黄 10g，熟地黄 10g，炒黄芩 10g，黄连 10g，夜交藤 20g。配 10 剂，每天 1 剂，每剂两煎，每煎取药液 200mL，早晚各服 1 煎。

2016 年 12 月 23 日三诊：口干较甚，余症均轻。

**处方：**淫羊藿 20g，仙茅 10g，巴戟天 10g，知母 10g，炒黄柏 10g，当归 10g，酸枣仁 10g，炙甘草 10g，浮小麦 60g，大枣 30g，黄芪 30g，生地黄 10g，熟地黄 10g，麦冬 10g，石斛 10g。配 10 剂，每天 1 剂，每剂两煎，每煎取药液 200mL，早晚各服 1 煎。

**按语：**证系阴阳失衡，心肝失养使然。治以平衡阴阳，滋养心肝。方以二仙汤加减。二诊，药后病轻，烘热好转，夜寐易醒，口苦，舌质淡红，舌苔薄白，脉虚。再从前方加味夜交藤施治。三诊，口干较甚，余症均轻，再以前方加麦冬、石斛，以生津止渴。

## 四十二、癥瘕

**医案 357** 杨某，女，32 岁。工人，2003 年 7 月 28 日初诊。

**主诉：**小腹时疼半年。

**现病史：**小腹时疼半年，舌质淡红，舌苔薄白，脉微弦。

**中医诊断：**肠覃（痰凝）。

**西医诊断：**盆腔包块。

**治法：**化痰燥湿，软坚散结。

**处方：**苍莎导痰丸加减。

炒苍术 10g，制香附 10g，制半夏 19g，陈皮 10g，白茯苓 10g，制乳香 10g，制没药 10g，姜厚朴 5g，败酱草 20g，玄参 20g，桂枝 10g，丹参 15g，桃仁 10g，赤芍 20g，海藻 10g，蒲公英 20g。每天 1 剂，每剂两煎，每煎取药液 200mL，早晚各服 1 煎。

**配服：**大黄䗪虫丸，1 次 3g，1 天 2 次口服。

上药连服 15 天，B 超复查示盆腔包块消失。

**按语：**痰湿凝滞，结于小腹，而成肠覃。治以化痰燥湿，软坚散结。方用苍莎导痰丸加减。加制乳香、制没药活血止痛消肿，败酱草、玄参、蒲公英清热解毒消痈。上药连服 15 天，配服大黄䗪虫丸，B 超复查示盆腔包块消失。

**医案 358** 朱某，女，46 岁。居民，2003 年 5 月 28 日初诊。

**主诉：**月经量多。

**现病史：**月经量多，舌淡红，苔薄白，脉滑。

**辅助检查：**B 超示子宫肌瘤。

**中医诊断：**癥瘕（痰瘀胶凝）。

**西医诊断：**子宫肌瘤。

**治法：**化瘀化痰，软坚散结。

**处方：**自拟方。

三棱 20g，莪术 20g，玄参 20g，皂角刺 20g，制半夏 10g，黄药子 10g，山慈菇 10g，牡蛎 50g（先煎），夏枯草 15g，鹿角霜 10g，蒲公英 20g，连翘 10g，白芷 10g，制乳香 10g，制没药 10g，天花粉 10g。配 7 剂，每天 1 剂，每剂两煎，每煎取药液 200mL，早晚各服 1 煎。后继服 1 个月，子宫肌瘤缩小。

**按语：**痰瘀胶凝，结于胞脉。治以化瘀化痰，软坚散结。上药连服月余，子宫肌瘤缩小。

**医案 359** 蔡某，女，40 岁。职工，2018 年 10 月 10 日初诊。

**主诉：**左少腹隐痛半年。

**现病史：**左少腹隐痛半年。月经周期正常，末次月经 9 月 14 日来潮，淋沥 15 天方净。现左少腹隐痛拒按，面色萎黄，寐差，时有口糜，舌质淡红，舌体偏大，舌苔薄白，脉沉滑。

**中医诊断：**肠覃（痰凝气结血瘀）。

**西医诊断：**左侧附件囊肿。

**治法：**软坚化痰，破气散结，化瘀消肿。

**处方：**鳖甲煎丸加减。

鳖甲 30g（先煎），片姜黄 10g，郁金 10g，姜半夏 10g，姜厚朴 10g，白茯苓 10g，炒苍术 10g，制香附 10g，炒青皮 10g，陈皮 10g，炒枳壳 10g，三棱 10g，莪术 10g，浙贝母 10g，海藻 10g，皂角刺 10g，桂枝 10g，牡丹皮 10g，桃仁 10g，赤芍 10g。配 15 剂，每天 1 剂，每剂两煎，每煎取药液 200mL，早晚各服 1 煎。

2018 年 10 月 26 日二诊：月经 10 月 12 日来潮，经行半月方净。左少腹痛减轻，偶痛，舌质暗红，舌体大，舌苔薄白，脉滑。

再从软坚化痰，破气散结，化瘀消肿治之。

**处方**：炙鳖甲30g（先煎），片姜黄10g，郁金10g，姜半夏10g，姜厚朴10g，白茯苓10g，炒苍术10g，制香附10g，炒青皮10g，陈皮10g，炒枳壳10g，三棱10g，莪术10g，浙贝母10g，海藻10g，皂角刺10g，桂枝10g，牡丹皮10g，赤芍10g，失笑散10g（包煎）。配15剂，每天1剂，每剂两煎，每煎取药液200mL，早晚各服1煎。

2018年11月15日三诊：经治疗，囊块较前缩小。寐差，舌质暗红，舌体偏胖，脉沉滑，上方续配15剂，煎服法同前。

2018年12月03四诊：左少腹疼痛减轻，寐可，月经血块少，色红，舌质淡红，舌体偏胖，舌苔薄白，脉滑。

继以软坚化痰，破气散结，化瘀消肿，上方加牡蛎50g（先煎）。配15剂，每天1剂，每剂两煎，每煎取药液200mL，早晚各服1煎。

**按语**：痰凝血瘀，结于肠外附件之处，而成左侧附件囊肿。《灵枢·水胀第五十七》：肠覃何如？岐伯曰：寒气客于肠外，与卫气相搏，气不得荣，因有所系，癖而内著，恶气乃起，瘜肉乃生。其始生也，大如鸡卵，稍以益大，至其成如怀子之状，久者离岁，按之则坚，推之则移，月经以时下。此其候也。治以软坚化痰，破气散结，化瘀消肿。方以鳖甲煎丸加减。二诊，左少腹痛减轻，偶痛。三诊，囊块较前缩小。

**医案360** 姜某，女，24岁。职工，2018年10月17日初诊。

**主诉**：腹胀1个月。

**现病史**：腹胀1个月，形体肥胖，月经后期，经前乳胀，末次月经10月7日来潮，舌质暗红，舌苔薄白，脉细。

**辅助检查**：B超示双侧附件区囊肿。

**中医诊断**：肠覃（痰凝气结血瘀）。

**西医诊断**：双侧附件区囊肿。

**治法**：软坚化痰，破气散结，化瘀消肿。

**处方**：鳖甲煎丸加减。

鳖甲30g（先煎），牡蛎50g（先煎），郁金10g，姜黄10g，姜半夏10g，土贝母10g，炒青皮10g，陈皮10g，炒枳壳10g，姜厚朴10g，三棱10g，莪术10g，海藻10g，黄芪30g。配15剂，每天1剂，每剂两煎，每煎取药液200mL，早晚各服1煎。

**配服**：丹黄祛瘀胶囊，1 次 4 粒，1 天 3 次口服，连服 15 天。

2018 年 11 月 7 日二诊：月经将临，乳房不胀，舌质偏红，舌苔薄白，脉滑。

**处方**：炙鳖甲 30g（先煎），牡蛎 50g（先煎），郁金 10g，片姜黄 10g，姜半夏 10g，土贝母 10g，炒青皮 10g，陈皮 10g，炒枳壳 10g，姜厚朴 10g，三棱 10g，莪术 10g，海藻 10g，黄芪 30g，玄参 15g，连翘 10g。配 15 剂，煎服法同前。

**配服**：丹黄祛瘀胶囊，1 次 4 粒，1 天 3 次口服，连服 15 天。桂枝茯苓胶囊，1 次 3 粒，1 天 3 次口服，连服 15 天。

2018 年 11 月 26 日三诊：今日 B 超复查示右侧附件囊肿较前缩小。左侧包块未见。病情好转，月经后期两旬，舌质暗红，舌苔薄白腻，脉滑。

**处方**：炙鳖甲 30g（先煎），牡蛎 50g（先煎），郁金 10g，片姜黄 10g，姜半夏 10g，土贝母 10g，炒青皮 10g，陈皮 10g，炒枳壳 10g，姜厚朴 10g，三棱 10g，莪术 10g，海藻 10g，黄芪 30g，玄参 15g，连翘 10g，穿山甲粉 3g（冲服），皂角刺 10g。配 15 剂，煎服法同前。成药同前。

**按语**：证系痰浊凝滞，积于肠外附件之区而成囊肿。痰浊充斥躯体，则形体肥胖，舌质暗红系痰阻血瘀。治以软坚化痰，破气散结，化瘀消肿。方以鳖甲煎丸、丹黄祛瘀胶囊、桂枝茯苓丸。二、三诊，病情好转。

**医案 361** 李某，女，29 岁。公务员，2018 年 9 月 2 日初诊。

**主诉**：婚后 1 年未孕，月经量多。

**现病史**：婚后 1 年未孕，月经量多。面色无华，气短乏力，舌质淡，舌苔薄白，脉沉细。

**辅助检查**：B 超示子宫肌瘤。

**中医诊断**：癥瘕（痰凝血瘀）。

**西医诊断**：子宫肌瘤。

**治法**：软坚化痰，化瘀消瘤，补气养血，调理冲任。

**处方**：鳖甲煎丸加减。

炙鳖甲 30g（先煎），片姜黄 10g，代赭石 30g（先煎），姜半夏 10g，海藻 10g，土贝母 10g，炒青皮 10g，陈皮 10g，玄参 15g，三棱 10g，莪术 10g，鹿角霜 10g，蒲公英 30g，龟甲 20g（先煎），黄芪 50g，党参 30g，当归 10g，川芎 10g，炒白芍 20g，熟地黄 20g。配 15 剂，每天 1 剂，每剂两煎，每煎取药液 200mL，早晚各服 1 煎。此方后加阿胶 10g（烊服），继服 6 个月后月经正常，肌瘤缩小。

**按语**：血瘀痰凝于胞宫而成癥瘕也。《灵枢·水胀第五十七》：石瘕何如。岐伯曰：石瘕生于胞中，寒气客于子门，子门闭塞，气不得通，恶血当泻不泻，衃以留止，日以益大，状如怀子，月经不以时下。皆生于女子。可导而下。血瘀胞宫，不能摄精受孕，则婚后不孕；瘀血阻络，新血不能循经，则月经量多；气血不足，不能上荣，则面色无华；血少血不载气则气虚，气虚则气短乏力。治以软坚化痰，化瘀消肿，补气养血，调理冲任。方以鳖甲煎丸加减。此方煎服，同时每天加阿胶 10g 烊服，连续配服半年余，月经正常，气血来复，肌瘤缩小。鳖甲煎丸对于癥瘕、肠覃血瘀痰凝者每用有效。

**医案 362** 曹某，女，50 岁。农民，2018 年 10 月 20 日初诊。

**主诉**：月经量多 3 年。

**现病史**：3 年来，每潮月经量多，有血块，经血色暗。腰酸，失眠，大便干结，舌质淡红，舌苔薄白，脉沉细。

**辅助检查**：B 超示子宫肌瘤。

**中医诊断**：癥瘕（痰瘀交结）；月经量多（血瘀血不循经）。

**西医诊断**：子宫肌瘤；月经失调。

**治法**：软坚化痰，化瘀消瘤，补气摄血。

**处方**：鳖甲煎丸加减。

炙鳖甲 30g（先煎），牡蛎 50g（先煎），代赭石 30g（先煎），片姜黄 10g，郁金 10g，龟甲粉 20g（冲服），三棱 10g，莪术 10g，鹿角霜 10g，蒲公英 30g，玄参 10g，连翘 15g，土贝母 10g，海藻 10g，黄芪 50g，党参 20g，棕榈炭 10g（包煎），茜草炭 20g，仙鹤草 20g，三七粉 10g（冲服）。配 15 剂，每天 1 剂，每剂两煎，每煎取药液 200mL，早晚各服 1 煎。

**按语**：痰瘀交阻，结于胞宫，而成肌瘤；瘀阻血脉，心血不能循经而行，则月经量多有块；年已五旬，肾气已亏，肾亏则腰酸；月经量多，气血亏损，神失所养则不寐，肠失所润则大便干结。治以软坚化痰，化瘀消瘤，补气摄血。拟与鳖甲煎丸加减。本案，子宫肌瘤导致月经多，有血块。故化瘤的同时要补气摄血止血。药加黄芪、党参、棕榈炭、茜草炭、仙鹤草、三七粉、龟甲粉、代赭石。

**医案 363** 唐某，女，47 岁。职工，2019 年 4 月 4 日初诊。

**主诉**：体检发现子宫肌瘤。

**现病史**：体检发现子宫肌瘤。月经 26 天 1 行，血量正常，面色少华，舌质淡红略紫，舌苔薄白，脉沉缓。

**中医诊断**：癥瘕（痰凝气结血瘀）。

**西医诊断**：子宫肌瘤。

**治法**：软坚化痰，破气消瘤，养血扶正。

**处方**：鳖甲煎丸加减。

鳖甲 30g（先煎），片姜黄 10g，牡蛎 50g（先煎），代赭石 30g（先煎），姜半夏 10g，浙贝母 10g，炒青皮 10g，陈皮 10g，炒枳壳 10g，三棱 10g，莪术 10g，黄芪 50g，当归 10g，党参 30g。配 15 剂，每天 1 剂，每剂两煎，每煎取药液 200mL，早晚各服 1 煎。

**按语**：痰凝气结血瘀，而成子宫肌瘤；血瘀血虚，而现舌质略紫，面色少华。治以软坚化痰，破气消瘤，养血扶正。方以鳖甲煎丸加减。患者面色少华，气血不足之貌，加黄芪、当归、党参补气生血。

## 四十三、乳房疾病

**医案 364** 孙某，女，28 岁。职工，2018 年 9 月 10 日初诊。

**主诉**：产后半月，乳汁量少。

**现病史**：自然分娩后半月，乳汁量少，乳房不胀，少动过逸，过食肥甘厚味，一日多餐，舌质淡红，舌苔薄白，脉缓。

**中医诊断**：产后乳汁量少（虚实夹杂）。

**西医诊断**：产后乳汁量少。

**治法**：补气养血，通络化乳。

**处方**：十全大补汤加减。

黄芪 30g，党参 20g，焦白术 10g，白茯苓 10g，炙甘草 10g，熟地黄 10g，当归 10g，川芎 10g，炒白芍 10g，桂枝 5g，路路通 10g，通草 10g，王不留行 10g，穿山甲粉 5g（冲服）。配 5 剂，每天 1 剂，每剂两煎，每煎取药液 200mL，早晚各服 1 煎。

**按语**：产后气血亏损不化乳汁，故乳汁量少，以十全大补汤调养之。产后少动过逸，气血运行缓慢，郁于乳络，乳汁亦少，以路路通、通草、王不留行、穿山甲通乳络下乳汁。同时多做扩胸运动。肥甘厚味助湿生痰，痰凝血瘀，乳络不畅，嘱其减少肉食，多食蔬菜。

**医案365** 施某，女，50岁。工人，2003年6月12日初诊。

**主诉：** 乳晕黑疹。

**治法：** 清热利湿，运脾疏肝。

天花粉30g，车前子10g（包煎），白茯苓10g，泽泻10g，炒薏苡仁20g，党参10g，炒苍术5g，焦白术5g，山药20g，芡实20g，炙甘草5g，荆芥穗10g，柴胡10g，炒白芍10g，当归10g，川芎10g。每天1剂，每剂两煎，每煎取药液200mL，早晚各服1煎。服10剂，病已。

**按语：** 此案，症状单一，从肝脾论治，疏方10剂，药后病已。

**医案366** 王某，女，28岁。农民，2003年7月7日初诊。

**主诉：** 乳房作胀3个月。

**现病史：** 乳房作胀，服疏肝理气、化痰消胀之剂后仍乳胀。乳房可触及肿块，舌质淡红，舌苔薄白，脉细。

**中医诊断：** 乳癖（气虚痰火）。

**西医诊断：** 乳腺小叶增生。

**治法：** 补气化痰清火。

**处方：** 补中益气汤加减。

黄芪20g，党参20g，白茯苓10g，炒苍术10g，炒青皮10g，陈皮10g，柴胡10g，延胡索10g，升麻10g，白芥子10g，莱菔子20g，玄参10g，瓜蒌30g，郁金15g，夏枯草15g，鹿角霜10g，蒲公英30g。每天1剂，每剂两煎，每煎取药液200mL，早晚各服1煎。服3剂，胀消。

**按语：** 从舌淡、脉细察之气虚之象显见，本案为气虚痰火阻络。治以补气化痰清火。方以补中益气汤加减。痰火则需化痰降火，而降火不如降气，以白芥子、莱菔子、瓜蒌化痰降气。服药3剂，乳胀消失。

**医案367** 李某，女，25岁。无业，2018年9月2日初诊。

**主诉：** 右乳房红肿热痛旬日。

**现病史：** 产后两个月，在哺乳期。旬日来，右乳房红肿热痛，但全身无恶寒发热。曾接受青霉素类静脉用药，病情未缓解，纳可，二便调，舌质淡红，舌苔薄黄，脉滑。

**中医诊断**：乳痈（热壅肉腐）。

**西医诊断**：急性乳腺炎。

**治法**：清热解毒，通乳散结，消肿去痛。

**处方**：五味消毒饮加减。

金银花 20g，蒲公英 50g，紫花地丁 50g，天葵子 10g，玄参 20g，赤芍 30g，生地黄 20g，路路通 10g，穿山甲粉 5g（冲服），天花粉 20g，皂角刺 10g，瓜蒌 30g，土贝母 10g，连翘 20g。配 7 剂，每天 1 剂，每剂两煎，每煎取药液 200mL，早晚各服 1 煎。

**按语**：乳络不畅，乳水阻郁，郁而生热，热壅肉腐，乳房红肿热痛。虽用青霉素类抗菌消炎，但乳络未能通畅，故肿痛红热如故。治以清热解毒，通乳散结，消肿去痛。方以五味消毒饮加减。

**医案 368** 李某，女，26 岁。职工，2018 年 9 月 15 日初诊。

**主诉**：乳房胀痛间歇发作半年。

**现病史**：半年来，乳房胀痛间歇发作，多于月经前发病。2016 年因乳房纤维瘤而手术。平素月经按时来潮。易郁怒，时不寐，舌质暗红，舌苔薄白，脉弦滑。

**辅助检查**：B 超示盆腔积液，双侧乳腺小叶增生。

**中医诊断**：乳癖（郁热）。

**西医诊断**：乳腺小叶增生。

**治法**：疏肝解郁，泄热消胀。

**处方**：丹栀逍遥散加减。

柴胡 10g，薄荷 10g（后下），当归 10g，白芍 10g，白茯苓 10g，焦白术 10g，炙甘草 10g，鲜生姜 3g，牡丹皮 10g，栀子 10g，鹿角霜 10g，蒲公英 30g，青橘叶 10g，盐橘核 10g，荔枝核 10g，焦山楂 10g，路路通 10g，穿山甲粉 3g（冲服）。配 15 剂，每天 1 剂，每剂两煎，每煎取药液 200mL，早晚各服 1 煎。

**按语**：肝气郁结，郁久生热，郁热壅于乳络，则乳房胀痛；肝藏血，体阴而用阳，经前血涌肝阳亢旺，故经前乳房胀痛易作；肝主疏泄，调畅情志。肝气郁结，疏泄失司，不能调畅情志，情志不宁而失眠；气郁肝旺，气郁血瘀，肝旺生热，故舌质暗红，脉弦滑。法以疏肝解郁，泄热消胀。方以丹栀逍遥散加减。方加鹿角霜、蒲公英、青橘叶、盐橘核、荔枝核、焦山楂、路路通、穿山甲专以疏肝理气解郁，软坚消解乳胀。

**医案369** 杜某，女，54岁。公务员，2019年4月15日初诊。

**主诉**：乳房胀痛两天。

**现病史**：乳房胀痛两天，夜寐易醒，绝经半年。舌质红，苔薄白，脉细。

**辅助检查**：B超示乳房结节，甲状腺结节，子宫肌瘤。

**中医诊断**：乳癖（阴虚气滞）。

**西医诊断**：乳腺增生。

**治法**：滋阴养肝通络，理气消胀散结。

**处方**：一贯煎加减。

生地黄10g，南沙参10g，北沙参10g，枸杞子10g，麦冬10g，当归10g，川楝子10g，鹿角霜10g，蒲公英30g，三棱10g，莪术10g，青橘叶10g，盐橘核10g，荔枝核10g，玄参10g，炒青皮10g，陈皮10g。配7剂，每天1剂，每剂两煎，每煎取药液200mL，早晚各服1煎。

**按语**：肝阴虚少，肝失疏泄，乳络郁滞，虚火灼津为痰，炼痰而成结节。故以滋阴养肝通络，理气消胀散结。方以一贯煎加减。以生地黄、南沙参、北沙参、枸杞子、麦冬、当归、川楝子滋阴理气通络；以鹿角霜、蒲公英、三棱、莪术、青橘叶、盐橘核、荔枝核、玄参、炒青皮、陈皮软坚消乳散结。

**医案370** 陈某，女，29岁。职工，2019年3月14日初诊。

**主诉**：乳胀旬日。

**现病史**：哺乳刚停，乳胀旬日，面部痤疮，舌质红，舌苔腻微黄，脉滑。

**中医诊断**：乳癖（乳络不畅）；痤疮（湿热郁阻）。

**西医诊断**：乳腺增生；痤疮。

**治法**：先回乳消胀，后清热燥湿。

**处方**：麦芽汤、普济消毒饮加减。

回乳：生麦芽100g，炒麦芽100g。配5剂，每天1剂，煎汤600mL，代茶频饮。

痤疮：炒黄芩10g，黄连10g，陈皮10g，甘草10g，玄参10g，板蓝根10g，升麻10g，柴胡10g，连翘15g，炒牛蒡子10g，金银花20g，薏苡仁20g，白芷10g，浙贝母10g。配15剂，每天1剂，每剂两煎，每煎取药液200mL，早晚各服1煎。

**按语**：乳涌络阻，故乳胀；湿热上炎，郁于颜面，则生痤疮；舌苔腻黄、脉滑，乃湿热之象。治以麦芽汤回乳消胀，普济消毒饮清热燥湿治痤疮。

## 四十四、产后杂病

**医案 371** 朱某，女，27 岁。职员，2019 年 3 月 29 日初诊。

**主诉：** 产后 66 天，恶露不净。

**现病史：** 剖宫产后 66 天，恶露不净，色暗转淡红，小腹时隐疼，腰酸，舌质红，舌有瘀点，舌苔薄白，右脉滑，左脉细。

**中医诊断：** 恶露不净。

**西医诊断：** 产后恶露不尽。

**治法：** 生新化瘀，补肾扶正。

**处方：** 生化汤加减。

当归 10g，川芎 10g，桃仁 10g，炙甘草 10g，炮姜炭 10g，益母草 10g，盐杜仲 10g。配 3 剂，每天 1 剂，每剂两煎，每煎取药液 200mL，早晚各服 1 煎。3 剂服完恶露干净。

**按语：** 血瘀络阻，恶露不净。以生化汤生新化瘀，加杜仲补肾扶正。服完 3 剂，恶露干净。

**医案 372** 刘某，女，36 岁。教师，2019 年 5 月 9 日初诊。

**主诉：** 产后 3 个月，多汗。

**现病史：** 产后（自然分娩）3 个月，多汗，自汗盗汗，夜寐不实，腰酸，偶有肠鸣，矢气奇臭，奶水尚可，舌质淡红略紫，舌体胖大，舌苔薄白腻，苔中有纵纹，脉弦。

**中医诊断：** 汗证（心脾两虚）。

**西医诊断：** 多汗症。

**治法：** 健脾养心，扶正敛汗。

**处方：** 归脾汤加减。

黄芪 10g，党参 10g，焦白术 10g，茯神 10g，远志 10g，酸枣仁 10g，木香 10g，龙眼肉 10g，大枣 30g，鲜生姜 6g，当归 10g，炙甘草 5g，山茱萸 10g，防风 10g，路路通 10g，通草 10g，牡蛎 30g（先煎）。配 7 剂，每天 1 剂，每剂两煎，每煎取药液 200mL，早晚各服 1 煎。

2019 年 5 月 20 日二诊：服上药后，汗多已少，十去八九，寐可，多梦，肠鸣矢气减少，舌质淡红，舌体大，舌苔薄白，苔中有纵纹，脉弦。

效不更方，前方守治。继服 7 剂，煎服法同前。

**按语**：心脾两虚使然。心脾两虚，则心不主、脾不统，故汗多；心阴虚多盗汗，脾气虚多自汗；痰湿盛则舌体大，气滞则舌有纵纹、脉弦。以归脾汤健脾养心，黄芪、焦白术、山茱萸、防风、牡蛎扶正敛汗，路路通、通草通乳下奶。复诊，服上药后，汗多已少，十去八九，寐可，多梦，肠鸣矢气减少，舌质淡红，舌体大，舌苔薄白，苔中有纵纹，脉弦。效不更方，前方守治。

**医案 373** 高某，女，28 岁。无业，2019 年 5 月 30 日初诊。

**主诉**：产后 6 个月，神疲乏力。

**现病史**：产后 6 个月，仍哺乳，神疲乏力，畏寒怕冷，少寐，口苦咽干，舌质红，舌苔薄白，右脉细，左脉弦。

**中医诊断**：产后正虚（气阴两虚）。

**西医诊断**：产后体虚。

**治法**：补气养阴，调理心肾。

**处方**：补中益气汤合天王补心丹加减。

黄芪 10g，党参 10g，焦白术 10g，当归 10g，升麻 5g，柴胡 10g，炙甘草 10g，陈皮 10g，柏子仁 10g，酸枣仁 10g，天冬 10g，麦冬 10g，茯神 10g，熟地黄 10g，黄精 10g，五味子 3g。配 10 剂，每天 1 剂，每剂两煎，每煎取药液 200mL，早晚各服 1 煎。

**按语**：证系产后气阴两虚。阴虚则口苦咽干、舌红，气虚则神疲乏力、畏寒怕冷，肝失疏泄，则脉弦、少寐。治以补气养阴，调理心肾。方以补中益气汤合天王补心丹加减。

## 四十五、癌病术后调理

**医案 374** 秦某，女，72 岁。2019 年 1 月 26 日初诊。

**主诉**：半年来小腹痛。

**现病史**：因宫颈癌放疗 26 次，半年来小腹痛，纳少，荤食后脘腹不适，便溏，寐差，舌质红暗，舌苔薄白，脉细。

**中医诊断**：癌病（阴虚毒恋）。

**西医诊断**：宫颈癌。

**治法**：养阴益气，扶正败毒，养血和络，理气止痛。

**处方：**四物汤合金铃子散加减。

南沙参 10g，北沙参 10g，党参 10g，炒白芍 20g，川芎 10g，生地黄 10g，当归 10g，炙甘草 10g，川楝子 10g，延胡索 10g，三七粉 10g（冲服）。配 20 剂，每天 1 剂，每剂两煎，每煎取药液 200mL，早晚各服 1 煎。

2019 年 2 月 17 日二诊：服药后，腹不痛，纳可，大便不溏，精神转佳，舌质暗红，苔少脉细。

再从前意加石斛 10g，枸杞子 10g，余药同前。配 20 剂，煎服法同前。

**按语：**本案癌毒伤正，放疗攻毒亦伤正，正已伤而邪未去，正虚邪恋。脾胃纳化失司，则纳少、大便泄泻；毒滞血瘀，不通则痛；舌暗红为血瘀，脉细系正虚。治以养阴益气，扶正败毒，养血和络，理气止痛。方以四物汤合金铃子散加减。南沙参、北沙参、党参、炒白芍、川芎、生地黄、当归养阴益气，扶正败毒，养血和络；川楝子、延胡索、三七粉、炙甘草理气止痛。

**医案 375** 张某，男，62 岁。农民，2018 年 9 月 2 日初诊。

**主诉：**咽食不畅，颈左部疼痛 1 年余。

**现病史：**2017 年行食道癌根治术。1 年来，咽食不畅，颈左肿块似鸽卵大小，坚硬而痛，二便调，舌质淡红，舌苔薄白，脉微弦。

**中医诊断：**噎膈（痰毒积聚）。

**西医诊断：**食道癌术后。

**治法：**化痰败毒，散结消积，和胃降逆。

**处方：**半夏贝母汤加减（自拟方）。

姜半夏 15g，土贝母 10g，壁虎 10g，炒枳壳 15g，炙鳖甲 30g（先煎），片姜黄 10g，郁金 10g，三棱 10g，莪术 10g，代赭石 30g（先煎），山慈菇 10g，黄药子 10g，炒青皮 10g，陈皮 10g，玄参 20g，南沙参 10g，北沙参 10g，天冬 10g，麦冬 10g，炒牛蒡子 10g。配 15 剂，每天 1 剂，每剂两煎，每煎取药液 200mL，早晚各服 1 煎。

**配服：**穿山甲粉 50g，全蝎粉 30g，蜈蚣粉 30g，三七粉 100g，土贝母粉 100g，姜半夏粉 100g，枳壳粉 100g，僵蚕粉 50g。以上药粉调匀，每次服 10g，每天服 3 次，蜂蜜调下。

**按语：**痰毒积聚，不通则痛，胃气阻滞，胃失和降，咽食不畅。自拟半夏贝母汤加味，以化痰败毒，散结消积，和胃降逆。方中加壁虎，其功效主要是祛风通络，消肿散结，活血化瘀，可用于痹证、癌病；山慈菇清热解毒，消痛散结，可用于癥瘕痞块和多种肿瘤；黄药子消痰软坚散结，清热解毒，可用治甲状腺、食道、鼻咽、肺、肝、胃、直肠等多种肿瘤。药粉中穿山甲活血消癥，全蝎攻毒散结，蜈蚣攻毒散结，三七粉活血化瘀、消肿定痛，土贝母开郁散结，姜半夏消痞散结，枳壳破气除痞、化痰消积，僵蚕化痰散结。共起化痰化瘀，攻毒散结，消癥通膈之效。

**医案376** 李某，女，48岁。农民，2018年9月16日初诊。

**主诉**：子宫及附件切除术后8个月。

**现病史**：2018年1月因子宫内膜病变行子宫及附件切除术。半年来，小腹作胀，立久或受凉胀剧，失眠早醒，腰背酸楚，舌质暗红，舌苔薄白，脉细。

**中医诊断**：虚劳（气虚）。

**西医诊断**：子宫及附件切除术后。

**治法**：清除余邪，化瘀解毒，扶正壮腰。

**处方**：自拟方。

三棱20g，莪术20g，天冬10g，生薏苡仁20g，炒薏苡仁20g，三七粉10g（冲服），黄芪50g，党参30g，焦白术10g，白茯苓10g，炒牛蒡子10g，续断10g，盐杜仲10g，桑寄生10g，黄精10g，柴胡10g，升麻5g，炙甘草10g，大枣30g。配15剂，每天1剂，每剂两煎，每煎取药液200mL，早晚各服1煎。

**按语**：瘀毒余邪，留着小腹，术后正气受损，气虚血瘀，立久则耗气，受凉则气凝，故小腹胀剧；肾虚寒湿阻络，则腰背酸楚；舌质暗红为血瘀，脉细为正虚。治以清除余邪，化瘀解毒，扶正壮腰。

## 四十六、热入血室

**医案377** 李某，女，18岁。学生，2003年6月20日初诊。

**主诉**：发热，头晕恶心，时轻时重1个月。

**现病史**：5月19日左右起病，头痛，发热，恶心，经当地医院治疗（诊断和用药不详），稍有好转，5月28日左右月经来潮，头晕恶心，低热汗出，舌质暗红，舌苔薄白，脉细。现体温37.3℃。

**中医诊断**：热入血室。

**西医诊断**：发热。

**治法：**和解少阳，调和血室。

**处方：**小柴胡汤加减。

柴胡 10g，制半夏 10g，党参 10g，炙甘草 6g，炒黄芩 10g，鲜生姜 6g，大枣 30g，红花 5g，当归 10g，川芎 10g。配 3 剂。每剂两煎，两煎药液合为 450mL，再分 3 次服，药尽病愈出院。

**按语：**风邪外犯，适逢月经来潮，或月经来潮之时，外感风邪，风邪入内，热入血室，则发热不退。治以和解少阳，调和血室。方以小柴胡汤加减。小柴胡汤是和解少阳之名方，亦是热入血室之必选，又加红花、当归、川芎调和血室，故药到病除。

## 四十七、儿科杂病

**医案 378** 陈某，男，4 岁。2018 年 11 月 28 日初诊。

**主诉：**易感冒两年。

**现病史：**易感冒两年，盗汗，舌质红，舌苔薄白，指纹浅淡。

**中医诊断：**肾水不足，肺卫不固。

**西医诊断：**免疫功能低下。

**治法：**益水扶正，金水相生，卫表则固。

**处方：**六味地黄软胶囊。

六味地黄软胶囊，1 次 2 粒，1 天 2 次口服，连服 30 天。

**按语：**肾水不足，不能上济肺金，肺气虚而卫表不固，则易感冒；水不足，虚火旺，迫津外泄则盗汗。治以益水扶正，金水相生。方以六味地黄软胶囊。肾水足，盗汗止。金水相生，肺卫得固，外邪难犯。儿童多汗、多动等，西医认为是缺锌、缺钙等所致者，中医以六味地黄丸常能获效。

**医案 379** 徐某，男，4 岁。2018 年 9 月 5 日初诊。

**主诉：**身热、手足心热，时轻时重两年。

**现病史：**两年来身热、手足心热，好动，测体温不高，大便干结，身高偏矮，舌质淡红，舌苔薄白，指纹淡红。

**中医诊断：**五迟（肾水不足）。

**西医诊断：**发育不良。

**治法：**补肾滋水。

**处方：**六味地黄丸。

六味地黄丸，1次4粒，1天3次，碾碎，冰糖水调服，连服3个月。

**按语：**儿童乃稚阴稚阳之体，物质常不足，功能常有余。即，物质供不应求于勃勃之功能活动，而见阴虚火旺之象，故手足心热，身热。阴主静，阳主动，火性属阳，火旺故好动。肾主二阴，童稚幼体，肾水未充。肾水不足，后阴失润，大便干结。肾主水，主生殖，主骨生髓，物质属阴，生长属阳，阳根于阴，阴不足则阳不长，故身高偏矮。故方取六味地黄丸，以补肾滋水。阴静阳躁，阳生阴长，阳杀阴藏。阳化气，阴成形。故以滋水补肾，则阴阳平衡而汗止、热去、身静、形体长高、大便润畅。

**医案380** 徐某，女，12岁。2018年10月27日初诊。

**主诉：**易急躁4年。

**现病史：**8岁起易躁动，诊断为甲亢，经治疗后症状有减轻，目前仍规律服药。平素急躁好动，现月经初潮，行经第2天，舌质红，舌尖尤红，舌苔薄白，脉虚数。

**中医诊断：**水亏火旺。

**西医诊断：**甲状腺功能亢进。

**治法：**滋水降火。

**处方：**六味地黄软胶囊。

六味地黄软胶囊，1次3粒，1天2次口服，连服30天以上。

**按语：**肾水不足，水亏不能克火，火旺则动，阴静阳躁。水不涵木，肝木亢旺，则易躁易怒。舌质红，脉虚数，阴虚水亏火旺之象。治以滋水降火，以六味地黄丸意治之。

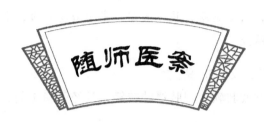

　　余有幸师从沪上中医妇科名家陈筱宝嫡长孙陈惠林教授。陈惠林教授曾祖父陈耀宗为清朝宫廷御医；其祖父陈筱宝为海派中医女科圣手，所创陈氏妇科流派是四大海派妇科之一，其父亲陈般根、叔父陈大年继承祖业，声名卓著，时称陈氏妇科一门三杰；其本人，幼承庭训，1944 年毕业于上海中国医学院，又从学秦伯未，1949 年任上海第二医学院教授及瑞金医院中医妇科主任医师。兹将 1975 年夏季侍诊病案辑录于此，药物剂量为十六两制。冀读者在研读医案的过程中，研习其医理论述的精妙之处及组方遣药的特点，进而领略陈氏妇科流派的精髓。

　　以下医案，皆门诊于 1975 年仲夏。

## 一、中医内科病

**医案 1**　史某，女，60 岁。

　　四肢酸楚，头晕乏力，时值夏令，暑湿为患，风寒湿内袭络道，四肢浮肿，舌苔白腻，脉濡。

　　以芳化之。

　　藿香梗、紫苏梗各 3 钱，佩兰梗 3 钱，姜厚朴 1 钱，焦神曲 3 钱，焦山楂 3 钱，谷芽、麦芽各 4 钱，焦薏苡仁 4 钱，炒陈皮 1 钱半，姜半夏 3 钱，苍术、白术各 3 钱，郁金 1 钱半，纯阳正气丸 3 钱（吞服），鲜芦根、鲜茅根各 1 两（另煎），地骨皮 4 两（另煎），配 4 剂。

　　**按语：**老妇体虚，暑湿困遏，气机阻滞，四肢酸楚，四肢浮肿，头晕乏力。芳化外湿选藿香、佩兰、焦薏苡仁，芳化内湿遣苍术、白术、厚朴、陈皮、半夏，湿凝多食滞故以神曲、山楂、谷芽、麦芽防治之。纯阳正气丸，由藿香、制半夏、青木香、陈皮、丁香、肉桂、苍术、白术、茯苓、朱砂、硝石、硼砂、雄黄、煅金礞石、麝香、冰片组成，用于暑天感寒受湿，腹痛吐泻，胸膈胀满，头痛恶寒，肢体酸重。东南沿海一带，暑天服之，对于暑湿证，可防、可治。

**医案2** 陆某，女，38岁。

脾受湿困，神疲肢软，四肢浮肿较轻，月经已净1周，腰腿酸楚，带多已少。

运脾利水图之。

苍术、白术各3钱，薏苡仁3钱，泽泻3钱，车前子3钱（包煎），陈皮1钱半，半夏3钱，连皮苓3钱，冬瓜皮3钱，大腹皮3钱，防己3钱，神曲3钱，山楂3钱，鲜芦根、鲜茅根各1两（另煎），地骨皮4钱（另煎），配4剂。

**按语：** 以大队芳化利水之品，祛脾受湿困之证。夏令，既有湿困，又有夏热伤津之虞，故方中加鲜芦根、鲜茅根、地骨皮。鲜芦根甘寒质轻，能清透肺胃气分实热，并能养阴生津，止渴除烦，而无恋邪之弊，暑天暑湿困阻，暑热伤津，用之生津不碍湿。鲜茅根甘寒，用于热淋，水肿等，对于夏令湿困津伤，能利尿渗湿消肿，还能养胃生津。地骨皮甘寒，于清热除蒸泄火之中，兼有生津止渴的作用。

**医案3** 李某，女，38岁。

风寒湿三气入络，络道失和，大腿骨骱酸楚，大便多行，少腹作胀，口干苦少津，肠鸣不舒，脾阴不足，运化失司。

养脾阴，疏络脉，祛风湿。

山药3钱，茯苓3钱，沙参3钱，玄参3钱，麦冬3钱，桑枝3钱，丝瓜络3钱，防己3钱，牛膝3钱，秦艽3钱，炒独活2钱，威灵仙3钱，虎潜丸3钱（包煎），配4剂。

**配服：** 龙胆泻肝丸3两，每日3钱，淡盐汤吞服。

**按语：** 大腿骨骱酸楚，以虎潜丸加减。大腿骨骱酸楚，系筋痿、骨痿之属。《素问·痿论》："肝气热，则胆泄口苦筋膜干，筋膜干则筋急而挛，发为筋痿……肾气热，则腰脊不举，骨枯而髓减，发为骨痿。"选虎潜丸滋阴降火，强壮筋骨。少腹作胀，口干苦，以龙胆泻肝丸治之。淡盐汤吞服，盐性咸入肾，以利肾水涵木，防龙胆泻肝丸苦寒伤肝木。山药、茯苓、沙参、玄参、麦冬养脾阴。桑枝、丝瓜络、牛膝疏络脉。防己、牛膝、秦艽、炒独活、威灵仙祛风湿。

**医案4** 侯某，女，30岁。

梅核气，咽关作胀，肝胃两经痰热交阻，苔黄腻，脉细数。

疏肝和胃，化痰利咽，理气畅中。

苍术、白术各3钱，旋覆花3钱（包煎），海蛤壳3钱，代赭石5钱，海浮石4钱，莱菔子3钱，甜葶苈3钱，陈皮1钱半，半夏3钱，绿萼梅8分，姜黄连1钱，戊己丸1钱半（包煎），配4剂。

**按语：** 戊己丸由黄连、吴茱萸、白芍三药等份组成。功能疏肝和脾，主治肝脾不和。脾胃同属土，则肝脾不和、肝胃不和皆可选之。方中旋覆花、代赭石、半夏系旋覆代赭汤主要药物，能降逆化痰和胃。海浮石、莱菔子、甜葶苈化痰热。绿萼梅能疏肝和胃、理气化痰，用于肝胃气滞之胁肋胀痛、脘腹痞痛、嗳气纳呆，亦用于梅核气证。

**医案5** 侯某，女，26岁。

心悸闷胀，心阴不足，肝木偏旺，两膝痿乏，肾虚肺弱，少有咳呛。

以补肺、建肾、养心肝理之。

黄芪3钱，当归3钱，党参3钱，白芍3钱，桑枝3钱，牛膝3钱，炒独活2钱，防己3钱，威灵仙3钱，续断3钱，狗脊3钱，桂枝1钱，炙甘草1钱，风湿药丸1粒（吞服），配4剂。

**按语：** 方中黄芪、当归、党参、白芍补肺养心，桑枝、牛膝、炒独活、防己、威灵仙、续断、狗脊、桂枝、炙甘草、风湿药丸补肝肾强筋骨。

**医案6** 秦某，女，28岁。

产后月余，心悸头晕，四肢乏力，恶露断续未净，指末麻木，血不养筋，络道失和。

以补气生血，摄血止血为治。

党参3钱，炙黄芪3钱，焦白术3钱，棕榈炭3钱（包煎），侧柏炭3钱，续断3钱，桑寄生3钱，狗脊3钱，十灰丸3钱（包煎），大枣1两，配5剂。

**配服：** 参芪大补丸1瓶。

**按语：** 产后恶露不净，有虚实之分。实者可见于瘀血阻络、气滞、食滞、寒凝。虚者多为气虚，气不摄血。产妇现心悸头晕，四肢乏力，恶露断续未净，指末麻木，血不养筋，络道失和。一派气血两虚，气不摄血之象。故以补气生血，摄血止血为治。除汤药外，以参芪大补丸补气血摄血，十灰丸止血。

**医案7** 刘某，女，46岁。

心悸怔忡，指骨麻木，心阴不足，肝阳亢旺，风湿入络，胸闷窒塞，头痛梦语。

以镇肝养心，理气宽胸，祛湿活络治之。

青龙齿8钱，珍珠母1两（打碎），带心连翘3钱，麦冬3钱，生地黄4钱，丹参3钱，琥珀粉3分（吞服），磁石5钱，料豆衣3钱，枸杞子3钱，白蒺藜3钱，风湿药丸1粒（吞服），沉香、降香各5分，越鞠丸3钱（包煎），配4剂。

**按语：** 方中青龙齿、珍珠母、带心连翘、麦冬、生地黄、丹参、琥珀粉、磁石镇肝养心，沉香、降香、越鞠丸理气宽胸，料豆衣、枸杞子、白蒺藜、风湿药丸养肝祛湿活络。

**医案8** 谢某，女，22岁。

腹痛，头晕乏力，少腹作胀，肝气内郁。

以理气止痛，疏肝消胀为之。

制香附3钱，延胡索3钱，金铃子3钱，木香5分，紫苏梗3钱，砂仁壳5分，路路通3钱，郁金1钱半，焦山楂3钱，大腹皮3钱，左金丸7分（吞服），佛手1钱半，配4剂。

**配服：** 舒肝丸10粒，开胸顺气丸5粒。

**按语：** 肝气内郁，肝脾郁滞，不通则痛，不通则胀，故腹痛、少腹胀。气郁生热，郁热化风，风阳上犯，则头晕。以疏肝理气为治。方内左金丸，出自《丹溪心法》，由黄连六份、吴茱萸一份组成。功能清肝泻火，降逆止呕。主治肝火犯胃，症见胁肋胀痛等症。本案有潜在郁火。

**医案9** 钱某，女，55岁。

胸闷，咳嗽气急痰多。

化痰降气宽胸治之。

荆芥3钱，桔梗3钱，炙紫菀3钱，炙百部3钱，白芥子3钱，莱菔子3

钱，苏子 3 钱，白前、前胡各 1 钱半，炙甘草 1 钱，茯神 3 钱，浙贝母 1 钱半，甜杏仁 3 钱，夜交藤 1 两，配 4 剂。

**按语：** 本案方药，以止嗽散合三子养亲汤为主。止嗽散出自《医学心悟》，由桔梗、荆芥、紫菀、百部、白前、甘草、陈皮组成，功能止咳化痰，疏表宣肺。三子养亲汤出自《韩氏医通》，由白芥子、苏子、莱菔子三味组成，功能降气快膈，化痰消食。

**医案 10** 谭某，女，31 岁。

夜寐较安，头晕乏力，腰尻酸楚，心悸怔忡，脾虚肾亏，心阴不足。

以安神养心，健脾补肾为治。

茯神 3 钱，炒党参 3 钱，丹参 3 钱，炒远志 1 钱半，麦冬 3 钱，石斛 3 钱，炙黄芪 3 钱，黄精 3 钱，炒玉竹 3 钱，山药 3 钱，五味子 1 钱，桑椹 3 钱，枸杞子 3 钱，补骨脂 3 钱，大补阴丸 3 钱（包煎），大枣 1 两，配 4 剂。

**配服：** 当归素 1 瓶。

**按语：** 本案以归脾汤、大补阴丸为主，以安神养心，健脾补肾为治。大补阴丸出自《丹溪心法》，由黄柏、知母、熟地黄、龟甲、猪脊髓组成为蜜丸，功能滋阴降火，治肝肾阴虚，虚火上炎而现的心烦易怒、足膝疼热或痿软。

**医案 11** 何某，女，30 岁。

午后低热，小便色黄，头晕腰酸，不寐，咳嗽，月经后期 3 天。

法以清热安神，化痰止咳。

生地黄 4 钱，连翘 3 钱，地骨皮 4 钱，化橘红 1 钱半，浙贝母 1 钱，杏仁 3 钱，茯神 3 钱，青蒿 3 钱，沙参 3 钱，栀子 3 钱，焦车前子 3 钱（包煎），龙胆泻肝丸 3 钱（吞服），配 4 剂。

**按语：** 午后低热，小便色黄，时令在暑，暑湿犯肝，肝经湿热，肝失疏泄则不寐，木火刑金则咳嗽。故除以汤药清热安神，化痰止咳外，以龙胆泻肝丸泻肝胆实火，清下焦湿热。湿热祛，肝气疏，睡眠安。肝火得清，木不刑金，则咳嗽平。

**医案 12** 岑某，女，78 岁。

不慎感邪，风邪袭肺，肺失清肃，咳嗽早轻暮重，两胁作痛，舌苔边剥根腻，脉细数。

拟方清肃太阴,理气畅中化痰。

桑叶3钱,炒牛蒡子3钱,荆芥、防风各3钱,郁金1钱半,采云曲3钱,焦神曲3钱,谷芽、麦芽各4钱,旋覆花3钱(包煎),代赭石5钱,炙紫菀3钱,款冬花3钱,炙马兜铃3钱,炙枇杷叶3钱,藿香梗、佩兰梗各3钱,配4剂。

**按语:**《素问·咳论》曰:"五脏六腑皆令人咳,非独肺也……皮毛者,肺之合也,皮毛先受邪气,邪气以从其合也。其寒饮食入胃,从肺脉上至于肺则肺寒,肺寒则外内合邪因而客之,则为肺咳……肝咳之状,咳则两胁下痛……"本案咳嗽,风邪犯肺,肺失清肃,而致肺咳。咳则两胁作痛则为肝咳。肺咳以桑叶、炒牛蒡子、荆芥、防风、炙紫菀、款冬花、炙马兜铃、炙枇杷叶、藿香梗、佩兰梗祛肺中之邪,肝咳以郁金、旋覆花、代赭石调之。代赭石降肝逆,旋覆花降气化痰,其活血通络之功又可用治胸胁痛,郁金活血行气止痛可用于气滞血瘀的胸、胁、腹痛。肝之气血一畅,肺之咳嗽则止。方中采云曲,由紫苏、藿香、炒白术、炒苍术、神曲、槟榔、陈皮、焦山楂、炒麦芽、檀香、茯苓、白矾等组成,具有祛风散寒,健胃消食的功效。其中理气之品,能疏肝通络,佐治肝咳;祛风散寒之品,可宣散肺气,佐治肺咳。

**医案13** 杨某,女,47岁。

阵阵发热,腰膝作胀,少腹不舒,阴虚肝旺,脾肾不足。

以清热降火,补肝肾之阴治之。

石斛3钱,白芍3钱,知母3钱,黄柏3钱,生地黄4钱,连翘3钱,桑枝3钱,防己3钱,牛膝3钱,柴胡3钱,青蒿3钱,地骨皮3钱,萆薢3钱,泽泻3钱,虎潜丸3钱(吞服),配4剂。

**配服:**知柏八味丸1瓶。

**按语:**此妇,年近七七,天癸将竭,肾水亏乏,阴虚火旺使然。腰膝作胀,筋痿、骨痿已现。以汤药调理肝脾肾,知柏八味丸、虎潜丸滋阴降火,强壮筋骨,治筋痿、骨痿。

**医案14** 魏某,女,20岁。

月经4月27日行经,5月1日干净,面目浮肿,胃呆泛恶,带多不止,腰膝酸楚。湿凝水停,土气被困,肝肾不足。

化湿利水,补益肝肾。

陈皮1钱半,白术皮4钱,大腹皮3钱,冬瓜皮4钱,茯苓皮4钱,防己

3钱，续断3钱，桑寄生3钱，狗脊3钱，煅龙骨、煅牡蛎各4钱，茯菟丸3钱（包煎），配4剂。

**按语**：月经净后，气血衰少，脾胃肝肾失养。中焦运化失司，水湿内生。水湿上犯则胃呆泛恶，水湿下注则带多不止，水湿犯面则面目浮肿。肾者，胃之关也，关门不利，故聚水而从其类也。肾主水，肾虚关门不利，则水湿泛滥。以陈皮、白术皮、大腹皮、冬瓜皮、茯苓皮、防己运中化湿，利水消肿；以续断、桑寄生、狗脊补肾利水关；煅龙骨、煅牡蛎、茯菟丸涩精止带。茯菟丸，由茯苓、五味子、山药、菟丝子、莲子组成，具有固肾，涩精，止带的功效，用于遗精尿浊，妇女白带。

**医案15** 潘某，女，51岁。

肩胛酸楚作痛，不寐，痰热留恋肺络，咳痰不爽，苔薄腻，脉细数。

治以化痰止咳。

陈皮1钱半，浙贝母1钱，杏仁3钱，前胡3钱，苏子3钱，仙半夏3钱，旋覆花3钱（包煎），海蛤壳4钱，莱菔子3钱，白芥子3钱，半贝丸1钱（吞服），礞石滚痰丸3钱（包煎），配4剂。

**配服**：枇杷膏1瓶。

**按语**：本案肩痛，咳痰，以痰热咳痰为主。故先以化痰止咳，汤药煎服，配服半贝丸、礞石滚痰丸。半贝丸，由半夏、川贝母组成，具有化痰止咳开郁散结的功效，用于咳嗽痰多及瘰疬痰核病。礞石滚痰丸，由金礞石、沉香、黄芩、熟大黄组成，具有逐痰降火的功效，用于痰火扰心所致的癫狂惊悸、喘咳痰稠、大便秘结。以上成药，配合汤药，化痰止咳效佳。

**医案16** 张某，女，54岁。

头晕，胸腹作胀。

五皮饮加减。

陈皮1钱半，姜皮1钱，桑皮3钱，大腹皮3钱，白术皮3钱，冬瓜皮3钱，茯苓皮3钱，泽泻3钱，制香附3钱，延胡索3钱，金铃子3钱，沉香曲3钱，焦山楂3钱，炙鸡内金2钱（碾粉吞服），配4剂。

**按语**：胸腹作胀，有气胀、水胀、食积胀。此以气胀、水胀为主，以制香附、延胡索、金铃子、沉香曲消气胀，以陈皮、姜皮、桑皮、大腹皮、白术皮、冬瓜皮、茯苓皮、泽泻消水胀。气胀、水胀之时，中焦纳化必滞，故以焦山楂、炙鸡内金消化食滞，炙鸡内金碾粉吞服，效果优于煎服。沉香曲，由沉香、木香、柴胡、厚朴、豆蔻、砂仁、郁金、葛根、乌药、炒枳壳、陈皮、桔梗、槟榔、炒麦芽、炒谷芽、前胡、炒青皮、白芷、檀香、降香、羌活、藿香、甘草组成。具有疏表化滞，疏肝和胃的功效。用于表邪未尽，肝胃气滞，胸闷脘胀，胁肋作痛，吞酸呕吐。

**医案 17** 侯某，女，30 岁。

月经将净，肝木犯胃，胃失通降，胸闷泛恶，咽关红肿作胀，如有物窒，吐之不出，咽之不下。

拟方理气化痰，方以半夏厚朴汤加减。

制半夏 1 钱半，厚朴 1 钱半，茯苓 3 钱，苏子 3 钱（包煎），川楝子 3 钱，合欢皮 3 钱，旋覆花 3 钱（包煎），绿萼梅 1 钱半，佛手 1 钱半，代赭石 4 钱，左金丸 1 钱（吞服），配 4 剂。

**二诊：** 肝气郁结，咽关梅核气作胀，月经来潮。

当归 3 钱，川芎 1 钱半，丹参 3 钱，制香附 3 钱，延胡索 1 钱半，牛膝 3 钱，红花 5 分，益母草 3 钱，续断 3 钱，桑寄生 3 钱，狗脊 3 钱，泽兰 3 钱，八珍益母丸 3 钱（包煎），配 4 剂。

**按语：** 咽中如有炙脔，咽之不下，吐之不出，梅核气是也，方以半夏厚朴汤。复诊时，月经来潮，则以调经为治。

**医案 18** 缪某，女，37 岁。

月经已净，胃呆泛恶，腰尻酸楚，肝木偏旺。

和胃降逆，壮腰补肾。

陈皮 1 钱半，焦谷芽、焦麦芽各 4 钱，续断 3 钱，秦艽 3 钱，姜半夏 3 钱，砂仁、白豆蔻各 5 分，桑寄生 3 钱，羌活、独活各 2 钱，姜竹茹 3 钱，白芍 3 钱，狗脊 3 钱，防己 3 钱，配 5 剂。

**配服：** 香砂养胃丸 10 粒，壮腰健肾丸、脑灵素各 1 瓶。

**按语：** 此系肝胃不和，肾虚湿着。以陈皮、焦谷芽、焦麦芽、姜半夏、砂仁、白豆蔻、姜竹茹、白芍、香砂养胃丸疏肝和胃。以续断、秦艽、桑寄生、羌活、独活、狗脊、防己、壮腰健肾丸、脑灵素祛湿壮腰。

**医案 19** 徐某，女，48 岁。

心嘈脘闷，少腹作胀。胃虚气滞肾不足。

补气和胃，佐以补肾。

党参 3 钱，炙黄芪 3 钱，白芍 3 钱，焦白术 3 钱，续断 3 钱，桑寄生、桑椹各 3 钱，狗脊 3 钱，补骨脂 3 钱，菟丝子 3 钱，熟地黄 4 钱，远志 1 钱半，枣仁粉 1 钱（冲服），配 4 剂。

**按语**：胃虚以党参、炙黄芪、白芍、焦白术补气和胃。肾不足以续断、桑寄生、桑椹、狗脊、补骨脂、菟丝子、熟地黄补肾。

**医案 20** 刘某，女，35 岁。

癃闭，小便不利，神疲乏力，腰尻酸楚，头晕乏力，胸脘闷胀，心悸。

利尿渗湿，滋肾通关。

赤茯苓、猪苓各 3 钱，木通 3 钱，滑石 4 钱，车前子 3 钱（包煎），萹蓄 3 钱，海金沙 3 钱，甘草梢 2 钱，炒枳壳 1 钱半，黄连 1 钱，生地黄 4 钱，栀子 3 钱，鲜芦根、鲜茅根各 1 两，牡丹皮 3 钱，滋肾通关丸 3 钱（吞服），配 4 剂。

**按语**：此系湿热癃闭，治以清利湿热，通关利尿。滋肾通关丸由黄柏、知母、肉桂组成，功能滋肾通关，治热在下焦血分而见小便不通、口不渴。以配汤药，助其疗效。

**医案 21** 王某，女，42 岁。

心烦乏力，四肢倦怠，肝肾两亏，不寐，胸闷气短。

养心脾，化痰浊，通心阳。

党参 3 钱，茯神 3 钱，远志 1 钱半，枣仁粉 1 钱（冲服），夜交藤 1 两，五味子 1 钱，丹参 3 钱，郁金 1 钱半，瓜蒌 3 钱，薤白 3 钱，胆南星 3 钱，天竺黄 3 钱，石菖蒲 3 钱，清气化痰丸 3 钱（吞服），牛黄清心丸 1 粒（吞服），配 4 剂。

**按语**：方中党参、茯神、远志、枣仁粉、夜交藤、五味子、丹参养心脾，瓜蒌、薤白、胆南星、天竺黄、郁金、石菖蒲、清气化痰丸、牛黄清心丸化痰浊、通心阳。清气化痰丸与牛黄清心丸化痰宽胸安神，配合汤药，增加疗效。

**医案 22** 顾某，女，51 岁。

心悸头晕，脘腹胀痛，肝气内郁。

养心安神，化食消胀，疏肝解郁。

茯神 3 钱，远志 1 钱半，枣仁粉 1 钱（冲服），炒陈皮、炒青皮各 1 钱半，制香附3钱，延胡索3钱，金铃子3钱，乌药3钱，焦谷芽、焦麦芽各4钱，炙鸡内金2钱（碾碎吞服），沉香、降香各5分，越鞠丸3钱（包煎），旋覆花3钱（包煎），瓜蒌4钱，配4剂。

**配服：** 保和片1瓶。

**按语：** 肝气内郁，肝木乘土，则脘腹胀痛；肝失疏泄，心神不安则心悸；郁热生风，上犯清空则头晕。故以疏肝化食安神兼调之。

**医案23** 孙某，女，25岁。

末次月经5月13日行经，5月16日经净。现月经将近临期，右胁胀痛，肝气内郁，冲任失调，胃呆泛恶。

化湿和胃，疏肝解郁。

藿香梗、藿香各3钱，佩兰梗3钱，陈皮1钱半，姜半夏3钱，茯苓3钱，姜黄连4分，焦谷芽、焦麦芽各4钱，焦神曲3钱，山楂3钱，砂仁壳、蔻仁壳各5分，左金丸7分（吞服），佛手1钱半，配4剂。

**按语：** 右胁胀痛，胃呆泛恶，外有湿气困遏，内有肝胃不和。以藿香梗、藿香、佩兰梗芳香化湿，祛外邪；以陈皮、姜半夏、茯苓、姜黄连、焦谷芽、焦麦芽、焦神曲、山楂、砂仁壳、蔻仁壳、左金丸、佛手疏肝和胃，内畅气机。

**医案24** 胡某，女，23岁。

有癫痫病史，痰热内蒙心窍，癫痫时有发作，低热3年。

清化痰热，清心开窍。

当归3钱，陈皮3钱，胆南星3钱，荆芥3钱，川芎1钱半，浙贝母2钱，天竺黄3钱，清气化痰丸1粒（吞服），制香附3钱，杏仁3钱，琥珀粉3分（冲服），牛黄清心丸1粒（吞服），丹参3钱，莱菔子3钱，郁金3钱，配4剂。

**配服：** 镇痫片1瓶。

**按语：** 癫痫乃痰热或痰浊扰心蒙窍之患，此案以痰热为主，故以清化痰热，清心开窍。方中胆南星燥湿化痰，祛风解痉，用于风痰证，为治癫痫要药；天竺黄清热化痰，清心定惊，对以心肝经痰热证之中风癫痫有效；莱菔子生用吐风痰，炒用消食下气化痰。清气化痰丸，牛黄清心丸于本案更为贴切。

**医案 25**　张某，女，31 岁。

少腹作胀，大便干结，巅顶作痛，肝阳化风，内扰清空。脊骨时发作痛，曾被自行车撞伤，牙龈浮肿。

润肠通便，补肾壮腰，疏风止痛。

玄参 3 钱，沙参 3 钱，续断 3 钱，桑寄生 3 钱，丝瓜络 3 钱，防己 3 钱，牛膝 3 钱，蔓荆子 3 钱，细辛 5 分，藁本 3 钱，白蒺藜 3 钱，钩藤 3 钱（后下），川芎茶调散 3 钱（包煎），苦丁茶 3 钱，配 4 剂。

**按语：**少腹作胀，大便干结，以玄参、沙参润肠通便。脊骨时发作痛，曾被自行车撞伤，以续断、桑寄生、丝瓜络、防己、牛膝补肾壮腰。巅顶作痛，牙龈浮肿，以蔓荆子、细辛、藁本、白蒺藜、钩藤、川芎茶调散、苦丁茶疏风止痛。

**医案 26**　陆某，女，29 岁。

心悸头晕，小溲色黄，神疲乏力，午后低热。湿邪内蕴，膀胱气化失司，四肢浮肿。

清湿热，退虚热，疏气机。

萆草 1 两，青蒿 3 钱，秦艽 3 钱，玄参 3 钱，银柴胡 3 钱，白薇 2 钱，炙鳖甲 4 钱，地骨皮 5 钱，知母 3 钱，甘草 1 钱，生地黄 4 钱，黄芩 3 钱，配 5 剂。

**配服：**舒肝丸 10 粒。

**按语：**方中萆草清热解毒、利尿消肿，配黄芩以清湿热；青蒿、秦艽、玄参、银柴胡、白薇、炙鳖甲、地骨皮、知母、生地黄退虚热；舒肝丸疏气机。

**医案 27**　史某，女，36 岁。

腰脊酸楚，午后寒热，头晕乏力，少溲色黄，舌苔腻，湿热内蕴。

利湿清热，运化中州。

赤茯苓、白茯苓各 3 钱，焦车前子 3 钱（包煎），通草 3 钱，焦薏苡仁 4 钱，苍术、白术各 3 钱，神曲 3 钱，炙鸡内金 1 钱半，郁金 1 钱半，瓜蒌 4 钱，川芎 1 钱半，荆芥 3 钱，白蒺藜 3 钱，牛黄清心丸 1 粒（吞服），配 4 剂。

**按语：**暑湿困阻，湿遏热伏，而现腰脊酸楚，午后寒热，头晕乏力，少溲色黄，舌苔腻。湿化则热散，故以利湿为先，利湿药为主要成分，清热随之。

**医案 28** 盛某，女，43岁。

腰酸头晕，肝经火旺，小溲色黄，面部颧红。

养阴降火，消食去火，清肝泻火。

沙参 3 钱，玄参 3 钱，麦冬 3 钱，地骨皮 4 钱，连翘 3 钱，焦神曲 3 钱，炙鸡内金 1 钱半，焦谷芽、焦麦芽各 4 钱，刘寄奴 3 钱，左金丸 7 分（吞服），郁金 1 钱半，制香附 3 钱，配 4 剂。

**配服：** 龙胆泻肝丸 3 两。

**按语：** 以沙参、玄参、麦冬、地骨皮养阴降火；以连翘、焦神曲、炙鸡内金、焦谷芽、焦麦芽、刘寄奴消食去火；以左金丸、郁金、制香附、龙胆泻肝丸清肝泻火。

**医案 29** 李某，女，38岁。

多梦，肝气内郁，口干舌燥，阴虚肝旺。

养心安神，养阴疏肝。

茯神 3 钱，炒远志 1 钱半，枣仁粉 1 钱（冲服），夜交藤 1 两，沙参 3 钱，玄参 3 钱，麦冬 3 钱，地骨皮 4 钱，带心连翘 3 钱，制香附 3 钱，延胡索 3 钱，金铃子 3 钱，越鞠丸 3 钱（吞服），佛手 1 钱半，配 4 剂。

**按语：** 以茯神、炒远志、枣仁粉、夜交藤养心安神；以沙参、玄参、麦冬、地骨皮、带心连翘、制香附、延胡索、金铃子、越鞠丸、佛手养阴疏肝。

**医案 30** 张某，男，40岁。

肝阳上越，头晕胀痛，不寐，舌苔厚腻，湿浊中阻。

先化湿浊，次以养心。

藿香梗、紫苏梗各 3 钱，佩兰梗 3 钱，姜厚朴 1 钱，陈皮 1 钱半，姜半夏 3 钱，神曲 3 钱，山楂 3 钱，炙鸡内金 1 钱半，制香附 3 钱，苍术、白术各 3 钱，郁金 1 钱半，天王补心丹 3 钱（吞服），配 4 剂。

**按语：** 湿浊中阻，清阳不升，肝阳不降，则头晕痛胀；肝阳不降，肝失疏泄，肝阳扰心，心阴不足，心神少养，则不寐。病之主因系湿浊，故先以化湿浊，次以养心安神。化湿浊以藿香正气散，安心神以天王补心丹。

**医案 31** 曹某，女，67岁。

经断 17 年，有肺气肿，气管炎。胸闷气短，心悸，头晕乏力。

镇心养心，补益肝肾。

陈皮1钱半，茯神3钱，炒远志1钱半，枣仁粉1钱（冲服），灯心草3扎，夜交藤1两，麦冬3钱，白芍3钱，料豆衣3钱，枸杞子3钱，白蒺藜3钱，杞菊地黄丸3钱（包煎），配4剂。

**配服：**保和片1瓶。

**按语：**目前主要症状是胸闷气短，心悸，头晕乏力。胸闷气短系旧患肺气肿表现。心神不宁则心悸，肝肾不足，髓海空虚，则头晕乏力。以陈皮、茯神、炒远志、枣仁粉、灯心草、夜交藤、麦冬宁神定悸。以白芍、料豆衣、枸杞子、白蒺藜、杞菊地黄丸补肝肾，益精髓。见苔腻，中焦食积之兆，故以保和片另服。

**医案32**　叶某，女，40岁。

绝育。心阴不足，肝木偏旺，多梦，胸闷不畅，有高血压史，晨起面浮。养心消食，滋水养肝。

茯神3钱，炒远志1钱半，枣仁粉1钱（冲服），丹参3钱，五味子1钱，合欢皮3钱，焦神曲3钱，谷芽、麦芽各4钱，桑枝3钱，丝瓜络3钱，琥珀粉3分（冲服），杞菊地黄丸3钱（包煎），配4剂。

**配服：**六味地黄丸1瓶。

**按语：**年过四十，阴气不足。此案示心、肝、肾三经阴气不足。心肝阴虚，神魂不安，则多梦；肾水不足，肝木失养，肝阳上亢，则血压高、面浮；肝阴不足，肝气涩滞，疏泄失司，横逆犯中，则胸闷纳呆。以枣仁粉、丹参、五味子养心阴，以杞菊地黄丸、六味地黄丸养肝肾阴。

**医案33**　王某，女，35岁。

头晕，肝气内郁，少腹作胀，心悸自汗，大便干结。疏肝解郁，化湿消胀，理气通腑。

制香附3钱，延胡索3钱，金铃子3钱，山楂3钱，大腹皮3钱，藿香梗、紫苏梗各3钱，旋覆花3钱（包煎），谷芽、麦芽各4钱，砂仁壳、蔻仁壳各5分，路路通3钱，陈皮1钱半，配4剂。

**配服：**疏肝理气丸1瓶。

**按语：**此案以疏肝解郁，化湿消胀，理气通腑为治。方中制香附、延胡索、金铃子、大腹皮、旋覆花、谷芽、麦芽、山楂、路路通、陈皮、疏肝理气丸疏肝消胀通腑，藿香梗、紫苏梗、砂仁壳、蔻仁壳化湿醒脑治晕。

**医案34** 周某，女，31岁。

夜寐较安，头晕乏力，四肢酸软，心阴不足，常惕惕。

清心化痰，镇心安神。

生地黄4钱，麦冬3钱，连翘心3钱，远志3钱，川贝母粉3钱（冲服），胆南星3钱，茯苓3钱，丹参3钱，石菖蒲3钱，玄参3钱，石斛4钱，朱砂安神丸3钱（包煎），配4剂。

**配服：**安神补心丸1瓶。

**按语：**心虚则心神不安，胆虚则善惊易恐。此案，原有不寐，经治疗，夜寐较安。但心阴不足，痰火扰神尚在。故以清心化痰，镇心安神继治之。方中生地黄、麦冬、连翘心、远志、川贝母、胆南星、茯苓、丹参、石菖蒲、玄参、石斛养阴清心化痰，朱砂安神丸、安神补心丸镇惊安神。

**医案35** 蔡某，女，28岁。

西医检查发现生殖道结核。有低热史。四肢畏寒，腰尻酸楚，经前牙衄。

补气血，壮腰膝。

炒当归3钱，党参3钱，续断3钱，桑寄生3钱，狗脊3钱，补骨脂3钱，菟丝子3钱，仙鹤草3钱，墨旱莲3钱，白芍3钱，天花粉3钱，配4剂。

**配服：**四制香附丸4两。

**按语：**辨证施治，因时制宜，此案目前四肢畏寒，腰尻酸楚，经前牙衄。气血虚弱，肾精有损。以补气血，壮腰膝为法。齿为骨之余，肾主骨，肾虚则牙衄，以仙鹤草、墨旱莲、白芍补肾养肝止血。

**医案36** 张某，女，25岁。

肾虚肝旺，腰尻酸楚，头晕乏力，月经5月28日行经，6月2日经净。

补肾平肝，壮腰祛湿。

珍珠母1两，龙齿4钱，白芍3钱，料豆衣3钱，枸杞子3钱，白蒺藜3钱，续断3钱，桑寄生3钱，狗脊3钱，秦艽3钱，炒独活2钱，防己3钱，配4剂。

**按语：**水不涵木，则肾虚肝旺。以珍珠母、龙齿、白芍、料豆衣、枸杞子、白蒺藜滋水平肝，以续断、桑寄生、狗脊、秦艽、炒独活、防己壮腰祛湿治腰尻酸楚。

**医案 37** 史某，女，60 岁。

湿热下注，小溲发黄，寒热暮作，口干唇燥，痰阻咽关。

清肝利湿，化痰利咽。

姜厚朴 1 钱，苍术、白术各 3 钱，焦薏苡仁 4 钱，炒陈皮 1 钱半，姜半夏 3 钱，焦神曲 3 钱，炒枳壳 1 钱半，炙鸡内金 1 钱半，郁金 1 钱半，藿香梗、佩兰各 3 钱，焦车前子 3 钱（包煎），龙胆泻肝丸 3 钱，4 剂。

**配服：**纯阳正气丸 3 两。

**按语：**此暑湿犯及三焦之证。以藿香梗、佩兰、姜厚朴芳化上焦湿邪，苍术、白术、焦薏苡仁、炒陈皮、姜半夏、焦神曲、炒枳壳、炙鸡内金、郁金燥化中焦湿邪，焦车前子、龙胆泻肝丸清利下焦湿热。纯阳正气丸于暑天感寒受湿用之。

**医案 38** 张某，女，28 岁。

便溏薄，夜寐较安，口唇裂疮，阴虚肝旺，月经将近临期，苔根薄腻，脉弦数。

拟方化滞畅中。

制香附 3 钱，陈皮 3 钱，谷芽、麦芽各 4 钱，神曲 3 钱，山楂 3 钱，大腹皮 3 钱，紫苏梗 3 钱，炙鸡内金 1 钱半，焦白术 3 钱，焦扁豆 3 钱，香连丸 1 钱（吞服），配 4 剂。

**按语：**食滞中焦，运化失司，则便溏薄；脾开窍于口，其华在唇，食积生热，上炎口唇，则生口疮。故以化滞畅中治之。

**医案 39** 盛某，女，31 岁。

腰酸，四肢乏力，肝肾不足，夜间掌心发热。

养阴化滞清热。

沙参 3 钱，玄参 3 钱，麦冬 3 钱，地骨皮 4 钱，连翘 3 钱，焦神曲 3 钱，炙鸡内金 3 钱，焦谷芽、焦麦芽各 4 钱，刘寄奴 3 钱，左金丸 7 分（吞服），郁金 1 钱半，制香附 3 钱，配 4 剂。

**按语：**肝肾不足，则腰酸；食滞中焦，积热循脾达末，则四肢乏力，夜间掌心发热；夜属阴，夜间发热，有阴虚之象。以沙参、玄参、麦冬、地骨皮养阴，以连翘、焦神曲、炙鸡内金、焦谷芽、焦麦芽、刘寄奴、左金丸、郁金、制香附化滞清热。

**医案40** 刘某，女，47岁。

生育4胎，月经6月13日行经，已净，提前1周，腰酸头晕，不寐，肾虚肝旺，心阴不足。有肝炎病史。

安神平肝，养阴补肾。

茯神3钱，白芍3钱，石决明4钱，龙齿4钱，料豆衣3钱，枸杞子3钱，白蒺藜3钱，续断3钱，桑寄生3钱，狗脊3钱，补骨脂3钱，大补阴丸3钱（包煎），配4剂。

**按语：**安神平肝以茯神、白芍、石决明、龙齿，养阴补肾以料豆衣、枸杞子、白蒺藜、续断、桑寄生、狗脊、补骨脂、大补阴丸。大补阴丸由黄柏、知母、熟地黄、龟甲、猪脊髓组成，功能滋阴降火，主治肝肾阴虚及虚火上炎。

**医案41** 关某，女，66岁。

带多色白绵绵，头晕乏力，自汗不止。脾肾两虚，湿热下注，湿重于热。

治以运脾补肾，清利湿热。

山药3钱，焦白术3钱，茯苓3钱，党参3钱，炙黄芪3钱，菟丝子3钱，砂仁壳5分，陈皮1钱半，焦谷芽、焦麦芽各4钱，芡实3钱，白蒺藜3钱，愈带丸3钱（包煎），配4剂。

**配服：**知柏八味丸1瓶，舒肝丸10粒。

**按语：**脾肾两虚，带脉失约，则带多绵绵；脾虚，清阳不足，肾虚，髓海空虚，则头晕乏力；气虚，卫表不固，则自汗不止。以山药、焦白术、茯苓、党参、炙黄芪、菟丝子、砂仁壳、陈皮、焦谷芽、焦麦芽、芡实运脾补肾，以知柏八味丸、愈带丸清利湿热，以白蒺藜、舒肝丸疏肝，肝疏则脾运，木克土使然，脾运则气血生而水湿化。

**医案42** 潘某，女，33岁。

心悸，头胀眩晕，夜寐较安，咽关痰阻。

安神宁心，清气化痰。

陈皮1钱半，川贝母粉1钱（冲服），茯神3钱，炒远志1钱半，枣仁粉1钱（冲服），莱菔子3钱，白芥子3钱，苏子3钱，旋覆花3钱（包煎），清气化痰丸3钱（包煎），夜交藤1两，灯心草3扎，五味子1钱，配5剂。

**配服：**枇杷叶膏1瓶。

**按语：**气火犯心则心悸，气火上越则头胀眩晕；痰热黏滞，则咽关痰阻。

故以安神宁心，清气化痰。方中莱菔子、白芥子、苏子为三子养亲汤，降气快膈，化痰消食。气降则火降，火降则心宁。火降则阳不亢，头不胀。痰化则咽畅。

**医案 43** 张某，女，31 岁。

头痛腹胀，肝木犯胃，胃失通降，胸闷，脉弦数，神疲倦怠。

疏肝理气，和胃消痞。

陈皮 1 钱半，制香附 3 钱，炙鸡内金 3 钱，瓜蒌 4 钱，乌药 3 钱，郁金 3 钱，沉香曲 3 钱，焦山楂 3 钱，葫芦壳 5 钱，大腹皮 3 钱，金铃子 3 钱，枳实消痞丸 3 钱（包煎），配 4 剂。

**配服：**疏肝理气丸 1 瓶，香砂平胃丸 3 两。

**按语：**此案肝脾郁结，肝胃气滞使然。肝郁肝阳上犯则头痛，肝脾郁结则腹胀；肝胃气滞则胸闷；气郁疏泄失司，气机不畅，则神疲倦怠。故法以疏肝理气，和胃消痞。

**医案 44** 吴某，女，60 岁。

受寒夹气滞食阻，身热骨楚，畏寒怯冷，脉濡数，苔厚腻，少腹坠胀，大便数天未解，小便色黄，慎防厥变。

祛邪化滞，和胃畅中。

藿香梗、紫苏梗各 3 钱，佩兰梗 3 钱，清水豆卷 3 钱，炒牛蒡子 3 钱，荆芥、防风各 3 钱，蝉蜕 1 钱半，姜厚朴 1 钱，炒陈皮 3 钱，赤茯苓 3 钱，栀子 3 钱，郁金 1 钱半，荷叶 1 方，焦车前子 3 钱（包煎），配 4 剂。

**按语：**此案，寒邪、气滞、食积交阻。卫表郁滞，则身热骨楚，畏寒怯冷。寒、气、食三邪阻于中焦，中焦升降失司，则少腹坠胀，大便数天不解，小便色黄。厥变，乃虑寒厥、气厥、食厥。故以化寒湿、理气机、消食积为治。寒散、湿化、气畅、积消则诸症息解。

**医案 45** 侯某，女，30 岁。

肝气痰滞，纳谷泛恶，胸闷不畅，心悸，咽关哽塞。

疏肝理气导滞，清气化痰利咽。

制香附 3 钱，姜厚朴 1 钱，紫苏梗 3 钱，陈皮 3 钱，姜半夏 3 钱，焦神曲 3 钱，山楂 3 钱，绿萼梅 8 分，旋覆花 3 钱（包煎），姜竹茹 3 钱，砂仁壳 5 分，姜黄连 1 钱，左金丸 1 钱（吞服），佛手 1 钱半，配 4 剂。

**按语：** 肝失疏泄，不能助土运化则纳谷泛恶，不能助心调志则心悸胸闷；气郁痰凝则咽关哽塞。以制香附、姜厚朴、紫苏梗、陈皮、姜半夏、砂仁壳、焦神曲、山楂、绿萼梅、旋覆花、佛手疏肝理气导滞宽胸，以姜竹茹、姜黄连、左金丸吞服清气化痰利咽。

**医案46** 徐某，女，45岁。

四肢乏力，腰腿酸软。

健脾益气，补肾养肝，壮腰膝，强筋骨。

太子参3钱，焦白术3钱，山药3钱，制黄精3钱，茯苓3钱，炒陈皮1钱半，续断3钱，桑寄生、桑椹各3钱，制狗脊3钱，菟丝子3钱，炒枣仁1钱，配5剂。

**配服：** 党参养荣丸4两。

**按语：** 四肢乏力为脾虚，腰腿酸软为肝肾不足。以太子参、焦白术、山药、制黄精、茯苓、炒陈皮、党参养荣丸健脾益气，以炒枣仁、续断、桑寄生、桑椹、制狗脊、菟丝子养肝补肾。

**医案47** 沈某，女，57岁。

生育7胎，人流两次，经断4年，大便泄泻1年余，关节酸楚作痛，四肢无力，心悸泛恶，肠胃运化失常，湿滞中阻。

温运脾土，涩肠止泻。

炒党参3钱，炒当归3钱，肉桂2钱，煨诃子3钱，粟壳（捣）2钱，煨木香3钱，焦白术3钱，肉豆蔻3钱，煨白芍3钱，炙甘草1钱半，附子理中丸3钱（包煎），姜黄连1钱，香连丸1钱（吞服），配4剂。

**按语：** 年逾五旬，肾精已亏，肾气不足，肾阳无力温煦脾土，脾运虚弱，则大便泄泻；脾湿凝滞肢节，则关节酸楚作痛；脾虚则四肢无力。以温运脾土，涩肠止泻。方中肉桂、附子温肾阳暖脾土。湿蕴气滞生热，以姜黄连、香连丸燥湿理气清热。

**医案48** 杨某，女，47岁。

肝气内郁不宣，脘腹作胀，低热已久，头痛眩晕，耳鸣心悸。

清热理气消胀。

茵陈4钱，青蒿3钱，地骨皮4钱，白芍3钱，制香附3钱，延胡索3钱，郁金1钱半，路路通3钱，金铃子3钱，栀子3钱，瓜蒌3钱，炙鳖甲3

钱，鲜芦根、鲜茅根各 1 两，配 4 剂。

**按语：** 暑湿困遏，热郁不散，则成低热；肝脾郁结，则脘腹作胀；肝热上犯则头痛眩晕，耳鸣心悸。以茵陈、青蒿、地骨皮、栀子、炙鳖甲、鲜芦根、鲜茅根清热利湿，以白芍、制香附、延胡索、郁金、瓜蒌、路路通、金铃子疏肝理气消胀。热涌气聚亦胀，方中栀子、金铃子能清火涌、散气聚、消腹胀。

**医案 49** 刘某，女，30 岁。

少腹胀痛，腰尻酸楚，心悸怔忡，白带较多，四肢麻木。

安神镇心，填精补肾。

茯神 3 钱，炒远志 1 钱半，枣仁粉 1 钱（冲服），珍珠母 1 两，龙齿 4 钱，白芍 3 钱，五味子 1 钱，合欢皮 3 钱，炒延胡索 3 钱，枸杞子 3 钱，炒党参 3 钱，金刚丸 3 钱（包煎），大枣 1 两，配 4 剂。

**按语：** 心虚心神不宁则心悸怔忡。以茯神、炒远志、枣仁粉、珍珠母、龙齿、白芍、五味子、合欢皮养心镇心定悸。少腹胀痛以炒延胡索行气止痛。腰酸带多，以枸杞子、炒党参、金刚丸、大枣填精止带，补肾壮腰。

**医案 50** 周某，女，31 岁。

夜寐欠安，心阴不足，肝木偏旺，月经 6 月 18 日行经，量少欠爽，瘀阻气滞，少腹阵痛。

调和冲任。

丹参 3 钱，当归 3 钱，川芎 1 钱半，制香附 3 钱，延胡索 3 钱，郁金 1 钱半，红花 3 钱，益母草 3 钱，吴茱萸 5 分，炮姜 1 钱，四制香附丸 4 钱（包煎），配 4 剂。

**配服：** 党参养荣丸 4 两，壮腰健肾丸 1 瓶。

**按语：** 月经来潮，量少欠爽，少腹胀痛，系血瘀气滞，冲任不畅，不通则疼痛、月经量少。故以丹参、当归、川芎、制香附、延胡索、郁金、红花、益母草活血祛瘀，理气调经。血得热则行，以吴茱萸、炮姜温经散寒。四制香附丸、党参养荣丸、壮腰健肾丸理气和血，补血健肾，共调冲任。

**医案 51** 王某，女，30 岁。

月经初净，少腹阵痛，气滞交阻，口干苦少津，头晕乏力。

生津养阴，破气清火。

沙参3钱，玄参3钱，麦冬3钱，天花粉3钱，炒枳壳1钱半，栀子3钱，白芍3钱，神曲3钱，山楂3钱，煨木香1钱，紫苏梗3钱，左金丸7分（吞服），配4剂。

**按语：** 经净后，阴血虚，因虚致滞，则少腹阵痛。以沙参、玄参、麦冬、天花粉、炒枳壳、白芍、神曲、山楂、煨木香、紫苏梗养阴理气止痛。阴虚肝火旺，则头晕、口干苦少津。以栀子、左金丸清肝泻火去头晕、口苦。

**医案52** 叶某，女，40岁。

不寐，心烦胸闷，四肢乏力，少腹胀痛。

安神养心，理气宽胸。

茯神3钱，炒远志1钱半，枣仁粉1钱（冲服），夜交藤1两，沉香曲3钱，山楂3钱，沉香、降香各5分，吴茱萸5分，炙甘草1钱，大腹皮3钱，炒枳壳1钱半，肉桂1钱，炮姜4分，配4剂。

**按语：** 不寐，药遣茯神、炒远志、枣仁粉、夜交藤养心安神；心烦胸闷，药以沉香曲、山楂、沉香、降香理气宽胸；少腹胀痛，药用吴茱萸、大腹皮、炒枳壳、肉桂、炮姜散寒理气，消胀去痛；炙甘草调和药味。

**医案53** 李某，女，25岁。

月经6月9日行经，6月12日经净，苔黄腻，脉濡数，少腹作胀，邪湿内滞交阻不化。

祛邪化滞，和胃畅中。

藿香梗、佩兰各3钱，清水豆卷3钱，姜厚朴2钱，苍术、白术各3钱，陈皮1钱半，姜半夏3钱，炙鸡内金3钱，瓜蒌4钱，制香附3钱，延胡索3钱，路路通3钱，火麻仁丸3钱（包煎），配4剂。

**按语：** 暑性属热，暑必夹湿，则苔黄腻，脉濡数。暑湿困阻，气机凝滞，少腹作胀，以藿香梗、佩兰、清水豆卷、姜厚朴、苍术、白术芳化湿邪，畅达气机。以陈皮、姜半夏、瓜蒌、制香附、延胡索、路路通、火麻仁丸和胃畅中，通腑消胀。

**医案54** 陈某，女，27岁。

月经已净，风热内蕴，咽关红肿作痛，头晕乏力。

疏风清热，解毒利咽。

桑叶、菊花各3钱，金银花3钱，连翘3钱，天花粉3钱，射干1钱半，炒僵蚕3钱，木防己3钱，玄参3钱，板蓝根3钱，石菖蒲3钱，胆南星3钱，牛黄清心丸1粒（吞服），鲜芦根1两，配4剂。

**配服：**珠黄散1支外吹。

**按语：**月经已净，此时体虚，邪气易凑。外感风热，风热上旋，壅聚咽喉，咽关红肿作痛；风热上犯清空，则头晕乏力。以疏风清热，解毒利咽治之。

**医案55** 陈某，女，38岁。

腰痛，腹胀，经净半月，肾水不足，冲任失调，失眠。

补肾壮腰，化痰通络。

当归3钱，续断3钱，桑寄生、桑椹各3钱，补骨脂3钱，熟地黄4钱，骨碎补4钱，菟丝子3钱，炒白芥子3钱，羌活、独活各2钱，青娥丸3钱（吞服），大枣1两，茯神3钱，夜交藤1两，配4剂。

**按语：**肾虚则腰疼，痰湿凝滞则腹胀，神失所养则不寐。以当归、续断、桑寄生、桑椹、补骨脂、熟地黄、骨碎补、菟丝子、青娥丸补肾壮腰；以炒白芥子、羌活、独活化痰湿，通络脉，消腹胀；以大枣、茯神、夜交藤养心安神。

**医案56** 汤某，女，27岁。

月经5月26日行经，5月28日经净，腰尻酸楚，少腹作胀。

壮腰健肾，理气消胀。

炒续断3钱，桑寄生3钱，狗脊3钱，补骨脂3钱，金樱子3钱，芡实3钱，党参3钱，山药3钱，炙甘草1钱半，陈皮1钱半，茯苓3钱，焦谷芽4钱，配4剂。

**配服：**壮腰健肾丸1瓶，八珍益母丸1瓶。

**按语：**肾虚则腰尻酸楚，以炒续断、桑寄生、狗脊、补骨脂、金樱子、芡实、壮腰健肾丸补肾壮腰；少腹作胀，脾虚气滞，以党参、山药、炙甘草、陈皮、茯苓、焦谷芽运脾理气消胀；八珍益母丸调理冲任。

**医案57** 陆某，女，24岁。

新婚半年，月经6月7日行经，6月14日干净，多梦，腰尻酸楚，曾有鼻衄，头晕乏力，少腹作胀。

理气消胀，补肾活络为先。

制香附3钱，金铃子3钱，木香1钱，紫苏梗3钱，炒陈皮、炒青皮各1钱半，焦白术3钱，续断3钱，桑寄生3钱，狗脊3钱，防己3钱，羌活、独活各2钱，秦艽3钱，配4剂。

**配服：**壮腰健肾丸1瓶。

**按语：**肝气郁阻，少腹作胀，以制香附、金铃子、木香、紫苏梗、炒陈皮、炒青皮疏肝理气消胀；肾虚湿凝，腰尻酸楚，以续断、桑寄生、狗脊、防己、焦白术、羌活、独活、秦艽、壮腰健肾丸补肾壮腰，祛风胜湿。

**医案58** 王某，女，35岁。

生3胎，已绝育，月经5月31日行经，6月2日经净。心悸怔忡，肝肾两亏，胸闷不舒，喜太息，胃呆纳少。

疏肝理气和胃，养心补益肝肾。

陈皮1钱半，焦白术3钱，远志1钱半，枣仁粉1钱（冲服），夜交藤1两，五味子1钱，合欢皮3钱，炒党参3钱，续断3钱，桑寄生3钱，狗脊3钱，补骨脂3钱，大补阴丸3钱（包煎），配7剂。

**配服：**益脑片1瓶，六味地黄丸1瓶。

**按语：**肝气郁结，疏泄失司，胸闷不舒，胃呆纳少；太息则气机舒展，故喜太息；疏泄失司，心神不宁，则心悸怔忡。以陈皮、合欢皮疏肝理气和胃；以远志、枣仁粉、夜交藤、五味子、合欢皮、炒党参、焦白术养心健脾；以续断、桑寄生、狗脊、补骨脂、大补阴丸、益脑片、六味地黄丸补益肝肾。其中益脑片，由龟甲胶、远志、龙骨、灵芝、五味子、麦冬、石菖蒲、党参、茯苓等组成。主要功效是补气养阴，滋肾健脑，益智安神。肾主骨生髓，脑为髓海，其意一也。

**医案59** 吴某，女，26岁。

腰尻酸楚，月经后期50余天，神疲肢软，肝胆气火内盛。

养肝理气，壮腰补肾，清肝胆气火。

石斛3钱，白芍3钱，陈皮1钱半，茯苓3钱，焦谷芽4钱，砂仁壳5分，紫苏梗3钱，煨木香1钱，续断3钱，桑寄生3钱，狗脊3钱，左金丸7分（吞服），配4剂。

**按语：**肝胆气火内盛，灼耗气血津液，气血少养冲任，血海不能按时充盈，则月经后期；肝胆之火，灼伤肾水，肾虚则腰尻酸楚；气血虚则神疲肢软。治以石斛、白芍、陈皮、茯苓、焦谷芽、砂仁壳、紫苏梗、煨木香养肝理气，以续断、桑寄生、狗脊壮腰补肾，以左金丸清肝胆气火。

**医案 60** 梁某，女，63 岁。

少腹作胀，肝气内郁，头晕乏力。

芳香化湿，疏肝解郁。

藿香梗、紫苏梗各 3 钱，佩兰梗 3 钱，姜厚朴 1 钱，陈皮 1 钱半，姜半夏 3 钱，焦神曲 3 钱，山楂 3 钱，焦谷芽、焦麦芽各 4 钱，吴茱萸 5 分，炒延胡索 3 钱，焦扁豆衣 3 钱，左金丸 7 分（吞服），佛手 1 钱半，配 4 剂。

**按语：** 湿困脾土，脾气阻滞，则少腹作胀；湿蒙清窍，则头晕乏力；土壅木郁，肝失条达，疏泄失司，又成腹胀。以藿香梗、紫苏梗、佩兰梗、姜厚朴芳香化湿，以陈皮、姜半夏、焦神曲、山楂、焦谷芽、焦麦芽、吴茱萸、炒延胡索、焦扁豆衣、左金丸、佛手运脾疏肝。

**医案 61** 袁某，女，27 岁。

胸闷窒塞，浮肿，头晕心悸。

主以祛风利水消肿。

泽泻 3 钱，赤小豆 1 两，羌活 1 钱，木通 1 钱，秦艽 3 钱，茯苓皮 5 钱，大腹皮 3 钱，槟榔 3 钱，生姜皮 1 钱，苍术、白术各 3 钱，左慈丸 3 钱（包煎），配 4 剂。

**按语：** 肺为水之上源，又主一身之表，外合皮毛，如肺为风邪所袭，气失宣畅，不能通调水道，下输膀胱，以致风遏水阻，风水相搏，流于肌肤，发为水肿；又脾主运化，喜燥恶湿，如居处卑湿或涉水冒雨而致水湿之气内浸，或生冷太过而致湿蕴于中，脾气健运失司，不能升清降浊，以致水湿不得下行，泛于肌肤，而成水肿。以健脾化湿，利水消肿治之。以羌活、木通、秦艽、泽泻、赤小豆以祛风行水，苍术、白术健脾燥湿，茯苓皮、生姜皮、大腹皮、槟榔利水消肿。水湿退则气机畅，清升浊降，胸闷、头晕自释。

**医案 62** 刘某，女，38 岁。

低热头晕，耳鸣心悸，不寐，舌苔厚腻，湿浊中阻，胸闷。暑天湿热为患，气机困遏失展。

甘露消毒丹加减。

藿香 3 钱，佩兰 3 钱，滑石 4 钱，茵陈 3 钱，黄芩 3 钱，石菖蒲 3 钱，木通1钱，川贝母粉1钱（冲服），射干1钱半，带心连翘3钱，薄荷1钱（后下），白豆蔻1钱，青蒿3钱，牛黄清心丸5粒（包煎），配4剂。

**按语：** 暑湿困遏气机则胸闷，暑必夹热则低热，暑湿蒙窍则头晕耳鸣，暑热扰心则心悸失眠。选甘露消毒丹，利湿化浊，清热解毒，以祛暑湿。方中重用滑石、茵陈、黄芩，其中滑石清利湿热而解暑，茵陈清利湿热而退黄，黄芩清热解毒而燥湿；另以石菖蒲、白豆蔻、藿香、薄荷、芳香化浊，行气醒脾；以射干、川贝母降肺气，利咽喉；以木通助滑石、茵陈清利湿热；以连翘助黄芩清热解毒。

**医案63** 王某，女，23岁。

腰酸腹胀，溲黄，夜寐欠安，肝肾两亏，少腹隐痛，气滞湿凝。

先以理气渗湿。

制香附3钱，延胡索3钱，金铃子3钱，路路通3钱，炒陈皮、炒青皮各1钱半，沉香曲3钱，山楂3钱，赤茯苓、白茯苓各3钱，车前子3钱（包煎），泽泻3钱，鲜芦根、鲜茅根各1两（另煎），郁金1钱半，配4剂。

**按语：** 少腹隐痛，腰酸腹胀，气滞湿凝，脉络郁阻，不通则痛胀交作。此案，素体肝肾两亏，新病气滞湿凝。素体为本，新邪为标。急则治标，先以理气渗湿为法。方中制香附、延胡索、金铃子、路路通、炒陈皮、炒青皮、沉香曲、山楂、郁金理气行气，活络去痛；赤茯苓、白茯苓、车前子、泽泻、鲜芦根、鲜茅根渗湿利水。

**医案64** 史某，女，60岁。

脾受湿困，神倦乏力，午后低热。

运脾燥湿清热。

炒苍术3钱，炒陈皮1钱半，姜半夏3钱，焦神曲3钱，山楂3钱，焦谷芽、焦麦芽各4钱，茯苓3钱，焦薏苡仁3钱，焦车前子3钱（包煎），泽泻3钱，黄芩3钱，黄柏3钱，指迷茯苓丸3钱（包煎），配4剂。

**按语：** 暑湿困脾，气机郁滞，则神倦乏力；湿遏热伏，则午后低热。以炒苍术、炒陈皮、姜半夏、焦神曲、山楂、焦谷芽、焦麦芽、茯苓、焦薏苡仁燥湿运脾，以焦车前子、泽泻、黄芩、黄柏、指迷茯苓丸利湿燥湿清热。指迷茯苓丸由制半夏、茯苓、玄明粉、炒枳壳组成，具有燥湿和中、化痰通络的功效。

**医案 65** 嵇某，女，28 岁。

月经 6 月 13 日行经，6 月 15 日经净，腰酸头晕，四肢乏力，小溲色黄，少腹作痛，大便干结，肠胃运化失常，两膝浮肿。

燥湿清热，运化中州，补益肝肾。

陈皮 1 钱半，焦薏苡仁 4 钱，苍术、白术各 3 钱，栀子 3 钱，瓜蒌 4 钱，炒枳壳 1 钱半，北沙参 3 钱，石斛 3 钱，白芍 3 钱，续断 3 钱，桑寄生 3 钱，狗脊 3 钱，地骨皮 4 钱，鲜芦根、鲜茅根各 1 两（去芯），火麻仁丸 3 钱（吞服），配 4 剂。

**按语：**湿热困阻，四肢乏力，小溲色黄，以陈皮、焦薏苡仁、苍术、白术、栀子、地骨皮、鲜芦根、鲜茅根燥湿清热；肠胃气滞，运化失常，则少腹作痛，大便干结，以瓜蒌、炒枳壳、北沙参、石斛、白芍、火麻仁丸行气生津通腑；腰酸头晕，肾气不足，以续断、桑寄生、狗脊壮腰补肾。

**医案 66** 侯某，女，30 岁。

泛恶胸闷，口干苦少津，咽关哽阻。

降逆化痰利咽。

代赭石 4 钱，地骨皮 4 钱，制香附 3 钱，厚朴 1 钱，陈皮 1 钱半，姜半夏 3 钱，焦神曲 3 钱，焦山楂 3 钱，绿萼梅 8 分，旋覆花 3 钱（包煎），姜竹茹 3 钱，砂仁壳 1 钱半，姜黄连 1 钱，左金丸 7 分（吞服），配 4 剂。

**按语：**气郁气逆，则泛恶胸闷；郁久生热化火，火灼津为痰，津伤火炎则口干苦少津；痰凝气阻于咽，则咽关哽阻。上逆者降之，痰凝者化之。以旋覆花、代赭石降气化痰；以姜半夏、制香附、厚朴、陈皮、焦神曲、焦山楂、绿萼梅、砂仁壳化痰理气快咽；以左金丸、姜竹茹、姜黄连清肝泻火，化痰利咽。

**医案 67** 俞某，女，55 岁。

舌苔黄腻，湿浊中阻，湿缠周身作痒，大便干结，头晕乏力。

清热燥湿解毒。

桑叶、菊花各 3 钱，金银花 3 钱，连翘 3 钱，泽泻 3 钱，牡丹皮 3 钱，焦车前子 3 钱（包煎），枸杞子 3 钱，地骨皮 4 钱，赤茯苓、白茯苓各 3 钱，苍术、白术各 3 钱，焦薏苡仁 3 钱，荷叶 1 方，配 4 剂。

**按语：**风热夹暑湿，犯上则头晕乏力，湿缠肌肤则周身作痒，湿浊中阻则舌苔黄腻、大便干结。以桑叶、菊花、金银花、连翘疏风清热，以泽泻、焦车前子、地骨皮、赤茯苓、白茯苓、苍术、白术、焦薏苡仁、荷叶解暑利湿化湿，佐以枸杞子、牡丹皮调肝肾。

**医案 68** 杨某，女，37 岁。

月经 6 月 11 日行，6 月 17 日经净，头晕乏力，腰尻酸楚，带多，周身骨楚，不寐，肝经火旺。

清肝火，养心神，祛风湿。

珍珠母 1 两，白芍 3 钱，料豆衣 3 钱，枸杞子 3 钱，白蒺藜 3 钱，北沙参 3 钱，茯神 3 钱，远志 1 钱半，枣仁粉 1 钱（冲服），夜交藤 1 两，麦冬 3 钱，朱砂安神丸 3 钱（吞服），配 4 剂。

**配服：** 风湿药丸 10 粒。

**按语：** 肝为刚脏，赖肾水以滋养，如肾水不足，水不涵木或肝郁化火，火盛伤阴，以致肝阳上亢，肝风内动，则头晕乏力；思虑劳心过度，以致营血亏虚，阴精暗耗，心火内扰，心神不安，则不寐；肾主骨，肾水不足，骨质失养，又风湿为患，外犯经络骨节，则周身骨楚，腰尻酸楚；湿邪下趋，带脉失约，则带下量多。以珍珠母、白芍、料豆衣、枸杞子、白蒺藜滋水涵木，平肝潜阳；以北沙参、茯神、远志、枣仁粉、夜交藤、麦冬、朱砂安神丸养心阴，安心神。以汤药滋肾水，养骨质，加服风湿药丸祛风湿，则周身骨楚释，而带下止。

**医案 69** 张某，女，25 岁。

月经将近临期，少腹胀痛，肝肾不足，肝气内郁，冲任失调，多梦，头晕。

补肝肾，疏肝气，养心经。

炒党参 3 钱，山药 3 钱，枸杞子 3 钱，补骨脂 3 钱，菟丝子 3 钱，白芍 3 钱，料豆衣 3 钱，白蒺藜 3 钱，茯神 3 钱，夜交藤 1 两，灯心草 3 扎，杞菊地黄丸 3 钱（吞服），配 4 剂。

**按语：** 肝肾不足则头晕，肝气内郁则少腹胀痛，神失所养则多梦。以党参、山药、枸杞子、补骨脂、菟丝子、白芍、料豆衣、杞菊地黄丸补益肝肾，以白蒺藜平肝疏肝，以茯神、夜交藤、灯心草养心神。

**医案 70** 肖某，女，45 岁。

子宫坠胀，头晕腰酸轻现，肝肾不足，舌苔厚腻。

夏令暑湿困土，当先燥湿运脾，化滞解暑。

陈皮1钱半，半夏3钱，薏苡仁3钱，茯苓3钱，茵陈3钱，青蒿梗3钱，苍术3钱，焦神曲3钱，谷芽、麦芽各4钱，炙鸡内金1钱，左金丸7分（吞服），荷梗1尺许，配4剂。

**按语：** 子宫坠胀，头晕腰酸轻现，应以调治，舌苔厚腻，暑湿困土，亦不可忽略。前者为本，后者为标。治标为先，以陈皮、半夏、薏苡仁、茯苓、茵陈、青蒿梗、苍术燥湿运脾，以焦神曲、谷芽、麦芽、炙鸡内金、左金丸、荷梗化滞解暑。

**医案71** 吴某，女，60岁。

风邪夹痰湿交阻，中焦不畅，舌苔厚腻，脉浮数。

拟祛邪化滞。

藿香、佩兰各3钱，炒陈皮1钱半，姜半夏3钱，焦神曲3钱，炙鸡内金3钱，荆芥、防风各3钱，羌活、独活各3钱，炒牛蒡子3钱，蝉蜕1钱半，赤茯苓3钱，通草1钱，郁金1钱半，纯阳正气丸3钱（吞服），配3剂。

**按语：** 湿邪伤人，常兼寒、热、风。湿邪侵入人体，可以寒化，可以热化。此案，暑湿滞于中焦，中焦不畅，舌苔厚腻，脉浮数。湿、寒、风具在。以藿香、佩兰、炒陈皮芳香化湿，姜半夏苦温燥湿化痰，赤茯苓、通草、郁金淡渗利湿，焦神曲、炙鸡内金防治食滞，荆芥、防风、羌活、独活祛风胜湿，炒牛蒡子、蝉蜕疏风利咽，纯阳正气丸治疗暑天感寒受湿。

**医案72** 盛某，女，19岁。

少腹隐痛，腰尻酸楚，心悸胸闷，形体消瘦，胃呆纳少。闭经。

健胃消食，补益肝肾，补气生血。

陈皮1钱半，焦谷芽、焦麦芽各4钱，焦神曲3钱，砂仁壳、蔻仁壳各5分，茯苓3钱，白芍3钱，续断3钱，桑寄生3钱，狗脊3钱，党参3钱，熟地黄4钱，菟丝子4钱，炙甘草1钱，党参养荣丸3钱（包煎），大枣1两，配4剂。

**按语：** 胃呆纳少，脾运失司，气血乏源，冲任无养，则成闭经；脾主肌肉，气血不足，则形体消瘦；血有濡润作用，血少气滞，则冲脉、肝经阻塞而少腹隐痛；肾虚则腰酸。以陈皮、焦谷芽、焦麦芽、焦神曲、砂仁壳、蔻仁壳、茯苓、党参、大枣、炙甘草助胃消化，助脾运化，令气血生化有源；

以白芍、续断、桑寄生、狗脊、熟地黄、菟丝子补肾填精化血；以党参养荣丸益气补血养心。

**医案73** 林某，女，36岁。

风湿内蕴，络道失和，小溲清。

活血祛风，疏筋活络。

当归3钱，秦艽3钱，羌活、独活各2钱，防己3钱，桑枝3钱，丝瓜络3钱，威灵仙3钱，茯神3钱，远志1钱半，枣仁粉1钱（冲服），夜交藤1两，舒筋活络丸1粒（吞服），配4剂。

**按语：** 此案，属痹证类，乃气血为病邪阻闭而致。即人体肌表经络遭风寒湿邪侵袭后，使气血运行不畅。本患者，风湿内蕴，络道失和，不通则痛，故肢体关节疼痛。方中以当归养血活血，以羌活、独活、秦艽、防己、桑枝、丝瓜络、威灵仙、舒筋活络丸祛风疏筋活络，故以茯神、远志、枣仁粉、夜交藤养心通络，以防邪入。

**医案74** 蒋某，女，28岁。

低热头晕，胃呆泛恶，腹胀，风邪夹滞交阻，肠胃运化失常，溲黄赤。

利湿疏风清热。

赤茯苓、白茯苓各3钱，桑叶3钱，金银花3钱，菊花3钱，牡丹皮3钱，泽泻3钱，茵陈3钱，栀子3钱，黄芩3钱，地骨皮3钱，旋覆花3钱（包煎），苍术、白术各3钱，鲜芦根、鲜茅根各1两，左金丸7分（吞服），配4剂。

**配服：** 六味地黄丸1瓶，安神补心丸1瓶。

**按语：** 湿热熏蒸，而现低热；湿蒙清阳则头晕；湿困脾胃，胃气上逆，脾运阻滞，则胃呆泛恶，腹胀；溲黄赤，湿热也。以赤茯苓、白茯苓、泽泻、茵陈、栀子、黄芩、鲜芦根、鲜茅根利湿燥湿清热，以桑叶、金银花、菊花疏风清热，以牡丹皮、地骨皮退低热，以旋覆花、苍术、白术、左金丸理气运脾泻肝火。

**医案75** 金某，女，38岁。

生育4胎，月经6月5日行经，6月11日净，腰酸头晕，四肢乏力，面目浮肿，带多不止，夜寐不安，肝木偏旺，肾水不足，咽哽，溲赤。

疏肝理气，化痰利咽。

制香附 3 钱，旋覆花 3 钱（包煎），海蛤壳 4 钱，沉香、降香各 5 分，柴胡 2 钱，金铃子 3 钱，焦谷芽、焦麦芽各 4 钱，炙鸡内金 3 钱，瓜蒌 4 钱，左金丸 7 分（吞服），佛手 1 钱半，鲜芦根、鲜茅根各 1 两（去节），配 4 剂。

**按语：**肝气郁结，郁热化火，火热灼津为痰。痰凝气阻于咽，则咽哽；火热腾上，热壅于面，则面目浮肿；邪火扰神，则夜眠不安；肝火耗损肾水，则肾虚头晕；肝木乘土，脾虚则四肢乏力。以制香附、旋覆花、沉香、降香、柴胡、金铃子、佛手疏肝理气，以瓜蒌、海蛤壳、焦谷芽、焦麦芽、炙鸡内金化痰利咽，左金丸清肝泻火，鲜芦根、鲜茅根生津养阴。肝气疏，痰火化，气火清，则诸病去。

**医案 76** 陈某，女，31 岁。

腰尻酸楚，头晕乏力，心悸，四肢软弱，肝肾两亏，多梦。

养心神，补肝肾。

茯神 3 钱，远志 1 钱半，枣仁粉 1 钱（冲服），夜交藤 1 两，灯心草 3 扎，麦冬 3 钱，合欢皮 3 钱，五味子 1 钱，续断 3 钱，桑寄生 3 钱，狗脊 3 钱，补骨脂 3 钱，菟丝子 3 钱，杞菊地黄丸 3 钱（包煎），配 4 剂。

**配服：**壮腰健肾丸 1 瓶，人参养荣片 1 瓶。

**按语：**虚火扰心则心悸多梦，肾精亏损则腰尻酸楚，精少髓海不足则头晕乏力，脾虚则四肢软弱。以茯神、远志、枣仁粉、夜交藤、灯心草、麦冬、合欢皮、五味子、杞菊地黄丸、人参养荣片滋水济火，养心定悸；以续断、桑寄生、狗脊、补骨脂、菟丝子、壮腰健肾丸补肝肾，壮腰膝。

**医案 77** 罗某，女，30 岁。

月经 6 月 7 日行经，6 月 12 日净，肝阳化风上扰，头痛眩晕，腰尻酸楚，四肢乏力，胃呆泛恶，不寐。

祛风平肝，滋肾补心。

桑叶、菊花各 3 钱，石决明 4 钱，白芍 3 钱，料豆衣 3 钱，枸杞子 3 钱，白蒺藜 3 钱，珍珠母 1 两，龙齿 4 钱，北沙参 3 钱，连翘 3 钱，蔓荆子 3 钱，细辛 5 分，藁本 3 钱，川芎茶调散 3 钱（包煎），配 5 剂。

**配服：**六味地黄丸 1 瓶，安神补心丸 1 瓶。

**按语：**此案肝阳上亢，外犯风邪。肾水不足，水不涵木，肝阳上亢，上冒颠顶，而头痛眩晕；肝气横逆犯胃，则胃呆泛恶，犯脾则四肢乏力；肝失疏泄，水不济火，火扰心神，则不寐。调内以桑叶、菊花、石决明、白芍、料豆衣、枸杞子、白蒺藜、珍珠母、龙齿、北沙参、连翘、六味地黄丸、安神补心丸滋水涵木，平肝潜阳；祛外以川芎茶调散、蔓荆子、细辛、藁本疏风散寒。

**医案78** 郭某，女，18岁。

月经6月11日行经，6月15日经净，小溲短数而见失禁，湿袭膀胱，气化失司，腰酸头晕。

利湿清热，补肾缩泉。

赤茯苓、猪苓各3钱，泽泻3钱，车前子3钱（包煎），木通1钱，柴胡炭2钱，枳壳1钱半，桔梗1钱，覆盆子3钱，菟丝子3钱，补骨脂3钱，滑石4钱（包煎），甘草梢1钱，生地黄4钱，牡丹皮3钱，白茅根1两，缩泉丸3钱（吞服），配3剂。

**配服：**抗炎灵2袋。

**按语：**此案为湿热下注，气化失司，肾虚气弱，虚实夹杂。以赤茯苓、猪苓、泽泻、车前子、木通、柴胡炭、枳壳、桔梗、滑石、甘草梢、生地黄、牡丹皮、白茅根、抗炎灵清热泻火，利水通淋；覆盆子、菟丝子、补骨脂、缩泉丸补肾缩泉，扶助州都。

**医案79** 杨某，女，34岁。

低热胸闷，四肢乏力，脚底痛，牙龈浮肿疼痛。

利湿清热解毒。

赤茯苓、白茯苓各3钱，炒银柴胡3钱，青蒿3钱，牡丹皮3钱，连翘3钱，金银花3钱，地骨皮4钱，黄芩3钱，泽泻3钱，炙鳖甲3钱，炒白薇3钱，鲜茅根1两，甘露消毒丹3钱（吞服），配4剂。

**按语：**素体阴虚，暑湿困遏，热郁气阻，则低热胸闷；脾主四肢，龈属阳明，湿气蕴脾，胃热上炎，则四肢乏力、牙龈肿痛。以赤茯苓、白茯苓、连翘、金银花、黄芩、泽泻利湿清热，以炒银柴胡、青蒿、牡丹皮、地骨皮、炙鳖甲、炒白薇、鲜茅根养阴透热，以甘露消毒丹利湿化浊。

**医案80** 陈某，女，27岁。

月经将近临期，心悸腹痛，胸闷不畅。

理气宽胸，补肾调经。

制香附3钱，延胡索3钱，木香1钱，紫苏梗3钱，焦白术3钱，陈皮1

钱半，吴茱萸5分，砂仁壳5分，续断3钱，桑寄生3钱，狗脊3钱，丝瓜络3钱，配4剂。

**按语：**月经临期，血涌气郁，则胸闷不畅、心悸。以制香附、延胡索、木香、吴茱萸理气调经，散寒止痛；以紫苏梗、焦白术、陈皮、砂仁壳、丝瓜络理气宽胸；以续断、桑寄生、狗脊补肾调经。经期杂病出现时，要明辨这些症状与月经之间的关系，在以调经为治疗原则的基础上，分清轻、重、缓、急，分清主次治之。

**医案81** 金某，女，30岁。

生育3胎，自然流产1次，绝育，月经6月17日行经，6月20日经净，不寐，肝肾两亏，带多秽臭，四肢乏力，胃呆纳少，周身骨楚。

化滞补肾，清肝疏肝。

陈皮1钱半，焦谷芽、焦麦芽各4钱，砂仁壳、蔻仁壳各5分，菟丝子3钱，续断3钱，桑寄生、桑椹各3钱，狗脊3钱，补骨脂3钱，煅龙骨、煅牡蛎各4钱，愈带丸3钱（包煎），左金丸7分（吞服），配4剂。

**按语：**脾运失司则四肢乏力，食纳不化则胃呆纳少，带脉失约则带多秽臭；肾主骨，肾虚则周身骨楚；肝主疏泄，肝虚疏泄失司则不寐。以陈皮、焦谷芽、焦麦芽、砂仁壳、蔻仁壳、左金丸运脾化滞，泻火降逆，以畅中焦，中焦畅则带下止；以菟丝子、续断、桑寄生、桑椹、狗脊、补骨脂补肝肾壮筋骨；以煅龙骨、煅牡蛎、愈带丸止带。带下的主要原因是脾虚肝郁，湿热下注或肾气不足，下元亏损，亦有因感受湿毒引起者。而中焦食滞也能导致带下者，则为一般所不知。食滞中焦，食滞湿生，湿热下注，带脉失约，则带下量多，当此之时，非消导中焦则不能止其带下。

**医案82** 陈某，女，29岁。

胸闷骨楚，四肢麻木，寒湿凝滞中阻，心悸气短，头晕乏力，脉濡数，苔根腻。

芳化化滞，祛风活络。

藿香梗、紫苏梗各3钱，佩兰梗3钱，姜厚朴1钱，陈皮1钱半，姜半夏3钱，焦神曲3钱，山楂3钱，制香附3钱，羌活、独活各2钱，防己3钱，丝瓜络3钱，秦艽3钱，郁金1钱半，左金丸7分（吞服），佛手1钱半，配4剂。

**按语：** 脾主四肢，亦主肌肉，湿邪困脾，四肢麻木；湿凝筋骨，则周身骨楚；湿浊困遏，清阳不能伸展，故头晕乏力；湿困气机，气机阻滞，则胸闷心悸气短。以藿香梗、紫苏梗、佩兰梗、姜厚朴、陈皮、姜半夏、焦神曲、山楂、制香附、佛手、左金丸芳香化湿，运化中焦；以羌活、独活、防己、丝瓜络、秦艽、郁金祛风活络，活血行气。

**医案83** 何某，女，30岁。

经净后小溲发热，午后低热，湿热下注膀胱，气化失司。

清利湿热。

赤茯苓、白茯苓各3钱，车前子3钱（包煎），泽泻3钱，薏苡仁4钱，炒枳壳1钱半，白芍3钱，连翘3钱，地骨皮4钱，生地黄4钱，茵陈4钱，青蒿3钱，炙鳖甲3钱，鲜芦根1两，配4剂。

**按语：** 小溲发热，湿热之症；午后低热，阴虚之象。赤茯苓、白茯苓、车前子、泽泻、薏苡仁、连翘、茵陈、炒枳壳清利湿热；白芍、地骨皮、生地黄、青蒿、炙鳖甲、鲜芦根养阴清热。

**医案84** 陈某，女，38岁。

肾虚肝旺，腰尻酸楚，四肢乏力，头晕目糊。

滋水涵木。

当归3钱，续断3钱，桑寄生、桑椹各4钱，补骨脂3钱，熟地黄4钱，骨碎补4钱，菟丝子3钱，炒白芥子3钱，制乳香1钱半，青娥丸3钱（包煎），大枣1两，石斛3钱，沙参3钱，配4剂。

**配服：** 壮腰健肾丸1瓶。

**按语：** 肾虚则腰尻酸楚，肝旺则头晕目糊，肝木犯土，脾运失司则四肢乏力。以续断、桑寄生、补骨脂、骨碎补、制乳香、当归、白芥子、壮腰健肾丸补肾壮腰，活血通络；以桑椹、熟地黄、菟丝子、石斛、沙参滋水涵木，养肝明目；以青娥丸补肾强腰，清上明目；以大枣调和药味。

**医案85** 陈某，女，14岁。

月经6月20日行经，断续6天未净，腹痛已减，肾虚肝旺，冲任失调。

疏肝养心，健脾补肾。

当归3钱，制香附炭3钱，炒延胡索1钱，焦白术3钱，续断3钱，桑寄生、桑椹各3钱，狗脊3钱，补骨脂3钱，菟丝子3钱，炒远志1钱半，枣仁粉 1 钱（冲服），归脾丸 3 钱（包煎），配 4 剂。

**按语：**以当归、制香附炭、炒延胡索疏肝藏血；以焦白术、炒远志、枣仁粉、归脾丸养心主血，健脾摄血；以续断、桑寄生、桑椹、狗脊、补骨脂、菟丝子补肾固经。肝、心、脾、肾四脏功能正常，则经血自调。

**医案 86**　陈某，女，27 岁。

不寐，咽红肿痛，牙龈浮胀，肝经火旺。

祛风清肝解毒，佐以养心安神。

桑叶、菊花各 3 钱，金银花 3 钱，连翘 3 钱，牡丹皮 3 钱，泽泻 3 钱，黄芩 3 钱，茯神 3 钱，炒远志 1 钱半，枣仁粉 1 钱（冲服），夜交藤 1 两，麦冬 3 钱，地骨皮 4 钱，枸杞子 3 钱，白蒺藜 3 钱，玉泉散 3 钱（包煎），龙胆泻肝丸 3 钱（包煎），配 3 剂。

**配服：**抗炎灵 1 袋，苦胆草片 1 袋。

**按语：**风热上炎，热壅血瘀，则咽红肿痛，牙龈浮胀；肝经火旺，母病及子，心火扰神，则不寐。以桑叶、菊花、金银花、连翘、牡丹皮、泽泻、黄芩、玉泉散、抗炎灵片、苦胆草片疏风清热，利咽消胀；以龙胆泻肝丸、茯神、炒远志、枣仁粉、夜交藤、麦冬、地骨皮、枸杞子、白蒺藜清肝利湿，清心安神。

**医案 87**　徐某，女，29 岁。

月经 6 月 19 日行经，6 月 24 日经净，腰背酸楚，四肢乏力，心悸怔忡，夜寐欠安。

补脾肾，养心神。

党参 3 钱，炙黄芪 3 钱，山药 3 钱，制黄精 3 钱，玉竹 3 钱，续断 3 钱，补骨脂 3 钱，菟丝子 3 钱，熟地黄 4 钱，狗脊 3 钱，远志 1 钱半，枣仁 1 钱，夜交藤 1 两，补中益气丸 3 钱（包煎），大枣 1 两，配 4 剂。

**按语：**月经干净后，体虚正气不足。脾虚则四肢无力，肾虚则腰背酸楚，心虚则心悸怔忡、夜寐不安。以党参、炙黄芪、补中益气丸补脾益气；以山药、制黄精、续断、补骨脂、菟丝子、熟地黄、狗脊补肾壮腰；以玉竹、远志、枣仁、夜交藤、大枣养心安神。

**医案 88**　刘某，女，46 岁。

肝木偏旺，头晕胸闷，脊背酸疼，不寐，低热，建议胸透。

养阴退热。

石斛3钱，北沙参3钱，白芍3钱，茯苓3钱，料豆衣3钱，枸杞子3钱，白蒺藜3钱，玄参3钱，地骨皮4钱，茵陈3钱，栀子3钱，车前子3钱（包煎），泽泻3钱，黄柏3钱，鲜芦根、鲜茅根各1两，配4剂。

**按语：** 虽然症现头晕胸闷，脊背酸疼，不寐，但低热为主要问题。此案低热，系阴虚夹湿，故以石斛、北沙参、白芍、料豆衣、枸杞子、白蒺藜、玄参、地骨皮养阴退热；以茵陈、栀子、车前子、茯苓、泽泻、黄柏、鲜芦根、鲜茅根利湿清热。

**医案89** 喻某，女，30岁。

胸闷窒塞，心悸怔忡，腰尻酸楚，头晕乏力，大便干结（便前腹痛），低热。

清火导便。

茵陈4钱，栀子3钱，黄芩3钱，青蒿3钱，地骨皮4钱，枸杞子3钱，白蒺藜3钱，白芍3钱，料豆衣3钱，制香附3钱，炒陈皮1钱半，采云曲3钱（包煎），配4剂。

**按语：** 此案低热，由湿热食滞兼有阴虚所致。湿阻气滞，则胸闷窒塞、大便干结、便前腹痛；湿热扰心，则心悸怔忡；湿困腰尻，络脉不和，则腰尻酸楚；湿蒙清窍，清阳不得升展，则头晕乏力。以茵陈、栀子、黄芩清湿热；以制香附、炒陈皮、采云曲化食滞；以青蒿、地骨皮、枸杞子、白蒺藜、白芍、料豆衣养阴退热。

**医案90** 潘某，女，51岁。

咳嗽无痰，胸闷不畅，四肢无力，风邪存于太阴。

祛风降气，清肃太阴。

陈皮1钱半，浙贝母1钱，白前、前胡各3钱，苏子3钱，仙半夏3钱，款冬花3钱，莱菔子3钱，白芥子3钱，旋覆花3钱（包煎），代赭石4钱，炙马兜铃3钱，炙甘草1钱，炙枇杷叶3钱（包煎），荆芥3钱，配4剂。

**按语：** 此案，外犯风燥，肺失宣肃，咳嗽无痰，胸闷不畅；母盗子气，脾运失司，则四肢无力。以陈皮、浙贝母、白前、前胡、苏子、仙半夏、款冬花、莱菔子、白芥子化痰润肺；以荆芥、旋覆花、代赭石、炙马兜铃祛风降气；炙甘草、炙枇杷叶清肃太阴。

**医案 91** 俞某，女，32 岁。

气营两亏，形体消瘦，神疲肢软，肝肾两亏，心阴不足，多梦，两膝浮肿。

健脾养心，补益肝肾。

炒党参 4 钱，炙黄芪 4 钱，续断 3 钱，桑寄生 3 钱，狗脊 3 钱，菟丝子 3 钱，焦白术 3 钱，山药 3 钱，炒远志 1 钱半，枣仁粉 1 钱（冲服），夜交藤 1 两，大枣 1 两，青娥丸 3 钱（包煎），配 5 剂。

**配服：** 女金丹 10 粒。

**按语：** 脾主运化，脾主肌肉，为气血生化之源，脾统四肢，脾虚则肌肉失养，统帅无力，则形体消瘦，神疲肢软；心藏神，主血脉，血虚血不养神则多梦，血不利则为水而两膝浮肿；肝肾不足，腰膝亦病。以炒党参、炙黄芪、焦白术、炒远志、枣仁粉、夜交藤、大枣健脾养心；以续断、桑寄生、狗脊、菟丝子、山药、青娥丸、女金丹补益肝肾。

**医案 92** 张某，女，34 岁。

面目浮肿，腰尻酸楚，纳谷胸脘作胀，口苦，少寐，四肢乏力。

利水消肿，调养心肾，五皮饮加减。

陈皮 1 钱半，白术皮 3 钱，冬瓜皮 3 钱，大腹皮 3 钱，防己 3 钱，泽泻 3 钱，牡蛎 1 两，茯神 3 钱，炒远志 1 钱半，枣仁粉 1 钱（冲服），夜交藤 1 两，灯心草 3 扎，麦冬 3 钱，五味子 1 钱，大枣 1 两，配 4 剂。

**按语：** 水湿之邪，浸渍头面，则头面浮肿；脾失健运，则胸脘作胀，四肢乏力。以陈皮、白术皮、冬瓜皮、大腹皮、防己、泽泻利水消肿。心阴不足，心神失养则少寐，肾虚则腰尻酸楚。以牡蛎、茯神、炒远志、枣仁粉、夜交藤、大枣、灯心草、麦冬、五味子养心补肾。

**医案 93** 卢某，女，36 岁。

四肢浮肿，腰尻酸楚，少腹作胀，脾肾两亏，肝木偏旺。

健脾利水，滋肾平肝。

陈皮 1 钱半，冬瓜皮 3 钱，连皮苓 3 钱，白术皮 3 钱，防己 3 钱，泽泻 3 钱，牛膝 3 钱，龙齿 4 钱，磁石 4 钱，料豆衣 3 钱，枸杞子 3 钱，石决明 4 钱，杞菊地黄丸 3 钱（包煎），配 4 剂。

**按语：** 脾运失司，水液潴留，泛溢肌肤，四肢浮肿，肝肾不足，肾虚则腰尻酸楚，肝郁则少腹作胀。以陈皮、冬瓜皮、连皮苓、白术皮、防己、泽泻健脾利水消肿，理气消腹胀；以牛膝、龙齿、磁石、料豆衣、枸杞子、石决明、杞菊地黄丸补肝肾，壮筋骨。其中龙齿、磁石、石决明又能平肝阳。

**医案94** 余某，女，31岁。

胸闷窒塞，腰酸，胃呆泛恶，纳少，肝脾气滞，胃气上逆。

疏肝理脾，和胃降逆。

制香附3钱，沉香、降香各5分，旋覆花3钱（包煎），郁金1钱半，神曲3钱，山楂3钱，焦谷芽、焦麦芽各4钱，大腹皮3钱，炒枳壳1钱半，左金丸7分（吞服），佛手1钱半，配4剂。

**按语**：肝气郁结，脾运不畅，则胸闷窒塞；肝木犯胃，胃气上逆，胃呆泛恶，纳少；肾府络脉不和则腰酸。以制香附、沉香、降香、佛手疏肝理气宽胸；以旋覆花、神曲、山楂、焦谷芽、焦麦芽、炒枳壳、大腹皮左金丸降逆消食和胃；以郁金活血行气止痛，通顺肾府络脉。

**医案95** 杨某，女，37岁。

患慢性肝炎10年，伴低热，继发高血压5年，生育3胎，人流1次，素有腰酸，头晕心悸。泛酸胃疼，肝气内郁，胸胁作痛。

养阴疏肝，宁心安神。

北沙参3钱，生地黄3钱，白术3钱，茯神3钱，炒远志1钱半，枣仁粉1钱（冲服），制香附3钱，金铃子3钱，乌药3钱，延胡索3钱，煅瓦楞子3钱，良附丸3钱（包煎），配4剂。

**配服**：开胸顺气丸4袋。

**二诊**：肝气内郁，腰尻酸楚，心悸怔忡。疏肝理气化滞。

制香附3钱，炒延胡索3钱，炒陈皮、炒青皮各1钱半，郁金1钱半，金铃子3钱，焦谷芽、焦麦芽各4钱，大腹皮3钱，炒枳壳1钱半，紫苏梗3钱，砂仁壳、蔻仁壳各5分，乌药3钱，左金丸7分（吞服），配4剂。

**三诊**：口唇热疮作疼，头晕乏力，腰尻酸楚，少腹作胀。化湿清热解毒。

姜厚朴1钱半，苍术、白术各3钱，陈皮1钱半，制香附3钱，炙鸡内金3钱，焦谷芽、焦麦芽各4钱，刘寄奴3钱，葫芦壳3钱，大腹皮3钱，炒枳壳1钱半，郁金1钱半，木防己3钱，射干1钱半，马勃5分，配4剂。

**四诊**：月经将近临期，气滞寒凝，少腹阵痛，腰尻酸楚。养血理气调冲任。

当归3钱，白芍3钱，枸杞子3钱，白蒺藜3钱，制香附3钱，炒陈皮、炒青皮各 1 钱半，郁金 1 钱半，金铃子 3 钱，路路通 3 钱，大腹皮 3 钱，紫苏梗 3 钱，十香丸 9 粒（吞服），配 4 剂。

**五诊**：月经 6 月 11 日行经，6 月 17 日经净，头晕乏力，腰尻酸滞，周身骨楚，不寐。平肝养阴，养心安神。

珍珠母 4 钱，白芍 3 钱，料豆衣 3 钱，枸杞子 3 钱，白蒺藜 3 钱，北沙参 3 钱，茯神 3 钱，炒远志 1 钱半，枣仁粉 1 钱（冲服），夜交藤 1 两，麦冬 3 钱，朱砂安神丸 3 钱（吞服），配 4 剂。

**配服**：风湿药丸 10 粒。

**六诊**：下午掌心发热，心烦，胸闷，四肢乏力。退虚热。

银柴胡 3 钱，青蒿 3 钱，地骨皮 4 钱，白芍 3 钱，北沙参 3 钱，料豆衣 3 钱，枸杞子 3 钱，生地黄 4 钱，连翘 3 钱，龙齿 4 钱，白蒺藜 3 钱，杞菊地黄丸 3 钱（包煎），配 4 剂。

**七诊**：低热已退，血压复常。

**按语**：慢性肝病 10 年伴低热，高血压 5 年。素有腰酸，头晕心悸。胸胁作痛。阴虚肝郁，心肾不足，肝胃不和。养阴疏肝，宁心安神。首诊，以北沙参、生地黄、制香附、金铃子、乌药养阴疏肝；以茯神、炒远志、枣仁粉宁心安神；以煅瓦楞子、白术、良附丸开胸顺气疏肝理气和胃。前后七诊，证情不断变化，方药随证施治，临时加减变通，七诊时，低热已退，血压复常。

## 二、中医外科病

**医案 96**　周某，女，29 岁。

乳房硬块，胸闷气短，心悸怔忡（脉有间歇），形体消瘦，阴虚肝旺，脾肾两亏。

化痰散结，化瘀消肿。

橘核、橘叶各 3 钱，皂角刺 3 钱，黄药子 3 钱，夏枯草 3 钱，三棱、莪术各 1 钱半，郁金 1 钱半，炒延胡索 3 钱，木通 3 钱，苍术、白术各 3 钱，左金丸 7 分（吞服），配 4 剂。

**配服**：安神补心丸 1 袋。

**按语**：肝火灼津为痰，痰火炼久成核，痰核着于乳房则现乳房硬块；气郁则胸闷气短；肝火扰心则心悸怔忡；阴虚者形体瘦。以橘核、橘叶、皂角刺、黄药子、夏枯草、木通、苍术、白术化痰散结；以三棱、莪术、郁金、炒延胡索破瘀消块；以左金丸泻肝火，安神补心丸定心悸。

**医案97** 李某，女，38岁。

乳房胀痛有块，夜寐较安，肝气内郁，冲任失调，月经临期未行。

化痰软坚，破气散结。

橘核、橘叶各3钱，瓜蒌4钱，蒲公英4钱，王不留行3钱，炙穿山甲片3钱，牡蛎1两，制香附3钱，焦神曲3钱，焦谷芽、焦麦芽各4钱，大腹皮3钱，炒枳壳1钱半，紫苏梗3钱，左金丸7分（吞服），佛手1钱半，姜厚朴1钱，苍术、白术各3钱，配5剂。

**按语：** 气阻火炼，痰积成块，塞于乳络。以炒枳壳破气，王不留行、制香附、紫苏梗、大腹皮、佛手、厚朴行气，气行气破则痰化；以橘核、橘叶、瓜蒌、蒲公英、炙穿山甲片、牡蛎、制香附、焦神曲、焦谷芽、焦麦芽、苍术、白术化痰燥湿，软坚散结化痰核；以左金丸泻肝火，散痰结。

**医案98** 侯某，女，33岁。

月经6月2日行经，6月7日经净。腰尻酸楚，四肢乏力，多梦，胃呆纳少，胸闷腹胀。

理气畅中，化暑湿，舒筋络。

陈皮1钱半，姜半夏3钱，炙鸡内金1钱半，大腹皮3钱，姜厚朴1钱，桑枝3钱，丝瓜络3钱，防己3钱，牛膝3钱，制香附3钱，左金丸7分（吞服），佛手1钱半，鲜芦根、鲜茅根各1两，地骨皮4钱（另煎），焦谷芽、焦麦芽各4钱，砂仁壳、蔻仁壳各5分，配5剂。

**配服：** 舒肝丸10粒。

**按语：** 湿困气机，肝胃不和，则腰尻酸楚，四肢乏力，胃呆纳少，胸闷腹胀。以陈皮、制香附、左金丸、佛手、姜半夏、炙鸡内金、焦谷芽、焦麦芽、大腹皮、姜厚朴疏肝气，和胃气，化湿气；桑枝、丝瓜络、防己、牛膝舒筋络；夏热汗多津伤，以鲜芦根、鲜茅根、地骨皮生津养胃；以舒肝丸疏肝和胃。

**医案99** 张某，女，27岁。

头晕乏力，不寐，甲状腺肿胀。

潜阳安神，补肾通络。

石决明 4 钱，龙齿 4 钱，五味子 1 钱，柏子仁 3 钱，炒远志 1 钱半，枣仁粉 1 钱（冲服），夜交藤 1 两，灯心草 3 扎，合欢皮 3 钱，丹参 3 钱，桑寄生、桑椹各 3 钱，丝瓜络 3 钱，桑枝 3 钱，配 5 剂。

**配服：**夏枯草膏 1 瓶。

**按语：**潜阳安神，用石决明、龙齿、五味子、柏子仁、炒远志、枣仁粉、夜交藤、灯心草、合欢皮、丹参；补肾通络，用桑寄生、桑椹、丝瓜络、桑枝；夏枯草能清肝火散郁结，以治本案甲状腺肿胀。

**医案 100** 邹某，女，28 岁。

甲状腺瘤，婚后 4 年，生育 1 胎，便溏薄，多梦，口干唇燥，心烦而躁，胸闷。阴虚炼痰，脾虚生湿。

养阴化痰，健脾燥湿，软坚消瘤。

沙参 3 钱，玄参 3 钱，麦冬 3 钱，焦白术 3 钱，焦扁豆 3 钱，山药 3 钱，肉豆蔻 3 钱，郁金 1 钱半，夏枯草 3 钱，牡蛎 1 两，浙贝母 1 钱，莱菔子 3 钱，苏子 3 钱，左金丸 7 分（吞服），配 4 剂。

**配服：**夏枯草膏 1 瓶。

**按语：**以沙参、玄参、麦冬养阴化痰；以焦白术、焦扁豆、山药、肉豆蔻健脾燥湿；以夏枯草、牡蛎、浙贝母、莱菔子、苏子、左金丸、郁金、夏枯草膏软坚消瘤。

**医案 101** 冯某，女，40 岁。

胸闷气短，带多不止，头晕，四肢乏力，甲状腺大。

软坚化痰，理气宽胸。

牡蛎 1 两，夏枯草 3 钱，制香附 3 钱，沉香曲 3 钱，山楂 3 钱，郁金 1 钱半，大腹皮 3 钱，炒枳壳 1 钱半，紫苏梗 3 钱，乌药 3 钱，炙鸡内金 1 钱半，浙贝母 1 钱，绿萼梅 8 分，左金丸 7 分（吞服），配 7 剂。

**配服：**夏枯草膏 1 瓶。

**按语：**此案，痰积于颈，气郁于胸，湿注于下。痰积当化，以牡蛎、夏枯草、制香附、沉香曲、山楂、郁金、浙贝母、夏枯草膏软坚化痰；气郁宜疏，以大腹皮、炒枳壳、紫苏梗、乌药、炙鸡内金、绿萼梅、左金丸理气宽胸。上焦气畅痰化，下焦带下随之而止。

**医案 102** 冯某，女，40 岁。

甲状腺病，胸闷气短，心悸怔忡，四肢乏力，心阳不足，肝木偏旺。

平肝木，通心阳。

珍珠母 1 两，五味子 1 钱，煅龙骨、煅牡蛎各 4 钱，茯神 3 钱，丹参 3 钱，旋覆花 3 钱（包煎），代赭石 4 钱，苍术、白术各 3 钱，郁金 1 钱半，沉香、降香各 5 分，瓜蒌 3 钱，薤白 3 钱，红花 3 钱，栀子 3 钱，配 5 剂。

**配服：** 牛黄清心丸 1 瓶。

**按语：** 甲状腺病，示肝阳亢旺之象，以珍珠母、五味子、煅龙骨、煅牡蛎、茯神、丹参、栀子、旋覆花、代赭石平肝潜阳；胸闷气短，胸痹之征，以苍术、白术、郁金、沉香、降香、瓜蒌、薤白、红花化痰浊，通心阳；甲状腺病出现肝阳亢、心悸怔忡者，以牛黄清心丸清热解毒，开窍安神。

**医案 103** 王某，女，30 岁。

头晕乏力，腰酸较减，多梦，甲状腺功能亢进，心悸。

养心清肝。

茯神 3 钱，远志 1 钱半，枣仁粉 1 钱（冲服），合欢皮 3 钱，五味子 1 钱，夜交藤 1 两，白芍 3 钱，北沙参 3 钱，丹参 3 钱，夏枯草 3 钱，地骨皮 4 钱，龙胆泻肝丸 3 钱（包煎），配 5 剂。

**按语：** 甲状腺功能亢进者，多见肾水不足，肝火亢旺。肾水不足，肾府失养则腰酸；肝火上犯颠顶则头晕乏力；火扰心神则心悸多梦。以茯神、远志、枣仁粉、合欢皮、五味子、夜交藤镇心安神；以白芍、北沙参、丹参、夏枯草、地骨皮、龙胆泻肝丸养肝清肝泻火。

## 三、中医妇科病

**医案 104** 施某，女，40 岁。

妊娠两个月，少腹隐疼，多梦，神不守舍。有高血压病史。

平肝潜阳，养神固胎为治。

石决明 4 钱，白芍 3 钱，龙齿 4 钱，枸杞子 3 钱，焦薏苡仁 3 钱，北沙参 3 钱，玄参 3 钱，茯神 3 钱，夜交藤 1 两，桑麻丸 3 钱（包煎），苎麻根 3 钱，南瓜蒂 2 只，配 4 剂。

**按语：** 血荫胚胎，心肝血虚。血络失润则少腹隐痛，血不养神则多梦。今肝血不足，肝阳易亢。当以平肝潜阳，养神固胎为治。平肝潜阳，虑有碍胎。然，经有"有故无殒，亦无殒也"之语，故投之无虞。

**医案 105** 徐某，女，29 岁。

生育 1 胎 4 个月余，断乳 3 个月，月经 5 月 17 日行，22 日干净，肩腰酸楚，神疲乏力，不寐，四肢畏寒。暑湿困阻，络脉不和。

化湿运脾活络。

藿香梗、紫苏梗各 3 钱，佩兰梗 3 钱，陈皮 1 钱半，姜半夏 3 钱，神曲 3 钱，山楂 3 钱，谷芽、麦芽各 4 钱，大腹皮 3 钱，防己 3 钱，丝瓜络 3 钱，砂仁壳、蔻仁壳各 5 分，左金丸 7 分（吞服），配 4 剂。

**配服：** 壮腰健肾丸 10 粒。

**按语：** 产后体虚，暑湿困阻。体虚以壮腰健肾丸。湿困以藿香梗、紫苏梗、佩兰梗、陈皮、姜半夏、神曲、山楂、谷芽、麦芽、大腹皮、防己、丝瓜络、砂仁壳、蔻仁壳芳化渗利之。

**医案 106** 崔某，女，30 岁。

月经 6 月 5 日行经，腰尻酸楚，经期乳胀。求嗣。

通管一号方加琥珀粉 3 分冲服。

当归 4 钱，川芎 1 钱半，丹参 3 钱，制香附 3 钱，益母草 3 钱，红花 3 钱，泽兰 3 钱，牛膝 3 钱，桃仁 3 钱，桑寄生 3 钱，炒延胡索 3 钱，郁金 1 钱半，路路通 3 钱，红月季花 3 钱，琥珀粉 3 分（冲服），配 3 剂。

**配服：** 红月季花 2 两（分 3 天煎服）。

**按语：** 通管一号方与二号方专治不孕，须在月经来潮第 2 天开始煎服。煎服法为，于月经来潮第 2 天开始煎服，单方月季花单煎，单服。复方 3 剂，每天 1 剂，每剂两煎，头煎时加红糖 1 匙煎。即，每天取月季花 20g，放 4 小碗水，1 匙红糖，大火熬成 1 碗，去药渣，药汤内加 1 匙黄酒调服。月季花药汤服后 1 小时，服复方头煎，8 小时后，不服月季花药汤，单服复方两煎，服药后有肠鸣、腹泻的药物反应。

**医案 107** 顾某，女，29 岁。

求嗣，服通管方，反应良，有经漏病史，腰尻酸楚，肝脾藏统失司。

以藏血、统血治之。

归身炭 3 钱，制香附炭 3 钱，侧柏炭 3 钱，山药 3 钱，菟丝子 3 钱，茯苓 3 钱，炒白芍 3 钱，续断 3 钱，桑寄生 3 钱，狗脊 3 钱，仙鹤草 3 钱，墨旱莲

3钱，补骨脂3钱，固经丸3钱（包煎），配3剂。

**配服：**参芪大补丸、脑灵素各1瓶。

**按语：**妇人求嗣，月经来潮之际，服通管方，方内活血行血之品偏多，经期用之，要防经血量多。此妇又因有经漏病史，为防患于未然，于服通管方后调治肝脾，以藏血、统血。治脾以参芪大补丸。治肝肾以山药、菟丝子、炒白芍、续断、桑寄生、狗脊、仙鹤草、墨旱莲、补骨脂。以归身炭、制香附炭、侧柏炭、固经丸固经止血。

**医案108** 徐某，女，17岁。

闭经，气血不盈冲任，头晕，腰尻酸楚。

补气血，调冲任。

当归3钱，泽兰3钱，赤芍、白芍各3钱，益母草3钱，红花3钱，川芎3钱，丹参3钱，鸡血藤1两，延胡索3钱，路路通3钱，郁金1钱半，牛膝3钱，肉桂1钱，女科八珍丸3钱（包煎），配7剂。

**按语：**少女气血不足，冲任失养，月经不潮，体型不胖，多以补气血，调冲任图之。

**医案109** 张某，女，25岁。

经净后，腰尻酸痛，肝阴不足，气火内盛。

以养肝潜阳降火为法。

石决明4钱，白芍3钱，龙齿4钱，料豆衣3钱，枸杞子3钱，白蒺藜3钱，茯神3钱，夜交藤1两，灯心草3扎，沙参3钱，玄参3钱，配4剂。

**配服：**脑灵素1瓶。

**按语：**经前血涌气盛阳旺，经后或血虚，或气虚，或阴虚，或气血虚，或气阴虚。本案系经后肝肾阴虚，肝阳偏旺。故以白芍、料豆衣、枸杞子、沙参、玄参养肝肾之阴，以石决明、白芍、龙齿潜降肝阳。肝阴不足者，魂失所养而见多梦少寐，故以茯神、夜交藤、灯心草安魂养神。

**医案110** 吴某，女，35岁。

经行量多不止，心肝脾三脏失职，胃呆纳少。

主血、藏血、摄血、止血并施。

归身炭3钱，熟地黄炭4钱，焦白术3钱，炮姜炭5分，地榆炭4钱，血余炭3钱（包煎），棕榈炭3钱（包煎），制香附炭3钱，阿胶珠3钱（烊化），仙鹤草 3 钱，十灰丸 3 钱（包煎），炒酸枣仁 1 钱半，炒延胡索 1 钱半，炒枳壳 1 钱，川芎 1 钱半，丹参 1 钱半，配 4 剂。

**配服：**参芪大补丸 1 瓶。

**按语：**崩漏，有寒热虚实之分，有心肝脾肺肾之辨。本案乃心主血，肝藏血，脾统血三职失能。以酸枣仁、当归炭、丹参养心主血；以制香附炭、炒延胡索、炒枳壳、川芎疏肝藏血；以焦白术、炮姜炭补脾摄血；肾主封蛰，以熟地黄炭、仙鹤草补肾止血；以地榆炭、血余炭、棕榈炭、阿胶珠止血补血。

**医案 111** 喻某，女，30 岁。

婚后 3 年不孕，有结核病史，月经将近，掌心发热。

痰凝血瘀，冲任失调。以温化痰浊，活血调经治之。

小茴香 1 钱半，肉桂 1 钱半，海带 3 钱，山药 3 钱，厚朴 1 钱，昆布 3 钱，木通 1 钱半，桔梗 3 钱，延胡索 3 钱，桃仁 3 钱，泽兰 3 钱，海藻 3 钱，枳实 3 钱，金银花 3 钱，炙百部 3 钱，配 5 剂。

**按语：**温化痰浊以小茴香、肉桂、海带、山药、厚朴、昆布、木通、桔梗、海藻、枳实；活血调经以延胡索、桃仁、泽兰。结核病，掌心热，此痨瘵之属，以银花、百部清热解毒杀虫。

**医案 112** 郑某，女，29 岁。

服通管方，反应良，气滞寒凝，冲任失调，月经初净，腹痛已减，婚后两年不孕。

以温肾益精图之。

淫羊藿 5 钱，炒党参 3 钱，肉苁蓉 3 钱，阳起石 5 钱，覆盆子 4 钱，锁阳 5 钱，补骨脂 3 钱，续断 3 钱，菟丝子 3 钱，当归 3 钱，熟地黄 4 钱，党参养荣丸 3 钱（包煎），配 4 剂。

**配服：**当归素、脑灵素各 1 瓶。

**按语：**此案婚后两年未孕，已服通管方药，反应良好。现月经方净，以温肾填精促孕为治。

**医案 113** 徐某，女，29 岁。

婚后 4 年不孕，月经 5 月 24 日行经，28 日干净，腰酸头晕，四肢乏力，乳胀未现。

以生津补气，填精促孕治之。

石斛 3 钱，白芍 3 钱，炒党参 3 钱，肉苁蓉 3 钱，五味子 3 钱，桑椹 3 钱，狗脊 3 钱，菟丝子 3 钱，熟地黄 4 钱，山药 3 钱，右归丸 3 钱（包煎），大枣 1 两，配 4 剂。

**按语：**不孕，常见阳虚宫寒、肾虚精亏、气血不足或痰湿壅盛，而阴虚精少者偶见。本案系阴虚精少，故以生津补气，填精促孕治之。然方内又加右归丸以补肾阳。先贤有言，善补阴者，必欲阳中求阴，则阴得阳升而泉源不竭，善补阳者，必欲阴中求阳，则阳得阴助而生化无穷。此之谓也。

**医案 114** 范某，女，25 岁。

闭经半年，气营两亏，腰尻酸楚，头晕乏力，带多不止。

调和冲任，而固带下。

当归 3 钱，泽兰 3 钱，红花 3 钱，制香附 3 钱，延胡索 1 钱半，川芎 1 钱半，丹参 3 钱，制黄精 3 钱，益母草 3 钱，煅龙骨、煅牡蛎各 4 钱，椿根皮 3 钱，愈带丸 3 钱（包煎），配 5 剂。

**配服：**脑灵素 1 瓶。

**按语：**调经以当归、泽兰、红花、制香附、延胡索、川芎、丹参、制黄精、益母草，止带以煅龙骨、煅牡蛎、椿根皮。带下有虚实之分，虚者有脾虚、肾虚之别，实者有痰浊、湿热、湿毒之异。本案带下虚实夹杂，以龙骨、牡蛎收敛固涩治虚带，凡遗精、滑精、遗尿、尿频、崩漏、带下、自汗、盗汗等属正虚滑脱之证，皆可用之。椿根皮苦、涩，寒，清热燥湿，收敛止带，可治湿热下注，带脉失约，赤白带下。愈带丸既调经又止带，功能益气调经，散寒止带，用于治疗气虚血亏或子宫寒湿引起的经血量少、白带量多、凝滞腹痛等。

**医案 115** 张某，女，33 岁。

求嗣，服通管方，反应良，月经已净，胀痛较减，夜眠较安，腰酸，脉细数，苔薄腻。

拟方补益肝肾，兼调冲任。

淫羊藿 5 钱，炒党参 3 钱，肉苁蓉 3 钱，阳起石 5 钱，覆盆子 4 钱，锁阳 5 钱，补骨脂 3 钱，续断 3 钱，菟丝子 3 钱，当归 3 钱，熟地黄 4 钱，党参养荣丸 3 钱（包煎），配 5 剂。

**配服：**当归素 1 瓶。

**按语：** 求嗣患者，月经来潮时服通管方药后，继服上方，以补肾填经助孕。方中党参养荣丸，由党参、白术、茯苓、炙黄芪、白芍、当归、熟地黄、肉桂、陈皮、生姜、大枣、远志、五味子等组成，能益气补血养心。当归素养血调经，补益气血。

**医案 116** 何某，女，29 岁。

月经 18 岁初潮，生育 2 胎，人流 1 次，5 月 5 日人流，5 月 11 日恶露干净，人流后 1 个月，月经未行，胸闷气短，腰脊酸楚，小便色黄，少腹隐痛。

血虚气滞，冲任不和，当养血理气调冲任。

当归 3 钱，党参 3 钱，制香附 3 钱，延胡索 3 钱，路路通 3 钱，郁金 1 钱半，炒陈皮、炒青皮各 1 钱半，川芎 1 钱半，泽兰 3 钱，益母草 3 钱，肉桂 1 钱，吴茱萸 5 分，女科八珍丸 3 钱（包煎），配 4 剂。

**按语：** 人流伤身，血虚气滞。以当归、党参养血，以制香附、延胡索、路路通、郁金、炒陈皮、炒青皮理气，以川芎、泽兰、益母草、肉桂、吴茱萸调冲任。女科八珍丸益气补血，气为血之帅，血为气之母，二者相互依赖，相互依存，借此互补互生。

**医案 117** 吴某，女，24 岁。

6 月 10 日行经，少腹阵痛作胀喜按，腰尻酸楚，头晕，平素赤白带多。

当以温经散寒，活血理气。

炒当归 3 钱，川芎 1 钱半，艾叶 1 钱半，丹参 3 钱，金铃子 3 钱，益母草 3 钱，制香附 3 钱，紫苏梗 3 钱，红花 3 钱，陈皮 1 钱半，艾附暖宫丸 4 钱（包煎），赤砂糖、益母膏各 1 匙（冲服）服，配 4 剂。

**按语：** 暑天虽热，但有阴暑之患，阴暑系寒湿之邪，湿性凝滞，寒主收引，不通则痛，而少腹胀痛；寒伤带脉，带脉失约，则带下赤白。以汤药温经散寒，活血理气，又以艾附暖宫丸入煎，其效更佳。艾附暖宫丸由艾叶炭、制香附、吴茱萸、肉桂、当归、川芎、白芍（酒炒）、地黄、炙黄芪、续断组成，具有理气补血，暖宫调经之效。用于血虚气滞，下焦虚寒所致的月经不调、痛经。

**医案 118** 沈某，女，31 岁。

婚后 7 年不孕，门诊 9 次用药后转佳，月经临期未行，乳胀已减，冲任失调。

行经时服通管二号方加三棱、莪术各1钱半，血竭1钱，配3剂。

通管二号方组成：炒当归3钱，川芎1钱半，制香附3钱，丹参3钱，乌药1钱半，赤芍1钱半，川牛膝3钱，藏红花5分，益母草3钱，鸡血藤3钱，艾叶1钱半，泽兰叶3钱，红月季花3钱，配3剂。

**配服：** 红月季花2两（分3天煎服）。

**按语：** 煎服方法见随师医案106。

**医案119** 徐某，女，27岁。

产后两个月，恶露已净，带多不止，心悸胸闷，腰尻酸楚，牙龈浮胀。

以健脾燥湿止带为主。

山药3钱，茯苓3钱，焦白术3钱，炙甘草1钱，泽泻3钱，黄芩3钱，黄柏3钱，萆薢3钱，煅龙骨、煅牡蛎各4钱，莲须3钱，椿根皮3钱，愈带丸3钱（包煎），配5剂。

**配服：** 参芪大补丸1瓶。

**按语：** 健脾以山药、茯苓、焦白术、炙甘草治之；燥湿以泽泻、黄芩、黄柏、萆薢图之；以煅龙骨、煅牡蛎、莲须、椿根皮、愈带丸止带。愈带丸且能补气血，以治产后体虚。

**医案120** 黎某，女，28岁。

妊娠50余天，带多不止，腰尻酸楚，少腹作胀，低热，不寐。胎热夹痰，下趋带脉，上扰心神，肝肾不足。

以化痰热，安心神，补肝肾，固胎元为治。

陈皮1钱半，茯神3钱，夜交藤1两，沙参3钱，石斛3钱，白芍3钱，料豆衣3钱，枸杞子3钱，续断3钱，桑寄生3钱，狗脊3钱，苎麻根3钱，南瓜蒂2只，大枣1两，配4剂。

**按语：** 产后宜温，胎前宜凉。这是产后、胎前治法大则。重身之体，胎热内扰，一乃灼津阴虚，二乃灼津生痰。痰热扰心，心神不安，则不寐；痰热下注带脉，带脉失约，则带下量多；津伤阴亏，则肝肾不足。以陈皮、茯神、沙参、苎麻根、夜交藤化痰热安心神，以石斛、白芍、料豆衣、枸杞子、续断、桑寄生、狗脊生阴津补肝肾。痰热化，阴津生，肝肾实，带脉约，带下止。

**医案121** 张某，女，30岁。

经净半月，少腹隐痛作胀，腰尻酸楚，冲任气滞，肾虚精少，婚后8年不孕。

调理冲任，补肾益精。

制香附 3 钱，延胡索 3 钱，金铃子 3 钱，路路通 3 钱，郁金 1 钱半，补骨脂 3 钱，菟丝子 3 钱，当归 3 钱，续断 3 钱，桑寄生 3 钱，狗脊 3 钱，金樱子 3 钱，桑椹 3 钱，大补阴丸 3 钱（包煎），大枣 1 两，配 4 剂。

**配服：**脑灵素 1 瓶，壮腰健肾丸 1 瓶。

**按语：**以制香附、延胡索、金铃子、路路通、郁金调理冲任；以补骨脂、菟丝子、当归、续断、桑寄生、狗脊、金樱子、桑椹、大补阴丸补益肾精。脑灵素由黄精、枸杞子、茯苓、苍耳子、淫羊藿、远志等药物组成，具有补气血、养心肾、健脑安神的功效，本案用以助汤药补肾益精。壮腰健肾丸，由狗脊、桑寄生、女贞子等药物组成，具有壮腰健肾、养血、祛风湿的功效，本案用以佐汤药补肝肾，壮腰膝。

**医案 122** 许某，女，29 岁。

婚后 3 年不孕，乳房作胀，少腹隐痛，腰腿酸楚，头晕乏力，月经将近临期。

理气消胀止痛，养血疏肝调经。

制香附 3 钱，延胡索 3 钱，金铃子 3 钱，路路通 3 钱，郁金 1 钱半，大腹皮 3 钱，炒枳壳 1 钱半，紫苏梗 3 钱，续断 3 钱，桑寄生 3 钱，牛膝 3 钱，逍遥丸 3 钱（包煎），配 4 剂。

**配服：**八珍益母丸 10 粒，舒肝丸 10 粒。

**按语：**不孕，原因很多，证型亦多，必须辨证清楚，施治得当，方能获效。此案不孕，气血同病，肝肾不足，虚实夹杂。虚在肝肾不足，实在气滞血少。以制香附、延胡索、金铃子、路路通、郁金、大腹皮、炒枳壳、紫苏梗、舒肝丸理气消胀治其实，以续断、桑寄生、牛膝、八珍益母丸补益肝肾治其虚，以逍遥丸养血疏肝、虚实同治。

**医案 123** 柴某，女，30 岁。

婚后 3 年不孕，月经 6 月 9 日行经，腰尻酸楚，肝肾两亏，多梦。

通管二号方加三棱、莪术各 1 钱半，血竭 1 钱，配 3 剂。

**配服：**红月季花 2 两（分 3 天煎服）。

**按语：**煎服方法见随师医案 106。

**医案124** 韦某，女，31岁。

产后半年，哺乳营亏，月经未行，腰酸头晕，带多不止。

养血通络，补益肝肾。

当归3钱，秦艽3钱，防己3钱，羌活、独活各2钱，丝瓜络3钱，续断3钱，桑寄生3钱，狗脊3钱，党参3钱，炙甘草1钱，补骨脂3钱，菟丝子3钱，威灵仙3钱，配4剂。

**配服：** 壮腰健肾丸、脑灵素各1瓶。

**按语：** 肝肾不足，带脉失约，带下量多，以补益肝肾，带多即止。哺乳时期，气血化为乳汁，则冲任少气血之濡养，而月水不潮。

**医案125** 杨某，女，28岁。

月经将近临期，有痛经病史，寒凝气滞，冲任不调，脉虚细。

养血活血，温肾散寒。

当归3钱，熟地黄4钱，续断3钱，桑寄生3钱，肉桂1钱，炙甘草1钱，泽兰3钱，川芎1钱半，益母草3钱，丹参3钱，制香附3钱，四制香附丸5钱（包煎），大枣1两，配4剂。

**配服：** 脑灵素1瓶。

**按语：** 以当归、熟地黄、泽兰、川芎、益母草、丹参、四制香附丸养血活血，以续断、桑寄生、肉桂、制香附温肾散寒。四制香附丸由制香附、川芎、炒当归、炒白芍、熟地黄、炒白术、泽兰、陈皮、关黄柏、炙甘草组成，具有理气和血，补血调经的功效。用于血虚气滞，月经不调，胸腹胀痛。

**医案126** 王某，女，28岁。

月经断续未净，冲任失职，肝木偏旺所致，少腹胀痛，腰尻酸楚。

补肾益气，止血固经。

宫血三号方减炙鳖甲加十香丸1粒（吞服），炒延胡索1钱。

熟地黄炭5钱，山药3钱，枸杞子3钱，菟丝子3钱，当归炭4钱，炒党参3钱，炙黄芪3钱，续断3钱，桑寄生3钱，炙龟甲4钱，血余炭3钱（包煎），地榆炭4钱，固经丸3钱（包煎），十香丸1粒（吞服），炒延胡索1钱，配4剂。

**按语：** 肾者，封蛰之本。肾虚，封蛰失能，冲任不固，则月经断续不止；肝木偏旺，肝藏不能，血海失守，则经血淋沥。故以补肾固经，养肝藏血为治。熟地黄炭、山药、枸杞子、菟丝子、续断、桑寄生、炙龟甲、固经丸补肾固经、炒党参、炙黄芪、当归炭、血余炭、地榆炭补气摄血止血，十香丸、炒延胡索疏肝养肝藏血。十香丸，由沉香、木香、丁香、小茴香、制香附、陈皮、乌药、泽泻、荔枝核、猪牙皂组成，具有疏肝行气，散寒止痛的功效。

**医案 127** 平某，女，39岁。

流产两次，月经4月5日行经，4月9日干净。妊娠两个月，乘车劳累，胎漏半月。

拟方安胎补腰。

党参3钱，炙黄芪3钱，阿胶珠3钱（烊化），归身炭3钱，熟地黄炭4钱，续断3钱，桑寄生3钱，狗脊3钱，棕榈炭3钱（包煎），黄芩3钱，苎麻根3钱，南瓜蒂2只，大枣1两，杜仲3钱，配4剂。

**按语：** 妊娠胎漏，急以止漏安胎。以党参、炙黄芪、大枣、阿胶、归身炭补气摄血止血安胎，以熟地黄炭、续断、桑寄生、狗脊、杜仲补肾止血固胎，以黄芩、苎麻根、棕榈炭、南瓜蒂清热凉血固胎。

**医案 128** 张某，女，31岁。

妇人鼓胀，生育2胎，月经4月3日行，4月8日干净，面目浮肿，少腹作胀，不寐，腰尻酸楚，头晕乏力，足跟作痛，肝气内郁，水湿凝滞。

以疏肝解郁，化湿利水为治。

姜厚朴3钱，炒陈皮、炒青皮各1钱半，制香附3钱，郁金3钱，路路通3钱，乌药3钱，延胡索3钱，煨木香1钱，大腹皮3钱，藿香梗、紫苏梗各3钱，佩兰梗3钱，越鞠丸3钱（包煎），枳壳、枳实各1钱，葫芦壳3钱，冬瓜皮1两，配6剂。

**配服：** 舒肝丸1瓶。

**二诊：** 药进病退，残存腹胀胸闷，四肢麻木。畏寒怯冷，胃呆泛恶。前方加减。

制香附3钱，炒陈皮、炒青皮各1钱半，郁金1钱半，金铃子3钱，木香1钱，紫苏梗3钱，砂仁壳5分，焦白术3钱，续断3钱，桑寄生3钱，狗脊3钱，防己3钱，丝瓜络3钱，配4剂。

**三诊：** 四肢浮肿，少腹作胀。

制香附3钱，乌药3钱，延胡索1钱半，郁金1钱半，炙鸡内金3钱，炒枳壳1钱半，姜厚朴1钱半，焦神曲3钱，山楂3钱，大腹皮3钱，紫苏梗3钱，焦白术3钱，连翘3钱，龙胆泻肝丸3钱（吞服），配4剂。

**四诊：** 肝以条达为补，连进疏理之品，诸症息减，仍守前法治之。

制香附3钱，炒延胡索3钱，木香1钱，紫苏梗3钱，郁金3钱，路路通3钱，炒陈皮、炒青皮各1钱半，大腹皮3钱，焦车前子3钱（包煎），乌药3钱，金铃子3钱，逍遥丸3钱（包煎），佛手1钱半，配4剂。

**五诊：** 肝木犯胃，胃失通降，母病及子，心神受扰，心悸头晕。

茯神3钱，炒远志1钱半，枣仁粉1钱（冲服），夜交藤1两，灯心草3扎，麦冬3钱，乌药3钱，路路通3钱，炒枳壳1钱半，炙鸡内金3钱，冬瓜皮4钱，越鞠丸3钱（包煎），佛手1钱半，炒陈皮、炒青皮各1钱半，配4剂。

**六诊：** 腹胀已减，肝区时有作痛，肝木偏旺，腰腿酸软，阳浮于上，阴虚于下。

焦白术3钱，黄芩3钱，炒陈皮3钱，茵陈6钱，连翘3钱，栀子3钱，沉香3钱，川楝子3钱，茯苓皮3钱，炒延胡索3钱，桃仁3钱，三棱、莪术各3钱，焦神曲3钱（包煎），配4剂。

**配服：** 疏肝理气丸1瓶。

**七诊：** 不寐，小溲发热，心悸怔忡，神疲肢软。

茯神3钱，白芍3钱，焦车前子3钱（包煎），陈皮1钱半，焦谷芽、焦麦芽各4钱，栀子3钱，炙鸡内金3钱，泽泻3钱，龙胆泻肝丸3钱（包煎），夜交藤1两，灯心草3扎，佛手1钱半，配4剂。

**八诊：** 小溲发热已减，不寐，腹胀肝区作痛较减。

焦白术3钱，黄芩3钱，炒陈皮3钱，茵陈8钱，连翘3钱，栀子3钱，香橼3钱，川楝子3钱，茯苓皮3钱，炒延胡索3钱，桃仁3钱，三棱、莪术各3钱，焦神曲3钱（包煎），左金丸1钱（吞服），配4剂。

**配服：** 舒肝丸10粒。

**九诊：** 腹胀已减，不寐，胸闷不畅。

陈皮1钱半，茯苓3钱，炒枳壳1钱半，焦神曲3钱，山楂3钱，瓜蒌4钱，沉香曲3钱，大腹皮3钱，紫苏梗3钱，香橼3钱，娑罗子3钱，火麻仁丸3钱（包煎），配4剂。

**十诊：** 多梦，心阴不足，肝区作痛，带多不止。

陈皮1钱半，焦白术3钱，菟丝子3钱，芡实3钱，泽泻3钱，黄芩3钱，黄柏3钱，萆薢3钱，煅龙骨、煅牡蛎各4钱，莲须3钱，椿根皮3钱，震灵丹3钱（吞服），配4剂。

**十一诊**：肝阴不足，肝区胀痛，咽干舌燥，心悸失眠，舌苔腻，脉弦滑。拟方疏肝理气，滋阴安神，小柴胡汤合六味地黄汤加减。

柴胡 2 钱，白芍 4 钱，郁金 3 钱，延胡索 3 钱，三七粉 1 钱（吞服），玄参 3 钱，麦冬 3 钱，夜交藤 1 两，枣仁粉 1 钱（吞服），川牛膝 4 钱，知柏八味丸 3 钱（吞服），配 4 剂。

**十二诊**：有宫血病史，月经 6 月 4 日行经，腰尻酸楚，不寐。

当归 3 钱，川芎 1 钱半，丹参 3 钱，制香附 3 钱，炒延胡索 1 钱半，乌药 3 钱，北沙参 3 钱，白芍 3 钱，牡丹皮 1 钱半，柴胡 1 钱半，逍遥丸 3 钱（包煎），配 4 剂。

**十三诊**：月经已净，肝木犯胃，胃失通降，腹胀已减，胸闷窒塞。

制香附 3 钱，延胡索 1 钱半，白芍 3 钱，北沙参 3 钱，沉香、降香各 5 分，郁金 1 钱半，金铃子 3 钱，藿香梗、紫苏梗各 3 钱，炒枳壳 1 钱半，瓜蒌 3 钱，火麻仁丸 3 钱（包煎），大腹皮 3 钱，配 4 剂。

**按语**：此案鼓胀，前后十三诊，病情渐轻。

**医案 129**　胡某，女，29 岁。

婚后 6 年不孕，月经 6 月 4 日干净，服通管方，反应良，头晕乏力，腰尻酸楚，肝肾两亏。

补肾填精促孕。

淫羊藿 5 钱，炒党参 3 钱，肉苁蓉 3 钱，阳起石 5 钱，覆盆子 4 钱，锁阳 5 钱，补骨脂 3 钱，续断 3 钱，菟丝子 3 钱，当归 3 钱，熟地黄 4 钱，青娥丸 3 钱（包煎），配 4 剂。

**配服**：八珍益母丸 10 粒，壮腰健肾丸 10 粒。

**按语**：不孕，肝肾两亏、精气不足者多，此案即是。上方补肝肾，益精气。青娥丸主要功效补肾强腰。

**医案 130**　梁某，女，25 岁。

妊娠 3 个月余，少腹阵痛，头晕眼花，胸闷气短。阴虚气滞，肾虚胎气不和。

养阴理气，补肾固胎。

石斛 3 钱，陈皮 1 钱半，白芍 3 钱，焦白术 3 钱，茯苓 3 钱，砂仁壳 5 分，紫苏梗 3 钱，大腹皮 3 钱，续断 3 钱，桑寄生 3 钱，狗脊 3 钱，左金丸 7 分（吞服），煨木香 1 钱，苎麻根 3 钱，大枣 1 两，配 4 剂。

**按语：**养阴理气以石斛、陈皮、白芍、焦白术、茯苓、砂仁壳、紫苏梗、大腹皮、煨木香，补肾固胎遣续断、桑寄生、狗脊、苎麻根、大枣。气机畅则少腹阵痛、胸闷气短释。

**医案131** 朱某，女，30岁。

月经未净，腹胀较减，夜寐较安，肝气内郁，任冲失调，多梦。

养血调经，化痰安神，化滞疏肝。

当归3钱，白芍3钱，竹茹3钱，茯苓3钱，陈皮1钱半，夜交藤1两，灯心草3扎，麦冬3钱，焦神曲3钱，山楂3钱，郁金1钱半，左金丸7分（吞服），佛手1钱半，配3剂。

**配服：**胎产金丹10粒，四制香附丸4两。

**按语：**当归、白芍养血调经；竹茹、茯苓、陈皮、夜交藤、灯心草、麦冬化痰安神；焦神曲、山楂、郁金、左金丸（吞服）、佛手化滞疏肝。

**医案132** 何某，女，33岁。

心悸怔忡，头晕乏力，胃呆泛恶，少腹作胀，大便干结，带多腰酸，月经超前，量多色红，断续近旬，自汗不止，乳房作胀，苔薄质淡，舌有齿痕，有崩漏病史。

养血止血。

**处方一：**宫血一号。

归身炭3钱，熟地黄炭4钱，制香附炭3钱，阿胶珠3钱（烊化），焦白术3钱，仙鹤草3钱，炮姜炭4分，炒枣仁1钱半，地榆炭4钱，血余炭3钱（包煎），棕榈炭3钱（包煎），十灰丸3钱（包煎），配10剂。

**处方二：**

炒党参3钱，石斛4钱，茯神3钱，夜交藤1两，灯心草3扎，合欢皮3钱，炒续断3钱，桑寄生、桑椹各3钱，狗脊3钱，补骨脂3钱，白芍3钱，归脾丸3钱（包煎），大枣1两，配10剂。

**配服：**舒肝丸10粒，脑灵素1瓶，参芪大补丸2瓶。

**按语：**处方一专以止血，处方二养阴补肾。经验发现，月经量多或崩漏血止后，多见阴虚津亏现象，故一旦血止，立即养阴，佐以补肾。

**医案133** 柯某，女，41岁。

月经6月9日行经，量多，月经后期旬余而行。肝肾不足，气火内盛。

运脾气，统经血，补肾气，清肝火。

归身炭3钱，焦白术3钱，陈皮1钱半，茯苓3钱，焦谷芽4钱，续断3钱，桑寄生3钱，狗脊3钱，补骨脂3钱，吴茱萸5分，木香1钱，紫苏梗3钱，左金丸7分（吞服），配4剂。

**按语：** 归身炭、焦白术、陈皮、茯苓、焦谷芽、木香、紫苏梗运脾气，统经血；续断、桑寄生、狗脊、补骨脂补肾气；左金丸清肝泻火。

**医案 134** 冯某，女，34岁。

气滞寒凝，少腹作胀，冲任失调，6月11日经行。

求嗣，养血理气，调畅冲任。

通管一号方加三棱、莪术各1钱半，琥珀粉3分。

当归4钱，川芎1钱半，丹参3钱，制香附3钱，益母草3钱，红花3钱，泽兰3钱，牛膝3钱，桃仁3钱，桑寄生3钱，炒延胡索3钱，郁金1钱半，路路通3钱，红月季花3钱，三棱、莪术各1钱半，琥珀粉3分（冲服），配3剂。

**配服：** 红月季花2两（分3天煎服）。

**按语：** 求嗣之妇，适逢经期，以通管方调理冲任。通管方煎服法见随师医案106。

**医案 135** 陆某，女，29岁。

闭经3年余，少腹作胀，气血交阻，腰尻酸楚，冲任失调，口干唇燥。

理气活血调经。

制香附3钱，山楂粉3钱（冲服），郁金1钱半，泽兰3钱，茺蔚子3钱，桃仁3钱，路路通3钱，川芎1钱半，丹参3钱，当归3钱，赤芍3钱，女科八珍丸3钱（包煎），配5剂。

**配服：** 妇宝宁坤丸10粒，四制香附丸4两，胎产金丹10粒。

**按语：** 闭经有虚实之分。虚者肝肾不足或气血虚弱，实证气滞血瘀或痰湿阻滞。本案虚实夹杂。少腹作胀，气血交阻乃实象，以汤药制香附、山楂、郁金、泽兰、茺蔚子、桃仁、路路通、川芎、丹参、当归、赤芍理气活血调之。腰尻酸楚为虚象，以女科八珍丸、妇宝宁坤丸、四制香附丸、胎产金丹补肝肾，益精血，养冲任。

**医案 136** 朱某，女，56 岁。

头晕腰酸，带多，胃呆泛恶，心悸胸闷。

养心安神，清利湿热。

茯神 3 钱，远志 1 钱半，枣仁粉 1 钱（冲服），夜交藤 1 两，灯心草 3 扎，泽泻 3 钱，黄芩 3 钱，黄柏 3 钱，萆薢 3 钱，煅龙骨、煅牡蛎各 4 钱，莲须 3 钱，椿根皮 3 钱，愈带丸 3 钱（包煎），配 4 剂。

**按语**：心悸胸闷系心虚心神不宁，以茯神、远志、枣仁粉、夜交藤、灯心草养心宁心镇心定悸；带多系湿热为患，以泽泻、黄芩、黄柏、萆薢、煅龙骨、煅牡蛎、莲须、椿根皮、愈带丸清利湿热止带。

**医案 137** 邵某，女，32 岁。

婚后 3 年余不孕，月经 6 月 8 日行经，淋沥旬日未净。

养血调经止血，补肾健脾摄血。

当归 3 钱，制香附 3 钱，延胡索 1 钱，木香 1 钱，紫苏梗 3 钱，棕榈炭 3 钱（包煎），侧柏炭 3 钱，仙鹤草 3 钱，墨旱莲 3 钱，续断 3 钱，桑寄生 3 钱，归脾丸 3 钱（包煎），配 3 剂。

**配服**：胎产金丹 10 粒，党参养荣丸 4 两。

**按语**：此案，虽则婚后 3 年未孕，但目前月经淋沥不净。故先以养血调经止血，补肾健脾摄血。待后调经促孕。

**医案 138** 李某，女，29 岁。

心阴不足，肝木偏旺，月经 6 月 8 日行经，气滞寒凝，少腹胀痛，婚后 4 月未孕。

通管二号方加三棱、莪术各 1 钱半，琥珀粉 3 分（冲服）。

炒当归 3 钱，川芎 1 钱半，制香附 3 钱，丹参 3 钱，乌药 1 钱，赤芍 1 钱半，川牛膝 3 钱，藏红花 5 分，益母草 3 钱，鸡血藤 3 钱，艾叶 1 钱半，泽兰叶 3 钱，红月季花 3 钱，配 3 剂。

**配服**：红月季花 2 两（分 3 天煎服）。

**按语**：上方煎服方法见随师医案 106。

**医案 139** 蓝某，女，56 岁。

生育 2 胎，流产 2 次，经断 10 年，头痛眩晕，胸闷不畅，牵引右肩，舌苔腻。痰浊困遏，心阳失展。

养心神，化痰浊，展心阳。

茯神 3 钱，炒远志 1 钱半，枣仁粉 1 钱（冲服），琥珀粉 3 分（冲服），夜交藤 1 两，丹参 3 钱，瓜蒌 4 钱，五味子 1 钱，苍术、白术各 3 钱，姜半夏 3 钱，纯阳正气丸 3 钱（包煎），藿香梗、佩兰各 3 钱，配 4 剂。

**按语：**此乃胸痹之痰浊困遏，心阳失展使然，且本虚标实，心神失养为本，痰浊困遏为标。故以标本兼治，养心神，化痰浊，展心阳。时值夏令，身处暑湿，是以苍术、白术、姜半夏、纯阳正气丸、藿香梗、佩兰化解之。

**医案 140** 陆某，女，21 岁。

月经后期，有闭经病史，少腹作胀，不寐，头侧时疼，气血不盈冲任，肝气内郁。

时在夏日湿热之际，先以理气化湿调冲任。

制香附 3 钱，延胡索 3 钱，路路通 3 钱，郁金 1 钱半，金铃子 3 钱，炒陈皮、炒青皮各 1 钱半，大腹皮 3 钱，藿香梗、紫苏梗各 3 钱，佩兰梗 3 钱，川芎茶调散 3 钱（包煎），配 7 剂。

**按语：**处方用药，辨证施治，因人制宜，因地制宜，因时制宜。此妇，以调经求医，但时值暑令，暑湿难免，因时制宜，以理气化湿调畅冲任为法。以川芎茶调散疏风止头疼。

**医案 141** 史某，女，47 岁。

生育 4 胎，已绝育，月经 5 月 20 日行经，断续 20 天未止，色或红或紫黑，有血块，腰酸，肝脾藏统失职。

复藏统之权，宫血一号方加三七片 1 瓶，大枣 1 两，党参 3 钱，炙黄芪 3 钱。

归身炭 3 钱，熟地黄炭 4 钱，制香附炭 3 钱，阿胶珠 3 钱（烊化），焦白术 3 钱，仙鹤草 3 钱，炮姜炭 4 分，炒枣仁 1 钱半，地榆炭 4 钱，血余炭 3 钱（包煎），棕榈炭 3 钱（包煎），十灰丸 3 钱（包煎），大枣 1 两，党参 3 钱，炙黄芪 3 钱，配 4 剂。

**配服：**三七片 1 瓶。

**按语：**肝藏血，脾统血，藏统失职，冲任不固，则经血不断。故以疏肝藏血，补脾统血。三七化瘀止血，止血不留瘀。

**医案 142** 杜某，女，35岁。

腰酸带多，四肢乏力，月经已净，湿热下注带脉。

清湿热，补肾经，束带脉。

治带二号方加续断，桑寄生，狗脊。

白术3钱，茯苓3钱，胆南星5分，半夏1钱，车前子3钱（包煎），椿根皮3钱，陈皮3钱，白鸡冠花3钱，芡实粉3钱（冲服），续断3钱，桑寄生3钱，狗脊3钱，党参3钱，炙黄芪3钱，熟地黄4钱，山药3钱，薏苡仁根1两，黑木耳3钱，茯菟丸2钱（包煎），配4剂。

**按语**：妇女带下，本虚标实为多，本虚在肾亏带脉失约，标实在湿热下注。治本以芡实、续断、桑寄生、狗脊、党参、炙黄芪、熟地黄、山药、黑木耳、茯菟丸。治标以白术、茯苓、胆南星、半夏、车前子、椿根皮、陈皮、白鸡冠花、薏苡仁根。方中白鸡冠花具有很好的收敛止血、止带、止痢的效果。

**医案 143** 郭某，女，45岁。

生育1胎，月经后期旬余，胸脘作胀，肝气内郁，中运失常。

疏肝解郁，运化中州。

制香附3钱，沉香曲3钱，延胡索3钱，郁金1钱半，山楂3钱，大腹皮3钱，炒枳壳1钱，藿香梗、佩兰各3钱，紫苏梗3钱，姜厚朴1钱，苍术、白术各3钱，左金丸7分（吞服），佛手1钱半，枳实1钱，配4剂。

**配服**：舒肝丸10粒，保和片1瓶。

**按语**：肝气内郁，中运失常，则胸脘作胀；疏泄失司，冲任不调，则月经后期。时在暑令，故以解暑化湿之品入疏肝解郁、运化中州方中。

**医案 144** 宣某，女，31岁。

经净后数日又来，6月8日行经，量多色鲜，肝脾藏统失职，冲任不调。

宫血一号方加藕节炭3钱。

归身炭3钱，熟地黄炭4钱，制香附炭3钱，阿胶珠3钱（烊化），焦白术3钱，仙鹤草3钱，炮姜炭4分，炒枣仁1钱半，地榆炭4钱，血余炭3钱（包煎），棕榈炭3钱（包煎），十灰丸3钱（包煎），藕节炭3钱，配4剂。

**按语**：月经量多，急当止血，以塞其流。药制成炭，血见黑则止。血止则调理善后。

**医案 145** 陆某，女，21 岁。

初诊：闭经 7 个月余，少腹作胀，腰酸，不寐，带多不止。

血瘀使然，当活血理气调之。

当归 3 钱，红花 5 分，泽兰 3 钱，益母草 3 钱，川芎 1 钱半，丹参 3 钱，制香附 3 钱，炒延胡索 3 钱，郁金 1 钱半，牛膝 3 钱，鸡血藤 3 钱，女科八珍丸 3 钱（包煎），配 4 剂。

二诊：少腹作胀，头晕，带多不止。

急则治标，缓则治本。先以清热燥湿止带。

泽泻 3 钱，黄芩 3 钱，黄柏 3 钱，牡丹皮 3 钱，连翘 3 钱，黄连 4 分，金银花 3 钱，地骨皮 3 钱，炒陈皮、炒青皮各 1 钱半，煅龙骨、煅牡蛎各 4 钱，莲须 3 钱，海螵蛸 3 钱，配 4 剂。

**配服：** 龙胆泻肝丸 3 两，每日吞 40 粒。

三诊：少腹作胀已减，带多已少。缓则治本，又以活血调经为法。

当归 3 钱，红花 3 钱，泽兰 3 钱，炒延胡索 3 钱，川芎 1 钱半，丹参 3 钱，制香附 3 钱，乌药 3 钱，炒枳壳 1 钱半，白芍 3 钱，牛膝 3 钱，四制香附丸 3 钱（包煎），配 4 剂。

四诊：闭经 9 个月余，于 5 月 9 日行经，量多，大便干结，冲任失调。以调经补肾，健脾统血。

当归 3 钱，川芎 1 钱半，制香附 3 钱，陈皮 1 钱半，白术 3 钱，炙甘草 1 钱半，续断 3 钱，桑寄生 3 钱，狗脊 3 钱，菟丝子 3 钱，山药 3 钱，归脾丸 3 钱（包煎），配 4 剂。

五诊：经行已净，冲任少贮，气营两亏，头晕乏力，带多不止。再以固涩止带，补肾养正。

禹余粮 3 钱，煅龙骨、煅牡蛎各 5 钱，茯苓 3 钱，赤石脂 3 钱，芡实粉 3 钱（冲服），牛角腮 3 钱，大蓟根 5 钱，山药 5 钱，炙甘草 1 钱，炒扁豆花 1 钱，续断 3 钱，桑寄生 3 钱，菟丝子 3 钱，震灵丹 1 钱（吞服），配 4 剂。

六诊：带多已少，月经将近临期，不寐。养心健脾，固涩止带。

陈皮 1 钱半，焦白术 3 钱，茯神 3 钱，夜交藤 1 两，灯心草 3 扎，白芍 3 钱，煅龙骨、煅牡蛎各 4 钱，芡实 3 钱，海螵蛸 3 钱，莲须 3 钱，椿根皮 3 钱，震灵丹 3 钱（包煎），配 4 剂。

七诊：月经后期 3 天，少腹作胀，不寐，气滞湿困冲任，气血不盈冲任。以理气化湿调冲任。

制香附3钱，延胡索1钱半，木香1钱，紫苏梗3钱，路路通3钱，郁金3钱，金铃子3钱，炒陈皮、炒青皮各1钱半，大腹皮3钱，炒枳壳1钱半，藿香梗、佩兰各3钱，川芎茶调散3钱（包煎），配7剂。

**按语：** 此案以闭经求医。初诊辨证施治，以血瘀论之，法活血理气调经。二诊发现带下量多，且为湿热带下，从标本论之，湿热为标，闭经为本，急则治标，缓则治本，于是改以清热燥湿止带。三诊，带下已止，从缓则治本意，再以活血理气调经。四诊时，月经来潮。

**医案146** 张某，女，30岁。

婚后两年不孕，月经6月7日行经，6月9日经净，有痛经史，带多头晕，四肢乏力，冲任失调。

健脾补肾止带。

山药3钱，茯苓3钱，焦白术3钱，续断3钱，桑寄生3钱，狗脊3钱，补骨脂3钱，菟丝子3钱，芡实3钱，煅龙骨、煅牡蛎各4钱，莲须3钱，大枣1两，配4剂。

**配服：** 八珍益母丸10粒，壮腰健肾丸1瓶

**按语：** 患者，宿有痛经，新病带下。此案带下，系脾肾两虚，痰湿内生所致。故法以健脾补肾止带。

**医案147** 侯某，女，30岁。

肝气内郁，两乳作胀，咽关哽塞。

疏肝解郁，通络消胀，化痰利咽。

制香附3钱，橘核、橘叶各3钱，丝瓜络3钱，绿萼梅1钱，姜半夏3钱，沉香、降香各5分，紫苏梗3钱，旋覆花3钱（包煎），代赭石5钱，海浮石5钱，威灵仙3钱，左金丸1钱半（吞服），姜竹茹3钱，炙鸡内金1钱半（碾碎吞服），配5剂。

**配服：** 保和片1瓶。

**按语：** 此案关键在于肝气内郁，气滞痰凝。但症状表现在乳房和咽喉两处。治病要抓主要矛盾，更要抓着主要矛盾的主要方面。本案的主要矛盾是气滞痰凝，主要矛盾的主要方面是肝气内郁。因此，疏肝解郁为主法，理气化痰次之。以制香附、橘核、橘叶、丝瓜络疏肝解郁，通乳消胀；以绿萼梅、姜半夏、沉香、降香、紫苏梗、旋覆花、代赭石、海浮石、威灵仙疏肝解郁，降气化痰，利咽畅喉；以左金丸、姜竹茹清肝泻火化痰。

**医案 148**　蔡某，女，18 岁。

气滞寒凝，月经已行，小腹疼痛，胃呆泛恶。

理气散寒，活血调经。

痛经方加左金丸 7 分（吞服）。

制香附 3 钱，炒延胡索 3 钱，丹参 5 钱，炮姜 1 钱，肉桂 8 分，失笑散 3 钱（包煎），左金丸 7 分（吞服），配 3 剂。

**按语：**理气散寒，遣制香附、炒延胡索、炮姜、肉桂；活血调经选失笑散、丹参；胃呆泛恶用左金丸。

**医案 149**　黄某，女，41 岁。

小溲色黄，带多，腰尻酸楚，头晕乏力，舌苔腻。

利湿清热。

赤茯苓、白茯苓各 3 钱，苍术、白术各 3 钱，陈皮 1 钱半，焦薏苡仁 4 钱，砂仁壳、蔻仁壳各 5 分，郁金 1 钱半，泽泻 3 钱，黄芩 3 钱，黄柏 3 钱，草薢 3 钱，煅龙骨、煅牡蛎各 4 钱，莲须 3 钱，椿根皮 3 钱，愈带丸 3 钱（吞服），配 4 剂。

**配服：**八珍益母丸 10 粒。

**按语：**此湿热带下，兼有肾虚，以清利湿热止带治之。八珍益母丸、愈带丸扶正补肾，调冲任带脉而止带。

**医案 150**　顾某，女，29 岁。

月经断续未净，腰尻酸楚，神疲肢软。

补气健脾，补血养肝，补肾固冲。

党参 3 钱，炙黄芪 3 钱，归身炭 3 钱，生地黄炭、熟地黄炭各 4 钱，仙鹤草 3 钱，墨旱莲 3 钱，侧柏炭 3 钱，地榆炭 3 钱，续断 3 钱，桑寄生 3 钱，狗脊 3 钱，归脾丸 3 钱（吞服），大枣 1 两，艾叶炭 5 分，配 4 剂。

**配服：**胎产金丹 1 瓶，参芪大补丸 1 瓶。

**按语：**以党参、炙黄芪、大枣、归脾丸补气健脾，以归身炭、生地黄炭、熟地黄炭补血养肝，以仙鹤草、墨旱莲、侧柏炭、地榆炭、续断、桑寄生、狗脊、艾叶炭补肾固冲，以胎产金丹、参芪大补丸扶正固冲任。

**医案 151**　张某，女，14 岁。

月经 5 月 22 日行经，5 月 26 日经净。带多不止色黄，胃呆纳少。

消化痰湿，固涩止带。

陈皮1钱半，焦谷芽、焦麦芽各4钱，砂仁壳、蔻仁壳各5分，焦白术3钱，茯苓3钱，泽泻3钱，黄柏3钱，黄芩3钱，煅龙骨、煅牡蛎各4钱，莲须3钱，椿根皮3钱，愈带丸3钱（吞服），配4剂。

**配服：** 火麻仁丸3两。

**按语：** 此案中焦不畅，带脉失约。以陈皮、焦谷芽、焦麦芽、砂仁壳、蔻仁壳化痰消食畅中，以焦白术、茯苓、泽泻、黄柏、黄芩、煅龙骨、煅牡蛎、莲须、椿根皮、愈带丸运脾清热兼固涩止带。

**医案152** 沈某，女，36岁。

乳房胀痛，胸闷窒塞，肝气内郁，冲任失职，口干。

理气化痰，软坚消胀。

制香附3钱，瓜蒌3钱，旋覆花3钱（包煎），海藻3钱，昆布3钱，黄药子3钱，牡蛎1两，沉香曲3钱，山楂3钱，沙参3钱，乌药3钱，海蛤壳4钱，越鞠丸3钱（吞服），配4剂。

**配服：** 舒肝丸10粒。

**按语：** 气郁痰凝于乳络则乳房胀痛，气滞痰凝于胸则胸闷窒塞，气滞痰凝于冲任则月经失调。以理气化痰，软坚消胀，则诸症缓解。

**医案153** 周某，女，30岁。

妊娠4个月，头昏乏力，头痛眩晕，心悸怔忡。

健脾补肾，清热安胎。

陈皮1钱半，焦白术3钱，黄芩3钱，砂仁壳5分，续断3钱，桑寄生3钱，狗脊3钱，杜仲3钱，菟丝子3钱，山药3钱，党参3钱，炙黄芪3钱，苎麻根3钱，南瓜蒂2只，大枣1两，配4剂。

**按语：** 以陈皮、焦白术、山药、党参、炙黄芪健脾，以续断、桑寄生、狗脊、杜仲、菟丝子、山药补肾，以黄芩、砂仁壳、苎麻根、南瓜蒂清热安胎，以大枣调和药味。

**医案154** 崔某，女，30岁。

服通管方，反应良，月经已净，腹胀腰酸。

以补肾填精促孕。

淫羊藿5钱，炒党参3钱，肉苁蓉3钱，阳起石5钱，覆盆子4钱，锁阳

5 钱，续断 3 钱，补骨脂 3 钱，菟丝子 3 钱，当归 3 钱，熟地黄 4 钱，大枣 1 两，金刚丸 3 钱（吞服），配 4 剂。

**配服：**妇宝宁坤丸 10 粒，艾附暖宫丸 4 两。

**按语：**此方对肾虚精少不孕，有较好的补肾填精促孕效果。

**医案 155** 吴某，女，44 岁。

月经 6 月 11 日行经，断续未净，量多，肝脾藏统失职，腰尻酸楚，生 1 胎已亡。求嗣。

通管一号方加琥珀粉 3 分（冲服），三棱、莪术各 1 钱半。

当归 4 钱，川芎 1 钱半，丹参 3 钱，制香附 3 钱，益母草 3 钱，红花 3 钱，泽兰 3 钱，牛膝 3 钱，桃仁 3 钱，桑寄生 3 钱，炒延胡索 3 钱，郁金 1 钱半，路路通 3 钱，红月季花 3 钱，琥珀粉 3 分（冲服），三棱、莪术各 1 钱半，配 3 剂。

**配服：**红月季花 2 两（分 3 天煎服）。

**按语：**通管一号方煎服方法见随师医案 106。

**医案 156** 刘某，女，63 岁。

院外初步诊断为宫颈鳞癌。生育 5 胎，小产 9 胎，断经 20 年，带多，小溲色黄红。

养阴清热解毒为法。

北沙参 3 钱，白花蛇舌草 1 两，龙胆草 4 钱，萆薢 4 钱，泽泻 3 钱，黄连 1 钱，牡蛎 1 两，夏枯草 3 钱，半枝莲 5 钱，刘寄奴 3 钱，八月札 3 钱，茯苓 3 钱，山药 3 钱，芡实 3 钱，鲜芦根、鲜茅根各 1 两（另煎），地骨皮 4 钱（另煎），配 4 剂。

**配服：**六神丸 2 支。

**按语：**宫颈癌，其临床表现，阴虚湿毒多见。故以养阴清热解毒为治。本案除以上方汤药外，配服六神丸，以其消肿解毒之能治宫颈癌变。

**医案 157** 柴某，女，30 岁。

婚后 3 年不孕，服通管方，月经已净，口干，不寐。心阴不足，心神失养，冲任不调。

养阴安神，调理冲任。

石斛 3 钱，沙参 3 钱，玄参 3 钱，麦冬 3 钱，丹参 3 钱，郁金 1 钱半，白芍3钱，五味子1钱，合欢皮3钱，夜交藤1两，枕中丹3钱（包煎），大枣1两，配4剂。

**配服：** 胎产金丹10粒，艾附暖宫丸4两。

**按语：** 不孕，理论上分肾虚型、肝郁型、痰湿型等。临证则错综复杂。必须辨其阴、阳、气、血、津液及精气神。神包括情绪、心态、压力、心理、思想等，与怀孕关系密切。又要辨五脏六腑情况。然后详细分析，综合判断，找出主证，有的放矢，选方遣药。

**医案158** 徐某，女，31岁。

行经量少作痛，气滞寒凝，腰尻酸楚，冲任失调。

养血活血，壮腰补肾，调畅冲任。

当归3钱，川芎1钱半，丹参3钱，制香附3钱，延胡索3钱，郁金1钱半，续断3钱，桑寄生3钱，狗脊3钱，益母草3钱，红花1钱，泽兰3钱，配3剂。

**配服：** 八珍益母丸10粒，益母膏1瓶。

**按语：** 方中当归、川芎、丹参、制香附、延胡索、郁金养血活血，以续断、桑寄生、狗脊壮腰补肾，以益母草、红花、泽兰、八珍益母丸、益母膏调理冲任。

**医案159** 李某，女，25岁。未婚。

少腹胀痛，腰尻酸楚，月经6月9日行经，断续未净。

活血化湿，调经止痛。

当归3钱，川芎1钱半，制香附3钱，丹参3钱，益母草3钱，棕榈炭3钱（包煎），侧柏炭3钱，藿香梗、紫苏梗各3钱，佩兰梗3钱，炒延胡索1钱，吴茱萸5分，越鞠丸3钱（包煎），配4剂。

**按语：** 湿困冲任，经血凝滞，则经血行而不畅，而断续不净。以化湿而行气，气展血行，血行瘀去，瘀去则血循经而行，月经自调。以藿香梗、紫苏梗、佩兰梗化湿，湿去则血活；以当归、川芎、制香附、丹参、益母草、炒延胡索、吴茱萸、越鞠丸调经止痛；以棕榈炭、侧柏炭止血促月经干净。

**医案160** 喻某，女，30岁。

不孕，有结核性子宫内膜炎史，月经6月12日行经，6月15日经净，腰酸头晕，四肢乏力。

补肾促孕。

淫羊藿 5 钱，炒党参 3 钱，阳起石 5 钱，覆盆子 4 钱，锁阳 5 钱，续断 3 钱，补骨脂 3 钱，菟丝子 3 钱，当归 3 钱，大枣 1 两，艾附暖宫丸 3 钱（包煎），配 4 剂。

**配服：**夏枯草膏 1 瓶，妇科金丹 10 粒。

**按语：**此证不孕，系肾虚精亏为主。腰酸头晕，肾虚精亏，髓海不足。故以补肾助孕调理之。

**医案 161** 张某，女，33 岁。

腰酸，带多，输卵管阻塞。

补气养血，壮腰健肾。

党参 3 钱，当归 3 钱，茯苓 3 钱，炙甘草 1 钱，淫羊藿 4 钱，续断 3 钱，桑寄生 3 钱，狗脊 3 钱，补骨脂 3 钱，菟丝子 3 钱，金刚丸 3 钱（包煎），大枣 1 两，白术 3 钱，配 4 剂。

**配服：**妇科金丹 10 粒，党参养荣丸 4 两。

**按语：**此案虚实夹杂，腰酸带多为虚，输卵管阻塞为实。故以补气养血，壮腰健肾理其虚。肾气足，正气强，气血畅，输卵管则通。

**医案 162** 杨某，女，25 岁。未婚。

痛经 1 年余，月经将临。

养血活血，补肾调经。

痛经方加四制香附丸 4 两，益母草膏 1 瓶。

当归 4 钱，山药 3 钱，白芍 3 钱，山茱萸 3 钱，炙甘草 1 钱，桑寄生 3 钱，炒续断 3 钱，丹参 3 钱，炒党参 3 钱，泽兰叶 3 钱，益母草 3 钱，四制香附丸 3 钱（包煎），配 3 剂。

**配服：**益母草膏 1 瓶。

**按语：**痛经有气滞血瘀、寒湿凝滞、气血虚弱、肝肾亏损之异。此案系气血虚弱，肝肾不足。以炒党参、当归、白芍、丹参、炙甘草养血活血，以山药、山茱萸、桑寄生、炒续断、泽兰叶、益母草、四制香附丸补肾调经。

**医案 163** 肖某，女，43 岁。

子宫下垂，功能性子宫出血，气营两亏，月经 6 月 8 日行经，6 月 11 日经净。

补气血，养肝肾。

党参5钱，山药4钱，熟地黄6钱，炒杜仲3钱，当归3钱，山茱萸3钱，枸杞子4钱，炙甘草1钱，菟丝子3钱，金樱子1两，炙升麻3钱，配4剂。

**按语：**子宫下垂，在中医系气虚气陷所致。功能性子宫出血，原因颇多，此案是气不摄血，肾失封蛰所致。以党参、炙升麻、炙甘草补气升陷，升提子宫；以山药、熟地黄、炒杜仲、当归、山茱萸、枸杞子、菟丝子、金樱子养肝肾疗功能性子宫出血，且山茱萸、菟丝子、金樱子补肾固涩，有助治疗子宫下垂。

**医案164** 胡某，女，30岁。

子宫肌瘤，婚后1年余不孕，肝气内郁，少腹作胀，腰尻酸楚，经将临期。

疏肝理气，壮腰补肾。

制香附3钱，延胡索3钱，金铃子3钱，路路通3钱，炒陈皮、炒青皮各1钱半，郁金1钱半，沉香、降香各5分，牡蛎1两，夏枯草3钱，乌药3钱，续断3钱，桑寄生3钱，狗脊3钱，配4剂。

**按语：**此案不孕为肝郁肾虚痰凝。情志不舒，则肝失条达，气血失调，冲任不足以致不孕；肾气不充，精血不足，冲任脉虚，胞脉失养，不能摄精受孕；痰凝胞脉，胞脉受阻，不能摄精成孕。故以制香附、延胡索、金铃子、路路通、炒青皮、陈皮、郁金、沉香、降香、乌药疏肝理气，以续断、桑寄生、狗脊壮腰补肾，以牡蛎、夏枯草软坚化痰消瘤。

**医案165** 秦某，女，29岁。

产后近50天，腰酸头晕，尿痛频数。湿热肾虚。

清湿热，补肾阴。

地锦草3钱，仙鹤草5钱，乌蔹莓3钱，大蓟根1两，薏苡仁1两，槐花3钱，玄参3钱，墨旱莲5钱，鹿衔草4钱，石决明4钱（先煎），麦冬4钱，北沙参3钱，杞菊地黄丸3钱（包煎），配4剂。

**配服：**补中益气丸4两。

**按语：**正气存内，邪不可干。邪之所凑，其气必虚。产后体虚，湿热外犯，下注膀胱，则尿频尿痛；肾虚气陷，腰酸头晕阴户疼。以地锦草、仙鹤草、乌蔹莓、大蓟根、薏苡仁、槐花、玄参、墨旱莲、鹿衔草清利湿热，疗尿频尿痛尿血；以补中益气丸补气升陷，治阴户痛、头晕；以杞菊地黄丸、石决明、麦冬、北沙参补肾平肝。

**医案 166** 周某，女，29 岁。

婚后 3 年不孕，低热已久，肝经火旺，头晕腰酸，口干。阴虚火旺，湿热内蕴。

养阴降火，清肝利湿。

南沙参、北沙参各 3 钱，玄参 3 钱，白芍 3 钱，连翘心 3 钱，鲜生地黄 4 钱，石斛 3 钱，麦冬 3 钱，天花粉 3 钱，地骨皮 4 钱（先煎），仙鹤草 3 钱，青蒿梗 3 钱，鲜芦根、鲜茅根各 1 两（先煎），龙胆泻肝丸 3 钱（包煎），栀子 3 钱，配 4 剂。

**按语：** 阴虚火旺，湿热内蕴，冲任失调，胞脉不利，岂能摄精受孕。故以养阴降火，清肝利湿，使冲任气血和顺，胞脉生机盎然，则有望摄精成孕。方中南沙参、北沙参、玄参、白芍、连翘心、鲜生地黄、石斛、麦冬、天花粉、地骨皮、仙鹤草、青蒿梗、鲜芦根、鲜茅根养阴降火，以龙胆泻肝丸、栀子清肝利湿。

**医案 167** 王某，女，29 岁。

婚后两年不孕，经行少腹隐痛，有肺结核病史，有低热病史。

冲任不调，脾肾两亏。

通管一号方加三棱、莪术各 1 钱半，炙百部 3 钱。

当归 4 钱，川芎 1 钱半，丹参 3 钱，制香附 3 钱，益母草 3 钱，红花 3 钱，泽兰 3 钱，牛膝 3 钱，桃仁 3 钱，桑寄生 3 钱，炒延胡索 3 钱，郁金 1 钱半，路路通 3 钱，红月季花 3 钱，三棱、莪术各 1 钱半，炙百部 3 钱，配 3 剂。

**配服：** 红月季花 2 两（分 3 天煎服）。

**按语：** 通管一号方煎服方法见随师医案 106。

**医案 168** 孙某，女，25 岁。

月经后期 4 天，泛恶，肝木犯胃，胃失通降，右胁作痛，胸闷。

疏肝和胃，理气宽胸。

炒陈皮 1 钱半，姜半夏 3 钱，姜竹茹 3 钱，茯苓 3 钱，焦谷芽 4 钱，大腹皮 3 钱，紫苏梗 3 钱，砂仁壳 5 分，白芍 3 钱，川芎 1 钱半，荆芥 3 钱，白蒺藜3钱，女科八珍丸3钱（吞服），配4剂。

**配服：** 保和片1瓶。

**按语：** 此案月经后期，乃肝失疏泄所致。肝失疏泄，冲任阻滞，则月经后期；肝木犯胃，胃失通降，则泛恶、胸闷、胁痛。治以疏肝和胃，理气宽胸，养血活血，调达冲任。方中炒陈皮、姜半夏、姜竹茹、茯苓、焦谷芽、大腹皮、紫苏梗、砂仁壳、荆芥、白蒺藜、保和片疏肝理气，降逆和胃；白芍、川芎、女科八珍丸养血活血，调理冲任。

**医案169** 施某，女，44岁。

腰酸，少腹胀痛，大便不爽，夜寐较安，妊娠两个月，肠胃运化失常。

理气运中，补肾固胎。

陈皮1钱半，枳壳1钱半，姜竹茹3钱，茯苓3钱，白芍3钱，大腹皮3钱，紫苏梗3钱，柴胡炭2钱，黄芩3钱，续断3钱，桑寄生3钱，狗脊3钱，苎麻根3钱，南瓜蒂2只，大枣1两，配4剂。

**按语：** 少腹胀痛，大便不爽，为气滞。气滞则血瘀，血瘀则胎养不足，不足则胎萎，萎甚则胚胎停育流产，因此早孕之时腹胀、腹坠最为忧虑。腰酸、腹胀，则有肾虚气陷胎坠之虑。是以理气运中为先，使气行血活，胎有所养，药遣陈皮、枳壳、姜竹茹、茯苓、白芍、大腹皮、紫苏梗、柴胡炭；佐以补肾固胎，药取续断、桑寄生、狗脊、苎麻根、南瓜蒂、大枣、黄芩。

**医案170** 徐某，女，29岁。

产后4个月余，已断乳。月经临期未行，肩背酸楚作痛，风寒湿三气入络，络道失和，不寐，脉细数，胸闷，心悸，口干少津，阴液不足。

内养阴液，外祛风湿。

石斛3钱，北沙参3钱，白芍3钱，玄参3钱，茯神3钱，炒远志1钱半，枣仁粉1钱（冲服），夜交藤1两，续断3钱，桑寄生3钱，狗脊3钱，秦艽3钱，羌活、独活各2钱，舒筋活络丸3钱（包煎），配4剂。

**配服：** 壮腰健肾丸、参芪大补丸各1瓶。

**按语：** 产后阴虚肾不足，风寒湿杂至而犯表入络，则肩背酸楚作痛；阴虚则口干少津；心阴不足，心神失养，则不寐心悸。以石斛、北沙参、白芍、玄参、茯神、炒远志、枣仁粉、夜交藤养阴安神，以续断、桑寄生、狗脊、秦艽、羌活、独活、舒筋活络丸、壮腰健肾丸、参芪大补丸扶正补肾而祛风寒湿。

**医案 171** 钟某，女，31 岁。

婚后 7 年未孕，月经 6 月 13 日行经未净，乳腹胀痛，腰尻酸楚，冲任不调，头晕乏力，肝肾两亏。

适逢经期，当以调理冲任。

通管二号方加三棱、莪术各 1 钱半，琥珀粉 3 分（冲服）。

炒当归 3 钱，川芎 1 钱半，制香附 3 钱，丹参 3 钱，乌药 1 钱半，赤芍 1 钱半，川牛膝 3 钱，藏红花 5 分，益母草 3 钱，鸡血藤 3 钱，艾叶 1 钱半，泽兰叶 3 钱，红月季花 3 钱，三棱、莪术各 1 钱半，琥珀粉 3 分（冲服），配 3 剂。

**配服：** 红月季花 2 两（分 3 天煎服）。

**按语：** 适逢经期，投以通管方，通管二号方煎服法见随师医案 106。

**医案 172** 董某，女，27 岁。

带多，腰尻酸楚，四肢乏力，肝肾两亏，心悸怔忡。

补益肝肾，固涩止带。

续断 3 钱，桑寄生 3 钱，狗脊 3 钱，党参 3 钱，炙黄芪 3 钱，山药 3 钱，菟丝子 3 钱，炒远志 1 钱半，枣仁粉 1 钱半（冲服），煅龙骨、煅牡蛎各 4 钱，金樱子 3 钱，芡实 3 钱，茯菟丸 3 钱（包煎），配 4 剂。

**按语：** 补益肝肾，以续断、桑寄生、狗脊、山药、菟丝子；固涩止带，以煅龙骨、煅牡蛎、金樱子、芡实、茯菟丸；心悸怔忡，以党参、炙黄芪、炒远志、枣仁粉补气养血，安神定悸。

**医案 173** 刘某，女，44 岁。

生育 3 胎，流产 1 次，末次月经 5 月 12 日行经，5 月 22 日经净，现月经后期，甲状腺作胀，咽关哽塞，头晕已减，肝肾不足，心悸心神不宁。

先以养心镇心。

茯神 3 钱，炒远志 1 钱半，枣仁粉 1 钱（冲服），夜交藤 1 两，白芍 3 钱，沙参 3 钱，磁石 4 钱，龙齿 4 钱，石决明 4 钱，料豆衣 3 钱，枸杞子 3 钱，天王补心丹 3 钱（吞服），配 7 剂。

**配服：** 灵芝片 1 瓶。

**按语：** 证有主次，治分先后。此案，虽月经后期，甲状腺作胀，咽关哽塞，但心悸心神不宁突出，故先以养心镇心。

**医案174** 徐某，女，17岁。

气血不盈冲任，经从未通。

补气养血，养心促心气下达。

党参4钱，泽兰3钱，白芍3钱，川芎1钱半，茯苓3钱，炙甘草1钱，当归4钱，焦白术3钱，肉桂1钱，益母草3钱，柏子养心丸3钱（包煎），配7剂。

**按语：** 此案少女，年逾二七，月经不下，气血不盈冲任也。以党参、泽兰、白芍、川芎、茯苓、炙甘草、当归、焦白术、肉桂、益母草补气养血，活血调经；以柏子养心丸养心活血，促心气下达，月经来潮。

**医案175** 段某，女，17岁。

15岁月经初潮，有经漏病史，经漏断续不止，肝脾藏统失职，不寐，胃呆纳少。

补气摄血止血。

党参3钱，炙黄芪3钱，焦白术3钱，归身炭3钱，熟地黄炭3钱，棕榈炭3钱（包煎），艾叶炭1钱，仙鹤草3钱，藕节炭3钱，地榆炭3钱，侧柏炭3钱，阿胶珠3钱（烊化），十灰丸3钱（包煎），大枣1两，配4剂。

**配服：** 参芪大补丸1瓶。

**按语：** 经漏，标本兼治，以止血治标，审因治本。本案肝脾藏统失职是其本，故以党参、炙黄芪、焦白术、归身炭、熟地黄炭、参芪大补丸补脾养肝治其本，以棕榈炭、艾叶炭、仙鹤草、藕节炭、地榆炭、侧柏炭、阿胶珠、十灰丸止血治其标，另用大枣调和药味。

**医案176** 谭某，女，31岁。

不孕，腰尻酸楚，肾亏肝旺，心悸怔忡，胃呆口淡，月经将近临期，少腹作胀。

先调冲任。

通管二号方加三棱、莪术各1钱半，琥珀粉3分（冲服）。

炒当归3钱，川芎1钱半，制香附3钱，丹参3钱，乌药1钱半，赤芍1钱半，川牛膝3钱，藏红花5分，益母草3钱，鸡血藤3钱，艾叶1钱半，泽兰叶3钱，红月季花3钱，三棱、莪术各1钱半，琥珀粉3分（冲服），配3剂。

**配服：** 红月季花2两（分3天煎服）。参芪大补丸1瓶。

**按语：** 调冲任，以通管二号方加味，本方煎服法见随师医案106。

**医案177** 梁某，女，25岁。

妊娠3个月余，腰尻酸楚，不寐，神疲肢软，面黄乏力，腹微痛。气少肾虚，胎元乏养。

补气健肾，理气安胎。

党参3钱，炙黄芪3钱，焦白术3钱，续断3钱，桑寄生3钱，狗脊3钱，吴茱萸5分，煨木香1钱，紫苏梗3钱，砂仁壳5分，左金丸7分（吞服），佛手1钱半，苎麻根3钱，大枣1两，配4剂。

**按语：** 妊娠体虚，胎元乏养。腹微痛，气滞血少，胞脉不和。以党参、炙黄芪、焦白术、续断、桑寄生、狗脊补气健肾，以吴茱萸、煨木香、紫苏梗、砂仁壳、左金丸、佛手、苎麻根、大枣理气安胎。气生血行血功能恢复则胞脉和顺。

**医案178** 吴某，女，26岁，已婚。

胎漏，内伤冲任，心悸怔忡。

补气止漏。

党参3钱，炙黄芪3钱，焦白术3钱，阿胶珠3钱（烊化），柴胡炭3钱，黄芩3钱，续断3钱，桑寄生3钱，狗脊3钱，夜交藤1两，枸杞子3钱，大枣1两，配4剂。

**按语：** 此胎漏。补气以止漏，药遣党参、炙黄芪、焦白术、阿胶珠、柴胡炭、黄芩；补肾以固胎，药选续断、桑寄生、狗脊、枸杞子；另用夜交藤、大枣养心安神缓解心悸。

**医案179** 沈某，女，31岁。

服通管方后，肠鸣腹泻多，腰尻酸楚，四肢乏力。

补肾填精促孕。

淫羊藿5钱，炒党参3钱，阳起石5钱，覆盆子4钱，锁阳5钱，续断3钱，补骨脂3钱，菟丝子3钱，桑寄生3钱，狗脊3钱，当归3钱，白芍3钱，补中益气丸3钱（包煎），配3剂。

**配服：** 胎产金丹10粒，党参养荣丸3两。

**按语：** 不孕患者，经期调理冲任，煎服通管方3剂。3剂服完，月经干净，服上方补肾填精促孕。

**医案 180** 何某，女，29 岁。

生育 2 胎，流产后 1 个月，腹痛已减，腰尻酸楚，月经未行。尿红细胞偏高。

清热燥湿，利尿止血为先。

地锦草 3 钱，仙鹤草 5 钱，乌蔹莓 3 钱，大蓟根 1 两，薏苡仁 1 两，槐花 3 钱，玄参 3 钱，墨旱莲 5 钱，鹿衔草 4 钱，石决明 4 钱（先煎），生地黄 5 钱，麦冬 4 钱，杞菊地黄丸 3 钱（包煎），配 4 剂。

**按语：** 尿红细胞偏高，腰尻酸楚，此系下焦湿热，膀胱气化不利，故以上方清热燥湿，利尿止血为治。佐以杞菊地黄丸扶正补肝肾。

**医案 181** 许某，女，29 岁。

腰尻酸楚，头晕，胸闷气短，少腹隐痛，月经将临期。无排卵。

养肝补肾益气血。

决明子 3 钱，料豆衣 3 钱，枸杞子 3 钱，白蒺藜 3 钱，续断 3 钱，桑寄生 3 钱，狗脊 3 钱，淫羊藿 5 钱，锁阳 3 钱，党参 3 钱，熟地黄 4 钱，补骨脂 3 钱，金刚丸 3 钱（包煎），大枣 1 两，配 4 剂。

**配服：** 八珍益母丸 4 两，全鹿丸 1 瓶。

**按语：** 无排卵，则难孕。天癸不足，精血乏少，胞脉失养，卵子不生。法以调养天癸，填益精血，充养胞脉。上方汤药，养肝补肾益气血。金刚丸、全鹿丸、八珍益母丸补肝肾，填精血，养冲任，促卵生。

**医案 182** 康某，女，28 岁。

妊娠 6 个月余，外感风寒头痛，内停食滞，胸闷不畅，暮后寒热，周身骨楚，脉濡数，苔根腻。

拟方祛邪化滞，佐保胎元。

藿香梗、紫苏梗各 3 钱，佩兰梗 3 钱，清水豆卷 3 钱，荆芥、防风各 3 钱，化橘红 1 钱半，浙贝母 1 钱，杏仁 3 钱，苏子 3 钱，前胡 3 钱，焦谷芽 4 钱，茯苓 3 钱，薄荷 1 钱（后下），配 4 剂。

**按语：** 妊娠时值暑天，因热贪凉，外犯阴暑，内伤食滞，脉濡有湿，脉数有热。以上方祛邪化滞，邪去胎安。

**医案 183** 何某，女，30 岁。

婚后 4 年不孕，低热已减，腰酸头晕，四肢乏力，月经已净。

拟方调理冲任。

通管一号方加三棱、莪术各1钱半，血竭1钱。

当归4钱，川芎1钱半，丹参3钱，制香附3钱，益母草3钱，红花3钱，泽兰3钱，牛膝3钱，桃仁3钱，桑寄生3钱，炒延胡索3钱，郁金1钱半，路路通3钱，红月季花3钱，三棱、莪术各1钱半，血竭1钱，配3剂。

**配服：**红月季花2两（分3天煎服）。

**按语：**通管一号方煎服法见随师医案106。

**医案 184** 吴某，女，29岁。

求嗣，服通管方，月经已净，腰尻酸楚，四肢乏力。

温补肾精，养荣促孕。

淫羊藿5钱，炒党参3钱，阳起石5钱，覆盆子4钱，锁阳5钱，续断3钱，补骨脂3钱，菟丝子3钱，当归3钱，肉桂5分，炙甘草1钱，补中益气丸3钱（包煎），配3剂。

**配服：**党参养荣丸10粒，乌鸡丸10粒。

**按语：**不孕求嗣者，经期服通管方3剂，服完药，月经干净后，服温补肾精，养荣促孕方药。配服乌鸡丸，补气养血，调经止带。

**医案 185** 徐某，女，28岁。

婚后3年不孕，肝肾不足，头晕乏力，经行量少。

补气升清，补肾促孕。

炒党参3钱，柴胡2钱，桔梗1钱，焦白术3钱，炙甘草1钱，续断3钱，桑寄生3钱，狗脊3钱，肉桂5分，山药3钱，菟丝子3钱，淫羊藿5钱，夜交藤1两，大枣1两，配4剂。

**配服：**胎产金丹10粒，艾附暖宫丸4两。

**按语：**此案不孕，出现清阳不足，头晕乏力，月经量少。以补气升清，补肾益精为治。配胎产金丹、艾附暖宫丸，辅佐汤药调经助孕。

**医案 186** 王某，女，31岁。

闭经3年余，腰酸头晕，痰阻冲任，气血不盈冲任。

养血活血，化痰通经。

当归3钱，泽兰3钱，益母草3钱，红花3钱，川芎3钱，丹参3钱，制香附3钱，延胡索3钱，郁金3钱，鸡血藤1两，路路通3钱，牛膝3钱，配

5剂。

**配服**：礞石滚痰丸3两，四制香附丸4两。

**按语**：此案，痰阻冲任，气血不盈冲任。以礞石滚痰丸化痰，通畅冲任。冲任脉络通调，气血方得运行。邪去正复，月经方潮。

**医案187** 李某，女，50岁。

胸闷气短，腰尻酸楚，月经6月11日行经，量多不止，肝脾藏统失职，头晕，四肢乏力。

养肝血，益脾气，固经血。

熟地黄1两，炒枣仁1钱半，仙鹤草3钱，煅牛角腮4钱，黄连5分，侧柏炭3钱，五味子1钱，枸杞子3钱，炒远志1钱半，夜交藤1两，柴胡炭1钱半，固经丸3钱（包煎），大枣1两，炒党参3钱，炙黄芪3钱，三七粉1钱（吞服），配4剂。

**按语**：月经量多，多半由肝脾藏统失职所致。以养肝益脾气治本，固经止血治标，兼益心肾。

**医案188** 吕某，女，40岁。

子宫肌瘤，带多不止，色黄，腰尻酸楚，少腹胀痛，夜寐惊惕，胸闷气短。

镇心清心，利湿止带，疏肝理气。

茯神3钱，炒远志1钱半，枣仁粉1钱（冲服），芡实3钱，五味子1钱，泽泻3钱，黄柏3钱，草薢3钱，黄芩3钱，煅龙骨、煅牡蛎各4钱，莲须3钱，椿根皮3钱，愈带丸3钱（包煎），旋覆花3钱（包煎），配5剂。

**配服**：舒肝丸10粒，牛黄清心丸10粒。

**按语**：肝气郁结，郁而生热，热蒸水津，继生湿热，湿热下注，带脉失约，带多色黄；肝、心乃母子之脏，母病及子，肝胆郁热扰心，心神不宁，则夜寐惊惕。以舒肝丸疏肝理气，芡实、泽泻、黄柏、草薢、黄芩、煅龙骨、煅牡蛎、莲须、椿根皮、愈带丸、旋覆花清利湿热止带下，牛黄清心丸、茯神、炒远志、枣仁粉、五味子清心镇心定惊。肝气疏，郁热散，诸病去，故以疏肝为先。

**医案189** 何某，女，61岁。

生育1胎，经断10年，心悸头晕，两耳时鸣时聋，不寐，纳谷善饥，口干唇燥，气营两亏，肝木偏旺，胃失通降。

养阴平肝，养心安神。

南沙参、北沙参各3钱，石斛3钱，白芍3钱，山药3钱，玉米须1两，石决明4钱，龙齿4钱，茯神3钱，炒远志1钱半，夜交藤1两，地骨皮4钱，右归丸3钱（包煎），天王补心丸3钱（吞服），配4剂。

**配服：**参芪大补丸1瓶。

**按语：**方中南沙参、北沙参、石斛、白芍、山药、玉米须、地骨皮、石决明养阴平肝，龙齿、茯神、炒远志、夜交藤、天王补心丸养心安神。

**医案190** 顾某，女，24岁。

婚后3年，流产2次，月经3月21日行经，27日经净，现妊娠两个月，少腹胀痛，腰尻酸楚。

补气养元，健肾固任，清热安胎。

党参3钱，炙黄芪3钱，焦白术3钱，黄芩3钱，续断3钱，桑寄生3钱，狗脊3钱，陈皮1钱半，焦谷芽4钱，山药3钱，菟丝子3钱，左金丸1钱（吞服），配3剂。

**按语：**妊娠少腹胀痛，此气滞血瘀之兆。气滞血瘀，易至胎萎胚胎停育。以陈皮、焦谷芽理气消胀以行血，血行则胎养；以党参、炙黄芪、焦白术、黄芩、续断、桑寄生、狗脊、山药、菟丝子补气养元，健肾固任；以左金丸清火安胎。

**医案191** 张某，女，19岁。

痛经，月经6月13日行经，未净，胃呆泛恶。

活血调经，理气止痛。

痛经一号方加左金丸7分（吞服）。

当归3钱，桃仁3钱，红花3钱，川芎1钱半，赤芍3钱，焦山楂3钱，怀牛膝3钱，延胡索3钱，枳壳2钱，制香附4钱，煨木香1钱半，甘草1钱半，左金丸7分（吞服），配3剂。

**按语：**胃呆泛恶，取左金丸降逆止恶。

**医案192** 张某，女，31岁。

月经6月11日行经，量多不止，肝脾藏统失职，四肢乏软，畏寒。

复肝脾藏统之权。

熟地黄1两，炒枣仁1钱半，仙鹤草3钱，煅牛角腮4钱，黄连5分，侧柏炭3钱，五味子1钱，枸杞子3钱，炒远志1钱半，夜交藤1两，柴胡炭1钱半，固经丸3钱（包煎），大枣1两，炒党参3钱，炙黄芪3钱，三七粉1钱（吞服），配3剂。

**配服：** 参芪大补丸1瓶。

**按语：** 调肝藏血，以柴胡炭为主；健脾统血，以黄芪、党参、大枣为主；余者养心主血，补肾固经。

**医案193** 陆某，女，32岁。

口腔溃疡，胸闷不畅，经前乳房作胀，心悸怔忡，头晕乏力，带多。脾开窍于口，脾运失司，湿邪内生，而口糜带多。

以运脾化痰，利湿止带。

白术3钱，茯苓3钱，天南星5分，半夏1钱，车前子3钱（包煎），椿根皮3钱，陈皮3钱，白鸡冠花3钱，芡实3钱，党参3钱，炙黄芪3钱，熟地黄4钱，山药3钱，薏苡仁根1两，黑木耳3钱，茯菟丸3钱（包煎），配4剂。

**配服：** 六味地黄丸1瓶。

**按语：** 先以治口疮，止带下。其关键在脾，脾病则口糜，脾湿内生，湿邪下注，则带下量多。故以运脾化痰疗口疮，运脾祛湿止带下。

**医案194** 冯某，女，29岁。

婚后两年不孕，月经6月2日行经，6月10日经净，腰酸头晕，带多，经前乳胀，四肢乏力，肝肾两亏，胃呆泛恶。

补益肝肾，固涩止带。

料豆衣3钱，枸杞子3钱，白蒺藜3钱，白芍3钱，北沙参3钱，石斛3钱，续断3钱，桑寄生3钱，狗脊3钱，补骨脂3钱，菟丝子3钱，煅龙骨、煅牡蛎各4钱，莲须3钱，椿根皮3钱，愈带丸3钱（吞服），配5剂。

**配服：** 参芪大补丸1瓶。

**按语：** 以料豆衣、枸杞子、白蒺藜、白芍、北沙参、石斛、续断、桑寄生、狗脊、补骨脂、菟丝子补益肝肾，其中北沙参、石斛又可养阴和胃气；以煅龙骨、煅牡蛎、莲须、椿根皮、愈带丸固涩止带。

**医案 195**　周某，女，31 岁。

胎漏，腰尻酸楚，少腹坠胀。

健肾养元，清热止血，固胎为先。

归身炭 3 钱，续断 3 钱，桑寄生 3 钱，狗脊 3 钱，焦白术 3 钱，黄芩 3 钱，党参 3 钱，炙黄芪 3 钱，熟地黄 4 钱，炒远志 1 钱半，苎麻根 3 钱，南瓜蒂 2 只，大枣 1 两，配 4 剂。

**二诊：** 胎漏已少，腰尻酸楚，头晕乏力。再以扶正固胎。

党参 3 钱，炙黄芪 3 钱，白芍 3 钱，归身炭 3 钱，熟地黄炭 4 钱，阿胶珠 3 钱（烊化），续断 3 钱，桑寄生 3 钱，狗脊 3 钱，夜交藤 1 两，炒远志 1 钱半，枣仁粉 1 钱（冲服），黄芩 3 钱，菟丝子 3 钱，苎麻根 3 钱，南瓜蒂 2 只，配 4 剂。

**三诊：** 妊娠 50 余天，胎漏未止，内伤冲任。继以补气健肾固胎。

党参 3 钱，炙黄芪 3 钱，归身炭 3 钱，焦白术 3 钱，熟地黄炭 4 钱，阿胶珠 3 钱（烊化），续断 3 钱，桑寄生 3 钱，狗脊 3 钱，炒远志 1 钱半，枣仁粉 1 钱（冲服），棕榈炭 3 钱（包煎），左金丸 7 分（吞服），配 4 剂。

**四诊：** 妊娠 50 余天，胎漏已止，大便欠爽。守法。

党参 3 钱，炙黄芪 3 钱，归身炭 3 钱，熟地黄炭 4 钱，阿胶珠 3 钱（烊化），焦白术 3 钱，续断 3 钱，桑寄生 3 钱，狗脊 3 钱，柴胡炭 2 钱，黄芩 3 钱，苎麻根 3 钱，南瓜蒂 3 只，大枣 1 两，配 5 剂。

**五诊：** 腰尻酸楚，胎漏已止，内伤冲任，胃呆泛恶。

党参 3 钱，炙黄芪 3 钱，焦白术 3 钱，续断 3 钱，桑寄生 3 钱，狗脊 3 钱，阿胶珠 3 钱（烊化），杜仲 3 钱，煅龙骨、煅牡蛎各 4 钱，夜交藤 1 两，苎麻根 3 钱，南瓜蒂 3 只，大枣 1 两，炒枳壳 1 钱半，配 4 剂。

**六诊：** 妊娠两个月，腰尻酸楚，心悸，四肢酸软。扶正养胎。

党参 3 钱，熟地黄 4 钱，白术 3 钱，炙甘草 1 钱半，续断 3 钱，桑寄生 3 钱，狗脊 3 钱，补骨脂 3 钱，菟丝子 3 钱，柴胡炭 1 钱，黄芩 3 钱，陈皮 1 钱半，焦谷芽 4 钱，砂仁壳 5 分，配 4 剂。

**七诊：** 不寐，腰酸已减，少腹作胀，妊娠两个月，胎漏已止，妊娠试验复查。补气养心安胎。

党参 3 钱，炙黄芪 3 钱，归身炭 3 钱，茯神 3 钱，夜交藤 1 两，白芍 3 钱，炒远志 1 钱半，炒枣仁 3 钱，炒陈皮 1 钱半，姜竹茹 3 钱，姜半夏 1 钱半，焦谷芽 4 钱，砂仁壳 5 分，配 4 剂。

**八诊**：夜寐心悸，妊娠两个月，胃呆泛恶，神疲肢软。养胃安胎。

石斛3钱，白芍3钱，陈皮1钱半，茯苓3钱，焦谷芽3钱，大腹皮3钱，紫苏梗3钱，砂仁壳5分，左金丸7分（吞服），料豆衣3钱，枸杞子3钱，配4剂。

**九诊**：妊娠两个月，腰尻酸楚。补气和胃，补肾固胎。

党参3钱，炙黄芪3钱，焦白术3钱，黄芩3钱，续断3钱，桑寄生3钱，狗脊3钱，陈皮3钱，茯苓3钱，焦谷芽4钱，砂仁壳5分，苎麻根3钱，南瓜蒂3只，左金丸7分（吞服），配5剂。

**十诊**：妊娠两个月，胎漏色淡不多，内伤冲任，腰尻酸楚。扶正止漏固胎。

党参3钱，炙黄芪3钱，焦白术3钱，归身炭3钱，阿胶珠3钱（烊化），续断3钱，桑寄生3钱，狗脊3钱，茯苓3钱，陈皮1钱半，苎麻根3钱，南瓜蒂3只，配4剂。

**十一诊**：妊娠两个月，胎漏未止，腰尻酸楚，四肢乏力，心悸失眠。

党参3钱，柴胡1钱，黄芩3钱，焦白术3钱，归身炭3钱，阿胶珠3钱（烊化），棕榈炭3钱（包煎），南瓜蒂3只，苎麻根3钱，杜仲3钱，大枣1两，菟丝子3钱，山药3钱，配4剂。

**十二诊**：胎漏未止，腰尻酸楚，四肢乏力，内伤冲任，脉不静，预防流产。扶正止漏固胎。

炒党参3钱，归身炭3钱，阿胶珠3钱（烊化），焦白术3钱，续断3钱，桑寄生3钱，狗脊3钱，夜交藤1两，熟地黄炭4钱，棕榈炭3钱（包煎），苎麻根3钱，南瓜蒂3只，大枣1两，黄芩3钱，配3剂。

**十三诊**：妊娠3个月，胎漏已止，腰尻酸楚，不寐，口干唇燥。养阴清热补肾固胎。

石斛3钱，白芍3钱，黄芩3钱，北沙参3钱，续断3钱，桑寄生3钱，狗脊3钱，杜仲3钱，菟丝子3钱，茯苓3钱，苎麻根3钱，南瓜蒂3只，大枣1两，配4剂。

**十四诊**：妊娠3个月，不寐或夜寐惊惕，腰酸膝楚，头晕乏力。化痰养心，补肾固胎。

陈皮1钱半，枳壳1钱半，竹茹3钱，白芍3钱，茯苓3钱，焦谷芽4钱，续断3钱，桑寄生3钱，狗脊3钱，炒远志1钱半，枣仁粉1钱（冲服），苎麻根3钱，南瓜蒂3只，配4剂。

**十五诊：**妊娠3个月余，腰背酸楚，神疲肢软，口干苦，唇燥。和胃补肾固胎。养心和中，补肾固胎。

陈皮1钱半，焦白术3钱，焦谷芽4钱，砂仁壳5分，续断3钱，桑寄生3钱，狗脊3钱，炒党参3钱，白豆蔻5分，左金丸7分（吞服），佛手1钱半，山药3钱，南瓜蒂3只，苎麻根3钱，配4剂。

**十六诊：**不寐，腰尻酸楚，心悸怔忡，胃呆纳少。

陈皮1钱半，夜交藤1两，五味子1钱，焦白术3钱，左金丸7分（吞服），砂仁壳、蔻仁壳各5分，续断3钱，桑寄生3钱，狗脊3钱，杜仲3钱，苎麻根3钱，南瓜蒂2只，合欢皮3钱，补骨脂3钱，菟丝子3钱，配4剂。

**十七诊：**妊娠3个月余，腰尻酸楚，带多不止，神疲乏力。健脾燥湿止带，养心清热固胎。

山药3钱，焦白术3钱，白芍3钱，茯苓3钱，陈皮1钱半，夜交藤1两，炒远志1钱半，砂仁壳5分，姜竹茹3钱，左金丸7分（吞服），佛手1钱半，炒荷蒂2枚，配4剂。

**十八诊：**妊娠4个月余，阴道分泌少量黑水，不寐，乳房作胀。扶正止漏固胎。

党参3钱，炙黄芪3钱，归身炭3钱，阿胶珠3钱（烊化），续断3钱，桑寄生3钱，狗脊3钱，焦白术3钱，柴胡炭1钱，黄芩3钱，仙鹤草3钱，苎麻根3钱，杜仲3钱，南瓜蒂2只，炒枳壳1钱半，配4剂。

**十九诊：**妊娠4个月余，胸闷气短，自汗不止，少腹作胀。和胃养阴，补肾固胎。

陈皮1钱半，茯神3钱，白芍3钱，石斛3钱，北沙参3钱，焦谷芽4钱，炒续断3钱，桑寄生3钱，杜仲3钱，狗脊3钱，苎麻根3钱，南瓜蒂2只，大枣1两，龙眼肉3钱，山药3钱，配5剂。

**按语：**此案先后十九诊，其间胎漏断断续续，服药数十剂，胎漏止，胎元固。主法补肾固胎，清肝泻火。冲为血海，任主胞胎。冲任两脉皆起于胞中。肾虚则胞脉不固，主法补肾固胎。肝为女子先天，肝经有火，冲脉不宁，任脉不安，胞脉胎漏，以清肝泻火治之。三诊时加服左金丸，胎漏即止。后停服，胎漏又现，再服又止。

**医案196** 陆某，女，29岁。

带多不止，腰尻酸楚，夜寐较安，口干唇燥，四肢乏力，低热已久，苔白腻，湿热内蕴。

清肝利湿。

茵陈4钱，青蒿3钱，栀子3钱，黄芩3钱，生地黄4钱，牡丹皮3钱，萹草3钱，泽泻3钱，车前子3钱（包煎），炙鳖甲3钱，地骨皮4钱（另煎），鲜芦根、鲜茅根1两（另煎），龙胆泻肝丸3钱（吞服），配4剂。

**按语**：湿热下注，带脉失约，则带下不止；湿热内蕴，湿遏热伏，则低热久现。治以清利湿热，湿去则带下止，湿化则低热退。炙鳖甲、地骨皮、青蒿善退低热。

**医案197** 裴某，女，29岁。

求嗣。胸闷，四肢酸楚，胃呆纳少，腹胀，心烦泛恶，晨起吞酸，脉细数，苔薄腻。

先拟方和胃畅中。

陈皮1钱半，姜半夏3钱，焦神曲3钱，焦谷芽、焦麦芽各4钱，紫苏梗3钱，大腹皮3钱，砂仁壳1钱半，左金丸7分（吞服），藿香梗、佩兰各3钱，荆芥3钱，佛手1钱半，配4剂。

临经服通管二号方加琥珀粉3分（冲服），三棱、莪术各1钱半。

炒当归3钱，川芎1钱半，制香附3钱，丹参3钱，乌药1钱半，赤芍1钱半，藏红花5分，益母草3钱，艾叶1钱半，泽兰叶3钱，红月季花3钱，琥珀粉3分（冲服），三棱、莪术各1钱半，配3剂。

**配服**：红月季花2两（分3天煎服）。女金丹10粒，党参养荣丸4两，艾附暖宫丸4两。

**按语**：此案求嗣，诊时见湿犯上、中焦，故先拟化湿和胃畅中之剂。待月经来潮之时服调理冲任之方，即通管二号方，此方煎服法见随师医案106。

**医案198** 李某，女，38岁。

夜寐较安，乳房作胀，心悸怔忡，胸闷塞窒，肝气内郁，口干唇燥，苔根腻，舌尖红。

清利湿热。

生地黄3钱，牡丹皮3钱，泽泻3钱，焦车前子3钱（包煎），神曲3钱，山楂3钱，丹参3钱，制香附3钱，郁金1钱半，大腹皮3钱，左金丸7分（吞服），佛手1钱半，焦薏苡仁3钱，配4剂。

**按语**：肝蕴湿热，肝失疏泄，气滞胸乳，则胸闷窒塞，乳房作胀；肝热扰心，心神不安，则心悸怔忡。故以清肝利湿，疏肝理气为法。

**医案 199** 魏某，女，20 岁。

月经后期旬余而行，已净，心悸怔忡，胃呆纳少，浮肿，少腹作胀，口舌碎痛，肝胆气火内盛，舌尖红，脉弦数。

养阴清火为先。

沙参 3 钱，玄参 3 钱，牡丹皮 3 钱，泽泻 3 钱，连翘 3 钱，茯苓 3 钱，续断 3 钱，桑寄生 3 钱，地骨皮 4 钱，栀子 3 钱，炒枳壳 1 钱半，鲜芦根、鲜茅根各 1 两，淡竹叶 3 钱，配 4 剂。

**按语**：脉弦数，肝胆气火之象；浮肿，少腹作胀，热郁之症；肝胆气火上炎于心，则舌尖红，口舌碎疼，心悸怔忡。法以养阴清肝胆气火。气有余便是火，降火不如降气，故方中加枳壳苦降破气。

**医案 200** 吴某，女，26 岁。

月经断续 6 天未净，腰酸腹胀，四肢乏力，肝脾藏统失职，舌质红，脉细数。

益肝脾，补肾经。

归身炭 3 钱，制香附 3 钱，山药 3 钱，仙鹤草 3 钱，墨旱莲 3 钱，续断 3 钱，桑寄生 3 钱，狗脊 3 钱，归脾丸 4 钱（包煎），配 4 剂。

**按语**：肝肾不足，则腰酸腹胀；脾虚统摄无力，则四肢乏力，经血不净。以归身炭、制香附、山药、仙鹤草、墨旱莲、续断、桑寄生、狗脊补肝肾，固经血。以归脾丸健脾养血摄血，强化统摄之力。

**医案 201** 杨某，女，28 岁。

月经后期，少腹作胀，肝气内郁，腰尻酸楚，脚酸。

理气补肾调经。

陈皮 1 钱半，焦白术 3 钱，煨木香 1 钱，紫苏梗 3 钱，续断 3 钱，桑寄生 3 钱，狗脊 3 钱，吴茱萸 5 分，炙甘草 1 钱，山药 3 钱，菟丝子 3 钱，左金丸 7 分（吞服），佛手 1 钱半，配 4 剂。

**按语**：肝脾郁滞则少腹作胀，肾虚精少则腰尻酸楚脚酸，气滞血少则月经临期不行。以陈皮、焦白术、煨木香、紫苏梗、佛手、左金丸、炙甘草理气解郁，疏调肝脾；以续断、桑寄生、狗脊、吴茱萸、山药、菟丝子补肾益精，调冲任。

**医案202**　徐某，女，42岁。

月经5月13日行经，未净，量少色红，少腹坠胀，肝木偏旺。

补气摄血，疏肝补肾。

炒党参3钱，柴胡炭2钱，焦白术3钱，炙黄芪3钱，阿胶珠3钱（烊化），续断3钱，桑寄生3钱，狗脊3钱，归身炭3钱，熟地黄炭4钱，棕榈炭3钱（包煎），大枣1两，仙鹤草3钱，墨旱莲3钱，配4剂。

**按语：** 此案行经时间长，少腹坠胀，脾虚、肝旺、肾水不足。以炒党参、柴胡炭、焦白术、炙黄芪、大枣、阿胶珠补脾升陷摄血，其中柴胡炭又疏肝散热，平肝旺；以续断、桑寄生、狗脊、归身炭、熟地黄炭、棕榈炭、仙鹤草、墨旱莲补肾止血固冲任。

**医案203**　姚某，女，30岁。

婚后1年，闭经7个月余，胸闷气短，神疲肢软，心悸怔忡，腰酸腹痛，气血不盈冲任。

活血调经。

当归3钱，红花3钱，益母草3钱，泽兰3钱，三棱、莪术各1钱半，赤芍3钱，白芍3钱，桃仁3钱，牡丹皮3钱，女科八珍丸3钱（吞服），党参3钱，牛膝3钱，配4剂。

**配服：** 益母草膏1瓶，四制香附丸4两。

**按语：** 血瘀冲任则闭经；血瘀气滞，血不载气，则胸闷气短；瘀血不去，新血不生，则营血渐少，血不资精，精虚肾亏，冲任胞脉失养。此证由实生虚，血瘀为实，血少为虚，虚实夹杂。故以活血祛瘀治其实，补益气血理气虚。

**医案204**　陈某，女，29岁。

月经将近临期，腰尻酸楚，胃呆泛恶，神疲肢软，胃气上逆，肝阴不足，气火内盛。

理气降逆，清肝补肾。

陈皮1钱半，姜半夏3钱，茯苓3钱，焦谷芽4钱，续断3钱，桑寄生3钱，狗脊3钱，菟丝子3钱，山药3钱，黄芩3钱，紫苏梗3钱，左金丸7分（吞服），配4剂。

**按语：** 方中陈皮、姜半夏、茯苓、焦谷芽、紫苏梗理气降逆，以黄芩、左金丸清肝存阴，以续断、桑寄生、狗脊、菟丝子、山药补肾。

**医案 205** 沈某，女，32 岁。

有子宫结核史，月经 6 月 11 日行经，低热已久，腰酸头晕，口干苦，舌苔腻，脉滑数。

活血清热解毒。

当归 3 钱，藏红花 5 分，制香附 3 钱，延胡索 3 钱，白芍 3 钱，炙百部 3 钱，白花蛇舌草 1 两，益母草 3 钱，仙鹤草 3 钱，丹参 3 钱，甘草 3 钱，地骨皮 4 钱，甘露消毒丹 3 钱（吞服），配 4 剂。

**配服：**全鹿丸 4 两。

**按语：**痨虫久蚀胞脉，胞脉伤损而致血瘀，瘀久生热，瘀热连绵，故低热久也；时值暑令，又犯暑湿，湿困热郁，与瘀热胶结，热势难散。以上方汤药活血清热解毒，疗瘀热低热。以甘露消毒丹化解暑湿暑热，配以全鹿丸缓补精血。

**医案 206** 储某，女，33 岁。

腰尻酸楚，乳房胀痛，带多，肝气内郁，冲任失调，月经 5 月 21 日行经，5 月 24 日经净。

活血调冲任，疏肝通乳络。

当归 3 钱，泽兰 3 钱，益母草 3 钱，红花 1 钱半，制香附 3 钱，延胡索 3 钱，金铃子 3 钱，路路通 3 钱，续断 3 钱，桑枝 3 钱，丝瓜络 3 钱，逍遥丸 3 钱（包煎），配 4 剂。

**按语：**肝气内郁，冲任失调，以当归、泽兰、益母草、红花活血调冲任。肝气内郁则乳房胀痛，以制香附、延胡索、金铃子、路路通、桑枝、丝瓜络、逍遥丸疏肝通入络。肾虚则腰尻酸楚、带多，以续断壮腰健肾。

**医案 207** 徐某，女，29 岁。

胎漏断续不止，少腹隐痛，腰尻酸楚，冲任内伤。

先以止漏补肾。

当归炭 3 钱，吴茱萸 5 分，煨木香 1 钱，白术 3 钱，陈皮 1 钱半，续断 3 钱，桑寄生 3 钱，狗脊 3 钱，夜交藤 1 两，山药 3 钱，菟丝子 3 钱，左金丸 7 分（吞服），栀子 3 钱，配 3 剂。

**按语：**少腹隐痛，以当归炭、吴茱萸、煨木香、白术、陈皮养血理气止痛；止漏补肾，以续断、桑寄生、狗脊、夜交藤、山药、菟丝子；左金丸、栀子清肝止漏。

**医案208** 徐某，女，18岁。

月经量少，肝阴不足，鼻衄过多，少腹作胀，胃呆纳少，脚酸。

化滞和中，补肾调经。

陈皮1钱半，焦谷芽、焦麦芽各4钱，神曲3钱，山楂3钱，紫苏梗3钱，大腹皮3钱，砂仁壳、蔻仁壳各5分，续断3钱，桑寄生3钱，狗脊3钱，当归3钱，女科八珍丸3钱（包煎），大枣1两，配4剂。

**配服：** 八珍益母丸10粒，参芪大补丸1瓶。

**按语：** 少腹作胀，胃呆纳少，气郁食积，以陈皮、焦谷芽、焦麦芽、神曲、山楂、紫苏梗、大腹皮、砂仁壳、蔻仁壳化滞和中。月经量少，鼻衄过多，系肾虚肝阴肝血不足，以续断、桑寄生、狗脊、当归、大枣、女科八珍丸、八珍益母丸、参芪大补丸补肾养肝调经。

**医案209** 平某，女，39岁。

妊娠两个月，胎漏虽少不止，内阴已伤，腰酸头晕，苔根腻，脉滑数。

拟方安胎补腰。

炒党参3钱，熟地黄炭4钱，阿胶珠3钱（烊化），焦白术3钱，续断3钱，桑寄生3钱，狗脊3钱，杜仲3钱，山药3钱，菟丝子3钱，苎麻根3钱，南瓜蒂2只，龙眼肉3钱，大枣1两，配4剂。

**按语：** 气虚气不统血，则胎漏，以炒党参、熟地黄炭、阿胶珠、焦白术、龙眼肉、大枣补气摄血止漏；胞脉系于肾，肾虚胞脉不固则胎漏，以续断、桑寄生、狗脊、杜仲、山药、菟丝子、苎麻根、南瓜蒂补肾固胎止漏。

**医案210** 马某，女，36岁。

生育2胎，腰酸头晕，月经未净，四肢乏力，脾虚肝肾两亏，夜寐较安，面浮腹胀。

补益脾肾。

党参3钱，炙黄芪3钱，焦白术3钱，续断3钱，桑寄生3钱，狗脊3钱，补骨脂3钱，菟丝子3钱，炒远志1钱半，归脾丸3钱（包煎），大枣1两，配4剂。

**按语：** 脾统四肢，脾主运化。脾虚，统摄无力则四肢乏力，运化失司，水气停滞则面浮腹胀；肝肾不足则腰酸头晕。以党参、炙黄芪、焦白术、炒远志、归脾丸、大枣补脾益气，以续断、桑寄生、狗脊、补骨脂、菟丝子补益肝肾。

医案 211  曹某，女，31 岁。

月经断续量少未净，肝木偏旺，肾水不足，脉浮数，苔根腻。

拟方固摄冲任，平肝潜阳养肾。

党参 3 钱，当归炭 3 钱，阿胶珠 3 钱（烊化），焦白术 3 钱，棕榈炭 3 钱（包煎），艾叶炭 1 钱，续断 3 钱，桑寄生 3 钱，狗脊 3 钱，仙鹤草 3 钱，墨旱莲 3 钱，地榆炭 3 钱，血余炭 3 钱（包煎），归脾丸 3 钱（包煎），大枣 1 两，配 5 剂。

**配服：**党参养荣丸 4 两。

**按语：**月经断续量少未净，此因脾不统血，肝不藏血，肾失封蛰使然。以党参、当归炭、阿胶珠、焦白术、归脾丸、大枣、党参养荣丸补脾统血止血；以续断、桑寄生、狗脊、仙鹤草、墨旱莲、地榆炭、血余炭、棕榈炭、艾叶炭补益肝肾，藏血固经止血。

医案 212  马某，女，29 岁。

产后 4 个月余，四肢乏力，时有颧红，带多，腰尻酸楚，腹胀痛，乳少。

先治腹胀痛，当理气消胀，佐以壮腰健肾。

制香附 3 钱，炒陈皮、炒青皮各 1 钱半，柴胡 2 钱，煨木香 1 钱，当归 3 钱，炒延胡索 3 钱，路路通 3 钱，郁金 1 钱半，焦神曲 3 钱，山楂 3 钱，炒党参 3 钱，木通 3 钱，左金丸 1 钱（吞服），佛手 1 钱半，配 4 剂。

**配服：**壮腰健肾丸 1 瓶。

**按语：**肝脾郁结则腹胀痛，肝肾不足则腰酸带多，肝经郁火则时有颧红。以制香附、炒陈皮、炒青皮、柴胡、煨木香、当归、炒延胡索、路路通、郁金、焦神曲、山楂、炒党参、木通、左金丸、佛手疏肝运脾消胀。

医案 213  施某，女，27 岁。

婚后半年，月经 3 月 24 日行经，3 月 25 日经净；4 月 26 日行经，4 月 28 日经净；5 月 13 日行经，6 月 3 日经净；6 月 13 日行经，6 月 17 日经净。月经失常，一月数行，量多色红，不寐。冲任失职，肾亏肝旺，心、肝、脾三脏失司。

补脾肾，养心肝，调经血。

炒党参 3 钱，炙黄芪 3 钱，熟地黄炭 4 钱，阿胶珠 3 钱（烊化），续断 3 钱，桑寄生 3 钱，狗脊 3 钱，仙鹤草 3 钱，墨旱莲 3 钱，归脾丸 3 钱（包煎），大枣 1 两，当归炭 3 钱，配 4 剂。

**配服：**壮腰健肾丸1瓶，当归浸膏1瓶。

**按语：**此案月经先期，量多色红，失眠，首先考虑心脾两虚，其次是肾亏肝旺。以归脾丸、大枣、当归炭、炒党参、炙黄芪养心主血，健脾统血；以熟地黄炭、阿胶珠、续断、桑寄生、狗脊、仙鹤草、墨旱莲、壮腰健肾丸补肝肾，壮腰膝，藏血止血固经。

**医案214** 侯某，女，26岁。

腰酸，不寐或少寐，多梦，带多，口干胃呆。肾虚肝旺，心阴不足。

养心肾之阴，平肝木止带。

石斛3钱，沙参3钱，天花粉3钱，白芍3钱，玄参3钱，茯神3钱，合欢皮3钱，夜交藤1两，五味子1钱，桑寄生3钱，琥珀粉3分（冲服），枕中丹3钱（包煎），配4剂。

**配服：**茯菟丸3两。

**按语：**此案失眠多梦由心、肝、肾阴虚为主因，故以养阴安神为先，药遣石斛、沙参、天花粉、白芍、玄参、茯神、合欢皮、夜交藤、五味子、琥珀粉、枕中丹，次以茯菟丸、桑寄生涩精止带壮腰。

**医案215** 张某，女，30岁。

月经临期未行，胃呆泛恶，腰酸腹胀，肝阴不足，气火内盛，胸闷不畅。

理气宽胸，清火消胀，养肝补肾。

炒陈皮1钱半，姜半夏3钱，姜竹茹3钱，白芍3钱，大腹皮3钱，紫苏梗3钱，砂仁壳5分，续断3钱，桑寄生3钱，狗脊3钱，左金丸1钱（吞服），佛手1钱半，配4剂。

**按语：**月经将临之时，冲任气血涌盛，冲脉之气与厥阴肝脉之气上犯于胃，胃气上逆则胃呆泛恶；肝阴不足，气火积聚，在下则腹胀，在上则胸闷；肾虚则腰酸。以炒陈皮、姜半夏、姜竹茹、白芍、大腹皮、紫苏梗、砂仁壳、左金丸、佛手理气宽胸，清火消胀；以续断、桑寄生、狗脊补益肝肾。

**医案216** 顾某，女，29岁。

疑诊子宫肌瘤，月经6月5日行经，6月14日经净，腰酸头晕，带多不止。

化瘀软坚，破气化痰。

三棱、莪术各3钱，陈皮1钱半，焦谷芽、焦麦芽各4钱，姜半夏3钱，夏枯草3钱，海藻3钱，昆布3钱，牡蛎1两，归尾3钱，枳实1钱，乌药3钱，桃仁3钱，浙贝母1钱半，炒延胡索3钱，炒枳壳1钱半，愈带丸3钱（包煎），配4剂。

**配服：**夏枯草膏1瓶，小金片1瓶。

**按语：**肌瘤乃痰瘀之物，以破气化痰，破血化瘀消之。以枳实、炒枳壳、乌药、陈皮、焦谷芽、焦麦芽、姜半夏、夏枯草、海藻、昆布、牡蛎、浙贝母、夏枯草膏破气化痰，以三棱、莪术、归尾、炒延胡索、小金片破血化瘀消瘤。带多以愈带丸止之。

**医案217** 陈某，女，26岁。

生育2胎，妊娠4个月余，胎漏过多，7天不止，腰酸头晕，内伤冲任，慎防小产，暮分低热。

补气摄血，补肾固胎。

党参3钱，炙黄芪3钱，柴胡炭2钱，焦白术3钱，归身炭3钱，阿胶珠3钱（烊化），棕榈炭3钱（包煎），续断3钱，桑寄生3钱，杜仲3钱，狗脊3钱，黄芩3钱，苎麻根3钱，南瓜蒂2只，大枣1两，菟丝子3钱，配3剂。

**按语：**胎漏量多，除脾虚、肾虚外，兼肝经有火。脾虚、肾虚则胞脉不固。血遇寒则凝，得热则行，遇火则妄行。孕妇肝经有火，迫血妄行，则胎漏量多。以党参、炙黄芪、焦白术、归身炭、阿胶珠、棕榈炭、续断、桑寄生、杜仲、狗脊、菟丝子健脾补肾而固胎止漏，以柴胡炭、黄芩、苎麻根、南瓜蒂清肝散热、凉血止血、止漏固胎，以大枣调和药味。

**医案218** 严某，女，34岁。

月经6月7日行经，6月10日经净，少腹作胀，乳房胀痛，腰酸带多，肝郁痰凝，肾亏带脉失约。

先以疏肝理气化痰。

陈皮1钱半，焦白术3钱，制香附3钱，延胡索3钱，金铃子3钱，路路通3钱，沉香、降香各5分，牡蛎1两，海藻3钱，浙贝母1钱，夏枯草3钱，黄药子3钱，内消瘰疬丸3钱（包煎），刘寄奴3钱，配4剂。

**配服：**舒肝丸10粒。

**按语：**肝郁气滞则少腹作胀，肝郁痰凝于乳络则乳房胀痛，肾亏带脉失约则腰酸带多。先以疏肝理气化痰，通乳消胀。内消瘰疬丸能软坚散结，用于瘰疬痰核见肿痛者，对于乳房胀痛、肿块、结节亦能消散之。

**医案219** 陈某，女，43岁。

婚后4年不孕，月经先后不定期，少腹胀痛，子宫坠胀，头晕失眠，口酸，月经6月18日行经，冲任不调，肝木偏旺。

通管二号方加三棱、莪术各1钱半，琥珀粉3分（冲服）。

炒当归3钱，川芎1钱半，制香附3钱，丹参3钱，乌药1钱半，赤芍1钱半，川牛膝3钱，藏红花5分，益母草3钱，鸡血藤3钱，艾叶1钱半，泽兰叶3钱，红月季花3钱，三棱、莪术各1钱半，琥珀粉3分（冲服），配3剂。

**配服：**红月季花2两（分3天煎服）。

**按语：**通管二号方于月经来潮时煎服，其煎服法见随师医案106。

**医案220** 顾某，女，38岁。

月经5月18日行经，量多不止，少腹阵痛，腰尻酸楚，心悸，心肝脾功能失职。

助心主血、助肝藏血、助脾统血。

归身炭3钱，熟地黄炭4钱，制香附炭3钱，阿胶珠3钱（烊化），焦白术3钱，仙鹤草3钱，炮姜炭4分，炒枣仁1钱半，地榆炭4钱，血余炭3钱（包煎），棕榈炭3钱（包煎），十灰丸3钱（包煎），配4剂。

**配服：**三七片1瓶。

**按语：**此案月经量多，系心、肝、脾三脏功能失职使然。以炒枣仁等助心主血，以制香附炭等助肝藏血，以炒白术等助脾统血。少腹阵痛，血瘀也，以三七片化瘀止血，瘀去则痛止。

**医案221** 陆某，女，21岁。

月经后期旬日，带多不止，腰酸头晕，心烦泛恶，肝阴不足，气火内盛。
理气清火。

炒陈皮1钱半，姜半夏3钱，姜竹茹3钱，茯苓3钱，焦谷芽4钱，砂仁壳、蔻仁壳各5分，藿香梗、佩兰各3钱，紫苏梗3钱，大腹皮3钱，炒枳壳1钱半，左金丸7分（吞服），佛手1钱半，配4剂。

**按语：**肝阴不足，气火内盛，疏泄失司，冲任不畅，则月经后期；气火上炎，则心烦泛恶、头晕；肝不足则肾脉虚，而腰酸带多。症状虽多，病机则为气火内盛，故以理气清火为大法。

**医案 222** 管某，女，26 岁。

月经 6 月 10 日行经，6 月 14 日经净，经期提前，带多不止，腰酸头晕，四肢乏力，肝肾两亏。

补肾平肝，固涩愈带。

料豆衣 3 钱，枸杞子 3 钱，珍珠母 1 两，龙齿 4 钱，白蒺藜 3 钱，白芍 3 钱，煅龙骨、煅牡蛎各 4 钱，莲须 3 钱，椿根皮 3 钱，愈带丸 3 钱（吞服），配 4 剂。

**按语：** 带脉失约则带多不止，肾虚肾府失养则腰酸，肾虚肝旺则头晕。以料豆衣、枸杞子、珍珠母、龙齿、白蒺藜、白芍补肾平肝，以煅龙骨、煅牡蛎、莲须、椿根皮、愈带丸固涩愈带。

**医案 223** 周某，女，28 岁。

妊娠 4 个月余，胎漏已止，带多，晨起口干苦，不欲饮，腰酸，不寐，心烦，舌苔腻，腹胀。

理气化滞，补肾固胎。

陈皮 1 钱半，焦白术 3 钱，茯苓 3 钱，焦谷芽 4 钱，大腹皮 3 钱，炒枳壳 1 钱半，紫苏梗 3 钱，续断 3 钱，桑寄生 3 钱，狗脊 3 钱，杜仲 3 钱，苎麻根 3 钱，南瓜蒂 2 只，黄芩 3 钱，大枣 1 两，配 4 剂。

**按语：** 妊娠出现腹胀，就要防止胎漏。腹胀为气滞，气滞则血瘀，血瘀则新血不生，继而胎萎胚胎停育、胎漏流产。故急以陈皮、焦白术、茯苓、焦谷芽、大腹皮、炒枳壳、紫苏梗理气化滞消胀，气行则血行，血荫胞胎，固护胎元；以续断、桑寄生、狗脊、杜仲、苎麻根、南瓜蒂、黄芩补肾安胎。大枣调和药味。

**医案 224** 顾某，女，24 岁。

妊娠两个月，腹痛，头痛眩晕，内伤冲任，腰尻酸楚。

补气养元，补肾固胎。

炒党参 3 钱，炙黄芪 3 钱，焦白术 3 钱，陈皮 1 钱半，黄芩 3 钱，煨木香 1 钱，紫苏梗 3 钱，续断 3 钱，桑寄生 3 钱，狗脊 3 钱，苎麻根 3 钱，南瓜蒂 2 只，大枣 1 两，柴胡炭 2 钱，配 7 剂。

**按语：** 妊娠腹痛，虚实夹杂。虚以气虚、肾虚为多，实以气滞血瘀多见。

以炒党参、炙黄芪、焦白术补气养元，以续断、桑寄生、狗脊、苎麻根、南瓜蒂补肾固胎，以陈皮、大枣、黄芩、煨木香、紫苏梗、柴胡炭理气养血止痛以安胎。

**医案 225** 陈某，女，39 岁。

月经后期 9 天，于 6 月 20 日行经，经血色黑，腰尻酸楚，少腹胀痛，肝木偏旺，冲任失调，大便干结。

养血疏肝，补肾调经。

当归 3 钱，制香附 3 钱，木香 1 钱，紫苏梗 3 钱，续断 3 钱，桑寄生 3 钱，狗脊 3 钱，党参 3 钱，焦白术 3 钱，炙甘草 1 钱，吴茱萸 5 分，归脾丸 3 钱（包煎），配 3 剂。

**按语：** 经行少腹胀痛，系气虚气滞，血虚血瘀，以党参、焦白术、炙甘草、归脾丸、当归、制香附、木香、紫苏梗补气行气，养血活血，疏调冲任；腰尻酸楚，肾虚也，以续断、桑寄生、狗脊补肾调经；经血色黑，寒湿之象，以吴茱萸散寒湿。

**医案 226** 钟某，女，31 岁。

婚后 7 年未孕，服通管方，反应良好，肝肾两亏。

补益肝肾，养心促孕。

党参 4 钱，山药 4 钱，茯苓 3 钱，炒远志 1 钱半，枣仁粉 1 钱（冲服），夜交藤 1 两，续断 3 钱，桑寄生 3 钱，狗脊 3 钱，补骨脂 3 钱，大枣 1 两，炙黄芪 3 钱，配 5 剂。

**配服：** 八珍益母丸 10 粒，壮腰健肾丸 1 瓶。

**按语：** 不孕，肝肾不足者多。肾藏精，主生殖。女以肝为先天。故不孕者，以补肝肾为基本大法。二阳之病发心脾，有不得隐曲，女子不月。故治不孕，调养心脾也不可少。本案，以续断、桑寄生、狗脊、补骨脂、壮腰健肾丸补益肝肾，以党参、山药、茯苓、炒远志、枣仁粉、夜交藤、大枣、炙黄芪调养心脾，以八珍益母丸养血调冲任。

**医案 227** 王某，女，42 岁。

腹胀，月经 6 月 16 日行经，量多，脊腰酸楚，不寐，肝旺肝不藏血，则经血量多，而致宫血。

归身炭 3 钱，熟地黄炭 4 钱，制香附炭 3 钱，阿胶珠 3 钱（烊化），焦白术 3 钱，仙鹤草 3 钱，炮姜炭 4 分，炒枣仁 1 钱半，地榆炭 4 钱，血余炭 3 钱（包煎），棕榈炭 3 钱（包煎），十灰丸 3 钱（包煎），配 4 剂。

**按语**：月经量多或崩漏，以止血为先，同时审因论治。以归身炭、制香附炭、阿胶珠藏血止血，炮姜炭、炒枣仁、血余炭主血止血，焦白术、棕榈炭、十灰丸摄血止血，熟地黄炭、仙鹤草、地榆炭补肾固经止血。

**医案 228** 许某，女，29 岁。

月经临期未行，气滞交阻，少腹痛，腰酸，脉细数，苔根腻。

拟活血理气，散寒化湿，疏肝调经。

当归 3 钱，川芎 1 钱半，制香附 3 钱，泽兰 3 钱，延胡索 3 钱，炮姜 1 钱，益母草 3 钱，郁金 1 钱半，路路通 3 钱，肉桂 1 钱，逍遥丸 3 钱（包煎），配 4 剂。

**按语**：月经临期，阴暑犯之，寒湿凝滞冲任，冲任气血瘀阻，则月经临期不潮，少腹痛。苔根腻，湿凝下焦。以活血理气，散寒化湿，疏肝调经。

**医案 229** 梁某，女，25 岁。

妊娠 4 个月余，纳谷欠佳，腰尻酸楚，神疲肢软，脉滑数，心悸怔忡。

养心补肾固胎。

陈皮 1 钱半，茯神 3 钱，炒远志 1 钱半，枣仁粉 1 钱（冲服），夜交藤 1 两，炒党参 3 钱，大腹皮 3 钱，炒枳壳 1 钱半，续断 3 钱，桑寄生 3 钱，狗脊 3 钱，炙黄芪 3 钱，大枣 1 两，配 6 剂。

**按语**：胎气上逆，胃气不和，则纳谷欠佳；胎热上扰，扰乱心神，则心悸怔忡；胞脉系于肾，赖肾精滋养，肾虚则腰酸。以陈皮、大腹皮、炒枳壳理气降逆和胃，以茯神、炒远志、枣仁粉、夜交藤、炒党参、炙黄芪安神定悸，以续断、桑寄生、狗脊补肾固胎，以大枣调和药味。

**医案 230** 步某，女，29 岁。

流产 1 次，妊娠两个月，突见胎漏，内伤冲任，腰尻酸楚，心烦泛恶，胸闷不畅。

拟安胎补腰。

炒党参 3 钱，归身炭 3 钱，阿胶珠 3 钱（烊化），炙黄芪 3 钱，熟地黄炭 4 钱，棕榈炭 3 钱（包煎），续断 3 钱，桑寄生 3 钱，狗脊 3 钱，黄芩 3 钱，山药 3 钱，苎麻根 3 钱，大枣 1 两，杜仲 3 钱，配 3 剂。

**按语：** 突见胎漏，内伤冲任，腰尻酸楚，胎元不固，以扶养冲任，补肾固胎，汤药为治。心烦泛恶，胸闷不畅，情绪紧张所致，以语言疏导宽慰之。

**医案231** 林某，女，54岁。

月经出血过多已止，心阴不足，肝木偏旺，舌苔根腻少津，胸腹闷胀，少腹亦然，胃呆纳少。

滋养心肝，化痰通阳，宽胸。

茯神3钱，丹参3钱，炒远志1钱半，枣仁粉1钱（冲服），枸杞子3钱，白蒺藜3钱，琥珀粉3分（冲服），郁金1钱半，薤白3钱，瓜蒌4钱，天花粉3钱，桑寄生1两，配4剂。

**按语：** 经血过多，阴血亏损，而致心肝阴虚。以茯神、丹参、炒远志、枣仁粉、枸杞子、白蒺藜、琥珀粉、桑寄生养心肝。阴虚气滞，痰浊凝阻，则胸闷、腹胀、纳呆、舌苔根腻。以郁金、薤白、瓜蒌、天花粉化痰通阳宽胸。阳气通则腹胀消、胃气降。

**医案232** 胡某，女，24岁。

经行腹痛，气滞寒凝，腰酸腹胀。

活血散寒，调经止痛。

当归3钱，川芎1钱半，益母草3钱，红花1钱半，泽兰3钱，制香附3钱，牛膝3钱，路路通3钱，郁金1钱半，炮姜1钱，延胡索3钱，失笑散3钱（包煎），大枣1两，配4剂。

**配服：** 党参养荣丸4两。

**按语：** 寒凝气郁，冲任瘀滞，不通则痛，故经行腹痛；寒凝脉络，脉气不畅，则腰酸腹胀。以活血散寒，调经止痛治疗痛经。散寒化凝通脉络，则腰酸腹胀释。

**医案233** 肖某，女，51岁。

经行量多。气营两亏。

党参5钱，山药4钱，熟地黄6钱，杜仲3钱，当归3钱，山茱萸3钱，枸杞子3钱，炙甘草1钱，菟丝子3钱，金樱子1两，炙升麻3钱，配4剂。

**按语：** 经行量多，服药减少。月经量多，多见于气虚、血热或肾虚。本案即是气虚、肾虚。以党参、炙甘草、当归补气养血摄血，以山药、熟地黄、杜仲、山茱萸、枸杞子、菟丝子、金樱子补肾固经益精，佐升麻以升阳举陷。

精血充则气营足。

**医案 234** 盛某，女，19 岁。

经从未通，6 月 8 日初潮，6 月 15 日干净，白带较多，腰酸头晕，少腹隐痛。

补益气血，养心调经。

党参 3 钱，茯苓 3 钱，白术 3 钱，炙甘草 1 钱，熟地黄 4 钱，当归 3 钱，白芍 3 钱，川芎 1 钱半，制香附 3 钱，炒远志 1 钱半，枣仁粉 1 钱（冲服），女科八珍丸 3 钱（吞服），配 4 剂。

**配服：** 十香丸 10 粒。

**按语：** 此女于十九岁月经方来潮，乃肾虚精少，气血不足，冲任失养。现月经已经来潮，肾精肾气有充足之势，则以健脾养心，补气养血继续调理之。佐以十香丸，疏肝行气，散寒止痛，以治少腹隐疼。

**医案 235** 王某，女，30 岁。

经行量多不止已 9 天，腰酸头晕，四肢乏力，少腹隐痛。

补气摄血止血。

党参 3 钱，归身炭 3 钱，生地黄炭、熟地黄炭各 4 钱，阿胶珠 3 钱（烊化），炒延胡索 1 钱，制香附炭 3 钱，棕榈炭 3 钱（包煎），侧柏炭 3 钱，血余炭 3 钱（包煎），仙鹤草 3 钱，墨旱莲 3 钱，藕节炭 3 钱，十灰丸 3 钱（包煎），大枣 1 两，配 5 剂。

**按语：** 经血量多常见气虚或血热，此案二者兼有。以党参、大枣、归身炭、熟地黄炭、阿胶珠补气摄血止血，以生地黄炭、侧柏炭、墨旱莲、藕节炭、血余炭、棕榈炭、仙鹤草、十灰丸凉血止血，以炒延胡索、制香附炭行气止痛止血。

**医案 236** 黄某，女，41 岁。

月经 6 月 18 日行经，量多色紫成块，四肢酸楚，肾虚肝旺，冲任有热，脉细数，苔黄腻。

滋水养肝化痰热。

当归 3 钱，牡丹皮炭 3 钱，白芍 3 钱，炒陈皮 1 钱半，姜半夏 3 钱，苍术、白术各 3 钱，郁金 1 钱半，焦神曲 3 钱，焦谷芽、焦麦芽各 4 钱，紫苏梗 4 钱，左金丸 7 分（吞服），佛手 1 钱半，配 4 剂。

**按语：** 肾虚肝旺，可致月经量多；经血色紫有热；经血成块非瘀即痰；苔黄腻，痰热舌象。以当归、牡丹皮炭、白芍养肝清热，化瘀止血；以炒陈皮、姜半夏、苍术、白术、郁金、焦神曲、焦谷芽、焦麦芽、紫苏梗、佛手化痰化经血之块；以左金丸清肝泻火，肝火大则耗肾水，子盗母气，泻肝火则存肾水，不补肾亦有补肾之效也。

**医案237** 杨某，女，25岁。

月经6月21日行经，气滞寒凝，少腹阵痛，面目浮肿，脊腰酸楚，经血量多成块，肝脾藏统失职。

活血理气散寒，健脾补肾摄血。

当归3钱，川芎1钱半，制香附3钱，炒延胡索1钱，侧柏炭3钱，仙鹤草3钱，墨旱莲3钱，续断3钱，桑寄生3钱，狗脊3钱，吴茱萸5分，归脾丸3钱（包煎），配4剂。

**配服：** 党参养荣丸4两。

**按语：** 经期少腹阵痛，面目浮肿，系气滞寒凝，以当归、川芎、制香附、炒延胡索、吴茱萸活血理气散寒。经血量多，脊腰酸楚，系脾虚肝肾不足，以归脾丸、党参养荣丸、续断、桑寄生、狗脊、侧柏炭、仙鹤草、墨旱莲健脾摄血，补肝益肾止血。

**医案238** 陈某，女，14岁。

月经6月20日行经，量多，少腹胀痛，冲任不调。

养血理气止痛，补肾摄血固经。

当归3钱，制香附3钱，炒延胡索1钱，炮姜1钱，炙甘草1钱，金铃子3钱，紫苏梗3钱，续断3钱，桑寄生3钱，狗脊3钱，仙鹤草3钱，墨旱莲3钱，固经丸3钱（包煎），大枣1两，配4剂。

**按语：** 经行少腹胀痛，血虚气滞之象，以当归、制香附、炒延胡索、炮姜、炙甘草、金铃子、紫苏梗养血理气止痛。经血量多，肾虚封蛰失职所致，以续断、桑寄生、狗脊、仙鹤草、墨旱莲、固经丸补肾摄血固经。方用大枣调和药味。

**医案239** 沈某，女，31岁。

低热，有结核史，腰尻酸楚，腹侧微痛。

化痰杀虫，活血破气。

小茴香1钱半，肉桂1钱半，海藻3钱，山药3钱，厚朴1钱，木通1钱半，桔梗3钱，延胡索3钱，桃仁3钱，泽兰3钱，海带2钱，枳实3钱，金银花3钱，炙百部3钱，昆布3钱，配4剂。

**按语：** 痨虫蚀脉灼阴，阴虚则内热，而见低热；肾阴被耗，肾虚则腰尻酸楚；阴血不足，阴损及阳，阳虚气滞，冲任不调，则腹侧微疼。此案寒热夹杂，即阴虚有热，阳虚气少。虚实并存，虚为阴阳两虚，气血不足，实为虫、痰、瘀。故寒热并调，虚实并理。本方生殖道、子宫、输卵管、睾丸结核均可用。

**医案 240** 张某，女，29岁。

经行量多，量多不止，肝藏乏力，冲任失调，腰酸头晕，四肢乏力，低热。

藏血止血固经。

归身炭3钱，熟地黄炭4钱，制香附炭3钱，阿胶珠3钱（烊化），焦白术3钱，仙鹤草3钱，炮姜炭4分，炒枣仁1钱半，地榆炭4钱，血余炭3钱（包煎），棕榈炭3钱（包煎），十灰丸3钱（包煎），配4剂。

**按语：** 经行量多，女科常见。八纲辨证，分寒、热、虚、实。脏腑辨证，从心、脾、肝、肾论之。此案，从八纲辨证，属寒、热夹杂。从脏腑辨证，则为肝不藏血，心不主血，肾不固经。治寒以炮姜，治热以地榆，治肝以制香附，治心以枣仁，治肾以熟地黄。

**医案 241** 范某，女，25岁。

带多，闭经5个月余，少腹作胀，口干唇燥，泛恶。痰湿蕴阻，肾虚肝旺。

以化痰燥湿，补肾清肝为法。

陈皮1钱半，姜半夏3钱，茯苓3钱，竹茹3钱，焦白术3钱，砂仁壳5分，紫苏梗3钱，大腹皮3钱，炒枳壳1钱半，续断3钱，桑寄生3钱，狗脊3钱，左金丸7分（吞服），配4剂。

**按语：** 气血异化为痰湿，则冲任少气血培养，而月经量少或闭经。痰湿日生，躯脂满溢，形态肥胖或带下绵绵。以陈皮、姜半夏、茯苓、竹茹、焦白术、砂仁壳、紫苏梗、大腹皮、炒枳壳运脾气，化痰湿，令水谷精微化而赤为血，灌养冲任，则月经自调。痰湿无源，带下则止。以续断、桑寄生、狗脊补肾，调冲、任、督、带。火能灼津、灼血为痰，故以左金丸清肝泻火，火退则津血存，痰不生。

**医案242** 刘某，女，31岁。

阴虚肝旺，时有颧红，少腹作胀，月经后期旬余，心烦泛恶，腰尻酸楚，乳胀，夜寐易醒。

运中降逆，清火养心，滋阴平肝。

炒党参4钱，山药3钱，焦白术3钱，陈皮1钱半，大腹皮3钱，藿香梗、紫苏梗各3钱，砂仁壳5分，姜半夏3钱，白芍3钱，炒枳壳1钱半，左金丸7分（吞服），夜交藤1两，麦味地黄丸3钱（吞服），配7剂。

**按语：**少腹作胀，心烦泛恶，乳胀以炒党参、山药、焦白术、陈皮、大腹皮、藿香梗、紫苏梗、砂仁壳、姜半夏运中降逆；心烦，夜寐易醒以白芍、炒枳壳、左金丸、夜交藤清火除烦养心安神；阴虚肝旺，时有颧红，腰尻酸楚以麦味地黄丸滋阴养肝平肝。

**医案243** 平某，女，39岁。

妊娠两个月，胎漏已止，腰酸头晕，四肢乏力，肝肾两亏，耳鸣心悸，胃呆泛恶，胎气上逆。

先以养阴降逆安胎。

石斛3钱，炒陈皮1钱半，姜半夏3钱，竹茹3钱，白芍3钱，姜黄连4分，乌梅炭3钱，紫苏梗3钱，砂仁壳8分，白蔻壳8分，左金丸7分（吞服），配4剂。

**按语：**肝阴不足，肝胃不和，胎气上逆，则胃呆泛恶，以石斛、炒陈皮、姜半夏、竹茹、白芍、姜黄连、乌梅炭、紫苏梗、砂仁壳、白蔻壳养阴降逆安胎。肝肾不足，肝火亢旺，则腰酸头晕，耳鸣心悸，以左金丸清肝泻火。

**医案244** 魏某，女，20岁。

少腹作胀，胃呆纳少，心悸怔忡，头晕带多。

理气健脾，安神补心。

陈皮1钱半，五味子1钱，远志1钱半，枣仁粉1钱（冲服），合欢皮3钱，肉桂5分，炙甘草1钱，党参3钱，炙黄芪3钱，焦白术3钱，枕中丹3钱（包煎），大枣1两，配4剂。

**配服：**安神补心丸2袋，益脑片1瓶。

按语：脾虚胃滞，则少腹作胀、胃呆纳少、带多；心神失养，则心悸怔忡、头晕。从归脾汤意，以陈皮、肉桂、炙甘草、党参、炙黄芪、焦白术理气消胀，健脾和胃；以五味子、远志、枣仁粉、合欢皮、枕中丹、安神补心丸、益脑片养心安神，宁心定悸。

**医案 245**　段某，女，17 岁。

肝脾藏统失司，经漏淋沥不止，腰尻酸楚，头晕乏力。

健脾摄血，养肝藏血。

党参 3 钱，炙黄芪 3 钱，归身炭 3 钱，阿胶珠 3 钱（烊化），龟甲胶 3 钱（烊化），生地黄炭、熟地黄炭各 4 钱，棕榈炭 3 钱（包煎），侧柏炭 3 钱，地榆炭 3 钱，血余炭 3 钱（包煎），续断 3 钱，桑寄生 3 钱，十灰丸 3 钱（包煎），大枣 1 两，配 4 剂。

按语：经漏不止，以党参、炙黄芪、归身炭、阿胶珠健脾摄血止血，以龟甲胶、生地黄炭、熟地黄炭、棕榈炭、侧柏炭、地榆炭、血余炭平肝藏血止血，以续断、桑寄生、十灰丸补肾固经止血，以大枣调和药味。

**医案 246**　王某，女，35 岁。

29 岁月经初潮，曾诊断性刮宫两次，闭经 1 年余，耳鸣心悸，头晕乏力，多梦。养血活血，理气调经。

当归 3 钱，红花 3 钱，桃仁 3 钱，丹参 3 钱，川芎 1 钱半，生地黄 4 钱，赤芍 3 钱，制香附 4 钱，延胡索 3 钱，陈皮 3 钱，牛膝 3 钱，郁金 1 钱半，四物益母丸 3 钱（吞服），配 4 剂。

**配服：**四制香附丸 2 瓶，八珍益母丸 1 瓶。

按语：年过四七，月经初潮，现又闭经，属血瘀气滞，冲任不畅。以当归、红花、桃仁、丹参、川芎、生地黄、赤芍、牛膝、八珍益母丸、四物益母丸养血活血，以制香附、延胡索、陈皮、郁金、四制香附丸理气调经。

**医案 247**　肖某，女，40 岁。

月经 6 月 20 日行经，量多不止，少腹胀痛，腰尻酸楚，肝脾藏统失职。

归身炭 3 钱，熟地黄炭 4 钱，制香附炭 3 钱，阿胶珠 3 钱（烊化），焦白术 3 钱，仙鹤草 3 钱，炮姜炭 4 分，炒枣仁 1 钱半，地榆炭 4 钱，血余炭 3 钱（包煎），棕榈炭 3 钱（包煎），十灰丸 3 钱（包煎），配 3 剂。

按语：脾统血，脾虚则清阳下陷，统摄无权，冲任不固，故出血量多。

全身血液的贮藏与调节，筋脉关节的濡养，无一不依赖于肝。冲为血海，冲脉附于肝。如情志不舒或暴怒伤肝，肝失条达，疏泄失常，冲任不固，则见月经量多或崩漏。此案，肝脾藏统失职，故以藏血统血为法。

**医案248**　童某，女，29岁。

月经后期两个月而行，已净，胸闷不畅，心悸怔忡，头痛眩晕，口腔溃疡，胃呆纳少，肝木偏旺。

清心肝，导赤热。

生地黄5钱，牡丹皮3钱，茯神4钱，麦冬4钱，滑石4钱，莲子3钱，木通1钱，竹叶3钱，甘草3钱，桔梗1钱，灯心草3扎，配4剂。

**配服：** 养阴清肺片1瓶，知柏地黄丸2瓶。

**按语：** 肝火上越则头痛眩晕，心火上炎则口腔溃疡，心火扰神则心悸怔忡，肝郁气滞则胸闷不畅，肝气横逆犯胃则胃呆纳少。清心火，则心神宁、口疮敛；清肝火，则头痛止眩晕停；肝火清，肝气疏，则胸闷释而胃纳佳。配服养阴清肺片，清肺金抑肝火，取金克木之意；知柏地黄丸，滋肾水降虚火，有水生木之意。

**医案249**　黄某，女，28岁。

输卵管不通，腹旁掣痛，少腹作胀，腰尻酸楚。

活血通络，壮腰健肾。

当归3钱，桑枝3钱，续断3钱，桑寄生3钱，狗脊3钱，制香附3钱，泽兰3钱，益母草3钱，路路通3钱，郁金1钱半，红花3钱，左金丸7分（吞服），佛手1钱半，配4剂。

**配服：** 壮腰健肾丸10粒，八珍益母丸1瓶。

**按语：** 输卵管不通则不能摄精受孕。不孕的病机，可分两大类。一是属于先天性生理缺陷，有螺、纹、鼓、角、脉五种，古称"五不女"，此非药物所能奏效；二是属于病理性的，此案即是。其症现腹旁掣痛，少腹作胀，腰尻酸楚，系血瘀气滞肾虚夹杂。以当归、泽兰、益母草、红花活血，以制香附、路路通、郁金、佛手、桑枝理气，以续断、桑寄生、狗脊补肾，以左金丸泻肝火、疏肝气。

**医案250**　王某，女，30岁。

气血不盈冲任，闭经1年余，右腹旁掣痛，胸闷气短，心阳不足，掌心发热。

理气活血，养心调经，化痰浊，通心阳。

当归3钱，藏红花5分，益母草3钱，党参3钱，丹参3钱，炒远志1钱半，枣仁1钱，炒延胡索3钱，泽兰3钱，瓜蒌3钱，薤白3钱，牡丹皮3钱，赤芍、白芍各3钱，郁金1钱半，四制香附丸3钱（包煎），大枣1两，配7剂。

**配服：**益脑片1瓶，知柏地黄丸1瓶。

**按语：**闭经有肝肾不足、气血虚弱、气滞血瘀、痰湿阻滞之异。此案为气滞血瘀兼痰湿阻滞。气以宣通为顺，气机郁滞，不能行血，冲任不通，则经闭不行，以四制香附丸、当归、藏红花、益母草、丹参、炒延胡索、牡丹皮、赤白芍、郁金理气活血。心气不得下达则月经不来，以炒远志、枣仁、泽兰养心活血调经。痰湿困遏心阳则胸闷气短，痰湿阻滞经络则月经停闭，以瓜蒌、薤白化痰浊，通心阳。月经以血为本，以益脑片补肾填精化血。以知柏地黄丸疗掌心发热。

**医案251** 张某，女，35岁。

婚后7年，犹未孕育，月经5月30日行经，6月4日经净，乳房作胀，肝经火旺，多梦。

养阴清肝，养心调经。

石斛3钱，白芍3钱，沙参3钱，茯苓3钱，焦白术3钱，玄参3钱，麦冬3钱，夜交藤1两，灯心草3扎，五味子1钱，合欢皮3钱，桑麻丸3钱（吞服），配4剂。

**配服：**妇科金丹10粒。

**按语：**乳房作胀，多梦，此系心肝阴虚，疏泄失司使然。以石斛、白芍、沙参、玄参养阴清肝，以白术、茯苓实脾抑木，以麦冬、夜交藤、灯心草、五味子、合欢皮、妇科金丹养心调经，以桑麻丸滋肝肾养冲任。

**医案252** 孙某，女，25岁。

月经后期旬余，泛恶，胸闷，不寐。

补气养血健肾，养心安神调经。

党参3钱，当归3钱，白芍3钱，茯苓3钱，续断3钱，桑寄生3钱，狗脊3钱，补骨脂3钱，菟丝子3钱，炒远志1钱半，枣仁1钱，夜交藤1两，配4剂。

**按语**：气血虚弱，肝肾不足，冲任不能按时满盈，则月经后期；血虚血不载气，气机阻滞则胸闷；血不养胃，胃气上逆则泛恶；神失所养则不寐。以党参、当归、白芍、茯苓益气生血，以续断、桑寄生、狗脊、补骨脂、菟丝子补益肝肾，以炒远志、枣仁、夜交藤养心安神。血养胃，胃气和，泛恶止。血润气机，气疏闷散。综上所治，气血足，肝肾强，气机达，冲任调。

**医案253** 林某，女，15岁。

月经断续7天未净，少腹不舒，眼酸胀，肝木偏旺，冲任失调。

补脾益肾，固经止血，平肝疏肝。

党参3钱，炙黄芪3钱，归身炭3钱，焦白术3钱，续断3钱，桑寄生3钱，狗脊3钱，仙鹤草3钱，墨旱莲3钱，地榆炭3钱，侧柏炭3钱，棕榈炭3钱（包煎），固经丸3钱（包煎），大枣1两，配7剂。

**配服**：人参养荣片1瓶。

**按语**：月经不净，冲任不固。不固，有脾虚失统不固，有肝旺失藏不固，有肾亏失蛰不固。肝经循少腹上行，肝气郁滞则少腹不舒。肝开窍于目，肝木亢旺则眼酸胀。以党参、炙黄芪、大枣、归身炭、焦白术、人参养荣片、续断、桑寄生、狗脊、仙鹤草、墨旱莲、地榆炭、侧柏炭、棕榈炭补脾益肾止血，以固经丸固经止血。

**医案254** 朱某，女，20岁。

少腹作胀，腰尻酸楚，月经1个月内多行，6月19日行经，量多不止。

调经固经，疏肝健肾。

当归3钱，川芎1钱，制香附炭3钱，炒延胡索1钱，侧柏炭3钱，续断3钱，桑寄生3钱，狗脊3钱，炒陈皮、炒青皮各1钱半，焦谷芽4钱，砂仁壳5分，固经丸3钱（包煎），配4剂。

**配服**：舒肝丸10粒，壮腰健肾丸1瓶。

**按语**：月经量多，月内多行，少腹作胀，系肝郁气滞，疏泄失司，肝藏失职；月经量多，月内多行，腰尻酸楚，系肾气不足，封蛰失职。以当归、川芎、制香附炭、炒延胡索、炒陈皮、炒青皮、焦谷芽、砂仁壳、舒肝丸养血疏肝，以复藏血之职；以续断、桑寄生、狗脊、侧柏炭、壮腰健肾丸、固经丸补益肾气，固经止血，以复封蛰之职。

**医案 255** 周某，女，25 岁。

生育 1 胎，置节育环。既往月经量多，面目浮肿，月经后期，失眠，苔黄糙，暮分低热。

清热燥湿，养阴降火。

萆草 1 两，青蒿 3 钱，秦艽 3 钱，玄参 3 钱，银柴胡 3 钱，白薇 3 钱，炙鳖甲 4 钱，地骨皮 5 钱，知母 3 钱，甘草 1 钱，生地黄 4 钱，黄芩 3 钱，三妙丸 3 钱（包煎），配 4 剂。

**配服：**四制香附丸 3 两。

**按语：**此案，既往月经量多，刻诊月经后期。当务之急是暮分低热，舌苔黄糙。时值夏令，暑气当道，暑湿暑热，侵犯机体，则暮分低热。舌苔黄糙，津液亏耗，阴虚有热。故以萆草、黄芩、三妙丸清热燥湿。以青蒿、秦艽、玄参、银柴胡、白薇、炙鳖甲、地骨皮、知母、甘草、生地黄清湿热，退虚热。其中玄参、知母、生地黄有生津养阴的作用。

**医案 256** 项某，女，56 岁。

子宫肌瘤，带多，口干唇燥。

化瘀化痰，软坚消瘤。

当归 3 钱，川芎 1 钱半，三棱 4 钱，莪术 4 钱，浙贝母 4 钱，瓜蒌 5 钱，夏枯草 4 钱，牛膝 3 钱，醋鳖甲 4 钱，补骨脂 4 钱，皂角刺 4 钱，牡蛎 1 两，愈带丸 3 钱（包煎），配 4 剂。

**按语：**子宫肌瘤，多半由气郁痰凝，血滞血瘀所致。化瘀化痰是其主法。以当归、川芎、三棱、莪术、牛膝破血化瘀，以醋鳖甲、牡蛎、浙贝母、瓜蒌、夏枯草、补骨脂、皂角刺软坚散结，化痰消瘤，以愈带丸止带多。

**医案 257** 黎某，女，19 岁。

月经 6 天未净，肝肾两亏，头晕乏力，四肢倦怠。

补益肝肾，调摄经血。

炒党参 3 钱，白芍 3 钱，金樱子 3 钱，芡实 3 钱，菟丝子 3 钱，当归炭 3 钱，茯苓 3 钱，仙鹤草 3 钱，炒续断 3 钱，桑寄生 3 钱，狗脊 3 钱，左慈丸 3 钱（吞服），配 4 剂。

**配服：**壮腰健肾丸 10 粒，益脑片 1 瓶。

**按语：**气不摄血则月经不净，肝不藏血则月经不止，肾不固经则月经量多。以党参、茯苓补气摄血，以白芍、当归养肝藏血，以炒续断、桑寄生、狗脊、金樱子、芡实、菟丝子、壮腰健肾丸、益脑片补肾固经。其中益脑片具有补肾生髓养脑之效。

**医案 258** 陆某，女，29岁。

低热已久，口干唇燥，四肢酸楚，腹旁作痛，苔根腻。

滋阴降火，清肝利湿。

炒银柴胡3钱，青蒿梗3钱，白芍3钱，茵陈4钱，栀子3钱，地骨皮3钱，炙鳖甲3钱，黄芩3钱，金银花3钱，连翘3钱，泽泻3钱，龙胆泻肝丸3钱（包煎），配4剂。

临经时服通管二号方加琥珀粉3分（冲服），三棱、莪术各1钱半。

炒当归3钱，川芎1钱半，制香附3钱，丹参3钱，乌药1钱半，赤芍1钱半，川牛膝3钱，藏红花5分，益母草3钱，鸡血藤3钱，艾叶1钱半，泽兰叶3钱，红月季花3钱，琥珀粉3分（冲服），三棱、莪术各1钱半，配3剂。

**配服：** 红月季花2两（分3天煎服）。

**按语：** 低热有阴虚低热，湿热低热等。此案，口舌苔干燥属虚，舌苔根腻属实，即虚实夹杂。以炒银柴胡、青蒿梗、白芍、地骨皮、炙鳖甲退虚热。以金银花、连翘、泽泻、茵陈、栀子、黄芩、龙胆泻肝丸清实热。此案系求嗣之妇，月经来潮时需服调理冲任方药，即通管二号方。此方煎服法见随师医案106。

**医案 259** 张某，女，29岁。

月经后期，腰酸头晕，四肢乏力，多梦，心悸，少腹作胀，肝气内郁，冲任失调。

生津化痰，疏肝调经。

石斛3钱，炒陈皮1钱半，姜竹茹3钱，姜半夏3钱，茯苓3钱，焦谷芽4钱，大腹皮3钱，炒枳壳1钱半，紫苏梗3钱，白芍3钱，左金丸7分（吞服），佛手1钱半，配4剂。

**按语：** 阴津不足，痰热内蕴，扰及心神则多梦心悸；阻滞冲任，则月经后期，少腹作胀。以石斛、炒陈皮、姜竹茹、姜半夏、茯苓化痰生津，以焦谷芽、大腹皮、炒枳壳、紫苏梗、白芍、左金丸、佛手疏肝调经。

**医案 260** 张某，女，30岁。

腹胀，掌心发热，咽喉作痛，阴虚肝旺，心悸怔忡。

以清热解毒治之。

茵陈4钱，栀子3钱，黄芩3钱，地骨皮4钱，鲜生地黄4钱，带心连翘3钱，淡竹叶3钱，炒白薇3钱，鸭跖草5钱，牡丹皮3钱，泽泻3钱，鲜芦根、鲜茅根各1两，配4剂。

**按语**：腹胀属气分病，证见寒凝气滞、气郁气滞、热郁气滞等。此案，腹胀之时，见有掌心发热，咽喉作痛之热象，故属热证。经曰："诸胀腹大，皆属于热"。此之谓也。清其热，气滞散，胀自消。

**医案 261** 顾某，女，29 岁。

子宫肌瘤，经净后带多不止，腰酸，胸闷，多梦，腹旁掣痛，咽喉干疼。

养心安神，清热解毒，生津利咽。

茯神3钱，夜交藤1两，灯心草3扎，麦冬3钱，五味子1钱，白芍3钱，料豆衣3钱，枸杞子3钱，白蒺藜3钱，木防己3钱，天花粉3钱，射干1钱半，板蓝根3钱，地骨皮4钱，配4剂。

**按语**：月经干净之后，正气不足之时。肾阴虚则腰酸，心阴虚则胸闷、多梦。咽为诸阴之会，正虚之处，便是容邪之地。风邪外袭，径犯咽喉，故咽喉干疼。邪侵足厥阴肝经，则腹旁掣痛，带下量多不止。以茯神、夜交藤、灯心草、麦冬养心阴安心神，以五味子、白芍、料豆衣、白蒺藜、枸杞子滋肾阴，以木防己、天花粉、射干、板蓝根、地骨皮清热解毒利咽。

**医案 262** 李某，女，31 岁。

月经6月5日行经，6月11日经净，婚后5年不孕，腰酸头晕，经前乳胀，左腹侧痛，肝旺肾亏，胸闷不畅，脉间歇。

补肾养肝，养心促孕。

茯神3钱，远志1钱半，枣仁粉1钱（冲服），麦冬3钱，灯心草3扎，党参3钱，炙黄芪3钱，续断3钱，桑寄生3钱，狗脊3钱，石斛3钱，沙参3钱，玄参3钱，枕中丹3钱（吞服），配4剂。

**配服**：妇科金丹10粒。

**按语**：胸闷不畅，心阴不足；腰酸头晕，经前乳胀，肾亏肝旺；左腹侧痛，气滞络阻。以茯神、远志、枣仁粉、麦冬、灯心草、党参、炙黄芪、枕中丹养心宽胸，以续断、桑寄生、狗脊、石斛、沙参、玄参补肾养肝。脏腑气血调顺，又服妇科金丹，促其摄精受孕。

**医案 263** 杨某，女，28岁。

月经后期近旬，感冒1天，咽红作痛，咳嗽气急痰多。

疏风清热解毒，宣肺化痰止咳。

桑叶3钱，炒牛蒡子3钱，炒僵蚕3钱，木防己3钱，钩藤3钱，金银花3钱，陈皮1钱半，浙贝母1钱，杏仁3钱，薄荷1钱（后下），藿香梗、佩兰各3钱，荆芥、防风各3钱，白薇3钱，前胡3钱，炙紫菀3钱，款冬花3钱，炙枇杷叶3钱，配4剂。

**按语**：风邪上犯，首先犯肺。肺失宣降，清肃失司，则咽红作痛，咳嗽气急痰多。以桑叶、炒牛蒡子、炒僵蚕、木防己、薄荷、藿香梗、佩兰、荆芥、防风、钩藤、金银花疏风清热解毒；以杏仁、陈皮、浙贝母、白薇、前胡、炙紫菀、款冬花、炙枇杷叶宣肺化痰止咳。

**医案 264** 胡某，女，30岁。

腹胀胸闷，腰尻酸楚，四肢乏力，月经将近，乳胀。

疏肝理气，通络调经。

制香附3钱，橘核、橘叶各3钱，山楂核3钱，白芍3钱，蒲公英4钱，牡蛎1两，夏枯草3钱，枳壳1钱半，大腹皮3钱，紫苏梗3钱，金铃子3钱，旋覆花3钱（包煎），左金丸7分（吞服），配4剂。

**配服**：夏枯草膏1瓶，芋艿丸3两。

**按语**：肝郁气滞则腹胀胸闷，以制香附、橘核、橘叶、山楂核、白芍、枳壳、大腹皮、紫苏梗、金铃子、旋覆花疏肝理气。肝热郁于乳络则经前乳胀，以左金丸、蒲公英、牡蛎、夏枯草、夏枯草膏、芋艿丸清肝泻火。

**医案 265** 沈某，女，36岁。

月经后期，经来量多色鲜红，腰尻酸楚，四肢乏力，瘀阻气滞，冲任失调。求嗣。

活血理气调冲任。

通管二号方加琥珀粉3分（冲服），三棱、莪术各1钱半。

炒当归3钱，川芎1钱半，制香附3钱，丹参3钱，乌药1钱半，赤芍1钱半，川牛膝3钱，藏红花5分，益母草3钱，鸡血藤3钱，艾叶1钱半，泽兰叶3钱，红月季花3钱，琥珀粉3分（冲服），三棱、莪术各1钱半，配3剂。

**配服**：红月季花2两（分3天煎服）。

**按语**：通管二号方煎服方法见随师医案106。

**医案 266** 陈某，女，43 岁。

服通管方，月经已净。求嗣。

温补肾精。

淫羊藿 5 钱，炒党参 3 钱，阳起石 5 钱，覆盆子 4 钱，锁阳 5 钱，续断 3 钱，补骨脂 3 钱，菟丝子 3 钱，当归 3 钱，熟地黄 4 钱，肉苁蓉 3 钱，山茱萸 3 钱，仙茅 3 钱，右归丸 3 钱（包煎），配 4 剂。

**配服：** 壮腰健肾丸 10 粒，四制香附丸 4 两。

**按语：** 不孕求嗣者，经期服通管方后，随之温养肾精，调理冲脉、任脉、督脉、带脉、胞脉。以上汤药、丸药综合施治。

**医案 267** 秦某，女，35 岁。

产后 50 余天，子宫坠胀，恶露断续未净，腰尻酸楚。

补气升陷，壮腰补肾。

党参 3 钱，炙黄芪 3 钱，升麻 1 钱，柴胡 2 钱，归身炭 3 钱，阿胶珠 3 钱（烊化），桔梗 1 钱，熟地黄炭 4 钱，焦白术 3 钱，续断 3 钱，桑寄生 3 钱，狗脊 3 钱，棕榈炭 3 钱（包煎），十灰丸 3 钱（包煎），补中益气丸 3 钱（吞服），大枣 1 两，配 4 剂。

**配服：** 壮腰健肾丸 1 瓶。

**按语：** 产后恶露不绝，有虚实之分。虚者气虚或肾虚，实者血热或血瘀。此案，恶露不绝，子宫坠胀，腰尻酸楚，系气虚、肾虚；气虚失摄，故产后恶露断续不止；气虚下陷，故子宫坠胀；胞脉系于肾，肾虚胞脉气弱，封蛰失职，故恶露过期断续不净。以党参、炙黄芪、升麻、柴胡、归身炭、阿胶珠、桔梗、焦白术、大枣、补中益气丸、棕榈炭补气摄血，补气升陷；以熟地黄炭、续断、桑寄生、狗脊、壮腰健肾丸、十灰丸补肾气，实胞脉，止恶露。

**医案 268** 花某，女，46 岁。

生育 2 胎，子宫肌瘤。月经 6 月 15 日行经，少腹作胀，有肾结石史。

化瘀化痰，软坚消瘤。

当归 3 钱，川芎 1 钱半，三棱 4 钱，莪术 4 钱，浙贝母 4 钱，瓜蒌 5 钱，夏枯草 4 钱，牛膝 3 钱，炙鳖甲 4 钱，补骨脂 4 钱，皂角刺 4 钱，牡蛎 1 两，配 4 剂。

**按语：** 子宫肌瘤，血瘀痰凝为其主因。血瘀者，可因经期、产后胞脉空虚，风寒乘虚侵入，凝滞气血；或因房事不洁，余血未净，精血相搏；或因忧思恚怒，脏腑失调，气血不和，瘀血停滞，积而成疾。凡癥瘕之疾，多夹痰饮，痰与瘀相搏。方中以当归、川芎、三棱、莪术、牛膝破血化瘀消瘤，以浙贝母、瓜蒌、夏枯草、炙鳖甲、补骨脂、皂角刺、牡蛎化痰散结消瘤。

**医案269** 归某，女，22岁。

月经1月2行，6月17日行经，6月21日经净，腰酸头晕，四肢乏力，带多，脾肾两亏，不寐。

养心神，补肝肾，愈带脉。

石斛3钱，茯神3钱，远志1钱半，枣仁粉1钱（冲服），夜交藤1两，灯心草3扎，料豆衣3钱，枸杞子3钱，白蒺藜3钱，北沙参3钱，玄参3钱，煅龙骨、煅牡蛎各4钱，椿根皮3钱，莲须3钱，愈带丸3钱（包煎），配4剂。

**配服：** 人参养荣丸1瓶，壮腰健肾丸1瓶。

**按语：** 心阴不足，心不主血，则月经先期、不寐；气血不足，脾肾两虚，带脉失约，则腰酸头晕、四肢乏力、带多。以石斛、茯神、远志、炒枣仁、夜交藤、北沙参、玄参、灯心草养心主血调经，以人参养荣丸、壮腰健肾丸、料豆衣、枸杞子、白蒺藜补脾肾调冲任，以煅龙骨、煅牡蛎、椿根皮、莲须、愈带丸固涩止带。

**医案270** 王某，女，21岁。

闭经3年余，气血不盈冲任，头晕乏力，腰酸。

理气活血调经，补气血调冲任。

当归3钱，陈皮1钱，延胡索3钱，牡丹皮3钱，郁金3钱，炒枳壳1钱半，乌药3钱，红花3钱，益母草3钱，泽兰3钱，女科八珍丸3钱（包煎），路路通3钱，配7剂。

**按语：** 此案闭经，气滞血瘀为主，兼有肾虚气血不足。气以通为顺，气机郁滞，不能行血，冲任不通，则经闭不行；肝藏血，肾藏精，精血不足，冲任虚损，故月经停闭；血不上荣于脑，则头晕乏力。以陈皮、延胡索、牡丹皮、郁金、炒枳壳、乌药、当归、红花、益母草、泽兰、路路通理气活血调经，以女科八珍丸补气血而调冲任。

**医案 271** 周某，女，32 岁。

妊娠 4 个月余，胎漏已止，腰尻酸楚。

补气生血，养心主血，补肾固胎。

党参 3 钱，茯神 3 钱，夜交藤 1 两，白芍 3 钱，陈皮 1 钱半，焦谷芽 4 钱，续断 3 钱，桑寄生 3 钱，狗脊 3 钱，杜仲 3 钱，菟丝子 3 钱，苎麻根 3 钱，南瓜蒂 2 只，配 4 剂。

**按语：** 胎漏的发生主要是冲任不固，不能摄血养胎所致。因冲为血海，任主胞胎，冲任之气固，则胎有所养，血有所养，其胎便可正常生长发育。反之，则发生胎漏。导致冲任不固的机理，有气血虚弱、肾虚、血热、外伤等。此案，属气血虚弱及肾虚。以党参、茯神、夜交藤、白芍、陈皮、焦谷芽补气益血安胎，以续断、桑寄生、狗脊、杜仲、菟丝子、苎麻根、南瓜蒂固肾安胎。

**医案 272** 谭某，女，29 岁。

求嗣，服通管方后，月经初净，腹痛腰酸，阴虚肝旺，冲任失养。

滋补肝肾，濡润冲任。

菟丝子 3 钱，枸杞子 3 钱，山茱萸 3 钱，熟地黄 4 钱，生地黄 4 钱，山药 3 钱，党参 3 钱，黄芪 3 钱，杜仲 3 钱，锁阳 5 钱，巴戟天 3 钱，肉苁蓉 3 钱，配 4 剂。

**配服：** 四物益母丸 4 两。

**按语：** 精气不足，肝木失养，肝气郁滞，则腹痛；精气不足，肾府失养则腰酸；精气不足，冲任失养，则不能摄精受孕。以菟丝子、枸杞子、山茱萸、熟地黄、生地黄、山药、党参、黄芪、杜仲、锁阳、巴戟天、肉苁蓉填精益气，滋补肝肾，濡润冲任；以四物益母丸补血活血，调理冲任。

**医案 273** 刘某，女，33 岁。

月经 6 月 22 日行经，量多，腹胀，肝气内郁，冲任失调。

理气疏肝，补脾摄血。

当归炭 3 钱，制香附 3 钱，延胡索 3 钱，益母草 3 钱，焦白术 3 钱，炒党参 3 钱，茯苓 3 钱，陈皮 1 钱半，续断 3 钱，桑寄生 3 钱，狗脊 3 钱，归脾丸 3 钱（包煎），配 4 剂。

**按语：** 肝气内郁则腹胀，肝不藏血则经血量多。肝为刚脏，主藏血，体阴而用阳，由于情志所伤，致肝气不得疏泄，郁而化火，火动则阳失潜藏，阳亢化风上升颠顶、横窜脉络、下犯冲任。血不归藏，伤于阳脉则血上溢，伤于阴经则血下注，上溢则脑出血、胃出血，下注则月经量多、崩漏、便血、尿血。此案以制香附、延胡索、当归炭、益母草疏肝藏血，以焦白术、炒党参、茯苓、陈皮、归脾丸补脾摄血，以续断、桑寄生、狗脊补肾固冲任。

**医案 274** 徐某，女，17岁。

经从未通，气血不盈冲任。

理气活血，破血调经，调养脏腑，生化气血。

当归3钱，泽兰3钱，红花3钱，益母草3钱，川芎3钱，丹参3钱，制香附3钱，郁金1钱半，炒延胡索3钱，牛膝3钱，三棱、莪术各3钱，柏子仁丸3钱（包煎），配5剂。

**配服：** 党参养荣丸4两，女金丹10粒。

**按语：** 妇人以血为本，经水为血所化，而血来源于脏腑。在脏腑中，心主血，肝藏血，脾统血，脾与胃互为表里，同为生化之源，肾藏精，精化血，肺主一身之气，朝百脉而输精微。它们分司着血的生化、储藏、统摄、调节等重要作用。故脏腑安和，血脉流畅，则血海充盈，经候如期。此案，血瘀冲任为实，脏腑不足为虚。气血阻滞，血海不盈，故月经迟迟不来潮。以当归、泽兰、红花、益母草、川芎、丹参、制香附、郁金、炒延胡索、牛膝、三棱、莪术理气活血调经，以柏子仁丸、党参养荣丸、女金丹调养脏腑而生化气血。

**医案 275** 王某，女，42岁。

经行量多已净，腰尻酸楚，头晕乏力，肝肾两亏，肝失疏泄而乳胀。

疏肝气，通乳络。

制香附3钱，橘核、橘叶各3钱，荔枝核3钱，白芍3钱，乌药3钱，延胡索3钱，金铃子3钱，路路通3钱，大腹皮3钱，紫苏梗3钱，左金丸7分（吞服），佛手1钱半，栀子3钱，鲜芦根、鲜茅根各1两（另煎），配4剂。

**按语：** 月经量多已净，去血过多，血虚气少精伤。精伤肾虚则腰尻酸楚，气血少则头晕乏力，肝经热壅气郁则乳房胀。以制香附、橘核、橘叶、荔枝核、白芍、乌药、延胡索、金铃子、路路通、大腹皮、紫苏梗、佛手疏肝气，通乳络，消乳胀；以左金丸、栀子清肝泻火，火去胀消。时值夏令，有暑热伤津之虑，以鲜芦根、鲜茅根生养阴津而不腻。

**医案 276** 俞某，女，27 岁。

月经 6 月 10 日行经，6 月 15 日经净，经前乳胀，午后低热，阴虚肝旺，肝气郁结。

退热清肝。

葎草 1 两，青蒿 3 钱，玄参 3 钱，银柴胡 3 钱，秦艽 3 钱，白薇 3 钱，炙鳖甲 4 钱，地骨皮 5 钱，知母 3 钱，甘草 1 钱，生地黄 4 钱，黄芩 3 钱，龙胆泻肝丸 3 钱（包煎），配 5 剂。

**按语：**湿热蕴郁，适逢经临，气机阻滞，肝气不畅，则现经前乳胀。湿热为患则现午后低热，阴虚低热亦以午后发病。以葎草、黄芩、龙胆泻肝丸利湿退热，以青蒿、玄参、银柴胡、秦艽、白薇、炙鳖甲、地骨皮、知母、甘草、生地黄清退虚热。

**医案 277** 储某，女，28 岁。

月经 6 月 23 日行经，腹胀腰酸，胸闷不畅，四肢乏力，头晕，口干苦少津。不孕。

通管二号方加三棱、莪术各 1 钱半，琥珀粉 3 分（冲服）。

炒当归 3 钱，川芎 1 钱半，制香附 3 钱，丹参 3 钱，乌药 1 钱半，赤芍 1 钱半，川牛膝 3 钱，藏红花 5 分，益母草 3 钱，鸡血藤 3 钱，艾叶 1 钱半，泽兰叶 3 钱，红月季花 3 钱，配 3 剂。

**配服：**红月季花 2 两（分 3 天煎服）。

**按语：**求医不孕者，经期以调理冲任，煎服通管二号方。煎服方法见随师医案 106。

**医案 278** 冯某，女，34 岁。

生育 3 胎，月经 5 月 23 日行经，5 月 27 日经净，右肺钙化史，带多头晕，胸闷不畅，肝气内郁，嗳气，心悸，大便数天不解。

疏肝化滞，清火导便。

陈皮 1 钱半，制香附 3 钱，沉香曲 3 钱，焦谷芽、焦麦芽各 4 钱，郁金 1 钱半，大腹皮 3 钱，炒枳壳 1 钱半，栀子 3 钱，瓜蒌 4 钱，乌药 3 钱，丹参 3 钱，延胡索 3 钱，左金丸 7 分（吞服），佛手 1 钱半，配 4 剂。

**配服：**舒肝丸 10 粒。

**按语：**肝气郁滞，气郁痰凝则带多；郁热化火，热极生风，风扰清空则头晕；气机不畅，则胸闷、嗳气、大便不解。以陈皮、制香附、佛手、沉香曲、焦谷芽、焦麦芽、郁金、大腹皮、炒枳壳、瓜蒌、乌药、丹参、延胡索、舒肝丸疏肝理气化滞，以左金丸、栀子清肝泻火降逆。

**医案279** 姚某，女，30岁。

闭经7个月余，腰尻酸楚，胸闷头晕，心悸，四肢乏力发麻，早搏。

化痰热，通心脉，安心神。

茯神3钱，远志1钱半，枣仁粉1钱（冲服），丹参3钱，琥珀粉3分（冲服），郁金1钱半，炒竹茹3钱，枳壳1钱，仙半夏3钱，橘红1钱半，旋覆花3钱（包煎），炙甘草1钱，桑椹3钱，磁朱丸3钱（包煎），配4剂。

**配服：** 冠心苏合丸1瓶。

**按语：** 患者闭经，现胸闷、头晕、心悸、脉早搏为急。痰热内蕴，心阳失展则胸闷，痰蒙清窍则头晕，痰热扰心则心悸，痰凝心脉则早搏。以郁金、炒竹茹、枳壳、仙半夏、橘红、旋覆花、炙甘草、冠心苏合丸化痰热，通心脉，去早搏；以茯神、远志、枣仁粉、丹参、桑椹、琥珀粉、磁朱丸镇心安神。

**医案280** 鲍某，女，43岁。

生育3胎，人流1次，绝育，经断1年余。心悸，四肢乏力，多梦。

养心补肾。

茯神3钱，远志1钱半，枣仁粉1钱（冲服），夜交藤1两，灯心草3扎，五味子1钱，合欢皮3钱，白芍3钱，续断3钱，桑寄生3钱，狗脊3钱，焦谷芽、焦麦芽各4钱，大枣1两，配5剂。

**配服：** 灵芝片1瓶，安神补心丸1袋。

**按语：** 肾气早衰，精血亏损，故年方六七则经断。肾水不足，水不济火，心火则旺，心神不宁，则心悸多梦，脾虚则四肢乏力。以茯神、远志、枣仁、夜交藤、灯心草、五味子、合欢皮、白芍、灵芝片、安神补心丸宁心安神，以续断、桑寄生、狗脊壮补肾气，以大枣、焦谷芽、焦麦芽健运脾气。

**医案281** 孙某，女，23岁。

月经5月8日行经，5月13日经净，18岁。初潮，乳胀，腰酸，白带多，低热口干。

养阴清热。

石斛3钱，白芍3钱，沙参3钱，玄参3钱，天花粉3钱，麦冬3钱，生地黄 3 钱，连翘 3 钱，牡丹皮 3 钱，黄芩 3 钱，银柴胡 3 钱，青蒿 3 钱，地骨皮 4 钱，鲜芦根、鲜茅根各 1 两，配 4 剂。

**按语：**肾阴不足，冲任失养，则月经初潮滞后、腰酸、低热口干；水不涵木，肝失疏泄，则乳房作胀；肾虚带脉失约则带下量多。以石斛、白芍、沙参、玄参、天花粉、麦冬、生地黄养阴滋水涵木，以连翘、牡丹皮、黄芩、银柴胡、青蒿、地骨皮、鲜芦根、鲜茅根清退低热。阴生热退，诸症息解。

**医案 282** 邬某，女，49 岁。

月经数月断续未净，四肢乏力，肝脾藏统失职。

藏血统血为法。

熟地黄 1 两，炒枣仁 1 钱半，仙鹤草 3 钱，煅牛角腮 4 钱，黄连 5 分，侧柏炭 3 钱，五味子 1 钱，枸杞子 3 钱，炒远志 1 钱半，夜交藤 1 两，柴胡炭 1 钱半，固经丸 3 钱（包煎），大枣 1 两，炒党参 3 钱，炙黄芪 3 钱，三七粉 1 钱（吞服），配 4 剂。

**按语：**脾统血，肝藏血，心主血，三脏失职则月经断续数月不净。以炒党参、炙黄芪、大枣补脾统血，以炒远志、炒枣仁、夜交藤、黄连养心清心主血，以柴胡炭疏肝藏血，以熟地黄、仙鹤草、煅牛角腮、侧柏炭、五味子、枸杞子、固经丸、三七粉补肾固经。

**医案 283** 顾某，女，39 岁。

月经已行，腰尻酸楚，少腹作胀，乳房亦胀，冲任失调，月经 6 月 23 日行经，求嗣。

通管二号方加琥珀粉 3 分（冲服），三棱、莪术各 1 钱半。

炒当归 3 钱，川芎 1 钱半，制香附 3 钱，丹参 3 钱，乌药 1 钱半，赤芍 1 钱半，川牛膝 3 钱，藏红花 5 分，益母草 3 钱，鸡血藤 3 钱，艾叶 1 钱半，泽兰叶 3 钱，红月季花 3 钱，琥珀粉 3 粉（冲服），三棱、莪术各 1 钱半，配 3 剂。

**配服：**红月季花 2 两（分 3 天煎服），妇科金丹 10 粒，八珍益母丸 10 粒。

**按语：**求医不孕者，经期以调理冲任，煎服通管二号方。煎服方法见随师医案 106。

**医案284** 李某，女，53岁。

生育10胎，绝育，经断8个月，腰尻酸楚，子宫坠胀，舌苔灰腻，四肢乏力，胸闷窒塞。

疏肝理气宽胸。

制香附3钱，乌药3钱，玄胡3钱，焦神曲3钱，山楂3钱，大腹皮3钱，炒枳壳1钱半，紫苏梗3钱，柴胡2钱，金铃子3钱，瓜蒌4钱，火麻仁丸3钱（包煎），配4剂。

**配服：**舒肝丸10粒。

**按语：**妇女绝经前后，肾气渐衰，冲任亏虚，天癸将竭，精血不足。肾水枯少，水不涵木，肝失疏泄则胸闷窒塞，肝木乘土则四肢乏力，肾虚则腰尻酸楚，肾虚气陷则子宫坠胀。此案肝郁为主，故法以疏肝理气宽胸。

**医案285** 张某，女，29岁。

月经6月24日行经，腰酸腹痛，口苦。

活血调经。

当归3钱，泽兰3钱，牛膝3钱，赤芍3钱，牡丹皮3钱，川芎3钱，丹参3钱，制香附3钱，路路通3钱，郁金3钱，琥珀粉3分（冲服），益母草3钱，三棱、莪术各3钱，红月季花3钱，配3剂。

**配服：**红月季花2两（分3天煎服）。

**按语：**不孕求嗣，适逢经行，以活血行气，调理冲任为治，上方煎服法见随师医案106。

**医案286** 柯某，女，38岁。

月经后期1周未行，腰尻酸楚，肝阴不足，气火内盛，大便干结，妊娠待查。

养阴破气降火。

石斛3钱，白芍3钱，沙参3钱，陈皮1钱半，茯苓3钱，焦谷芽4钱，炒枳壳1钱半，续断3钱，狗脊3钱，左金丸7分（吞服），配4剂。

**按语：**已婚女子，月经后期，谨防怀孕。此妇月经后期1周未行，症现腰尻酸楚，大便干结。证属肝阴不足，气火内盛，肾气亏少使然。以石斛、白芍、沙参养肝阴，以左金丸泻气火，以陈皮、茯苓、焦谷芽、炒枳壳运脾气配合养阴药以润燥通便，以续断、狗脊补肾固冲任。以上无碍胎之品。

**医案 287** 黄某，女，28 岁。

胸闷腹胀，腰酸，月经临期未行，乳腹胀痛。

经潮时服通管二号方加三棱、莪术各 3 钱，桃仁 3 钱，琥珀粉 5 分（冲服）。

炒当归 3 钱，川芎 1 钱半，制香附 3 钱，丹参 3 钱，乌药 1 钱半，赤芍 1 钱半，川牛膝 3 钱，藏红花 5 分，益母草 3 钱，鸡血藤 3 钱，艾叶 1 钱半，泽兰叶 3 钱，红月季花 3 钱，三棱、莪术各 3 钱，桃仁 3 钱，琥珀粉 5 分（冲服），配 3 剂。

**配服：**红月季花 2 两（分 3 天煎服）。

**按语：**此案不孕求嗣，月经来潮时服通管二号方，煎服法见随师医案 106。

**医案 288** 冯某，女，34 岁。

婚后 4 年不孕，服通管方，月经已净半月余，低热已久。

养阴调冲任，养心补肾气。

石斛 3 钱，白芍 3 钱，沙参 3 钱，夜交藤 1 两，补骨脂 3 钱，续断 3 钱，桑寄生 3 钱，狗脊 3 钱，炒远志 1 钱半，枣仁粉 1 钱（冲服），淫羊藿 3 钱，大补阴丸 3 钱（包煎），大枣 1 两，配 4 剂。

**配服：**八珍益母丸 10 粒，壮腰健肾丸 1 瓶。

**按语：**肾气旺盛，精血充沛，任通冲盛，月经如期，两精相搏，而能成孕，否则不孕。不孕多见证型为肾虚、肝郁、痰湿。本案低热已久，属阴虚心肾不足而致不孕。以石斛、白芍、沙参养阴，以夜交藤、炒远志、枣仁粉养心，以补骨脂、续断、桑寄生、狗脊、淫羊藿壮腰健肾丸补肾气，以大补阴丸滋阴降火，以八珍益母丸配诸药调理冲任，大枣调和药味。肾气肾阴得补，则精血生而冲任调。

**医案 289** 王某，女，27 岁。

月经 6 月 24 日行经，腹痛，冲任失调，气滞寒凝。求嗣。

通管二号方加琥珀粉 3 分（冲服），三棱、莪术各 1 钱半。

炒当归 3 钱，川芎 1 钱半，制香附 3 钱，党参 3 钱，乌药 1 钱半，赤芍 1 钱半，川牛膝 3 钱，藏红花 5 分，益母草 3 钱，鸡血藤 3 钱，艾叶 1 钱半，泽兰叶 3 钱，红月季花 3 钱，琥珀粉 3 分（冲服），三棱、莪术各 1 钱半，配 3 剂。

**配服：**红月季花2两（分3天煎服）。

**按语：**不孕之妇，月经来潮，宜调理冲任，服通管二号方加味，此方煎服法见随师医案106。

**医案290** 孙某，女，17岁。

月经1月2行，6月24日行经，量多色红，腹痛脚痛。

痛经一号方加续断3钱，桑寄生3钱，狗脊3钱。

黄芪3钱，党参3钱，炒白术3钱，当归3钱，川芎1钱半，炒白芍3钱，熟地黄3钱，制香附3钱，乌药3钱，炒延胡索1钱半，金铃子1钱半，续断3钱，桑寄生3钱，狗脊3钱，配4剂。

**按语：**月经先期量多有血热、郁热、气虚之别。此案则属气虚一类，脾主中气而统血，脾虚气弱，统摄无权，冲任不固，则月经先期量多。气滞则腹痛，肾虚则脚痛。以黄芪、党参、炒白术、当归、川芎、炒白芍、熟地黄健脾补气统血，以制香附、乌药、炒延胡索、金铃子理气行气止痛，以续断、桑寄生、狗脊补肾壮骨去脚痛。

**医案291** 陈某，女，20岁。

气滞寒凝，冲任失调，痛经。

痛经一号方加益母草膏、赤砂糖各1匙（冲服），生姜3片。

黄芪3钱，党参3钱，炒白术3钱，当归3钱，川芎1钱半，炒白芍3钱，熟地黄3钱，制香附3钱，乌药3钱，炒延胡索1钱半，金铃子1钱半，益母草膏1匙（冲服），生姜3片，赤砂糖1匙（冲服），配3剂。

**配服：**四制香附丸4两。

**按语：**气血不足，因虚致滞，则经行腹痛。气滞寒凝，冲任阻滞，不通则痛，痛经作也。以黄芪、党参、炒白术、当归、川芎、炒白芍、熟地黄补气养血以濡润冲任，以制香附、乌药、炒延胡索、金铃子、益母草膏、生姜、赤砂糖、四制香附丸理气散寒以调经止痛。

**医案292** 许某，女，31岁。

月经6月25日行经，腰尻酸楚，冲任失调。求嗣。

通管一号方加三棱、莪术各1钱半，琥珀粉3分（冲服）。

当归4钱，川芎1钱半，丹参3钱，制香附3钱，益母草3钱，红花3钱，泽兰3钱，牛膝3钱，桃仁3钱，桑寄生3钱，炒延胡索3钱，郁金1钱半，路路通 3 钱，红月季花 3 钱，三棱、莪术各 1 钱半，琥珀粉 3 分（冲服），配 3 剂。

**配服：**红月季花 2 两（分 3 天煎服）。

**按语：**求嗣者，月经来潮时服通管方，此案以通管一号方加味之，煎服法见随师医案 106。

**医案 293** 丁某，女，16 岁。

闭经两个月，腰酸头晕，胃呆泛恶。

化痰活血调经。

炒陈皮 1 钱半，姜半夏 1 钱半，姜竹茹 3 钱，当归 3 钱，川芎 1 钱半，丹参 3 钱，制香附 3 钱，焦山楂 3 钱，焦神曲 3 钱，红花 3 钱，益母草 3 钱，郁金 1 钱半，配 4 剂。

**配服：**通经甘露丸 10 袋。

**二诊：**闭经两个月，腰尻酸楚，冲任失调。活血补肾调经。

当归 3 钱，熟地黄 4 钱，焦白术 3 钱，川芎 1 钱半，丹参 3 钱，泽兰 3 钱，牛膝 3 钱，鸡血藤 3 钱，续断 3 钱，桑寄生 3 钱，狗脊 3 钱，茯苓皮 4 钱，白芍 3 钱，四制香附丸 3 钱（包煎），配 2 剂。

**三诊：**闭经两个月，气血不盈冲任。活血理气，补气生血调经。

当归 3 钱，泽兰 3 钱，藏红花 5 分，川芎 1 钱半，制香附 3 钱，炒延胡索 1 钱半，党参 3 钱，熟地黄 4 钱，白术 3 钱，茯苓 3 钱，炙甘草 1 钱半，路路通 3 钱，郁金 1 钱半，女科八珍丸 3 钱（包煎），配 4 剂。

**四诊：**闭经两个月，冲任失和，气机不调。养血活血化瘀，养心降气调经。

熟地黄 5 钱，泽兰 3 钱，红花 1 钱，卷柏 1 钱半，海螵蛸 5 钱，茜草根 1 钱，肉桂 5 分，丹参 3 钱，益母草 5 钱，柏子仁 1 钱半，炒当归 3 钱，川芎 1 钱半，血竭 1 钱，赤芍 3 钱，女科八珍丸 1 两（包煎），配 4 剂。

**配服：**益母草膏 1 瓶，四制香附丸 4 两。

**五诊：**闭经两个月，冲任失调。活血理气通经。

当归 3 钱，川芎 1 钱半，制香附 3 钱，五灵脂 3 钱，王不留行 3 钱，炒陈皮、炒青皮各 1 钱半，丹参 3 钱，茺蔚子 3 钱，桃仁 3 钱，红花 3 钱，穿山甲 3 钱，配 4 剂。

**六诊：**闭经 3 个月余，冲任失调。活血通阳调经。

当归 3 钱，泽兰 3 钱，三棱、莪术各 3 钱，赤芍 3 钱，牡丹皮 3 钱，牛膝 3

钱，桂枝1钱，党参3钱，白术3钱，益母草3钱，女科八珍丸1两（包煎），配4剂。

配服：益母草膏1瓶。

**七诊**：闭经3个月余，经治已行（6月3日行经），少腹作胀，腰尻酸楚。养血活血，补益脾肾。

当归3钱，红花5分，益母草3钱，川芎1钱半，丹参3钱，制香附3钱，白术3钱，炒续断3钱，桑寄生3钱，炒党参3钱，女科八珍丸3钱（包煎），配4剂。

**按语**：此案停经主法活血调经。首诊伍化痰热之品，且配服活血祛瘀、通经止痛的通经甘露丸。后在活血化瘀基础上，以补益气血之女科八珍丸易通经甘露丸。服药数十剂后，月经来潮。此后随访，月经周期正常。

**医案294** 陈某，女，18岁。

有月经量多史，月经6月20日行经，少腹胀痛，腰尻酸楚，冲任失调。养血理气，固摄冲任。

当归3钱，制香附3钱，延胡索1钱半，炮姜4分，炙甘草1钱半，煨木香1钱，紫苏梗3钱，续断3钱，桑寄生3钱，狗脊3钱，仙鹤草3钱，墨旱莲3钱，固经丸3钱（包煎），大枣1两，配4剂。

**二诊**：月经6月20日行经，断续5天未净，腹痛已减，肾亏肝旺，冲任失调。养血理气，补肾固冲，养心主血，健脾摄血。

当归3钱，制香附炭3钱，炒延胡索1钱半，焦白术3钱，续断3钱，桑寄生、桑椹各3钱，狗脊3钱，补骨脂3钱，炒远志1钱半，枣仁粉1钱（冲服），归脾丸3钱（包煎），菟丝子3钱，配4剂。

**三诊**：上方进1剂后，月经过多即净，带多乏力，肝肾两亏。补肝肾，益心脾。

炒党参3钱，炙黄芪3钱，焦白术3钱，炙甘草1钱，续断3钱，桑寄生3钱，狗脊3钱，补骨脂3钱，菟丝子3钱，炒远志1钱半，枣仁粉1钱（冲服），大枣1两，十全大补丸3钱（包煎），配4剂。

**按语**：月经来潮，已往月经来潮过多，谨防血量再多，治疗少腹胀痛、腰尻酸楚的同时以仙鹤草、墨旱莲、固经丸止血固经。二诊时，以疏肝补肾、养心健脾治之，服药后月经过多即净。方中当归、制香附炭、炒延胡索养血疏肝藏血，续断、桑寄生、桑椹、狗脊、菟丝子、补骨脂补肾固摄血海，炒远志、枣仁粉、焦白术、归脾丸养心健脾主血统血。

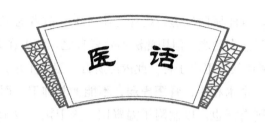

医 话

## 一、话说五行

五行，木、火、土、金、水五种元素之间运行的关系，即五行的相生、五行的相克、五行的相乘、五行的相侮。其中相生、相克是正常现象，生理现象。相乘、相侮是反常现象，病理现象。临证时运用五行的相生、相克调整五脏之间的关系而防病、治病。

临床中相生治法常用的是培土生金法，即肺虚时，治疗除直接补肺外，同时要健脾，虚则补其母，方能收获较好的疗效。如慢性咳嗽、哮、喘，及平素易感冒者，应注意补脾。

相克以金克木关系论之。"见肝之病，知肝传脾，当先实脾。"土克水，则水弱；水弱不能克火，则心火盛；火盛则克金，则金气弱；金弱不能克木，则木气自盛，而肝木病愈。即，身体在相克关系中调整好了五脏之偏。在临诊处方遣药时，将此理论贯穿其中，尤其在开膏方时，更需要宗此理论。如慢性肝病，肝虚夹实多见，治法疏肝养肝柔肝，同时注意扶土抑木，益心火以克金，金弱不克木，又要滋水以涵木。

## 二、话说七情

致病因素，不外内因、外因、不内外因。

内伤七情是内因致病的主要因素。七情即喜、怒、忧、思、悲、恐、惊，是人之情绪的正常变化，变化过度则为七情内伤。七情内伤，早期多为功能性病变，且病证易反复发作。长期七情内伤，也会产生器质性病变。

## 三、话说附片

自汗用附片。自汗属阳气虚，盗汗为阴分虚。前者为卫阳不足，皮毛腠理不固，常以补气固表治之。但用此法不效者有之。笔者在方中加制附子5~10g同煎服，多奏奇效。卫出于肾，此内经所言。卫阳不足，卫表不固，穷其因则为肾阳虚弱。金水相生，肾阳虚弱，不能上养肺卫，而卫阳虚，卫表不固，玄府不密，则自汗也。以制附子温肾阳，养卫阳。卫阳足，表自固，玄府密，汗即止。

仲景亦有用附片止汗记载。如桂枝附子汤加附子迅走卫分，固表回阳，用于汗出过多、津液亏损、阳气受耗的证候。症见过汗表阳虚微，发汗后漏不止，其人恶风。

卫阳不足者，用附子泻心汤。阳旦汤治伤寒中风，脉浮，发热往来，汗出恶风，头项强，鼻鸣干呕。随病加减如下……自汗者，去桂枝加附子一枚。

## 四、话说葛根

葛根对汗有双相调节作用，即汗多可止，无汗可发。葛根甘润性平而偏凉，有升散、退热、生津的功能。凡邪郁肌表，身热不退，不论口渴或不渴，有汗或无汗，都可应用。临床中葛根内可止泻，外可止汗。

葛根汤方歌：葛根汤内麻黄襄，二味加入桂枝汤，轻可去实因无汗，有汗加葛无麻黄。

从有汗加葛无麻黄可看出自汗可用葛根的思路。用之临床有自汗者，常常获效。

## 五、话说莲藕

莲藕全身上下都是宝。

荷叶为莲的叶片，荷叶上的露水称上池水，服上池水令人耳聪目明。味苦、涩，性平。功能清暑利湿，升阳，止血，主治暑热病证，脾虚泄泻和多种出血疾病。煎服常用3~10g。

荷蒂苦平，清暑除湿，补中益气，和胃，安胎，止血止带。可用于胎动不安及崩漏带下，有升举之功。

荷梗为莲的叶柄及花柄。味苦，性平。功能通气宽胸，和胃，安胎。主治外感暑湿，胸闷不畅，妊娠呕吐，胎动不安。煎服常用 10~15g。

莲须为莲花中的雄蕊，味甘、涩，性平。功能固肾涩精。主治遗精，滑精，带下，尿频。煎服常用 2.5~5g。

莲花治坠跌呕血。干荷花为末，每次用酒冲服 1 匙。治天疱湿疮，用荷花贴于患处。

莲房为莲的成熟花托。味苦、涩，性温。功能止血化瘀。主治崩漏，尿血，痔疮出血，产后瘀阻，恶露不尽。炒炭用，煎服常用 5~10g。

莲子心为莲子中的青嫩胚芽。味苦，性寒。功能清心安神，交通心肾，涩精止血。主治热入心包，神昏谵语，心肾不交，失眠遗精，血热吐血。煎服常用 1.5~3g。

藕甘，寒。清热生津，凉血散瘀。主治热病烦渴，吐泻，上焦痰热，跌仆瘀血，脚冻发裂，小便热淋，各种出血。

藕节甘、涩，平。功能收敛止血。主治各种出血，如吐血，咳血，衄血，便血，崩漏等。对吐血、咯血尤为多用。煎服常用 10~15g。

## 六、话说生姜

生姜辛，温。归肺、脾、胃经。功能温肺解表，温中止呕。此外，生姜能解半夏、南星、蕈菌、鱼蟹之毒。

生姜对妊娠恶阻，有止呕安胎的效果。一方法是将鲜生姜片，放嘴里咀嚼，慢慢吞下姜汁，使其从口腔黏膜和胃肠吸收；另一方法是服理气和胃、止呕安胎汤药前，用生姜片搽舌尖，搽 1 次喝一口汤药。

生姜治顽固剧烈呕吐有效。

**案 1**：中年妇女，呕吐半月不止，前医用中西药无效，延余诊治，嘱其丈夫以鲜生姜令其妻咀嚼，1 小时后呕吐渐止，令其回家调养。

**案 2**：少年儿童，9 岁，吃爆米花后呕吐不停，用生姜 1 两，切碎捣烂挤汁后温开水调服。服姜汁 5 分钟后呕吐即缓解。

仲景将生姜用的更是灵活多变。如桂枝汤，生姜辛散止呕，助桂枝以调卫，且姜枣合用，有调和营卫之功；桂枝去芍药汤方，方中桂枝、生姜辛温解表通阳；桂枝加芍药生姜各一两人参三两新加汤方，方中重用生姜以宣通阳气；大青龙汤，方中重用麻黄，并配桂枝、生姜，辛温峻汗以散表邪；栀子生姜豉汤方，生姜以降逆止呕；黄芩加半夏生姜汤方，半夏、生姜以和胃降逆；桂枝去芍药加蜀漆牡蛎龙骨救逆汤方，方中生姜、大枣益中焦而行营卫，有利心阳之恢复；桂枝加桂汤方，重用桂枝配甘草，更佐姜枣，辛甘合化，温通心阳而降冲逆；厚朴生姜半夏甘草人参汤方，方中生姜辛温宣散，走而不守；真武汤方，方中生姜宣散，佐附子之助阳，有散水之意；炙甘草汤方，方中阴无阳则无以化，故用桂枝、生姜宣阳化阴；茯苓甘草汤方，方中重用生姜温胃散水；生姜泻心汤方，重用生姜为君，宣散水气、和胃降逆而止呕，与半夏相配增强和胃降逆化饮之功；旋覆代赭汤方，方中配生姜、半夏和胃化饮而消痞；麻黄连轺赤小豆汤方，方中麻黄、生姜以辛温宣发，解表散邪；吴茱萸汤方，方中配以辛温之生姜，则增强散寒止呕之功能；小柴胡汤方，方中生姜、半夏调理脾胃降逆止呕；桂枝加芍药汤方，方中生姜、大枣补益脾胃；当归四逆加吴茱萸汤生姜汤方，方中吴茱萸、生姜以温中散寒，降逆和胃。

## 七、话说藿香正气散

以藿香为主药，且用药率很高的，当为藿香正气散。藿香正气散出自《太平惠民和剂局方》，其在现代应用中剂型多样，有散剂、片剂、水剂、胶囊剂、滴丸剂等。其组成为大腹皮、白芷、紫苏、茯苓各一两，半夏曲、白术、陈皮、姜厚朴、苦桔梗各二两，藿香三两，炙甘草二两半，姜三片，枣一枚。其主治为外感风寒，内伤湿滞。常用于治疗霍乱吐泻以及山岚瘴疟，症见发热恶寒，头痛，胸膈满闷，脘腹疼痛，舌苔白腻等。

以藿香正气散加味做成药饼外敷肚脐，治寒性腹泻、病毒性肠炎、胃肠型感冒等，疗效满意。尤其是对于儿童，给药方便。组方为大腹皮50g，白芷20g，紫苏叶20g，白茯苓20g，半夏曲20g，焦白术20g，陈皮20g，姜厚朴20g，苦桔梗15g，藿香20g，炙甘草15g，肉桂20g，丁香20g，白胡椒20g，神曲20g，焦山楂20g，木香20g，黄连10g。制作方法为上方碾粉，加生姜10g（去皮），大枣30g（去核），葱白5枚切碎捣烂与药粉拌匀，再以炼蜜调成药饼，药饼似银圆大小。用法为外敷肚脐，6小时换1次，最快两小时见效。

案1：过敏性肠炎。因吃海鲜而腹痛剧烈，彻夜难眠，住西医院3天，疼痛仍然，以上药饼外敷肚脐，并以上药粉口服，半天后痛止病瘳。

案2：产妇腹泻。剖宫产后两天，因便秘而吃香蕉通便，香蕉入肚，腹泻不止，西医嘱禁食，输液治疗，腹泻不停，延余诊治，为寒湿凝滞，脾阳伤损，清阳不升，而作泄泻。取藿香正气滴丸 20g 碾碎，附子理中丸 20g 碾碎，胡椒粉 20g，生姜去皮 5 片，大枣去核 5 枚，葱白 5 枚，姜枣葱切碎捣烂与上药拌匀，以炼蜜做成药饼，外敷产妇肚脐，敷药饼两小时后泻止。

藿香正气水调入浴液，浴洗皮肤，可治婴幼儿皮肤湿疹。

藿香正气散煎服，治剥脱性皮炎、白色糠疹样皮炎有效。

藿香正气滴丸，足量口服，可治疗空调冷风侵袭肺卫而出现的风寒感冒及过敏性鼻炎，空调冷风径犯太阴脾土出现的腹痛腹泻，荤食后腹泻。

## 八、话说桔梗、甘草

感冒早期，感觉咽喉干燥或咽喉微痒，微咳，鼻痒鼻燥，如不予及时处理，很快会出现恶寒发热等全身症状。此时以桔梗、甘草泡茶频饮能及时控制病情形成。取桔梗 15g，甘草 10g 置茶杯内，开水冲泡，加盖闷 2 分钟。5 分钟左右饮 20~50mL，慢慢含服，频饮两小时。

此方在《伤寒论》谓之桔梗汤，"少阴病二三日，咽痛者，可与甘草汤。不瘥，与桔梗汤。"方中桔梗辛开苦泄，宣肺散结，利咽止痛；甘草清热解毒，利咽缓痛。适用于热客咽痛而病情较轻浅者。

将其运用于感冒初期，当保健茶饮，能防止感冒的发展。

## 九、话说六味地黄丸

六味地黄丸，宋·钱乙发明，是将《金匮要略》的肾气丸，减去桂枝、附子而组成。用治小儿肝肾阴虚不足之证。

对于儿童有以下表现者亦有很好的保健和治疗作用：小儿便秘，小儿盗汗，小儿手足心热，小儿锌、钙及其他微量元素缺乏，儿童多动症，小儿易感冒、易咳嗽等。

用法：4~5 岁的儿童，1 次 4 粒，1 天 3 次。将药丸碾碎，以冰糖水调服，连服 3 个月以上。

**案 1**：男童，大便干结且表面有黏液，家长顾虑重重，嘱其以六味地黄丸口服，1 次 5 粒，1 天 3 次，碾碎蜂蜜水调服，服半月后，黏液消失。

需注意临床中应用六味地黄丸时必须以肝肾阴虚为应用证候。

## 十、升降治眩晕

头痛、眩晕有内外之分，虚实之辨。正虚者劳累易作，得逸可缓，多由精、气、血亏少导致；邪实者无劳逸之别，多有肝阳上亢、瘀血内停、痰浊内阻导致。临证之际，纯虚、纯实者少，而虚实夹杂、升降失司者多。余以升降并施，自拟升降汤治之，每获奇效。

自拟方组成：黄芪15g，党参15g，升麻10g，柴胡10g，木贼草10g，当归10g，天麻10g，石决明20g（先煎），钩藤10g，炒黄芩10g，益母草20g，怀牛膝10g，制半夏10g，每日1剂，煎液分3次服，每次服150mL。

《素问·六微旨大论》云："故非出入，则无以生长壮老已；非升降，则无以生长化收藏。"精、气、血入于五脏升养清空，则耳聪目明，头脑清静。瘀、浊、亢阳蒙扰于髓海，不能下降则耳目闭塞，眩晕头痛作也。升降之法，相反相成，升清之时降浊，降浊之时升清，则事半功倍也。

## 十一、尪痹治验

尪痹似类风湿性关节炎，乃疑难杂病。

案1：马某，女，53岁。农民，1984年8月20日初诊。关节酸疼10余年，近3个月来肢节肿痛彻夜不寐。手指关节肿而发亮，畸形似鸡爪状，难以持物摄握。步履艰难，生活难以自理。张口闭唇牙关不利。口干咽痛，舌苔薄白腻，舌质淡红，脉弦。辨证属阴血不足，寒湿凝滞，筋脉失利。治以养阴化湿，疏筋止痛，中药为主，西药为辅。遣药如下：当归30g，白芍30g，生地黄50g，玄参30g，石斛20g，桂枝10g，麻黄10g，鲜浮萍草15g，赤茯苓30g，泽泻30g，焦白术10g，炙甘草10g，制乳香、制没药各30g，延胡索30g，每日1剂，分3次服，配5剂。配服：吡罗昔康20mg，1天1次口服。

8月25日二诊：服上药后，关节酸痛减轻，活动仍不利，食后胃脘作胀，脉舌象如前，药证已契，纳呆脘胀为胃不和，前方去赤茯苓，加焦山楂、焦神曲各15g，昆明山海棠片1次2片，1日3次口服。连服1个月。

10月3日二诊：治疗1个月余，病情明显好转，生活可自理，能步行1公里路以上，每日参加轻微劳动两小时，纳可。嘱停服中药，仅以昆明山海棠片口服，1次2片，1日3次，并加强功能锻炼。

1985年10月随访，能每日参加农业劳动，手指恢复正常，唯天气变化时关节小有酸痛。

## 十二、活血固金丸治咳喘

咳嗽和喘证反复发病或咳与喘久缠不休，谓之慢性咳喘。西医称慢性支气管炎、阻塞性肺气肿、肺源性心脏病，属临床难治性疾病。对此，经多年的理论探讨、实践观察、方药筛选，笔者认为慢性咳喘病根不仅是痰饮，还包括气虚血瘀，自拟活肺固金丸，疗效满意。

活肺固金丸一号：当归50g，丹参50g，三七粉50g，白芍50g，黄芪50g，桂枝50g，焦白术50g，防风50g，麻黄50g，细辛50g，姜半夏50g，干姜30g，炙甘草30g，五味子50g。

活肺固金丸二号：当归50g，赤芍、白芍各50g，地龙50g，川芎50g，桃仁50g，红花30g，黄芪100g，麻黄50g，款冬花50g，姜半夏50g，炙桑白皮50g，紫苏叶、苏子各50g，杏仁50g，炒黄芩50g，甘草30g。

活肺固金丸一号或活肺固金丸二号，炮制方法相同。即将方中药味共碾为极细末，取药粉过半，以开水搅拌成糊状，入铁锅或铜锅内，文火煮沸5~8分钟，至厚糊状冷却，再将剩余药末掺入其中，继以炼蜜500g调入，置避光通风处，待湿度适宜时做成丸药，每丸重10g。

活血固金丸一号功能主治：活血益气，散寒温肺，化饮平喘。慢性咳喘未发病时，每天早晚各服1丸，初伏服直至冬至。慢性咳喘之发病不属于热证者，每次服1丸，早中晚各服1次或取方中各药1/5煎服。

活肺固金丸二号功能主治：活血益气，清热润肺，降气定喘。慢性咳喘已发病时，属于热证者，每日早中晚各服1丸或取方中各药1/5煎服。

关于活肺固金丸的炮制，其融散剂、煎剂、丸剂三法于一体，将药物碾为极细末，取过半，以水调至糊状再煮沸，这样药物与水的接触面较之饮片与水的接触面增大，再经煮沸，可充分取得药物有效成分。而药物某些有效成分在高温下会被破坏，故剩余药末不予煮沸，而将其与已经煮沸的药物揉合在一起制作丸药。在上述经过热处理和冷处理相混后而成的活肺固金丸，避免了药物成分未有效获取及药性被高温破坏的弊端。

本方主治慢性咳喘，而慢性咳喘的病根，历来以痰饮为论者多。笔者总结慢性咳喘病根不仅在痰饮，同时还存在气虚血瘀。一是咳喘病位在肺，肺主气，气为血帅，气行则血行。心主血，血为气母，血能载气。两脏协调完成主气主血两方面的功能。若肺气失于宣肃，则咳喘发作，咳久则肺虚不能助心行血，而出现心血瘀滞。故慢性咳喘终致肺气虚心血瘀。二是慢性咳喘病程较久，从气血论之，初病之时，邪犯气分，反复发作，病邪由浅入深，由气入血，则瘀血暗生，血瘀于肺，难于载气养身，肺气渐虚，宣肃不利，则血瘀气虚。瘀血藏于肺络，血不利则为水，则为痰饮。浅看此痰饮似为慢性咳喘之宿根，深究则知此痰饮由瘀而生，故瘀血才是咳喘的真正宿根。

西医学国内外文献表示，慢性肺病的发病、病理变化、转归都与血液黏滞度有密切关系。有人观察到缺氧会引起静脉收缩、毛细血管内压升高，促使液体外渗、血液浓缩，致使全血黏度升高。同时由于慢性肺病患者反复感染，免疫球蛋白大量增加，引起血浆黏度增高、缺氧、酸中毒。同时使细胞内黏度升高，变形能力减弱，致使逆转现象的临界半径加大，造成微循环障碍，形成恶性循环。在这些因素共同作用下，使血液处于高凝状态。因此高黏滞血症是疾病进程中恶性循环的一部分，只有改变血液的高黏滞状态，才可以打破恶性循环，使病灶得到缓和。血液高黏状态在中医属血瘀范畴。

综合以上中医和西医两方面的理论，证明慢性咳喘病根不在痰饮而在瘀血，且血瘀与气虚并存。故主要选活血化瘀药，辅以补气药，佐以温化或淡润之品，分别组成活肺固金丸一号和活肺固金丸二号，验之临床，令咳喘患者，肺血活，金气固，咳喘平，故谓之活肺固金丸。

## 十三、清火疏肝治疗性欲淡漠

性欲过旺，从火论治，无可非议。

性欲为阳气所主。古人有"男有三至""女有五至"之说。三至者，心、肝、肾气至也。五至者，心、肝、肺、脾、肾气至也。而足厥阴肝经绕阴器而过，又为气机之枢纽。枢纽治则疏泄有权，使脏气振奋而至，以生氤氲之气。肾主封藏，肝主疏泄，二脏寄有相火，其系上属于心，心君火也。倘若急躁易怒则肝火生，忧思愁郁则气机郁，心境不舒何能为欢于床笫。

郁久者化火，邪火煎熬气血，变生痰浊，充塞躯体，则其人肥胖；肝火乘犯脾土，则手足心热；肝火上炎则头昏目糊；郁火欲泄不畅，则急躁易怒。"少火生气，壮火食气"，郁火内燃，既耗本脏之气，又蚀余脏之气，终成火旺气衰之势。火旺者生痰热诸疾，气衰则男不能三至、女无以五至而性欲淡漠。此时补气治衰，乃舍本求末，反助邪火。清火疏郁，则气道畅、邪火灭、少火存。清肝散郁丹栀逍遥散最佳，体肥胖者合苍莎导痰丸，手足心热者配三仁汤加石膏，头昏目糊者伍龙胆泻肝丸。

**案1**：余某，女，35岁。工人，性欲淡漠4年。神疲乏力，性欲淡漠，不愿丈夫靠近，入寝同室分床。急躁易怒，头昏多寐，手足心热，形体肥胖，月经愆期，舌苔薄白，舌质淡红，语声响亮，脉微弦。此肝脾郁火，内灼精微，变为痰浊，壅塞机体。治以清火疏肝理脾，火降、气生、郁畅、气道条达，情窦可开，方用丹栀逍遥散加减：牡丹皮10g，栀子10g，柴胡10g，当归10g，赤芍、白芍各10g，茯苓10g，焦白术10g，龙胆草6g，生地黄10g，鸡苏散15g（包煎），药进4剂，邪火渐清，精神振奋，继服4剂告愈。

### 十四、胁痛外感说

胁痛病位在肝胆，辨分内伤、外感。现从内伤者多。如是，胁痛缘于外感者常为误治。

临证之际，频见外感胁痛。其痛掣窜于左右胁部，或自胁驰肋，或从胁走腋，甚者连于臂之内侧，痛时伴酸意。外感胁痛一般无明显寒热等外感症状，故易与内伤相混。细察之则又无内伤病因。肝郁之痛，胸胁并见，胀痛为主；肝胆本脏之痛，都在右胁，波及右肩背者，间或有之；外感胁痛，不拘于胁之左右，出现于胁之上下，似在肤不在肤，似在肌又不在肌。此可为内伤、外感之所别也。

《素问·举痛论》云："寒气客于厥阴之脉……则血泣脉急，故胁肋与少腹相引痛矣。"经虚受邪是本病病因。经虚为血少气虚，受邪后呈风寒或风热，虚则外邪有隙可乘。肝胆乃风木之脏，外风入犯，同气相求，风性善行，故病于胁而见窜痛。

胁痛而别无所苦者，在排除内伤之后，可以全血细胞分析区别风寒、风热。全血细胞分析白细胞总数正常，分类中见淋巴细胞相关指标高者可考虑为风寒；白细胞总数正常，分类中见中性粒细胞相关指标高者可考虑为风热。前者常用荆防败毒散治疗，后者常用银翘散治疗。

**案1**：赵某，男，61岁。农民，胁痛3天。右胁窜痛，舌苔薄白，舌质淡红，脉缓。查X光、B超示肺、肝、胆无异常，无寒热等表证。本案患者午后立河边旷野而感风寒，犯及肝界而作胁痛。全血细胞分析显示淋巴细胞百分比增高。辨证为外感风寒，方用荆防败毒散加减：荆芥穗10g，防风10g，柴胡 15g，炒枳壳 10g，前胡 10g，川芎 10g，羌活 8g，茯苓 10g，桔梗 6g，陈皮 10g，甘草 3g，鲜生姜 5g，青葱 3 支，煎服 3 剂，窜痛随解。

**案 2**：吴某，男，39 岁。干部，胁痛间歇发作，乍左乍右两旬，情绪舒畅，无外伤，无寒热等表证，舌质红，舌苔薄白，脉缓。曾患肝病，肝功能正常，肝胆 B 超示胆囊壁略粗糙。切按肝区不痛。本案无内伤，非内即外，外感需分寒、热。无明显症状可辨，参考全血细胞分析。全血细胞分析示中性粒细胞百分比增高，辨为风热，口服银翘解毒片，1 次 5 片，1 日 4 次，1 日告愈。

## 十五、五更泻与心、肝、脾、肾

五更泻多责之脾肾阳虚。细究于临床，此证病位在脾，而与肾、肝、心关系密切。

五更为阴中之阳。此时阴气浓盛，阳气初生。阴散阳发，阳气推动诸脏，脏气和顺，运化正常。五更时分，阳虚之人阳气生发无力，不能驱散阴气，阴盛为邪，土失温煦，运化失司则泄泻。肾阳又称元阳，是人身阳气之本。故五更泻以肾阳虚不能温中者为多，四神丸温补脾肾，无疑是治五更泻之良方。

然而，五更时分又与肝木有关。肝主春、主生、主晨。阳气生发赖于肝气条达。肝气郁滞，阳气萌生受阻，则阳气不能布散全身，温运中州，五更泄泻亦作，此为气滞阳郁。肝失疏泄，脾肾阳郁，以四逆散疏泄气机，则阳达运脾，泄泻可愈。

肾阳不足，可属本脏所致，亦可由他脏所及。肾属足少阴，心属手少阴，心阳不足，不能下达以温肾水，则肾阳虚弱，而见心肾阳弱，火不暖土则五更泻。故当温养心阳以助肾阳，则中焦得温，泄泻可止。可选炮姜、煨姜、淫羊藿，另用葛根升清阳通经气助淫羊藿等药温心阳、运脾阳。

## 十六、水肿浅说

单纯性头面水肿常为风热夹湿或湿热，治以疏风清热利湿或芳香化湿，方以藿朴夏苓汤。

单纯性下肢足踝水肿当以补心气、强心阳以化气利水，方以炙甘草汤合真武汤。

头面水肿与下肢足踝水肿晨暮交替发作，则为心气不足，气虚血瘀液停，治以补心气、养心血、利水湿。

水肿从踝部起逐渐向上蔓延，甚则鼓胀、悬饮，为气虚血瘀液停，当以补气化瘀，活血利水，方以人参鳖甲煎加益母草、泽兰。水肿从下肢开始，始见消瘦，为气虚血少液停，治以补气养血化水，方以十全大补汤。

颜面及下肢水肿，压后不凹，皮肤苍黄干燥，毛发脱落，为血瘀湿热，治以化瘀渗湿清热。

经前水肿（见于眼睑、踝部、手部），乳胀，小腹胀坠，为肝郁血壅液停，治以疏肝活血利水，方以逍遥散加减。

### 十七、月经淋沥肾虚风寒说

月经淋沥多从内伤治之。以外感寒邪论者，必然明确感寒之因，又见表证者方予定论。鲜以风寒离表入里，凝乱经血为立论者。

卫出于肾，肾虚则卫外弱。风寒外袭入里，在女子则多留于冲、任、督、厥阴之经，此四者与血海关系密切。月经淋沥而无明显表证者，细察微观风寒之象，多见全血细胞分析中白细胞总数不高、淋巴细胞比率高增高，若兼腰酸则为肾虚风寒。

**案1**：杨某，女，27岁。农民，月经淋沥半月不净。婚后3年，流产2次，流产后月经每潮淋沥半月方净，经前乳胀，平素腰酸，带下不多，易感寒凉而腹胀便溏。现月经淋沥紫暗，舌质偏红，舌苔薄白，脉细滑。证系肾阴不足，风寒入犯，治以滋养肾阴，疏散风寒。处方：生地黄炭、熟地黄炭各15g，山茱萸10g，牡丹皮10g，山药10g，泽泻10g，茯苓10g，茜草15g，黄芩6g，柴胡6g，炒荆芥10g，羌活5g，服药4剂而愈。继以参苓白术丸、壮腰健肾丸，1次10g，早晚吞服7天，腰酸便溏等症均除。

### 十八、月经先期肝郁火旺说

先期者火气之冲，多寡者水气之验。月经先期而量多者，肾中水火两旺；先期而量少者，肾中火旺而阴水亏。然责之于肾，必当见肾经症状。倘先期无肾经见症者，焉可以肾经论之。

女子以肝为先天。肝经火旺，血海躁动，经事先潮者，何尝少见。其先期量多、色暗质稠、手足心热、急躁易怒等，乃肝经郁火灼扰血海、循脾经而为病。以疏肝清火，健脾调经可治。

**案1**：郁某，女，32岁。婚后4年未孕，月经先期，量多色暗质稠，急躁易怒，夜寐易醒，舌质偏红，舌苔薄白，脉弦略滑。肝脾郁火，内燃血海，经水为迫，方以丹栀逍遥散加减：柴胡6g，当归10g，炒白芍10g，茯苓10g，焦白术5g，甘草3g，薄荷5g（后下），牡丹皮10g，栀子8g，生姜6g，大枣30g，于经前起服4剂，经期投以活血化瘀调经，经水正常退潮。

## 十九、妇人胁痛肝虚失疏说

胁痛有外感内伤之别，其中内伤又有虚实之分，虚者多见阴血不足。妇人胁痛，亦有肝气不足，疏泄无力之候。肝位胁下，胆腑附之，气机不畅而作胁痛。不畅者，通常为抑郁或阴血不足。但临床中亦有肝气不足所致不畅的证候。此候常见于慢性胆囊炎之妇，其痛间歇发作，劳甚则作，得逸则休，感寒隐疼，寒去疼解，终无实证及阴血不足之象。有痛时兼白睛黄染，但无身黄、溲黄者，痛止则黄染渐退，若从实以湿热论之则大谬。治以自拟方柴芪助疏汤。

**案1**：陈某，女，36岁。胁疼间歇发作6年。B超示慢性胆囊炎。连日来农忙劳累，胁痛又作，晨起痛轻，入暮痛剧，稍逸可减，按之为快，纳可，小便色清，舌质淡红，舌苔薄白，脉缓。自服玄胡索止痛片、胆酸钠片无效。此肝胆气虚，疏泄无力，气机不畅之胁痛也。方以柴芪助疏汤：柴胡15g，黄芪15g，党参15g，焦白术10g，当归10g，陈皮5g，金钱草20g，炒白芍15g，炙甘草5g，升麻10g，郁金10g，药后痛缓。

## 二十、月经淋沥、色淡有块

月经十日甚至数十日淋沥不净，色淡红不见热象者，当为肝气虚损，冲脉失摄。肝为罢极之本，藏血，冲为血海。人之劳累，易疲肝气，气为血帅。气虚气不生血则血淡红，气虚冲脉失摄则经血淋沥，气虚不能行血则经血夹块。补肝气养肝血，则肝气升举有力、冲脉之血得摄，方以柴芪四物汤加减。

**案1**：胡某，女，42岁。月经淋沥两旬，色淡夹块，小腹微胀，纳可，二便调，腰背不酸。旬前外出自觉疲劳，舌质淡红，舌苔薄白，脉虚。经行之际，体气已虚，劳累所加，复损肝气，肝气升举无力，冲脉受损，则经血淋沥不止，方以柴芪四物汤：柴胡6g，黄芪6g，生地黄炭、熟地黄炭各15g，炒当归10g，川芎5g，炒艾叶5g，阿胶10g（烊化），蒲黄炭10g（包煎），制香附5g，服药3剂，血止经净。

方中黄芪补肝气，柴胡入肝，共提升举之力；蒲黄炭化瘀止血，去经血块；制香附理气调经，消气虚气滞之小腹微胀。

## 二十一、孕妇外感高热

孕妇外感高热，热度在39.5℃以上。

**案1**：顾某，女，27岁。工人，孕7个月，时值暑天，天热地蒸，因热贪凉，空调日夜开放。风寒袭表，肺卫失宣，热郁不散，则恶寒发热，无汗，舌质淡红，舌苔薄白，脉浮紧数。全血细胞分析示白细胞正常，淋巴细胞百分比增高。治以解表发汗，解暑化湿，方以香薷饮加减：香薷10g，炒扁豆10g，姜厚朴10g，黄连10g，柴胡15g，荆芥穗10g，防风10g，前胡10g，白茯苓10g，桔梗10g，炙甘草10g，羌活10g，独活10g，薄荷10g（后下），川芎10g，鲜生姜6g。配3剂，每剂两煎，每煎取药液200mL，每6小时服1煎。服两煎后汗出热退，服3煎后，脉静身凉。

**案2**：陈某，女，28岁。怀胎9个月，高热39.8℃，有汗，咽喉红肿疼痛，吞咽困难，舌质红，舌尖尤红，舌苔薄白，脉浮数。全血细胞分析示白细胞增高，中性粒细胞百分比增高。风热犯肺，热壅于咽，故高热有汗，咽喉红肿。治以疏风清热，解毒利咽，方以银翘散加减：金银花20g，连翘20g，淡竹叶10g，荆芥穗10g，炒牛蒡子10g，薄荷10g（后下），芦根100g，桔梗10g，炙甘草10g，玄参20g，生地黄20g，蒲公英30g，紫花地丁30g，野菊花20g，天葵子15g。配3剂，每剂两煎，每煎取药液200mL，每6小时服1煎。服两煎后热退，服3煎后咽喉不红、不肿、不疼。

## 二十二、孕妇牙龈瘤肿

孕妇牙龈瘤肿，西医称妊娠性牙龈瘤，是指怀孕2~3个月时，内分泌改变，雌激素增加，促使牙龈充血增生，严重者就会出现牙龈瘤。龈属胃，胃火大者，牙龈易红易肿。怀孕后，胎热生而胎火炎，胎火引动胃火，热壅血瘀于足阳明胃经，结于龈络，而生瘤肿。以清热安胎治之。

**案1**：某妇，妊娠5周下牙龈、门齿旁出现赤豆大红色肿瘤1枚，妊娠9周时大如鸽卵大小，口唇张合不利，食物咀嚼困难，以黄芩、苎麻根煎汤频饮。孕妇足月分娩后，此牙龈肿瘤渐渐缩小。

## 二十三、经行会阴剧痛

女子有痛经者，疼痛位于小腹，其中经前、经期之痛多实，经后之痛多虚。

经期阴部疼痛，按其痛位，似不在痛经之属，然每于行经，其痛则作，经净痛止，下次经来亦然，又当以月经有关，且疼痛有渐渐加重趋势，本症状可见于子宫内膜异位症。

阴部为冲、任、督三脉共过之处，若肝阳偏亢，肝乏镇潜之力，经气运行不顺不降者，津血不畅，变生痰瘀，阻于会阴。故经潮之时经气不畅，经血不依常道而行而溢于冲、任、督三经所会之地，停而不流，变生痰瘀，经气不通，则痛不移也。经净血不溢，经气自畅，其痛自止。治当镇肝阳，顺经气，化痰瘀，则经血全从地道，顺流而出，瘀痛可释也。

**案1**：季某，女，38岁。乳癌术后，历10余载。半年来，经前头痛，经期会阴深部痛甚。经血量少色紫质稠，多梦，口略干，大便干结，舌质偏红，舌苔薄白，脉滑。此血瘀络脉，上及颠顶，下注胞脉，治以镇肝顺经，软化痰瘀为法。处方：代赭石50g（先煎），龟甲20g（先煎），炙鳖甲15g（先煎），炮山甲10g，皂角刺15g，三棱15g，莪术15g，怀牛膝15g，土贝母15g，天花粉20g，牡丹皮10g，丹参15g，白芍30g，金银花15g，益母草20g，茯苓15g，于经行先于痛时1天煎服，服药3剂，痛去其半。次月，经水似常人来潮。

## 二十四、皮肤农药中毒案

喷洒农药，皮肤吸收中毒而腹痛尿浊。

周某，男，33岁。2001年10月22日初诊，门诊日：0010295。

腹痛溺窍时痛，时流浊液3个月。

3个月前喷洒农药"杀灭菊酯"，两天后起病。始则阴部麻痒无疹1天，自后脐周肠鸣或痛，痛则小便流浊液，溺窍痛，纳可，二便调，舌质暗红，舌苔厚黄腻，脉弦。小便常规化验未见异常。当地医院以泌尿系炎症予抗生素等治疗无效。

拟为尿浊，疏以利湿解毒通窍，方以萆薢分清饮加减。粉萆薢、绵萆薢各 20g，石菖蒲 15g，甘草 10g，车前子 30g（包煎），茯苓 20g，黄柏 20g，丹参 20g，白术 15g，莲子心 20g，炒白芍 30g，紫苏叶 10g，每日 1 剂，煎液分 3 次服，每次服 150mL，连服 5 剂。

10 月 26 日二诊：脐周仍痛，部位不定，肠鸣尚作，大便不泻，晨起溺窍有精液流出，白昼则无，舌质暗红，舌苔黄厚而腐，脉弦。此药毒内恋，气机阻滞，络脉瘀郁，治以理气活络，化湿解毒，枳实芍药散加减。炒枳实 30g，炒白芍 30g，黄连 10g，木香 10g，川芎 10g，当归 10g，黄芪 10g，焦白术 10g，泽泻 15g，赤茯苓 30g，升麻 10g，苏叶 15g，绿豆 50g，甘草 5g，配 5 剂。

11 月 1 日三诊：药后腹痛十去八九，间或小有肠鸣，白天偶有 1~2 次腹痛，每次发作 1 分钟左右，晨起溺窍微流精液。纳可，大便调，舌质暗红，舌苔厚腻，苔底白，苔面黄，脉细。药毒渐解，太阴、厥阴、少阴渐调，效不更方，再进前方 5 剂善后。

## 二十五、口糜

口糜一般以阴虚火旺论之，而法滋阴降火治之；或以心火上炎下移小肠选导赤散图之；或以风热、湿热上犯，取疏风清热燥湿解毒方药。

对慢性顽固性口糜，上述方法难以奏效。慢性顽固性口糜大多表现为口舌破溃经年累月，间歇发作，时轻时重，受凉、劳累或月经来潮前后易发病或加重，患者口腔黏膜不红或淡白，舌质淡或淡红，舌苔薄白。笔者认为口舌黏膜亦是卫表之属，气虚不能固护卫表，口舌黏膜为风寒湿所伤，则现口疮口糜。"邪之所凑，其气必虚"，故当补气固表敛疮，疏风散寒除湿去糜，药遣黄芪 30g，党参 20g，焦白术 20g，防风 20g，荆芥穗 10g，炒青皮 10g，陈皮 10g，炒枳壳 10g，羌活 5g，独活 5g，藿香 10g，升麻 5g，柴胡 10g，炙甘草 10g。每天 1 剂，每剂两煎，每煎取药液 200mL，早晚各服 1 煎，一般连续服药 15~30 天。本病辨证关键在于望口腔黏膜和舌象，即口腔黏膜色淡、舌色淡。

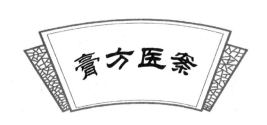

## 一、畏寒

**医案 1**　戴某，女，62 岁。2017 年 12 月 23 日就诊。

畏寒怕冷，易汗，舌质淡红，舌苔薄白，脉细。

肺肾两虚使然。肺虚，肺卫不固则易汗。肾虚，元阳不足，难以温煦肌表，则畏寒怕冷。金水相生，肺肾相助，虚则互损。

治以补肺固卫，健肾温阳，益肺肾之气，温肌表之阳。

黄芪 500g，防风 500g，焦白术 500g，制附子 200g，肉桂 200g，熟地黄 200g，山茱萸 200g，山药 200g，牡丹皮 200g，白茯苓 200g，泽泻 200g，红参 200g，当归 200g，茯神 200g，远志 200g，酸枣仁 200g，木香 100g，龙眼肉 200g，鲜生姜 250g，大枣 500g，炙甘草 200g，紫河车 200g，鹿角 200g，龟甲 200g，川芎 200g，炒白芍 200g，淫羊藿 500g，葛根 200g，枸杞子 200g，黄精 200g，鸡血藤 300g，丹参 300g。

上药浓煎，去渣取液，沉淀过滤，浓缩，以洋槐蜜 3500g 收膏，早晚各 1 匙，开水冲服。

**医案 2**　高某，女，23 岁。2018 年 2 月 4 日就诊。

四肢畏寒，形体偏瘦，面色萎黄，舌质淡红，舌苔薄白甚，脉细。

脾肾不足，寒湿困阻，阳气难以舒展，故畏寒怕冷。苔薄白甚，寒盛湿轻之象。

以温阳祛湿，补肾健脾。血能载气，故佐活血，以载阳气，温达四末。

淫羊藿 500g，鸡血藤 300g，当归 300g，川芎 200g，炒白芍 200g，熟地黄 200g，制附子 200g，肉桂 200g，山茱萸 200g，盐杜仲 200g，山药 200g，枸杞

子200g，黄芪300g，红参200g，焦白术200g，白茯苓200g，炙甘草200g，艾叶200g，鲜生姜250g，大枣500g，紫河车200g，鹿角200g，龟甲200g，红花200g，羌活200g，独活200g，防风200g，细辛200g，秦艽200g。

上药浓煎，去渣取汁，沉淀过滤，浓缩，以洋槐蜜4000g收膏，早、晚各1匙，开水冲服。

## 二、不寐

**医案3**　柏某，女，43岁。2017年12月30日就诊。

寐差，月经先期量少有血块，腰尻酸楚，大便不畅，舌质淡红，舌有齿痕，脉弦。平素乳房微有刺痛感，体检发现乳房结节。后背有一枚黑色血痣。

证系心脾两虚，肝郁肾亏，冲任失调。思虑过度，劳伤心脾，心神失养，寐差。肝气郁结，疏泄失司，难以调畅情志，则寐差。月经以血为本，心主血、脾生血、肝藏血、肾藏精而化血，心、肝、脾、肾四脏不调，故月经先期、量少、有血块。肠失血润，则大便不畅。腰尻酸楚，舌有齿痕，乃肾气虚也。血有瘀热则生血痣。

调以健脾养心，疏肝补肾，养血调经，行瘀化痣为法。

黄芪500g，党参300g，红参200g，焦白术200g，白茯苓200g，炙甘草200g，酸枣仁200g，远志200g，合欢皮200g，龙眼肉200g，木香200g，茯神200g，大枣500g，鲜生姜250g，熟地黄200g，山茱萸200g，牡丹皮200g，山药200g，泽泻200g，紫河车200g，淫羊藿500g，仙茅200g，锁阳200g，巴戟天200g，肉苁蓉200g，龟甲200g，鹿角200g，当归200g，川芎200g，炒白芍200g，姜半夏200g，吴茱萸100g，肉桂200g，柴胡200g，炒青皮200g，陈皮200g，菟丝子200g，红花200g，丹参500g，片姜黄200g，柴胡200g，三棱200g，莪术200g。

上药浓煎，去渣取液，沉淀过滤，浓缩，以洋槐蜜5000g收膏，早晚各1匙，开水冲服。

**医案4**　朱某，男，62岁。2018年1月21日就诊。

少寐，腰膝酸软乏力，腰椎间盘突出，大便溏结不调，时腹痛，畏寒怕冷，前列腺增生，尿急、尿频、尿不尽、尿等待，舌质淡红，苔薄微黄，右寸口脉虚，左寸口脉细。

脾肾两虚。脾虚气血乏源，血不养神，则少寐。运化失权，则大便溏结不调。肾虚则腰酸。肾阳不足，少以温煦，故畏寒怕冷。肾主二阴，虚则后阴不利，大便失调；前阴气化不利，而小便失常。

调补足太阴、足少阴，交通心肾，内济水火。

红参200g，党参200g，白茯苓200g，焦白术200g，炒扁豆200g，陈皮200g，山药200g，莲子肉200g，砂仁200g，炒薏苡仁500g，桔梗100g，鲜生姜250g，大枣500g，龙眼肉200g，黄芪500g，淫羊藿500g，巴戟天200g，仙茅200g，续断200g，盐杜仲200g，桑寄生200g，狗脊200g，紫河车200g，远志200g，酸枣仁200g，肉桂200g，黄连200g，牡蛎500g，鹿角200g，龟甲200g，益智仁200g，乌药200g，熟地黄200g，山茱萸200g，枸杞子200g，黄精200g。

上药浓煎，去渣取汁，沉淀过滤，浓缩，配三七粉300g，南瓜子粉500g拌匀，以洋槐蜜5000g收膏，早晚各1匙，开水冲服。

**医案5** 许某，女，63岁。2018年10月27日就诊。

怕风，不寐，面色无华，精神欠佳，舌质色淡，舌苔薄白，脉细无力。

此气血不足，心脾两虚，土不生金。肺卫不固，肌腠薄弱，则怕风；心血不足，神失所养，则不寐；年愈花甲，肾精已亏，精少气弱，神失所养，则精神欠佳。

治以补气固表，养心安神，健肾填精，扶助元气。

黄芪500g，党参200g，红参200g，焦白术300g，茯神200g，远志200g，酸枣仁200g，木香100g，龙眼肉200g，大枣500g，鲜生姜250g，当归200g，防风300g，制附子200g，紫河车200g，龟甲200g，鹿角200g，熟地黄200g，山茱萸200g，山药200g，牡丹皮200g，白茯苓200g，泽泻200g，枸杞子200g，黄精200g，桂枝200g，炒白芍200g，覆盆子200g，沙苑子200g，菟丝子200g。

上药浓煎，去渣取汁，沉淀过滤，浓缩，以洋槐蜜5000g收膏，早、晚各1匙，开水冲服。

**医案6** 陈某，女，74岁。2018年11月18日就诊。

目痒、舌疼两年，彻夜不寐。纳可，夜尿3~4次，大便溏结不调。时有腰酸，口干欲饮或渴而不欲饮，全身骨痛，四肢及后背畏寒，舌质暗红，舌苔薄白少津，脉涩。

证系心脾两虚，气血不足，肝肾亏损，阴津亏乏。肝开窍于目，肝阴不足，虚风犯目，则目痒；心开窍于舌，心阳不足，心血不畅，故舌痛；肾主骨生髓，髓养骨，肾虚精亏，髓虚骨空，骨失所养，则骨痛；肾阳虚弱，不能温煦肢体，故肢体及后背畏寒怕冷；肾虚则腰酸，肾虚气化不利则夜尿频多；血不养神则不寐；血瘀则脉涩、舌质暗红；血瘀血不载气，气不布津，则苔白少津，口干欲饮或渴而不欲饮。

治以健脾养心，益气温阳，填精补肾，滋阴养肝，活血祛风。

黄芪500g，党参300g，焦白术200g，茯神200g，远志200g，酸枣仁200g，木香100g，龙眼肉200g，大枣500g，鲜生姜200g，枸杞子200g，菊花300g，生地黄200g，熟地黄200g，山茱萸200g，牡丹皮200g，泽泻150g，淫羊藿500g，仙茅200g，巴戟天200g，知母200g，炒黄柏200g，浮小麦1000g，紫河车200g，白芍200g，川芎200g，丹参200g，蝉蜕200g，桑叶200g，木贼草200g，荆芥穗200g，防风200g，当归300g，炙甘草200g，覆盆子200g，龙骨300g，牡蛎300g，夜交藤300g。

上药浓煎，去渣取汁，沉淀过滤，浓缩，配龟甲胶、鹿角胶、阿胶各200g拌匀，以洋槐蜜3000g收膏，早、晚各1匙，开水冲服。

### 三、咳嗽气喘

**医案7** 石某，女，47岁。2017年12月30日就诊。

夜寐不实，难入眠，早醒。平素易发鼻炎，发作时眼痒、软腭痒、皮肤痒。咳嗽气喘，喉中有哮鸣音（幼时有气管炎），月经先期量少，小便有失禁现象，有甲状腺结节，舌质淡红，舌有瘀点，舌苔薄白，脉沉细。

工作烦劳，思虑过度，劳伤心脾，气血乏源，血不养神，则不寐、早醒；肺卫两虚，不能抵御风寒，风性主痒，故易患鼻炎而腭痒、目痒、肤痒；气血两虚则月经量少，气不摄血则月经先期；肾主二阴，肾元不足，气化不利，固摄乏权，则小便失禁。

治以健脾养心，补益气血，宣肺和卫，补肾填精，调理冲任。

黄芪500g，党参300g，红参200g，焦白术200g，炙甘草200g，茯神200g，酸枣仁200g，远志200g，柏子仁200g，龙眼肉200g，大枣500g，鲜生姜250g，焦白术300g，防风500g，荆芥穗200g，款冬花200g，炙紫菀200g，炙桑白皮300g，炙百部200g，桔梗200g，百合300g，土贝母200g，熟地黄200g，山茱萸200g，牡丹皮200g，白茯苓200g，山药200g，泽泻200g，紫河车 300g，淫羊藿 500g，当归 300g，川芎 200g，炒白芍 300g，龟甲 200g，鹿角 200g，益智仁 200g，乌药 200g，柴胡 100g，薄荷 200g，炒黄柏 200g。

上药浓煎，去渣取液，沉淀过滤，浓缩，以洋槐蜜 5000g，阿胶 250g 收膏，早晚各 1 匙，开水冲服。

**医案 8** 陈某，男，32 岁。2018 年 1 月 13 日就诊。

咳嗽半年。从夏天以来咳嗽断续发作，曾诊断为支气管炎合并感染，支气管扩张。曾出现痰中带血 1 次。近来咳嗽有好转，咳痰质稠色黄，喉痒，小便黄，大便干燥，形体偏瘦，舌质暗红，舌有齿痕，舌苔薄白腻，脉沉细。

肺虚，痰热内蕴，宣降失司，故咳嗽反复、痰稠；肺与大肠相表里，肃降不利，大肠失润，故大便干燥。

治以补肺健脾，化痰清热，宣降气机，润太阴，止咳嗽，方用百合固金汤加减。

百合 200g，生地黄 200g，熟地黄 200g，玄参 200g，土贝母 200g，桔梗 200g，麦冬 200g，白芍 200g，当归 200g，炙甘草 200g，杏仁 200g，党参 300g，白茯苓 200g，焦白术 200g，陈皮 200g，山药 200g，莲子肉 200g，生薏苡仁 300g，炒薏苡仁 300g，荆芥穗 200g，炙紫菀 200g，砂仁 200g，大枣 500g，鲜生姜 250g，款冬花 200g，炙百部 200g，前胡 200g，炙黄芪 500g，紫河车 200g，大黄 300g，丹参 200g，炒黄芩 200g，南沙参 200g，北沙参 200g，桑叶 300g，玉竹 200g，天花粉 200g，薄荷 200g，菊花 200g。

上药浓煎，去渣取液，沉淀过滤，浓缩，以洋槐蜜 5000g 收膏，配蛤蚧粉 100g，全蝎粉 100g，蜈蚣粉 100g 拌匀，早晚各 1 匙，开水冲服。

**医案 9** 施某，男，52 岁。2018 年 10 月 27 日就诊。

咳嗽痰少，四季皆然，大便不实，舌质淡红，舌苔薄白，脉缓。

脾肺两虚，土不生金。肺肾不足，金水不能相生。寒痰伏肺，肺失宣降。

治以培土生金，金水相生，宣降肺气，化痰止咳。

党参 300g，红参 200g，焦白术 200g，炒扁豆 200g，陈皮 200g，山药 200g，莲子肉 200g，炒薏苡仁 300g，砂仁 200g，桔梗 200g，炙甘草 200g，大枣 500g，鲜生姜 250g，百合 200g，生地黄 200g，熟地黄 200g，山茱萸 200g，牡丹皮 200g，泽泻 200g，紫河车 200g，土贝母 200g，姜半夏 200g，当归 200g，川芎 200g，炒白芍 200g，防风 300g，黄芪 500g，干姜 200g，桂枝 200g，炙麻黄 200g，细辛 100g，五味子 150g，远志 200g，炙紫菀 200g，款冬

花 200g，龟甲 200g，鹿角 200g。

上药浓煎，去渣取汁，沉淀过滤，浓缩，以洋槐蜜 5000g 收膏，早、晚各 1 匙，开水冲服。

**医案 10** 王某，男，53 岁。2018 年 10 月 27 日就诊。

咳嗽，秋冬多作，痰少，舌质淡红，舌苔薄白，脉细。

气虚肺不足，寒凝宣不利，肾虚肺少滋。

治以补气益肺，散寒宣肺，滋水益金。

黄芪 500g，党参 300g，红参 200g，当归 200g，炙甘草 200g，升麻 100g，柴胡 200g，陈皮 200g，炙麻黄 200g，桂枝 200g，干姜 200g，细辛 100g，五味子 150g，炒白芍 200g，姜半夏 200g，百合 200g，紫河车 200g，龟甲 200g，鹿角 200g，丹参 200g，炙紫菀 200g，款冬花 200g，炙百部 200g，生地黄 200g，熟地黄 200g，山茱萸 200g，山药 200g，牡丹皮 200g，白茯苓 200g，泽泻 150g，杏仁 200g，大枣 500g，鲜生姜 250g。

上药浓煎，去渣取汁，沉淀过滤，浓缩，以洋槐蜜 5000g 收膏，早、晚各 1 匙，开水冲服。

## 四、记忆力减退

**医案 11** 李某，男，53 岁。2017 年 12 月 30 日就诊。

记忆力差，夜尿 1~2 次，舌质淡红，舌苔薄白，脉缓。体检发现缺钙，腰椎退行性变化，肾尿酸盐结晶，尿素氮偏高，肝血管瘤，总胆固醇、甘油三酯偏高，右颞叶皮层下异常信号。面色少华。

肾精亏少，神失所养。肾藏精，主骨生髓，通于脑，脑为髓海。髓海不足则记忆力差，髓骨失养则椎骨退化，血管瘤、血脂高、脑缺血皆痰瘀之征。

治以补肾填精，养髓壮骨，养神益智，化痰散瘀，活络通脉。

紫河车 300g，肉苁蓉 200g，龟甲 500g，鹿角 500g，怀牛膝 200g，生地黄 200g，熟地黄 200g，盐杜仲 200g，山茱萸 200g，山药 200g，白茯苓 200g，枸杞子 200g，黄精 200g，淫羊藿 500g，巴戟天 200g，锁阳 200g，阿胶 250g，黄芪 500g，红参 300g，党参 300g，焦白术 200g，炙甘草 200g，当归 200g，川芎 200g，炒白芍 200g，续断 200g，桑寄生 200g，郁金 200g，炒薏苡仁 300g，葛根 200g，酸枣仁 200g，柏子仁 200g，陈皮 200g，乌药 200g，益智仁 200g，砂仁 200g，焦山楂 200g，丝瓜络 200g，鸡血藤 200g，路路通 200g。

上药浓煎，去渣取液，沉淀过滤，浓缩，配三七粉 300g 拌匀，以洋槐蜜 4000g、阿胶 250g 收膏，早晚各 1 匙，开水冲服。

## 五、乙肝、肝硬化

**医案 12** 伏某，男，32 岁。2018 年 1 月 19 日。

慢性乙肝。纳可，二便调，房事举而不坚不久，性欲淡漠，舌质暗红，舌苔薄白腻，脉缓。

痰湿困阻，肝郁失达，蕴郁生热，湿重热轻。湿热内攘，大筋软短，小筋弛长，故房事举而不坚不久。

治以化湿、燥湿、利湿、滋水以健脾疏肝填精。

砂仁 200g，白豆蔻 200g，生薏苡仁 300g，炒薏苡仁 300g，杏仁 200g，猪苓 200g，白茯苓 200g，茵陈 200g，焦白术 200g，炒黄芩 200g，炒黄柏 200g，黄连 200g，丹参 300g，当归 200g，川芎 200g，赤芍 200g，炒白芍 200g，熟地黄 200g，山茱萸 200g，山药 300g，莲子肉 200g，芡实 200g，桔梗 100g，黄芪 500g，红参 300g，炒青皮 200g，陈皮 200g，炒枳壳 200g，炙鳖甲 500g，片姜黄 200g，牡蛎 500g，炙甘草 200g，紫河车 200g，淫羊藿 500g，巴戟天 200g，蛇床子 200g，枸杞子 200g，沙苑子 200g，续断 200g，盐杜仲 200g，桑寄生 200g，远志 200g，石菖蒲 200g，龟甲 200g，鹿角 200g，鲜生姜 250g，大枣 500g。

上药浓煎，去渣取液，沉淀过滤，浓缩，配三七粉 300g 拌匀，以洋槐蜜 5000g 收膏，早晚各 1 匙，开水冲服。

**医案 13** 刘某，男，50 岁。2018 年 2 月 3 日就诊。

乙肝病，小三阳，口服核苷酸类药物，同时中药调治。慢性胃炎肠化，亦在治疗中。现大便转实，精神转佳，舌质淡红，舌苔薄白，脉缓。

脾气久虚，运化失司，水湿内生，土壅木郁，肝失疏泄，水不涵木。

治以补气健脾，运化水湿，疏肝解毒，滋水涵木。

黄芪 500g，红参 300g，党参 200g，焦白术 200g，白茯苓 200g，炙甘草 150g，炒青皮 200g，陈皮 200g，生薏苡仁 500g，炒薏苡仁 500g，山药 200g，莲子肉 200g，砂仁 200g，白豆蔻 200g，姜半夏 200g，黄连 200g，炒黄芩 200g，炒黄柏 200g，炙鳖甲 500g，片姜黄 200g，丹参 300g，当归 200g，川芎 200g炒白芍 300g，鹿角 200g，龟甲 200g，紫河车 200g，枸杞子 200g，葛根

300g, 淫羊藿 500g, 熟地黄 200g, 牡丹皮 200g, 炒牛蒡子 200g, 猪苓 200g, 黄精 200g, 沙苑子 200g, 炒枳壳 200g, 鲜生姜 250g, 大枣 500g。

上药浓煎, 去渣取汁, 沉淀过滤, 浓缩, 配三七粉 500g 拌匀, 以洋槐蜜 5000g 收膏, 早、晚各 1 匙, 开水冲服。

**医案 14** 陈某, 男, 50 岁。2018 年 3 月 18 日就诊。

肝癌经 10 余年中西医治疗, 目前肝功能正常, 甲胎蛋白正常。B 超示肝脏光点稍增粗。纳可, 二便调, 牙龈时出血, 舌质淡红, 舌苔薄白, 脉缓。

10 余年来, 西药用拉米夫定, 中药用膏方, 湿毒已十去八九, 余邪未尽, 正气渐强。

治以软坚柔肝, 化瘀化痰, 化湿利湿, 扶正补气, 疏肝利胆。

炙鳖甲 600g, 土鳖虫 200g, 大黄炭 1000g, 片姜黄 200g, 仙鹤草 300g, 墨旱莲 300g, 牡蛎 1000g, 砂仁 200g, 白豆蔻 200g, 制半夏 200g, 炒黄芩 200g, 柴胡 200g, 延胡索 200g, 生地黄 200g, 熟地黄 200g, 山茱萸 200g, 牡丹皮 200g, 白茯苓 200g, 泽泻 200g, 生薏苡仁 500g, 炒薏苡仁 500g, 天花粉 200g, 炒青皮 200g, 陈皮 200g, 炒枳壳 300g, 赤芍 1000g, 炒白芍 200g, 海藻 200g, 丹参 200g, 淫羊藿 500g, 葛根 200g, 莲子肉 200g, 紫河车 200g, 枸杞子 200g, 黄芪 600g, 红参 300g, 焦白术 200g, 当归 200g, 芡实 200g, 炒牛蒡子 200g, 金钱草 500g, 海金沙 200g, 炙鸡内金 500g, 龟甲 200g, 鲜生姜 200g, 大枣 500g。

上药浓煎, 去渣取汁, 沉淀过滤, 浓缩, 配三七粉 500g 拌匀, 以洋槐蜜 6000g 收膏, 早、晚各 1 匙, 开水冲服。

**医案 15** 冷某, 男, 52 岁。2018 年 4 月 29 日就诊。

慢性乙肝 1 年余, 经膏方调治, 目前肝功能正常, 甲胎蛋白指标正常, 全血细胞分析显示血小板略低。B 超提示肝胆无异常。面色转华, 鼻衄、龈衄未现, 舌质淡红, 舌有瘀斑, 舌苔薄白, 脉缓。

治以软坚柔肝, 破气化痰, 化瘀通络, 扶土抑木, 滋水涵木。

炙鳖甲 600g, 片姜黄 300g, 土鳖虫 200g, 车前子 300g（包煎）, 生地黄 200g, 熟地黄 200g, 山茱萸 200g, 牡丹皮 200g, 白茯苓 200g, 泽泻 200g, 淫羊藿 500g, 生薏苡仁 500g, 炒薏苡仁 500g, 莲子肉 200g, 大黄炭 1000g, 丹参 200g, 天花粉 300g, 炒枳壳 200g, 炒青皮 200g, 陈皮 200g, 赤芍 1000g, 炒白芍 200g, 红花 200g, 海藻 200g, 昆布 200g, 紫河车 200g, 枸杞子 200g,

沙苑子200g，金钱草500g，黄芪1000g，红参300g，焦白术200g，当归200g，葛根200g，牡蛎600g，炙鸡内金200g，砂仁200g，白豆蔻200g，制半夏200g，黄连200g，炒黄柏300g，炒黄芩200g，射干200g，鲜生姜250g，大枣500g。

上药浓煎，去渣取汁，沉淀过滤，浓缩，配三七粉500g拌匀，以洋槐蜜5000g收膏，早、晚各1匙，开水冲服。

**医案16** 刘某，男，51岁。2018年4月29日就诊。

慢性乙肝、慢性胃炎伴肠化，经膏方调治，病情好转，肝功能正常，小三阳，乙肝病毒DNA定量偏高，胃脘略胀，舌质淡红，舌苔薄白，脉微弦。

此乃脾胃气虚，纳化乏力，肝郁毒恋，痰瘀交阻，疏泄失司使然。

治以补气扶土，运化中州，化痰化瘀，疏肝解毒，养元固本。

黄芪1000g，红参300g，党参200g，焦白术200g，白茯苓200g，山药200g，莲子肉200g，姜半夏200g，片姜黄200g，炙鳖甲500g，砂仁200g，白豆蔻200g，丹参300g，当归200g，川芎200g，炒白芍300g，赤芍500g，大黄炭200g，炒枳壳200g，射干200g，合欢皮200g，陈皮200g，炒青皮200g，生薏苡仁500g，炒薏苡仁500g，黄连200g，炒黄芩200g，炒黄柏200g，炒牛蒡子200g，猪苓200g，海藻200g，紫河车200g，龟甲200g，鹿角200g，枸杞子200g，淫羊藿500g，葛根300g，熟地黄200g，牡丹皮200g，黄精200g，沙苑子200g，鲜生姜250g，大枣500g。

上药浓煎，去渣取汁，沉淀过滤，浓缩，配三七粉500g拌匀，以洋槐蜜5000g收膏，早、晚各1匙，开水冲服。

**医案17** 杨某，男，70岁。2018年11月3日就诊。

慢性乙肝，目前肝有多个结节，但门静脉直径不宽。齿衄。1年来一直口服抗病毒西药及中药膏方。

治以破气化痰，化瘀软坚，消散结节，滋水涵木，扶土抑木。

炒枳壳300g，炒枳实300g，姜半夏300g，海藻300g，炒青皮200g，陈皮200g，天花粉200g，片姜黄300g，炙鳖甲600g，三棱200g，莪术500g，猪苓200g，白茯苓200g，大黄炭1000g，土鳖虫200g，丹参200g，当归200g，赤芍1000g，白芍200g，牡蛎1000g，生薏苡仁500g，炒薏苡仁500g，熟地黄200g，川芎200g，葛根200g，血竭100g，牡丹皮200g，山茱萸200g，泽泻200g，焦白术200g，黄芪1000g，红参300g，紫河车300g，淫羊藿500g，炒牛蒡子 300g，芡实 200g，莲子肉 200g，黄连 300g，红花 300g，鹿角 300g，龟甲 300g，枸杞子 200g，炙鸡内金 300g，鲜生姜 250g，龙眼肉 200g，大枣 500g。

上药浓煎，去渣取汁，沉淀过滤，浓缩，加三七粉 500g 拌匀，以洋槐蜜 5000g 收膏，早、晚各 1 匙，开水冲服。

**医案 18** 刘某，男，51 岁。2018 年 9 月 1 日就诊。

慢性乙肝，肝功能已正常。长期服抑制病毒西药，近年服中药膏方。形体偏瘦，纳多脘胀。

治以运脾化湿，扶土抑木，化痰化瘀，软坚柔肝，补肾滋水，以涵肝木。

黄芪 1000g，红参 300g，党参 200g，焦白术 200g，白茯苓 200g，郁金 200g，陈皮 200g，生薏苡仁 500g，炒薏苡仁 500g，山药 200g，莲子肉 200g，砂仁 200g，白豆蔻 200g，姜半夏 200g，黄连 200g，炒黄芩 200g，炒黄柏 200g，炒枳壳 200g，海藻 200g，大黄炭 200g，炙鳖甲 500g，片姜黄 200g，丹参 300g，当归 200g，川芎 200g，炒白芍 200g，射干 200g，赤芍 500g，鹿角 200g，龟甲 200g，紫河车 200g，枸杞子 200g，葛根 200g，淫羊藿 500g，熟地黄 200g，牡丹皮 200g，炒牛蒡子 200g，猪苓 200g，黄精 200g，沙苑子 200g，合欢皮 200g，鲜生姜 250g，大枣 500g。

上药浓煎，去渣取汁，沉淀过滤，浓缩，配三七粉 500g 拌匀，以洋槐蜜 5000g 收膏，早、晚各 1 匙，开水冲服。

**医案 19** 冷某，男，52 岁。2018 年 11 月 17 日就诊。

慢性乙肝，经膏方调治，目前肝功能、甲胎蛋白均正常。B 超示肝脏未见异常。面色微苍，但有光泽。时有齿衄。舌质淡红，舌苔薄白，脉缓。

湿毒余邪内蕴，肝体气血微阻。

治以化瘀软坚，破气化痰，化湿解毒，疏达肝气肝血。

炙鳖甲 600g，片姜黄 300g，土鳖虫 200g，车前子 300g（包煎），生地黄 200g，熟地黄 200g，山茱萸 200g，牡丹皮 200g，白茯苓 200g，泽泻 200g，淫羊藿 500g，生薏苡仁 500g，炒薏苡仁 500g，莲子肉 200g，芡实 200g，大黄炭 800g，丹参 200g，天花粉 300g，炒枳壳 200g，炒青皮 200g，陈皮 200g，赤芍 1000g，炒白芍 200g，红花 200g，海藻 200g，昆布 200g，紫河车 200g，枸杞子 200g，沙苑子 200g，金钱草 500g，黄芪 1000g，红参 300g，焦白术 200g，当归 200g，葛根 200g，牡蛎 600g，炙鸡内金 200g，砂仁 200g，白豆蔻 200g，

制半夏200g，黄连200g，炒黄柏300g，炒黄芩200g，射干200g，郁金200g，鲜生姜250g，大枣500g。

上药浓煎，去渣取汁，沉淀过滤，浓缩，配三七粉500g拌匀，以洋槐蜜5000g收膏，早、晚各1匙，开水冲服。

**医案20** 刘某，男，51岁。2018年11月24日就诊。

乙肝病毒携带者，服抗病毒西药、中药膏方，目前肝功能正常。B超示肝脏无异常。慢性胃炎，形体偏瘦，舌质淡红，舌苔薄白，脉缓。

湿毒余邪，久缠肝体，肝血不足，疏泄失司。

治以补气健脾，扶土抑木，化痰化瘀，疏肝补肾。

黄芪1000g，红参300g，党参300g，焦白术300g，白茯苓200g，郁金200g，陈皮200g，生薏苡仁500g，炒薏苡仁500g，山药200g，莲子肉200g，砂仁200g，白豆蔻200g，姜半夏200g，黄连200g，炒黄芩200g，炒黄柏200g，炙鳖甲500g，片姜黄200g，丹参300g，当归200g，川芎200g，炒白芍300g，鹿角200g，龟甲200g，紫河车200g，枸杞子200g，葛根200g，淫羊藿500g，熟地黄200g，牡丹皮200g，炒牛蒡子200g，猪苓200g，黄精200g，炒枳壳200g，沙苑子200g，赤芍500g，合欢皮200g，射干200g，海藻200g，大黄炭200g，鲜生姜250g，大枣500g。

上药浓煎，去渣取汁，沉淀过滤，浓缩，配三七粉500g拌匀，以洋槐蜜5000g收膏，早、晚各1匙，开水冲服。

**医案21** 陈某，男，50岁。2018年9月29日就诊。

肝癌、肝硬化，经10余年中、西药治疗，目前甲胎蛋白正常，肝脏结节消失，无肝癌、肝硬化指征，精神好，纳可，正常工作。

治以软坚柔肝，化痰化瘀，扶正解毒。

炙鳖甲600g，土鳖虫200g，大黄炭1000g，片姜黄200g，仙鹤草300g，墨旱莲300g，牡蛎1000g，砂仁200g，白豆蔻200g，制半夏200g，炒黄芩200g，柴胡200g，延胡索200g，生地黄200g，熟地黄200g，山茱萸200g，牡丹皮200g，白茯苓200g，泽泻200g，生薏苡仁500g，炒薏苡仁500g，天花粉200g，炒青皮200g，陈皮200g，炒枳壳300g，赤芍1000g，炒白芍200g，海藻200g，丹参200g，淫羊藿500g，葛根200g，莲子肉200g，紫河车200g，枸杞子200g，黄芪600g，红参300g，焦白术200g，当归200g，芡实200g，炒牛蒡子200g，金钱草500g，海金沙200g，郁金200g，炙鸡内金500g，龟甲

200g，鲜生姜 200g，大枣 500g。

上药浓煎，去渣取汁，沉淀过滤，浓缩，配三七粉 500g 拌匀，以洋槐蜜 6000g 收膏，早、晚各 1 匙，开水冲服。

## 六、肥胖

**医案 22** 王某，男，53 岁。2018 年 1 月 25 日就诊。

形体肥胖，左颈部及左手麻木，喜饮酒，酒后便溏。血脂高，脂肪肝，血压偏高，夜尿 1 次，舌质淡红，舌苔薄白，脉滑尺弱。

痰湿壅盛，充斥机体，故形体肥胖；痰浊凝于经脉，蕴于血液，则血脂高、脂肪肝；酒乃湿热之性，酒后湿热困于脾土，脾土运化失司，则酒后便溏；痰阻络脉，则左手麻木；脉滑，痰浊之征象。

治以化痰燥湿，祛浊降脂，疏肝运脾，通脉活络。

法半夏 300g，化橘红 300g，白茯苓 200g，炙甘草 100g，炒苍术 200g，姜厚朴 200g，猪苓 300g，冬瓜皮 1000g，桑白皮 1000g，桑枝 1000g，黄连 300g，炒黄芩 200g，炒黄柏 200g，郁金 200g，砂仁 200g，白豆蔻 200g，炒薏苡仁 500g，杏仁 200g，焦白术 200g，罗布麻叶 300g，丹参 300g，当归 300g，川芎 300g，熟地黄 300g，山药 300g，山茱萸 200g，泽泻 200g，牡丹皮 200g，黄芪 500g，红参 300g，紫河车 200g，淫羊藿 500g，葛根 300g，葛花 300g，木香 200g，高良姜 200g，炒青皮 200g，炒枳壳 200g，鲜生姜 500g，大枣 200g，瓜蒌 500g，薤白 300g，龟甲 300g，炙鳖甲 300g，白芍 300g，牡蛎 500g，丝瓜络 500g。

上药浓煎，去渣取汁，沉淀过滤，浓缩，配三七粉 300g，龟甲胶 200g，鹿角胶 200g 拌匀，以洋槐蜜 4000g 收膏，早晚各 1 匙，开水冲服。

**医案 23** 杨某，男，43 岁。2018 年 2 月 1 日就诊。

血脂高，脂肪肝，血压偏高，形体肥胖。

此饮食不节，过入甘肥，又少运动，痰湿渐生渐盛，壅塞躯体，蕴积肝络、营血。

治以燥湿化痰，疏肝化浊，利水降压。

炒苍术 200g，姜厚朴 200g，猪苓 200g，法半夏 300g，化橘红 200g，白茯苓 200g，黄连 200g，炒黄芩 200g，炒黄柏 200g，郁金 200g，砂仁 200g，白豆蔻 200g，炒薏苡仁 500g，杏仁 200g，焦白术 200g，丹参 300g，当归 200g，川

芎 200g，熟地黄 200g，山药 200g，山茱萸 200g，牡丹皮 200g，泽泻 200g，炒青皮 200g，炒枳壳 200g，瓜蒌 500g，薤白 300g，炒白芍 200g，冬瓜皮 1000g，桑白皮 1000g，桑枝 1000g，罗布麻叶 500g，淫羊藿 500g，葛根 300g，牡蛎 600g，龟甲 300g，黄芪 500g，红参 200g，紫河车 200g，炙甘草 150g，鲜生姜 250g，大枣 500g，焦山楂 200g，莱菔子 200g，神曲 200g，炒麦芽 200g，炒谷芽 200g。

上药浓煎，去渣取汁，沉淀过滤，浓缩，配三七粉 300g，鹿角胶 200g 拌匀，以洋槐蜜 3000g 收膏，早、晚各 1 匙，开水冲服。

**医案 24** 施某，男，54 岁。2018 年 3 月 21 日就诊。

体检发现血脂高，总胆红素高，脂肪肝，肝囊肿，胆囊结石，左侧输精管囊肿，前列腺肥大伴钙化。喜饮酒，早醒，舌质暗红，舌苔薄白腻，苔有纵纹，脉沉缓。

痰、湿、热三者蕴于肝胆，肝胆郁滞，疏泄失司，而现总胆红素高、脂肪肝、肝囊肿、胆囊结石；痰热蕴于血分，则血脂高；痰热积于下焦，则输精管囊肿，前列腺肥大；苔腻、脉缓，乃湿征也。

治以化痰燥湿，清热消肿，疏肝利胆，降脂化浊，化瘀退黄，佐以扶正。

炒苍术 200g，焦白术 200g，姜厚朴 200g，陈皮 200g，炒青皮 200g，炒枳壳 200g，郁金 200g，姜半夏 200g，黄连 300g，炒黄芩 300g，炒黄柏 200g，大黄 300g，炙鳖甲 500g，土鳖虫 200g，赤芍 1000g，红花 1000g，生薏苡仁 500g，炒薏苡仁 500g，金钱草 500g，海金沙 300g，砂仁 500g，白豆蔻 500g，猪苓 300g，白茯苓 300g，泽泻 300g，熟地黄 200g，山药 200g，山茱萸 200g，牡丹皮 200g，龟甲 300g，鹿角 300g，紫河车 200g，黄芪 500g，党参 300g，红参 200g，冬瓜皮 1000g，桑白皮 1000g，桑枝 500g，炙甘草 200g，鲜生姜 250g，大枣 500g。

上药浓煎，去渣取汁，沉淀过滤，浓缩，配三七粉 200g 拌匀，以洋槐蜜 5000g 收膏，早、晚各 1 匙，开水冲服。

**医案 25** 杨某，男，45 岁。2019 年 1 月 5 日就诊。

脂肪肝，高血压，形体肥胖，高尿酸，舌质暗红，舌苔薄白腻，脉滑。

治以化湿燥湿利湿，化痰祛浊降脂，健脾补肾扶正。

砂仁 200g，白豆蔻 200g，黄连 300g，炒黄芩 300g，炒黄柏 200g，郁金 200g，法半夏 300g，瓜蒌 500g，薤白 500g，炒枳壳 200g，炒青皮 200g，陈皮

200g，猪苓 300g，白茯苓 300g，炒苍术 200g，焦白术 200g，泽泻 200g，桂枝 200g，生薏苡仁 500g，炒薏苡仁 500g，桑枝 1000g，冬瓜皮 1000g，桑白皮 500g，罗布麻叶 500g，珍珠母 1000g，牡蛎 600g，天麻 200g，钩藤 200g，丹参 300g，黄芪 600g，党参 500g，红参 300g，紫河车 200g，龟甲 300g，鹿角 300g，枸杞子 300g，熟地黄 200g，牡丹皮 200g，山药 200g，山茱萸 200g，续断 200g，盐杜仲 200g，桑寄生 200g，鲜生姜 250g，大枣 500g。

上药浓煎，去渣取汁，沉淀过滤，浓缩，配三七粉 300g 拌匀，以洋槐蜜 5000g 收膏，早、晚各 1 匙，开水冲服。

## 七、癌病术后调理

**医案 26** 陆某，女，62 岁。2018 年 1 月 20 日就诊。

卵巢癌手术及化疗后，面色少华，掉发明显。口干欲饮，肝功能异常，舌质红，舌苔薄白，脉细。

癌毒、手术、药毒伤正，气血亏损。已服膏方，气血渐充，阴津仍亏，肝失疏泄。

治以软坚抗癌，滋阴生津，化瘀疏肝。

炙鳖甲 500g，片姜黄 200g，龟甲 300g，牡蛎 600g，生薏苡仁 500g，炒薏苡仁 500g，天冬 300g，麦冬 200g，南沙参 200g，北沙参 200g，黄芪 500g，党参 300g，焦白术 200g，猪苓 200g，白茯苓 200g，炙甘草 200g，熟地黄 200g，生地黄 200g，山茱萸 200g，牡丹皮 200g，山药 200g，黄精 200g，枸杞子 200g，知母 200g，炒黄柏 200g，炒麦芽 200g，炒谷芽 200g，焦山楂 200g，神曲 200g，炙鸡内金 200g，天花粉 200g，大黄 200g。

上药浓煎，去渣取汁，沉淀过滤，浓缩，配三七粉 500g，鹿角胶 300g 拌匀，以洋槐蜜 2000g 收膏，早晚各 1 匙，开水冲服。

**医案 27** 沈某，女，61 岁。2018 年 1 月 27 日就诊。

2017 年胸椎肿瘤手术，同年 6 月份又行肝部分切除术及胆囊切除术（低度恶性）。目前肝功能异常，血小板低，面色无华，舌质暗红，舌苔薄白腻少津，脉细。

气血亏损，肾元亏虚，邪毒内恋，血瘀肝经，肝胆郁阻，疏泄失司。

治以大补气血，健肾益元，祛邪解毒，养血化瘀，疏肝利胆。

党参 300g，黄芪 500g，白茯苓 200g，茯神 200g，黄精 300g，仙鹤草

300g，淫羊藿 500g，仙茅 200g，知母 200g，生地黄 200g，熟地黄 200g，山药 300g，牡丹皮 200g，泽泻 200g，远志 200g，夜交藤 300g，合欢皮 200g，炒枳壳 200g，续断 200g，桑寄生 200g，女贞子 200g，龙眼肉 200g，煅牛角腮 200g，花生衣 500g，当归 300g，川芎 200g，赤芍 500g，郁金 200g，炒麦芽 200g，炒谷芽 200g，炙鸡内金 200g，大黄 200g，炙甘草 200g，西洋参 150g，巴戟天 200g，丹参 200g，鲜生姜 200g，大枣 500g。

上药浓煎，去渣取汁，沉淀过滤，浓缩，以洋槐蜜 3000g，龟甲胶 200g，阿胶 250g 收膏，早晚各 1 匙，开水冲服。

**医案 28** 陈某，女，84 岁。2018 年 1 月 31 日就诊。

多发性骨髓瘤化疗后 1 个月，面肿已退，肝功能异常，便秘，口干欲饮，纳可，夜寐安然，舌质暗红，舌苔薄白，脉细。

阴虚火旺，灼津成痰，炼久成瘤；化疗药物虽可抗癌，但损伤正气，故肝功能异常；津亏阳明失润则口干便秘。

治以软坚化痰，破气化瘤，养阴生津，扶正祛邪。

炙鳖甲 500g，片姜黄 200g，龟甲 200g，南沙参 200g，北沙参 200g，生地黄 200g，熟地黄 200g，牡丹皮 200g，山药 200g，白茯苓 200g，泽泻 200g，山茱萸 200g，石斛 200g，天冬 200g，麦冬 200g，赤芍 500g，牡蛎 600g，炒牛蒡子 200g，薏苡仁 500g，玄参 300g，熟大黄 300g，黄芪 300g，党参 300g，西洋参 200g，半枝莲 300g，石见穿 300g，焦白术 200g，炒枳壳 300g，炒青皮 200g，陈皮 200g，当归 300g，川芎 200g，炙甘草 200g，升麻 200g，玉竹 200g，天花粉 200g，延胡索 200g，鲜生姜 100g，大枣 200g。

上药浓煎，去渣取汁，沉淀过滤，浓缩，以洋槐蜜 3000g 收膏，配三七粉 300g 拌匀，早中晚各 1 匙，开水冲服。

**医案 29** 邵某，男，56 岁。药师，2018 年 9 月 8 日初诊。

食道癌手术后 4 个月，形体消瘦，咽食尚顺，口舌不干，大便排泄不爽，小便色黄，舌质暗红，舌苔薄白，脉沉细。

正气亏损，血瘀痰凝，余毒未清。

治以补气扶正，化痰化瘀，清除余毒。

黄芪 500g，太子参 300g，党参 300g，红参 200g，焦白术 200g，白茯苓 200g，炙甘草 200g，南沙参 200g，北沙参 200g，天冬 200g，麦冬 200g，姜半夏 500g，土贝母 200g，三棱 200g，莪术 500g，炒牛蒡子 300g，薏苡仁 500g，

砂仁 200g，白豆蔻 200g，炙鳖甲 500g，片姜黄 200g，郁金 200g，龟甲 300g，代赭石 500g，紫河车 200g，熟地黄 200g，牡丹皮 200g，山药 200g，泽泻 200g，黄连 300g，丹参 500g，炙鸡内金 300g，鲜生姜 300g，大枣 500g。

上药浓煎，去渣取汁，沉淀过滤浓缩，配三七粉 500g 拌匀，以洋槐蜜 5000g 收膏，早中晚各 1 匙，开水冲服。

**医案 30**　袁某，女，63 岁。退休，2019 年 1 月 4 日初诊。

乳腺癌术后 4 个月，失眠 1 年，近来体虚易感风寒，便溏，术后常口糜，舌质暗红，舌苔薄白，脉虚细。

癌毒伤正，手术及化疗又伤正气。失眠 1 年，心脾两虚，气血乏源，血不养神；素体不足，近伤元气，气虚肺卫虚弱，防御无力，则易感风寒；脾开窍于口，脾主运化，脾虚，运化失司，上则口糜、下则便溏。

治以扶正败毒，补气养血，健脾养心，补肾养元。

黄芪 500g，党参 500g，焦白术 200g，炙甘草 200g，当归 200g，陈皮 200g，升麻 200g，柴胡 200g，茯神 200g，远志 200g，酸枣仁 200g，木香 200g，生地黄 200g，熟地黄 200g，山茱萸 200g，山药 200g，牡丹皮 200g，白茯苓 200g，泽泻 150g，猪苓 200g，麦冬 200g，地榆 300g，龟甲 500g，鹿角 300g，天冬 200g，薏苡仁 500g，炒牛蒡子 200g，枸杞子 500g，三棱 300g，莪术 300g，炙鳖甲 500g，片姜黄 200g。

上药浓煎，去渣取汁，沉淀过虑，浓缩，配三七粉 500g 拌匀，以冰糖 2500g 收膏，早晚各 1 匙，开水冲服。

## 八、眩晕

**医案 31**　顾某，女，89 岁。2018 年 1 月 21 日就诊。

头晕头昏乏力，目干视糊，耳鸣。口干欲饮，夜间为剧。入睡难或早醒。皮肤瘙痒，便秘。心电图示心脏右束支传导阻滞。舌质红，舌苔薄少，脉紧。

肝肾亏损，精血衰少，髓海空虚，虚阳上扰，故头晕、头昏、目干、视糊、耳鸣；阴津不足则口干欲饮；血不养神则不寐；肺失宣降，皮肤失润则痒；肺降气弱，推动无力则便秘；舌红、苔少为阴虚之征。

治以滋补肝肾，填精养髓，安神润肤，增水行舟。

枸杞子 200g，菊花 200g，生地黄 200g，熟地黄 200g，山茱萸 200g，山药 200g，牡丹皮 200g，茯苓 200g，泽泻 200g，淫羊藿 500g，锁阳 200g，肉苁蓉

200g，当归 200g，川芎 200g，炒白芍 200g，黄精 200g，酸枣仁 200g，红参 300g，黄芪 500g，鹿角 200g，龟甲 200g，玄参 200g，柏子仁 200g，远志 200g，天冬 200g，麦冬 200g，石斛 200g，炒枳壳 200g，火麻仁 200g，龙眼肉 200g，丹参 200g，焦山楂 200g，炙甘草 200g，鲜生姜 250g，大枣 500g。

上药浓煎，去渣取汁，沉淀过滤，浓缩，配三七粉 300g 拌匀，以洋槐蜜 5000g 收膏，早晚各 1 匙，开水冲服。

**医案 32** 倪某，男，79 岁。2018 年 11 月 17 日就诊。

脑供血不足，四肢不温，步履不稳，纳可，大便欠畅，血糖偏高，肾功能异常。舌质红，舌有裂纹，舌苔薄白，脉细。

肾虚血瘀，气虚痰凝，络脉不畅。

治以补肾化瘀，益气化痰，温阳通络。

淫羊藿 500g，仙茅 200g，锁阳 200g，巴戟天 200g，红景天 200g，生地黄 200g，熟地黄 200g，山茱萸 200g，山药 200g，牡丹皮 200g，泽泻 200g，白茯苓 200g，怀牛膝 200g，黄芪 500g，红参 300g，焦白术 200g，炙甘草 200g，丹参 300g，红花 200g，赤芍 200g，地龙 200g，当归 200g，陈皮 200g，麦冬 200g，五味子 150g，猪苓 200g，熟大黄 300g，党参 300g，葛根 300g，龟甲 300g，鹿角 300g，郁金 200g，桑枝 500g，天花粉 200g，黄连 200g，川芎 200g，鲜生姜 250g。

上药浓煎，去渣取汁，沉淀过滤，浓缩，以洋槐蜜 2000g，鹿角胶、龟甲胶、阿胶各 250g 收膏，早、晚各 1 匙，开水冲服。

**医案 33** 高某，男，50 岁。2018 年 11 月 17 日就诊。

头晕目眩间歇发作 3~5 年，伏案工作后症状加重，发作时呕吐，不耳鸣，大便时溏，入睡难，多梦，面色黄垢，腿酸软，晨起腿酸胀，活动后好转。血脂高，舌质暗红，舌有裂纹，脉沉细。

肝肾不足，髓海空虚；脾生痰湿，清阳不升，空窍失养。

治以滋养肝肾，补气升清，化痰降浊。

菊花 200g，枸杞子 200g，熟地黄 200g，山茱萸 200g，山药 200g，牡丹皮 200g，白茯苓 200g，泽泻 200g，淫羊藿 500g，黄芪 500g，党参 300g，焦白术 200g，炒苍术 200g，茯神 200g，法半夏 200g，陈皮 200g，葛根 200g，麻黄 200g，桂枝 200g，炒白芍 200g，炙甘草 200g，鲜生姜 250g，大枣 500g，龙眼肉 200g，天麻 200g，钩藤 200g，石决明 200g，益母草 200g，夜交藤 300g，龟

甲 300g，鹿角 300g，菟丝子 200g，沙苑子 200g，紫河车 200g。

上药浓煎，去渣取汁，沉淀过滤，浓缩，以洋槐蜜 3000g，阿胶 250g 收膏，早、晚各 1 匙，开水冲服。

**医案 34** 柏某，女，61 岁。2018 年 12 月 21 日就诊。

高血压，高血脂。平素时头昏、不寐。规律服用降压药。腰腿酸痛且麻，有颈动脉斑块。舌质淡红，舌苔薄白，脉弦略滑。

水亏木旺，痰浊凝滞。水亏肾虚则腰腿酸痛而麻，木亢肝旺则头昏失眠，痰浊凝滞血脉则出现颈动脉粥样斑块，脉弦滑为肝风痰热。

治以滋水涵木，平肝潜阳，化痰祛浊，疏通脉络。

天麻 200g，钩藤 200g，石决明 500g，炒黄芩 300g，怀牛膝 300g，益母草 300g，桑寄生 200g，盐杜仲 300g，茯神 200g，夜交藤 300g，珍珠母 1000g，龟甲 300g，白芍 500g，代赭石 500g，桑枝 1000g，桑白皮 500g，冬瓜皮 500g，罗布麻叶 500g，黄芪 1000g，党参 300g，焦白术 300g，白茯苓 200g，炒薏苡仁 500g，丹参 500g，山茱萸 200g，山药 200g，牡丹皮 200g，泽泻 200g，黄连 200g，郁金 200g，姜竹茹 300g，瓜蒌 500g，薤白 300g，炒枳实 200g，炒青皮 200g，陈皮 200g，淫羊藿 500g，葛根 300g，鲜生姜 250g，大枣 500g。

上药浓煎，去渣取汁，沉淀过滤，浓缩，配三七粉 300g 拌匀，以洋槐蜜 5000g 收膏，早、晚各 1 匙，开水冲服。

## 九、心悸

**医案 35** 张某，女，77 岁。2018 年 11 月 14 日就诊。

心悸，入冬后血压增高，舌质偏红，舌苔薄白，脉紧。

心气血不足，肝肾亏损，肝阳上亢。入冬天寒，寒气束于脉外，阳气聚于脉内，阳郁不得泄，肝阳上亢，则血压升高。

治以益心之气血，养肝肾之阴，平肝阳之亢。

炙甘草 200g，红参 200g，党参 300g，桂枝 200g，麦冬 200g，生地黄 200g，火麻仁 200g，大枣 500g，干姜 200g，枸杞子 200g，熟地黄 200g，山茱萸 200g，山药 200g，白茯苓 200g，牡丹皮 200g，丹参 200g，紫河车 200g，龟甲 300g，鹿角 300g，黄芪 500g，天麻 200g，钩藤 200g，石决明 500g，盐杜仲 200g，桑寄生 200g，夜交藤 200g，怀牛膝 200g，川芎 200g，当归 200g，炒白芍 200g，郁金 200g，炒枳壳 200g，冬瓜皮 1000g，桑白皮 1000g，桑枝 500g，

罗布麻叶 500g，珍珠母 600g，牡蛎 1000g。

上药浓煎，去渣取汁，沉淀过滤，浓缩，配三七粉 300g，阿胶 200g 拌匀，以洋槐蜜 2000g 收膏，早、晚各 1 匙，开水冲服。

## 十、乏力

**医案 36** 姜某，男，28 岁。2018 年 3 月 3 日就诊。

困倦神疲乏力，形瘦面黄，舌苔白腻，苔有纵纹，脉缓。

痰湿困遏，气机郁滞，脾失健运，肝气疏泄失司，正气难以舒展。

治以燥湿化痰，运化脾土，疏肝理气，畅达气机。

熟大黄 300g，姜厚朴 300g，炒枳壳 300g，芒硝 200g，姜半夏 200g，白茯苓 200g，泽泻 300g，猪苓 300g，陈皮 300g，炒青皮 300g，熟地黄 200g，山茱萸 200g，山药 200g，牡丹皮 200g，石菖蒲 300g，藿香 200g，大腹皮 300g，紫苏叶 200g，焦白术 200g，白芷 200g，黄芪 300g，党参 300g，砂仁 200g，白豆蔻 200g，当归 200g，川芎 200g，炒白芍 200g，炙甘草 100g，鲜生姜 200g，大枣 300g。

上药浓煎，去渣取汁，沉淀过滤，浓缩，以洋槐蜜 4000g 收膏，早、晚各 1 匙，开水冲服。

**医案 37** 刘某，女，67 岁。2018 年 9 月 19 日就诊。

神疲乏力 1 年，肢体红痣散布，两腿酸胀，视物模糊，左眼为剧，腰酸口臭，便溏，夜尿多，形体肥胖，舌质暗红，舌苔薄黄，脉滑。

肝肾不足，脾虚肝郁，血热络瘀。肝肾不足，筋骨失养，则两腿酸胀、腰酸；肝开窍于目，肝血不足，目失所养，则视物模糊；脾虚运化失司，则便溏；血热络瘀，则肢体散见血痣；湿热上熏，则口臭、苔黄；痰热壅塞躯体则肥胖，蕴于血脉则脉滑；心肾两虚，气化乏权，则夜尿多；舌质暗红为瘀热之象。此乃虚劳，虚实夹杂之证也。

治以扶正祛邪，扶正以滋水涵木实土，祛邪以疏肝凉血化痣。

菊花 200g，枸杞子 200g，生地黄 200g，熟地黄 200g，山药 200g，白茯苓 200g，泽泻 200g，山茱萸 200g，牡丹皮 300g，郁金 200g，丹参 500g，赤芍 500g，玄参 200g，炙鳖甲 500g，片姜黄 200g，龟甲 300g，鹿角 200g，紫河车 250g，黄芪 500g，红参 200g，焦白术 200g，当归 200g，川芎 200g，水牛角 500g，炒黄连 200g，炒黄柏 200g，炒黄芩 200g，淡豆豉 200g，生薏苡仁

300g，炒薏苡仁 300g，熟大黄 200g，砂仁 100g，白豆蔻 100g，陈皮 200g，莲子肉 200g，车前子 200g（包煎），大青叶 200g，大枣 500g。

上药浓煎，去渣取汁，沉淀过滤，浓缩，配三七粉 300g 拌匀，以洋槐蜜 5000g 收膏，早、晚各 1 匙，开水冲服。

**医案 38** 倪某，女，82 岁。2018 年 11 月 7 日就诊。

多汗，易感冒，时而大便泄泻，夜尿多，腰痛，不耐寒冷。

耄耋之年，元气已衰，体气不足，卫外空虚，故多汗易感冒；脾肾两虚，运化无力，则大便时而泄泻；肾虚，气化失司，则夜尿多、腰痛、不耐寒冷。

治以补肾养元固先天之本，辅以健脾益气助后天之本，佐以益肺卫表。

龟甲 200g，鹿角 200g，黄精 200g，覆盆子 200g，菟丝子 200g，沙苑子 200g，盐杜仲 200g，续断 200g，桑寄生 200g，生地黄 200g，熟地黄 200g，山茱萸 200g，山药 200g，白茯苓 200g，牡丹皮 200g，泽泻 200g，枸杞子 200g，菊花 200g，党参 300g，红参 200g，茯神 200g，焦白术 200g，炙甘草 200g，远志 200g，酸枣仁 200g，木香 200g，龙眼肉 200g，黄芪 300g，大枣 500g，鲜生姜 250g，当归 200g，川芎 200g，炒白芍 200g。

上药浓煎，去渣取汁，沉淀过滤，浓缩，配三七粉 200g 拌匀，以洋槐蜜 5000g 收膏，早、晚各 1 匙，开水冲服。

**医案 39** 王某，男，53 岁。2019 年 2 月 12 日就诊。

便秘，但便质不硬。腹胀，食后胀甚。神疲倦怠，寐差，性欲淡漠，毛发油垢，哈欠连连，叹息不休，口渴饮而不解。舌质暗红，舌苔白腻，脉濡。

痰湿困阻，气机不畅，传导失司，则便秘而便质不硬；湿气壅塞太阴及阳明则腹胀而食后胀甚；神气被困，则神疲倦怠；痰湿困阻气机则气不布津，故口渴饮而不解；痰湿困阻宗筋，气机疏泄失司，则性欲淡漠；阳气内郁，故哈欠叹息以畅达枢机；血行困阻则血瘀而舌暗红；毛发油垢、苔腻、脉濡，皆为痰湿之象。

治以化痰化湿，疏畅气机，传导腑气，消胀散痞。

炒苍术 500g，姜厚朴 500g，猪苓 500g，白茯苓 500g，陈皮 1000g，炒青皮 500g，炒枳壳 500g，炒枳实 500g，木香 500g，槟榔 500g，神曲 500g，焦山楂 500g，姜半夏 500g，连翘 500g，莱菔子 1000g，黄芪 1000g，淫羊藿 500g，肉苁蓉 500g，锁阳 500g，泽泻 500g，藿香 500g，佩兰叶 500g，大腹皮 500g，白芷 300g，当归 500g，大黄 500g，丹参 500g，郁金 500g，砂仁 500g，白豆蔻

500g，大枣 500g，鲜生姜 250g。

上药浓煎，去渣取汁，沉淀过滤，浓缩，以阿胶、鹿角胶、龟甲胶各 250g，沉香粉 500g 拌匀，收膏，早、晚各 1 匙，开水冲服。

**医案 40** 郭某，女，68 岁。2018 年 11 月 3 日就诊。

形体瘦弱，小腹坠感，面色萎黄，1 年前因阑尾炎而致腹膜炎。

气血不足，气虚气陷，络脉血瘀。

治以补气升陷，活血通络。

黄芪 500g，党参 200g，红参 200g，焦白术 200g，白茯苓 200g，炙甘草 200g，升麻 100g，柴胡 200g，当归 200g，黄连 200g，炒黄芩 200g，姜半夏 300g，干姜 200g，炒扁豆 200g，山药 200g，莲子肉 200g，砂仁 200g，炒薏苡仁 200g，桔梗 200g，三棱 200g，莪术 500g，木香 200g，炒枳壳 300g，炒青皮 200g，陈皮 200g，炙鸡内金 200g，焦山楂 200g，郁金 200g，牡蛎 1000g，大黄炭 300g，炒黄柏 200g，鲜生姜 200g，大枣 500g。

上药浓煎，去渣取汁，沉淀过滤，浓缩，配三七粉 300g 拌匀，以洋槐蜜 1500g，鹿角胶、龟甲胶、阿胶各 250g 收膏，早、晚各 1 匙，开水冲服。

**医案 41** 董某，男，59 岁。2018 年 11 月 6 日就诊。

运动过多，伤筋损骨，水亏木旺，血压偏高。

治以补益肝肾，滋养筋骨，平肝降压。

龟甲 300g，鹿角 300g，枸杞子 200g，红参 200g，熟地黄 200g，山茱萸 200g，山药 200g，牡丹皮 200g，白茯苓 200g，泽泻 200g，菟丝子 200g，沙苑子 200g，淫羊藿 500g，锁阳 200g，巴戟天 200g，仙茅 200g，肉苁蓉 200g，红景天 200g，当归 200g，川芎 200g，炒白芍 200g，续断 200g，盐杜仲 200g，桑寄生 200g，焦白术 200g，炙甘草 200g，紫河车 300g，桑椹 200g，大枣 500g，鲜生姜 250g，桑枝 500g，罗布麻叶 200g，珍珠母 1000g，菊花 200g，黄芪 500g。

上药浓煎，去渣取汁，沉淀过滤，浓缩，配三七粉 300g 拌匀，以洋槐蜜 5000g 收膏，早、晚各 1 匙，开水冲服。

## 十一、汗证

**医案 42** 单某，男，49 岁。2018 年 3 月 21 日就诊。

经膏方调治后夜寐汗多已少，且局限于胸膺。精神转佳，面色转润，大便时软，性欲淡漠，舌质暗红，舌苔薄白有纵纹，脉沉缓。

工作烦劳，思虑过度，心脾两伤。

治以补益心脾，解酒化湿，健肾填精。

黄芪500g，党参300g，焦白术500g，当归200g，远志200g，酸枣仁300g，茯神200g，龙眼肉200g，鲜生姜200g，大枣500g，防风500g，砂仁200g，白豆蔻200g，木香200g，葛根200g，葛花200g，高良姜200g，猪苓200g，白茯苓200g，石菖蒲200g，炒青皮200g，陈皮200g，炒枳壳200g，炒薏苡仁500g，黄连300g，炒黄芩300g，炒黄柏200g，白芍300g，川芎200g，熟地黄200g，牡丹皮200g，山茱萸200g，山药200g，泽泻200g，龟甲600g，鹿角500g，紫河车300g，制附子200g，红参300g，牡蛎600g，麻黄根200g，碧桃干200g，浮小麦1000g，炙甘草150g。

上药浓煎，去渣取汁，沉淀过滤，浓缩，配三七粉500g拌匀，以洋槐蜜5000g收膏，早、晚各1匙，开水冲服。

## 十二、月经病

**医案43** 蒋某，女，36岁。2018年12月1日就诊。

月经后期量少，头昏寐差，面红有少许褐斑，舌质淡红，舌苔薄白，脉缓。

心脾两虚，气血不足，水亏木旺。

治以健脾养心，补气养血，滋水涵木，透表化斑。

黄芪500g，党参300g，红参200g，当归500g，焦白术200g，炙甘草200g，茯神200g，远志200g，酸枣仁200g，木香200g，大枣500g，鲜生姜250g，龙眼肉200g，熟地黄200g，牡丹皮200g，山药200g，泽泻200g，柴胡200g，薄荷200g，赤芍200g，炒白芍200g，川芎200g，龟甲300g，鹿角200g，郁金200g，片姜黄200g，丹参300g，紫河车200g，红花300g，月季花200g，玫瑰花200g，桑白皮200g，白芷200g，淡豆豉200g，荆芥穗200g，防风200g，薏苡仁300g。

上药浓煎，去渣取汁，沉淀过滤，浓缩，以洋槐蜜5000g收膏，早、晚各1匙，开水冲服。

**医案44** 范某，女，36岁。2018年12月9日就诊。

时感冒，感冒时带下阴痒，月经量少，多梦，经前乳胀，舌质淡，舌体偏大，舌苔薄白润，脉沉缓。

气虚不能御风寒，故时感冒；感冒时，风邪犯脾，脾湿内生，湿蕴生热，湿热下注，带脉失约，则带下阴痒；气血不足，冲任失养，则月经量少、舌淡；肝血不足，肝失疏泄，则多梦、乳胀；气虚阳不足，则舌苔偏大、脉沉缓。

治以扶正祛邪，补气血，益脾肾。

黄芪500g，党参300g，红参200g，焦白术200g，白茯苓200g，炙甘草200g，熟地黄200g，当归300g，川芎200g，炒白芍200g，桂枝200g，肉桂200g，制附子200g，淫羊藿500g，仙茅200g，锁阳200g，巴戟天200g，枸杞子200g，黄精200g，覆盆子200g，紫河车200g，鹿角200g，龟甲200g，山茱萸200g，山药200g，牡丹皮200g，泽泻200g，红花200g，鸡血藤300g，炒薏苡仁300g，鲜生姜250g，大枣500g，龙眼肉200g，续断200g，桑寄生200g，盐杜仲200g。

上药浓煎，去渣取汁，沉淀过滤，浓缩，以洋槐蜜5000g收膏，早、晚各1匙，开水冲服。

**医案45** 刘某，女，41岁。2018年7月11日就诊。

经前期乳房胀痛，带下量多色白，经行血量时多，经行不畅，经期7~10天，经净后乏力困倦。手足心凉而多汗，易受凉腹胀，便秘，急躁易怒，多梦，面色黄，头发颜面油垢多脂，时有腰酸。体检发现甲状腺结节，乳腺结节。舌质淡，舌苔薄白微腻，脉濡。

心脾两虚，肝肾不足，肝郁不达。心主血，脾统血，肝藏血，三脏功能失权，则心不主血，脾不统血，肝不藏血，故经血量多；肝郁不达，冲脉阻滞，则经行不畅，且经前乳房胀痛；脾统四肢，汗为心之液，脾气虚弱，不能温煦四末，则手足心凉，心液外泄，则手足心多汗；正气不足，防御不力，则易受凉；寒主收引，收引则气滞，气滞则腹胀；郁久生热，郁火内扰心肝，则急躁易怒、多梦；肝脾失调，郁火夹湿，则头发颜面油垢多脂；腰为肾之府，肾主二阴，肾虚则腰酸、便秘；气血不足，则舌色淡；湿邪凝滞，则苔腻、脉濡。

治以健脾养心，滋补肝肾，疏肝清热，化痰化瘀。

黄芪500g，红参300g，党参300g，焦白术200g，当归200g，炙甘草200g，茯神200g，远志200g，酸枣仁200g，木香200g，龙眼肉200g，大枣

500g，鲜生姜 200g，菊花 200g，枸杞子 200g，熟地黄 200g，山茱萸 200g，山药 200g，白茯苓 200g，牡丹皮 200g，泽泻 200g，柴胡 200g，薄荷 200g，炒白芍 200g，川芎 200g，肉苁蓉 200g，锁阳 200g，夏枯草 300g，龟甲 300g，鹿角 300g，紫河车 300g，炒青皮 200g，陈皮 200g，炒枳壳 200g，鹿角霜 200g，蒲公英 500g，淫羊藿 500g。

上药浓煎，去渣取汁，沉淀过滤，浓缩，以洋槐蜜 5000g 收膏，早、晚各 1 匙，开水冲服。

**医案 46** 张某，女，19 岁。2018 年 6 月 14 日就诊。

经行腹痛喜温，痛时便溏或呕吐。面色无华，舌质淡红，舌有瘀点，舌苔薄白，脉微弦。

气滞、寒凝、血瘀，冲任不畅，不通则痛；冲脉之气内犯脾胃，则痛时或呕或泻。

治以理气散寒活血，调理冲任。

制香附 200g，乌药 200g，肉桂 200g，失笑散 200g，桃仁 200g，红花 200g，当归 200g，川芎 200g，炒白芍 500g，熟地黄 200g，柴胡 200g，延胡索 200g，吴茱萸 150g，姜半夏 200g，炒青皮 200g，陈皮 200g，砂仁 200g，党参 200g，焦白术 200g，白茯苓 200g，炙甘草 200g，木香 200g，鲜生姜 250g，大枣 500g，紫河车 100g，牡丹皮 200g，山药 200g，山茱萸 200g，泽泻 200g，丹参 200g。

上药浓煎，去渣取汁，沉淀过滤，浓缩，以洋槐蜜 3500g 收膏，早、晚各 1 匙，开水冲服。

**医案 47** 余某，女，49 岁。2018 年 9 月 29 日就诊。

崩漏两个月，血多不止，面色无华、虚浮，神疲乏力，舌淡苔白，脉虚数。

心脾主统无力，肾亏封蛰失权，冲任不固所致。

治以补气统血，养心主血，补肾止血固冲。

黄芪 500g，党参 300g，红参 300g，焦白术 200g，当归 200g，茯神 200g，酸枣仁 200g，远志 200g，木香 100g，龙眼肉 200g，大枣 500g，鲜生姜 250g，龟甲 500g，代赭石 300g，鹿角 300g，熟地黄炭 500g，山茱萸 200g，山药 200g，牡丹皮 200g，紫河车 300g，海螵蛸 200g，茜草根 300g，仙鹤草 300g，白茯苓 200g，泽泻 00g，淫羊藿 500g，仙茅 200g，巴戟天 200g，知母 200g，

炒黄柏200g，炙甘草200g，浮小麦600g，续断200g，盐杜仲200g，花蕊石300g，牡蛎500g。

上药浓煎，去渣取汁，沉淀过滤，浓缩，配三七粉500g，阿胶200g拌匀，以洋槐蜜5000g收膏，早、晚各1匙，开水冲服。

## 十三、阳痿

**医案48** 陈某，男，33岁。2018年8月10日就诊。

房事阴器硬而不坚，早泄，腰酸，事后燥热汗出。平素阴囊潮湿。患有慢性胆囊炎、慢性阑尾炎，发病时牵及右睾隐疼。工作烦劳，思虑过度，经常熬夜，凌晨入睡，饮食尚可，舌质偏红，舌苔薄白，脉细数。

思虑过度，劳伤心脾，故举而不坚；事多烦劳，君相火动，精关不固，故早泄；阴静阳躁，房事后阴精消耗不能制阳，故房事后燥热；卫出于肾，肾气损，卫不固，则汗出；湿热内蕴，下注则阴囊潮湿，横犯则发胆囊炎、阑尾炎，而睾丸、胆囊、阑尾皆与足厥阴肝经关联，故病时牵及右睾痛；舌质红，脉细数，阴虚火旺之兆。

治以养心健脾助肾，清火固精利湿。

黄芪500g，党参300g，当归200g，茯神200g，远志200g，酸枣仁200g，芡实500g，莲须200g，莲子肉200g，龙骨500g，牡蛎1000g，沙苑子200g，桑螵蛸200g，红参200g，白茯苓200g，龟甲500g，石菖蒲200g，紫河车300g，覆盆子200g，金樱子200g，菟丝子200g，车前子200g（包煎），五味子200g，枸杞子200g，黄精200g，葛根200g，制附子200g，肉桂100g，熟地黄200g，山茱萸200g，牡丹皮200g，泽泻200g，山药200g，蛇床子200g，淫羊藿500g，柴胡200g，炒黄芩200g，金钱草500g，海金沙300g，郁金200g，薏苡仁300g，败酱草300g，大黄200g，续断200g，盐杜仲200g。

上药浓煎，去渣取汁，沉淀过滤，浓缩，以洋槐蜜5000g收膏，早、晚各1匙，开水冲服。

## 十四、中风

**医案49** 茅某，男，73岁。2018年11月18日就诊。

左半身肢体无力，左手握摄不能随意，纳可，二便调，寐可，舌质暗红，舌苔薄白润，右寸口脉沉细，左寸口脉细虚。

元气不足，气化不利，推动无力，痰瘀阻络，经隧涩滞。

治以益元补气，化痰化瘀，疏通脉络。

黄芪 500g，党参 300g，红参 200g，焦白术 200g，白茯苓 200g，炙甘草 200g，川芎 200g，当归 200g，赤芍 200g，炒白芍 200g，熟地黄 200g，红花 200g，地龙 200g，伸筋草 200g，桑枝 500g，续断 200g，盐杜仲 200g，路路通 200g，紫河车 200g，郁金 200g，片姜黄 200g，怀牛膝 200g，龟甲 300g，鹿角 300g，乌梢蛇 200g，淫羊藿 500g，葛根 300g，丹参 300g，桑寄生 200g，鸡血藤 300g，羌活 200g，独活 200g，鲜生姜 250g，大枣 500g。

上药浓煎，去渣取汁，沉淀过滤，浓缩，配三七粉 300g 拌匀，以洋槐蜜 3000g 收膏，早、晚各 1 匙，开水冲服。

## 十五、骨密度低

**医案 50** 李某，男，55 岁。2018 年 11 月 1 日就诊。

骨密度低，缺钙，面色无华，饮食不规律，二便调，腰腿不酸，夜尿 1 次，舌质暗红略紫，舌苔薄白，脉沉细。

肾主骨，肝主筋，肝肾不足，筋骨失养，则骨密度低；舌质暗红略紫，系血瘀；血能载气，血瘀则血不载肾元之气以养骨，则骨失所养。

治以补肾填精，生髓养骨，养血疏肝，濡润筋骨，活血化瘀。

龟甲 500g，鹿角 500g，枸杞子 300g，党参 500g，牡蛎 1000g，制附子 200g，桂枝 200g，山茱萸 200g，熟地黄 200g，山药 200g，白茯苓 200g，牡丹皮 200g，泽泻 200g，续断 200g，盐杜仲 200g，桑寄生 200g，黄芪 500g，焦白术 200g，炙甘草 200g，砂仁 200g，炒薏苡仁 300g，大枣 500g，当归 200g，川芎 200g，炒白芍 200g，葛根 200g，丹参 300g，淫羊藿 500g，仙茅 200g，锁阳 200g，巴戟天 200g，桑螵蛸 200g，炒枳壳 200g，菟丝子 200g，沙苑子 200g，土鳖虫 200g，片姜黄 200g，红花 200g，紫河车 300g。

上药浓煎，去渣取汁，沉淀过滤，浓缩，配三七粉 500g，阿胶 200g 拌匀，以洋槐蜜 5000g 收膏，早、晚各 1 匙，开水冲服。

## 十六、胃炎

**医案 51** 冯某，男，69 岁。2018 年 11 月 12 日就诊。

体检发现轻度食管炎，慢性胃炎伴轻度肠化，十二指肠球炎。冠心病，血脂偏高，甲状腺结节，肾囊肿，前列腺稍大。大便欠畅，夜尿2~3次，腰腿略酸，舌质暗红，舌苔薄白，左寸脉弱，右关脉弱。

痰热凝于胃络，胃络气血不和，胃降不利，则为食管炎、慢性胃炎、十二指肠球炎；心气不足，痰瘀积于心脉，而现冠心病；气化失司，气态精微凝聚为液态痰浊混杂于血脉，故血脂高；肾主二阴，肾气亏虚，推动无力，大肠传导失司，则大便不畅；肾虚，气化不利，则夜尿频；肝肾不足，筋骨失养，则腰腿酸楚；脉之寸口，左寸察心，右关候脾，两脉力弱，为心脾两虚。

治以化痰热，降胃气，益心气，祛痰瘀，补肝肾。

姜半夏500g，黄连500g，炒黄芩300g，干姜300g，炙甘草200g，红参500g，海螵蛸200g，土贝母300g，黄芪500g，党参300g，焦白术300g，白茯苓300g，桂枝200g，炒枳壳300g，瓜蒌500g，薤白500g，姜竹茹500g，郁金200g，片姜黄200g，丹参300g，炒青皮300g，陈皮300g，莪术500g，炒牛蒡子200g，川芎200g，赤芍300g，炒白芍200g，当归300g，葛根300g，生薏苡仁500g，炒薏苡仁500g，鹿角300g，龟甲300g，鹿茸250g，鹿鞭150g，黄精200g，枸杞子200g，紫河车300g，淫羊藿500g，熟地黄300g，山茱萸200g，山药300g，牡丹皮200g，泽泻200g，锁阳200g，巴戟天200g，鲜生姜250g，大枣500g。

上药浓煎，去渣取汁，沉淀过滤，浓缩，配三七粉1000g，白及粉200g，琥珀粉300g，阿胶250g拌匀，以洋槐蜜6000g收膏，早、晚各1匙，开水冲服。

## 十七、皮肤干燥症

**医案52** 柏某，女，55岁。2018年11月12日就诊。

皮肤干燥脱屑作痒，血压高（规律服用降压药），已绝经。寐可，纳可，二便调，血脂略高，面多褐斑，舌质暗红，舌苔薄白，脉细。

女子七七后，天癸竭而肾水亏，精血少。金水不相生，则肺失濡润，肺之阴血失宣于皮毛，则卫气强而营气弱，肌肤失润，故皮肤干燥、脱屑、干痒；水亏不涵肝木，则肝阳上亢而血压高；木亢乘土，脾土运化失司，水谷精微异化为痰浊，而现血脂高；肾虚水色上泛，则面多褐斑。

治以填精血，滋肺阴，润肌肤，平肝阳，化痰浊。

龟甲 300g，鹿角 300g，枸杞子 200g，菟丝子 200g，桑椹 200g，黑芝麻 300g，核桃仁 300g，当归 300g，川芎 200g，炒白芍 300g，熟地黄 300g，山茱萸 200g，牡丹皮 200g，泽泻 200g，山药 200g，白茯苓 200g，牡蛎 1000g，珍珠母 1000g，石决明 500g，盐杜仲 200g，桑枝 500g，罗布麻叶 300g，桑白皮 500g，冬瓜皮 500g，郁金 200g，片姜黄 200g，炒苍术 200g，焦白术 200g，陈皮 200g，砂仁 200g，白豆蔻 200g，炒枳壳 200g，炒青皮 200g，白芷 200g，淡豆豉 200g，炒薏苡仁 300g，荆芥穗 200g，防风 200g，杏仁 200g，月季花 200g，玫瑰花 200g，红花 200g，黄芪 300g，党参 300g，紫河车 200g，鲜生姜 250g，大枣 500g，龙眼肉 200g。

上药浓煎，去渣取汁，沉淀过滤，浓缩，以洋槐蜜 5000g，阿胶 200g 收膏，早、晚各 1 匙，开水冲服。